整形外科ガール

ケアにいかす解剖・疾患・手術

清水健太郎

見たことのない超図録

南江堂

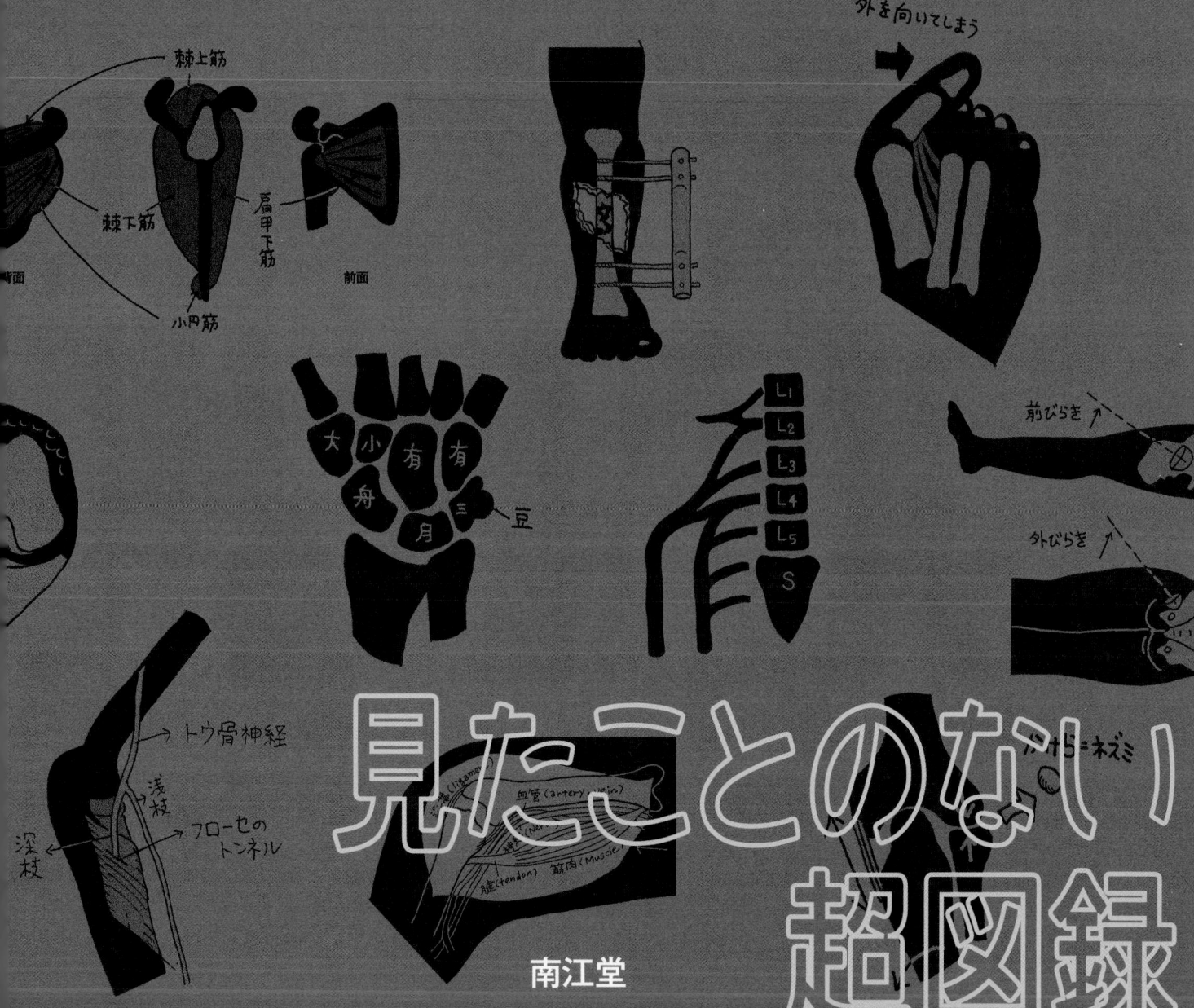

推薦の序

　このたび，南江堂から佐野厚生病院整形外科部長 清水健太郎医師の執筆による『整形外科ガール』が刊行された．看護師から，ＰＴ，ＯＴ，研修医まで，整形外科の基本を楽しみながら学べ，理解でき，ちょっと調べたいときすぐに役立ち，読んで面白く，決して飽きさせない，それが『整形外科ガール』である．筆者が，臨床現場で医療スタッフからの声──「わたし達が気楽に読めて，整形外科をしっかり理解できる，わかりやすい教科書ってないの？」の言葉をしっかり受けとめ，筆者自らが一人で書きあげた力作である．筆者は，優秀かつ多忙な整形外科医でありながら，医療に関連した短編小説を何編も書きあげ，なかにはビッグな文学賞にノミネートされた作品もあった．つまり筆者は医師であり，そして時に作家でもある．そのうえ，絵の才能も豊かで，とくに四コマ漫画を得意としている．どれもユーモアに富んだ作が多く，読んでいると思わず笑ってしまい，読者を楽しませてくれる．そんな筆者が，ご自身の今までの豊富な臨床経験をふまえ，学術的観点を決して外さず，本当に看護師，ＰＴ，ＯＴ，研修医に楽しくわかりやすく読んでもらえる書を書きあげてくれた．『整形外科ガール』というタイトルの選定も筆者らしいが，整形外科を楽しく理解してもらううえで，本当に素晴らしい内容となっている．医療関係者のみならず，一般の方にもぜひ読んでいただきたい書でもある．

ところで，"整形外科学"とは「骨や関節，靱帯，筋肉，さらには脊椎や脊髄・末梢神経などの筋骨格系を構成する，いわゆる"運動器官"の病態ならびに治療に関する学問」であるが，21世紀に入り，健康寿命の延伸とともにますます豊かで質の高い生活が望まれている現在，運動器の健康維持は必須であり，もっとも重要な器官として認識されはじめている．そのようななか，本書が，多くの医療関係者の皆さん，学生の皆さん，そしてけがの多い遊び盛りのお子さんをおもちの皆さん，ご自身がスポーツを楽しまれているアスリートの皆さん，足腰に痛みが出はじめた高齢者の皆さんにとって，楽しく「整形外科」を理解するため，役に立ってくれることを願っている．

2013年12月

慶應義塾 常任理事
慶應義塾大学医学部整形外科 教授
戸山 芳昭

はじめに

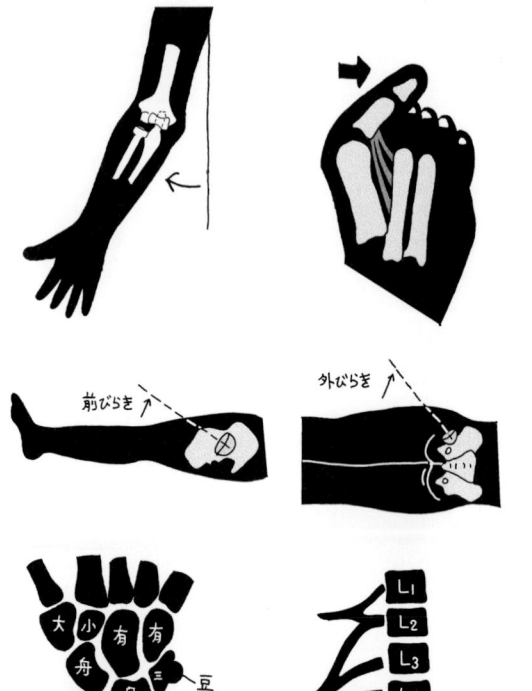

わたしは，かつてナースの学校で教壇に立っていたことがあります．気怠い午後，わたしのつまらない話も災いし，学生さんは絶好の昼寝時間，みなスヤスヤ白河夜船……．ところがあるとき，黒板にまんがを描いてみたら，いままで仮死状態だった教室がにわかに活気づいて，視聴率があがったような気がしました．

この本は，そのとき学生さんから聞いた，「整形外科の教科書がすくない」という声にこたえたものです．変テコな本ですが，書き出すと，どんどん脱線しはじめ，〆切も数年のび，けっこうぶ厚い本になってしまいました．でもそのぶん自由に中味を盛りつけ，ナースはもちろんのこと，PT，OT，医学生や研修医，それから患者さんにも楽しんでいただける本になったと思います．整形外科という，分野が広く，骨っぽく，とっつきのわるい医学におもしろさを感じる方が一人でもふえれば幸いです．

2013年12月
清水健太郎

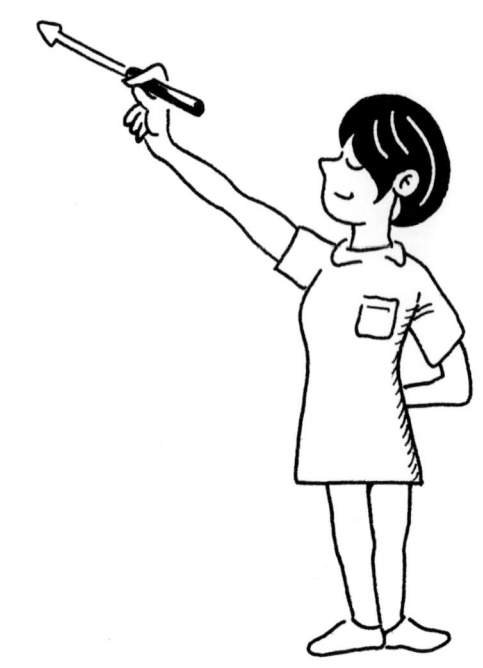

目 次

推薦の序──ii　　はじめに──iv

整形外科をたのしみ，きわめる
"整形外科ガール" になるために──1

第1章 整形外科とは

01 整形外科とは？──6
"整形外科" は永遠になくならない──7

02 整形外科と美容外科──8
かたちなのかはたらきなのか，それが問題だ──8

第2章 骨 折

整形外科の地図❶ 骨の名前──12

01 骨折のいろいろ──16
骨折のかたちで分類すると──16
圧迫骨折・陥没骨折（16）
骨折の向きで分類すると──17
横骨折・斜骨折・亀裂骨折など（17）
骨折の数で分類すると──17
粉砕骨折（17）
骨折がヒフの中か，外かで分類すると──18
開放骨折（18）

関節の近くか，遠くかで分類すると──18
関節内骨折（18）
ふつうは折れないはずの骨折──19
疲労骨折（19）／病的骨折（19）
小児の骨折──20
小児の骨の特徴（20）／骨端線とは（20）
ソルター・ハリスの分類（21）／リモデリング（21）

02 脱 臼──23

03 骨折の保存療法──24
ギプスの種類（24）／キャスト（25）／ギプスの巻き方（25）
添え木（シーネ）のつかい方（26）
ギプス・シーネのあて方（26）
上肢のギプスを保持する（27）／ギプスの合併症（28）

04 けん引──29
けん引とは（29）
2つの方法　直達けん引と介達けん引──30
直達けん引と介達けん引（30）／直達けん引（30）
介達けん引（31）

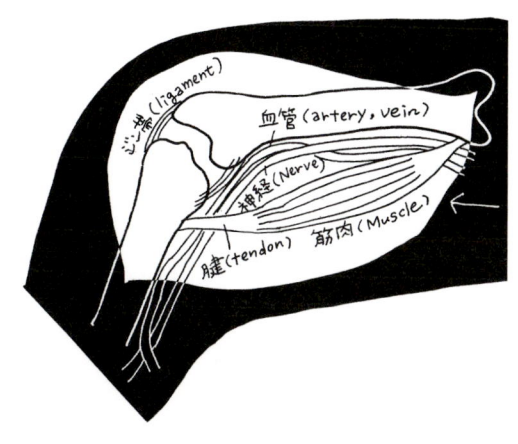

けん引の合併症──32
直達けん引の合併症 (32) ／介達けん引の合併症 (32)
ポジショニングに注意 (32)
精神症状と関節拘縮に注意 (32)
いろいろなけん引──33
小児の骨折のけん引 (34)

05 骨折の手術 ──35
観血的整復固定術（略して「かんせいこ」）──37
観血的整復固定術とは (37) ／「整復」と「固定」(37)
手術の固定でつかう金属──38
整形外科は大工仕事に似ている？──39

06 骨折の合併症 ──45
偽関節 (45) ／骨萎縮 (45) ／変形癒合 (46)
異所性骨化 (46)

コラム1 骨折はジグソー・パズル？──48

07 創外固定 ──50
創外固定の長所と欠点 (51) ／創外固定の適応 (51)
仮骨延長法 (52)

整形外科の地図2 大腿骨近位部の解剖──54

08 大腿骨頚部骨折 ──55
大腿骨頚部骨折の特徴──55
内側骨折と外側骨折──56
関節の内か外か，それが問題だ (56)
大腿骨頚部骨折の（重傷度の）分類──57
ガーデンの分類 (57) ／エバンスの分類 (58)

09 大腿骨頚部骨折の手術 ──60
骨を残すか，骨をあきらめるか，それが問題だ──60
内側骨折か外側骨折か (60) ／例外もある (61)
骨をつける手術──61
ヒップ・スクリュー (62) ／ガンマー・ネイル (64)
エンダー・ピン (66) ／CCHS，ハンソン・ピン (66)
金属にとりかえる手術＝人工骨頭置換術──67
外転枕の効用──68
外転枕をつかう理由 (68)

コラム2 おじいさん，おばあさんの骨折──70

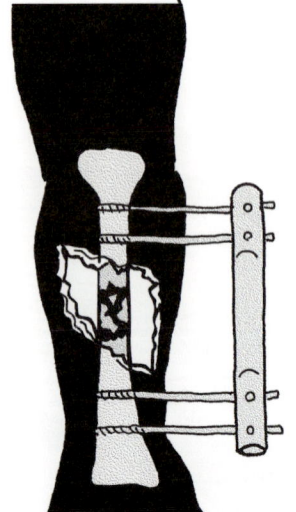

第3章
関節リウマチ

01 関節リウマチとは何？ ──76
リウマチの原因は？──76
リウマチでやられる場所──滑膜──77
リウマチの症状と診断──78
米国リウマチ協会（ARA）の診断基準 (1987) (78)
米国リウマチ学会・欧州リウマチ学会（ACR・EULAR）の診断基準 (2009) (78)

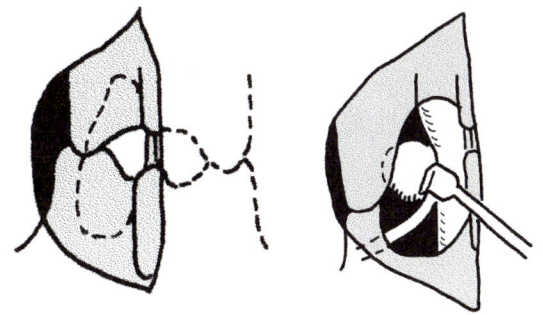

02 リウマチの手 ——————79
関節変形のしくみ (79) / 手の変形の種類 (79)

03 リウマチの治療 ——————81
リウマチの手術のいろいろ——81
滑膜切除 (81) / 人工関節置換術 (81) / 関節固定 (81)

第4章
脊　椎

整形外科の地図❸ 脊椎の解剖 ——————86
脊椎のカーブ (86) / 脊椎の骨 (87)

タテ切り解剖　脊髄の後ろに脊髄がある——88
脊椎は骨，脊髄は神経 (88) / 馬尾神経 (89)

ヨコ切り解剖　ドーナツの中身——90
タテにいくつかならべてみる (90)
ひとつとりだしてみると (91) / 拡大してみると (91)

脊髄は枝を出す——92
神経根 (ルート) (92)

整形外科の地図❹ 神経は川なの？ ——————93

コラム3 診察のあいまのほっとする一瞬 ——————97

01 デルマトーム ——————98

02 椎間板ヘルニア ——————100
ヘルニアとは？——100
椎間板とは脊椎と脊椎のあいだの板だ (100)
ヘルニアとはこぶだ (100) / ヘルニアの病態 (101)
ヘルニアの好発部位 (101) / こぶのいろいろ (102)

ヘルニアはなぜ痛いのか？——102
痛みの原因は神経根 (102) / 各椎間に1本ずつある (103)

坐骨神経痛という病気はありません——103
坐骨神経痛とは (103) / SLRテスト (104)
ヘルニアは消えることがある？(104)

ヘルニアと姿勢——105

03 椎間板ヘルニアの手術 ——————106
Love法の術式 (107) / 鏡視下Love法 (108)

コラム4 ヘルニアを切らずに治す手術 ——————110

04 腰部脊柱管狭窄症 ——————114
脊柱管狭窄症とは (115) / 間欠性跛行とは (115)

05 除圧術 ——————118
椎弓切除と開窓術 (119) / 椎弓形成術 (121)

06 脊椎の検査 ——————122
脊髄造影 (ミエログラフィー) (122) / 椎間板造影 (124)
神経根造影 (124)

コラム5 神様のいたずら ——————125

07 脊椎の病気 ——————127
ギューギューの病気 (128) / ぐらぐらの病気 (129)

08 固定術 ——————130
固定術の適応——130

目次　vii

固定術の適応は限られる (130) ／椎間板ヘルニアや, 脊柱管狭窄症でも, 固定が必要なときがある (131)

固定術の骨はどこからとるの？ ─── 132

採骨の方法 (132)

後方固定 ─── 133

PLIFとPLF (133)

後方固定の金属　インストゥルメンテーション ─── 134

ペディクル・スクリュー (134)

後方固定の方法 ─── 135

PLFの術式 (135) ／PLIFの術式 (135)

前方固定 ─── 136

前方固定とは (136) ／前方固定法の術式 (137)

09　骨粗しょう症 ─── 139

骨粗しょう症の原因 (140)

骨粗しょう症の診断 ─── 141

若者は骨の貯金を！ ─── 141

骨粗しょう症に多い骨折 (142)

コラム6　セイケイはセイケツ ─── 144

第5章 膝

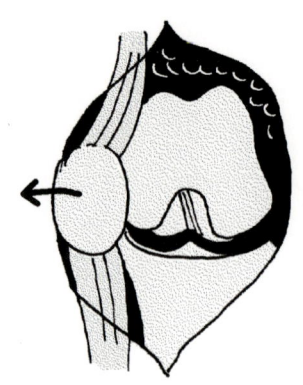

整形外科の地図5　膝関節と靭帯の解剖 ─── 148

膝関節　最大の関節, だが意外と不安定なつくり ─── 148
膝の靭帯　靭帯のじんは強靭のじん ─── 149
膝の靭帯 (149)

01　前十字靭帯損傷 ─── 150

前十字靭帯損傷の症状 (150) ／前十字靭帯損傷の検査 (151)
靭帯が切れた場合の予後 (151)

02　前十字靭帯損傷の手術 ─── 152

靭帯再建術 (152)

ACL再建術 ─── 153

STG法 (153) ／BTB法 (155)

整形外科の地図6　長いひものまとめ ─── 156

整形外科の地図7　膝の半月板の解剖 ─── 158

半月板 (158) ／円板状半月 (158)

03　半月板損傷 ─── 159

半月板損傷の症状 (159) ／半月板の切れ方 (損傷) (159)

04　半月板損傷の手術＝関節鏡 ─── 160

関節鏡のしくみ ─── 161

関節鏡の術式 (161)

半月板切除術（半月板部分切除術） ─── 162

半月板部分切除術の術式 (162)

半月板縫合術 ─── 163

半月板の血行 (164) ／半月板縫合術 (164)

コラム7　英語もすこしだけ ─── 165

05　変形性膝関節症 ─── 168

変形性膝関節症とは何？ (169)
変形性膝関節症の画像 (169)

変形性膝関節症の症状（169）／関節液（170）

変形性膝関節症の保存治療——171

06 変形性膝関節症の手術——172

人工膝関節置換術（TKA）——173

人工膝関節置換術（TKA）の術式（174）

単顆型人工関節置換術（UKA）——175

高位脛骨骨切り術（hgh tibial osteotomy）——176

高位脛骨骨切り術の術式（176）

コラム8 整形外科に，今日も いろいろな人がやってくる——177

第6章 股関節

整形外科の地図⑧ 股関節の解剖——180

01 変形性股関節症——181

変形性股関節症とは何？（181）

変形性股関節症の画像（181）

変形性股関節症の症状（182）

変形性股関節症の原因（182）

なぜ脱臼すると，変形がすすむのか？——182

先天性股関節脱臼（発育性股関節形成不全）（183）

先天性股関節脱臼の診断と治療（184）

02 変形性股関節症の手術——185

人工股関節置換術（THA）——185

股関節の手術進入法にはいろいろある——187

03 股関節の骨切り術——188

いろいろな骨切り術がある（188）

コラム9 人工関節のあれこれ——189

第7章 手

整形外科の地図⑨ 手の骨の解剖——194

手の骨（194）／指の骨と関節（195）

01 橈骨遠位端骨折——196

橈骨はおトウさん側の骨（196）

橈骨遠位端骨折の別名（196）

橈骨遠位端骨折の徒手整復法　チャイニーズ・フィンガー・トラップ　——197

整形外科の地図⑩ 手の末梢神経の解剖——198

神経叢は乗り換え駅——199

正中神経，尺骨神経，橈骨神経（200）

02 正中神経まひ，尺骨神経まひ，橈骨神経まひ——206

末梢神経の診断法（206）／正中神経まひ（207）

尺骨神経まひ（208）／橈骨神経まひ（209）

03 末梢神経の手術——210

せまい部分を広げる（手根管開放術）（210）

神経の道筋を変える（前方移行術，キング法）（210）

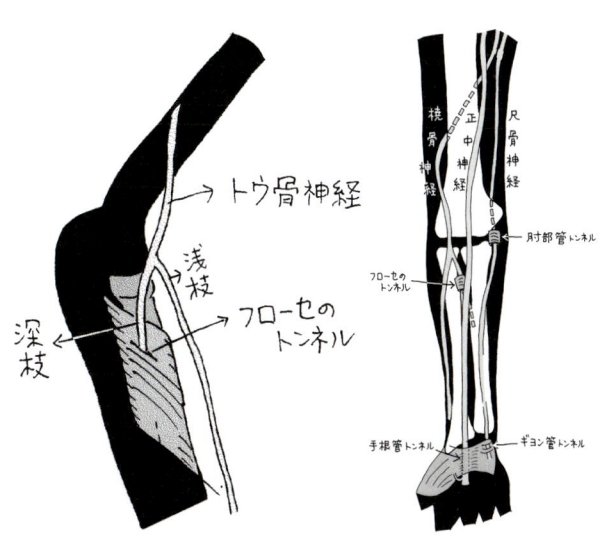

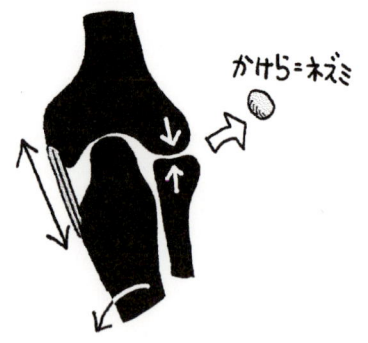

末梢神経が切れると？──211
神経縫合 (211)

04 指の腱の損傷と手術 ──212

指の腱 (212) ／ ノーマンズ・ランドとは？ (214)

腱断裂の手術──215
ツゲ法 (215) ／ プル・アウト法 (215)

05 腱鞘炎 ──217

腱鞘は刀のサヤだ (217) ／ 腱鞘炎とは (218)

ばね指──219
ばね指の手術 (219)

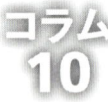 手術の未来 ──220

第8章
肘

整形外科の地図⑪ 肘の解剖 ──224

上腕骨，橈骨，尺骨からなる (224)
肘の屈曲・伸展 (225) ／ 肘の内反・外反 (225)

ネズミが悪さする　野球肘──226
バック・ハンドで痛める　テニス肘──226
上腕骨顆上骨折，上腕骨外顆骨折など──227
肘内障──228

第9章
肩

整形外科の地図⑫ 肩の解剖 ──232

肩峰下滑液包 (232)

01 肩の脱臼 ──233

肩は脱臼しやすい (233) ／ 反復性肩関節脱臼とは (233)

肩関節脱臼の整復──234
ヒポクラテス法 (234) ／ スティムソン法 (234)
コッヘル法 (234)

反復性肩関節脱臼の手術──235
バンカート法の術式 (235) ／ 肩鎖関節脱臼の手術 (236)

02 肩関節周囲炎，腱板損傷 ──237

肩関節周囲炎──237
肩関節周囲炎の治療 (238)
腱板損傷──238
腱板のしくみ (239) ／ 腱板損傷 (239)
腱板損傷の治療 (240)

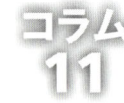 リハビリ ──242

第10章
足

整形外科の地図⑬ 足の解剖 ──246

足の基本的な構造 (247) ／ 足の関節 (248)
足の靱帯 (248) ／ いろいろな足のかたち (249)

01 外反母趾 ──250

外反母趾とは (250) ／ 外反母趾の診断 (251)

外反母趾の治療（マン法）──252

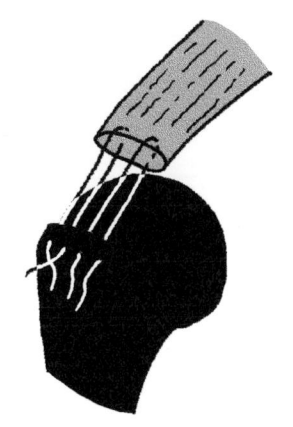

付録1　手術の落とし穴 ——264
手術前の落とし穴 ——265
手術後の落とし穴 ——267
全身の感染 ——268

コラム13　術後の熱 ——270

コラム14　整形外科ガールの休息 ——272

02　アキレス腱断裂 ——254
アキレス腱とは（254）/アキレス腱断裂の症状と検査（254）
アキレス腱断裂の保存療法 ——255
アキレス腱断裂の手術 ——256
キヒルメイヤー法（256）

03　足の切断術 ——258
切断術の適応（259）/どこで切るか？（259）
大腿切断AKの術式（260）

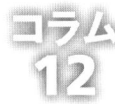 コラム12　ナースの3K ——263

付録2　横文字辞典 ——276

索引 ——283

整形外科ガール, になる

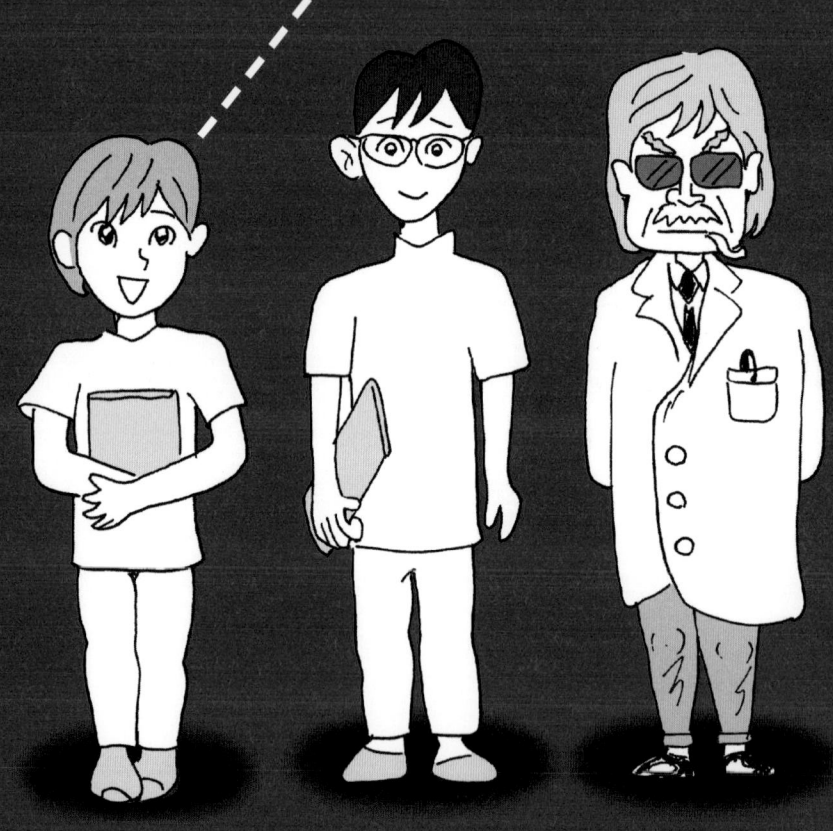

那須野 玉子
ホタル医科大学卒
22歳

冷夜里 初人
スルメ医科大学卒
22歳

江良井 太郎
平均医科大学卒
69歳

整形外科をたのしみ，きわめる
"整形外科ガール"になるために

那須野 「先生，わたし新人ナースの那須野玉子です．」
冷夜里 「おなじく新人ナース・マンの冷夜里初人です．」
那須野 「このたび，整形外科の病棟ではたらくことになりました．わたしたち，整形外科が苦手なんです．ぜひいろいろ教えてください．」
江良井 「南江堂のひとが，見学者を寄越すといっていたから，どんな連中が来るかと思ったら，まあ，ずいぶん若僧と小娘じゃないか．こりゃ玉子というより半熟たまごだな．」

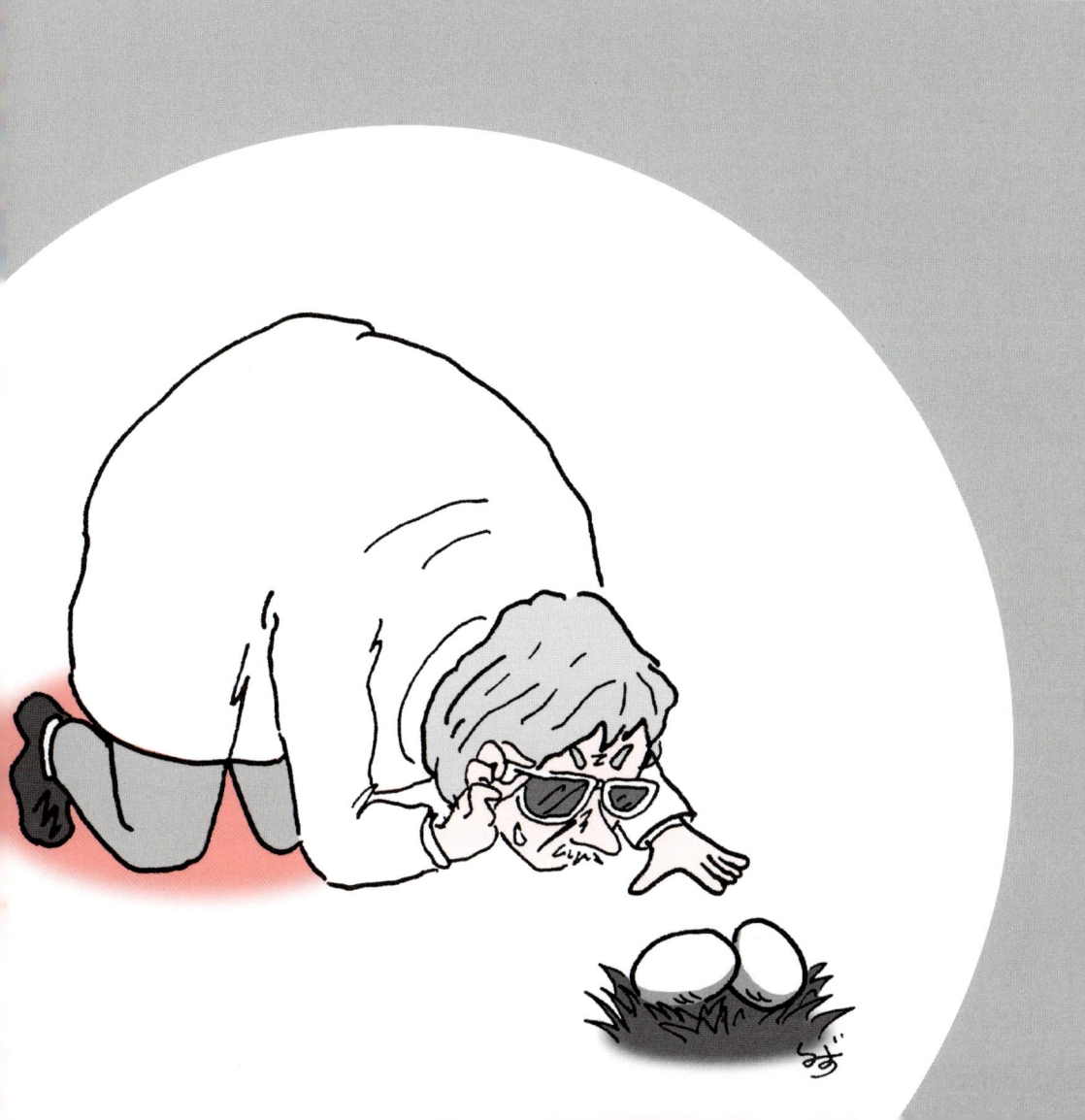

江良井「どこから来たのじゃ？」
冷夜里「ぼくはスルメ医科大学を卒業しました．」
那須野「わたしはホタル医科大学の出身です．」
江良井「おいしそうで，ヨロシイ．」
那須野「ところで，先生は，エライ先生だとききました．」
江良井「（顔色が変わる）いかにも．わしは江良井エライ太郎だろう……．」
冷＆那「ぜひ，整形外科のイロハを教えてください．」（一同礼）
江良井「お安い御用だよ．ただ，いつも思うんじゃが，新人のころは，みな純粋で，うぶで，真剣な目をしていたのに，だんだん前向きな姿勢を忘れ，やがてお荷物になるおたんこナース，みはナース，マイナースも多い．君らもそうならないように，気をつけてほしい．」
那須野「わたしたちでも先生，大丈夫でしょうか？」
江良井「けナースことはせん．うまくつかいこナースとしよう．」
冷＆那「ナースがままでいいってことですね（ニッコリ）．」
江良井「冗談はさておきじゃ．若いひとに言いたいことがある．ただ機械のようにもくもくと仕事をこなすだけでなく，整形外科をたのしみ，整形外科をきわめる，そんな女性になってもらいたいもんじゃ．」
那須野「整形外科ガール……ですね．」

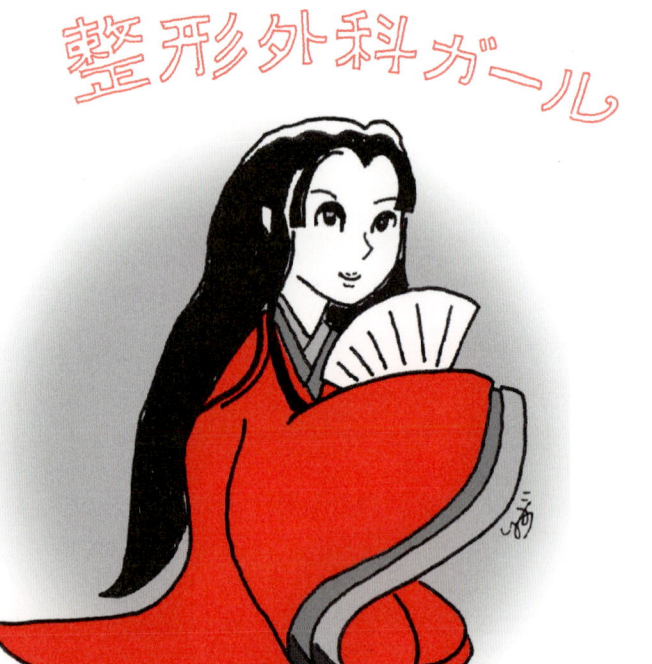

整形外科ガール

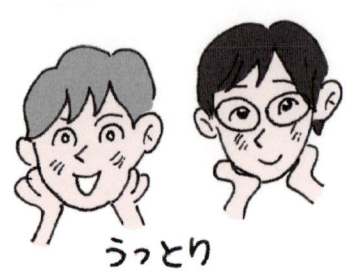

うっとり

江良井「そのネーミング，さわやかで，いいね．」
冷夜里「ちょっと待って．ぼくは男ですよ．」
江良井「まあ看護師の世界というのは，やっぱり女性社会だし．なにしろ，
　　　　君……ナイチンゲールっていうぐらいだから．」
那須野「先生！　下ネタはやめてください．」
江良井「これは失敬．まあ，とにかくがんばってくれたまえ．ただし，患者
　　　　さんには失礼のないようにな．」
冷＆那「わかりました．」

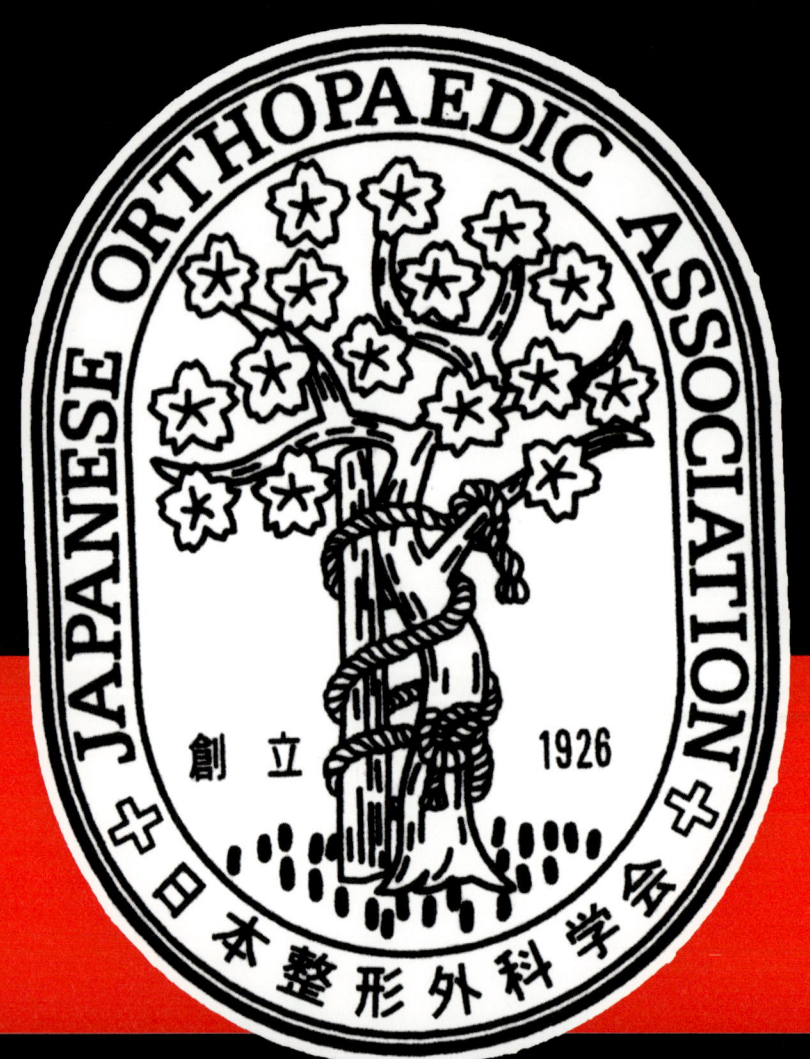

日本整形外科学会

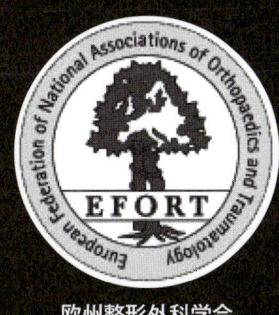
欧州整形外科学会

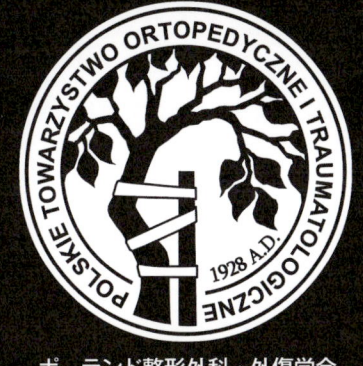
ポーランド整形外科・外傷学会

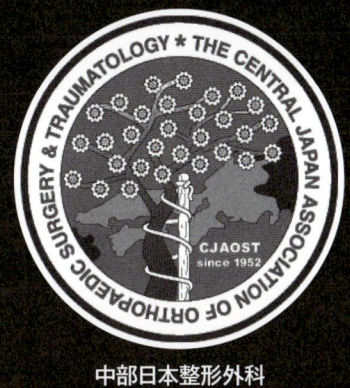
中部日本整形外科
災害外科学会

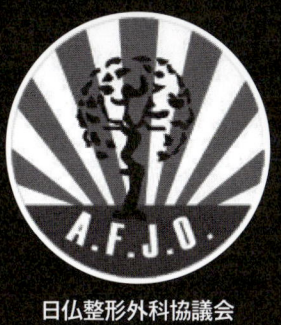
日仏整形外科協議会

第1章
整形外科とは

木が骨，添え木はギプス？1741年，パリ大学のニコラ・アンドリー学長の教科書に出てくる木の絵が，整形外科のマークとして，世界中でつかわれている（筆者は，あまり気持ちの良い絵ではないと思うが……）．当時は子どもの奇形が多く，整形外科（orthopaedics）は，まっすぐ矯正する（ortho），子ども（paedios）という2つのギリシャ語を組み合わせた言葉だ．

> 第1章
> 整形外科とは
> 01

そもそも知りたい
整形外科とは？

整形外科とはなんだろうか．わたしたちが思うように手足を動かして，自由に行動できるのは，全身に行きわたる筋・骨と神経のはたらきのおかげである．それらの機能を回復させ，維持することが整形外科の大きなテーマだ．

江良井「まず，整形外科ときいて，きみたちは何を連想するかね？」
冷夜里「それが……．」
那須野「ピンと来ないんですの．」
冷夜里「授業中も寝てたしなあ．」
江良井「そんなとこじゃろな．どうせ国家試験にも，整形外科のモンダイなんて出ないし，卒業してから，チョコッと勉強すればいいや，とタカをくくってたんじゃろう．」
冷＆那「（観念したように恐縮し）参りました……．」
江良井「いや，わしもそうだったよ．」
一　同（がくっ）

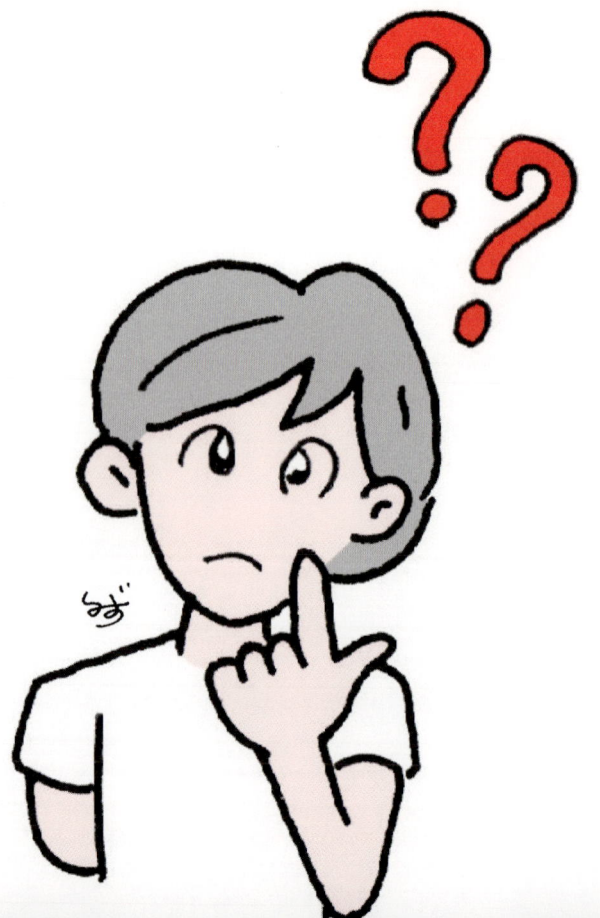

"整形外科"は永遠になくならない

江良井「でも,整形外科はいわば人気の科じゃ.患者も多いし,症例も多い.厚生労働省が,3年ごとに,**国民生活基礎調査**ちゅうのをやっとるんじゃが,患者さんの自覚症状は,腰痛,肩こり,関節痛と,整形外科のものが上位を独占しておる.今後,超高齢社会がさらにすすみ,整形外科は,ますます重要なポジションを占めることになるといわれておる.」

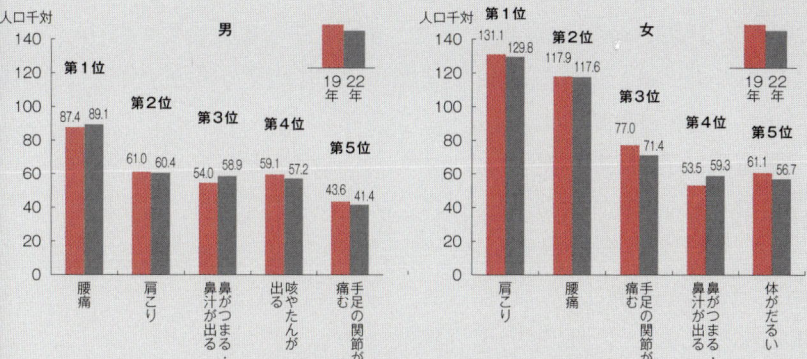

国民生活基礎調査(平成22年,厚生労働省)

冷夜里「へえ.驚きました.」

江良井「もし医学が進歩して,将来,魔法のくすりを一粒飲めば,あらゆる病気がたちまち治る,そんな夢の時代が来ても,整形外科はけっしてなくならない.事故やケガは,いつの時代にもおきるからじゃ.バラバラ,メチャメチャ,ボロボロ,そんな肉体を治すには,どうしても整形外科が必要なんじゃ.」

那須野「なるほど.整形外科は永遠に不滅……ということデスネ.」

冷夜里「そうだね,整形外科ってなんだか魅力的です.先生,ぼくらこれから考えを改めたいと思います!」

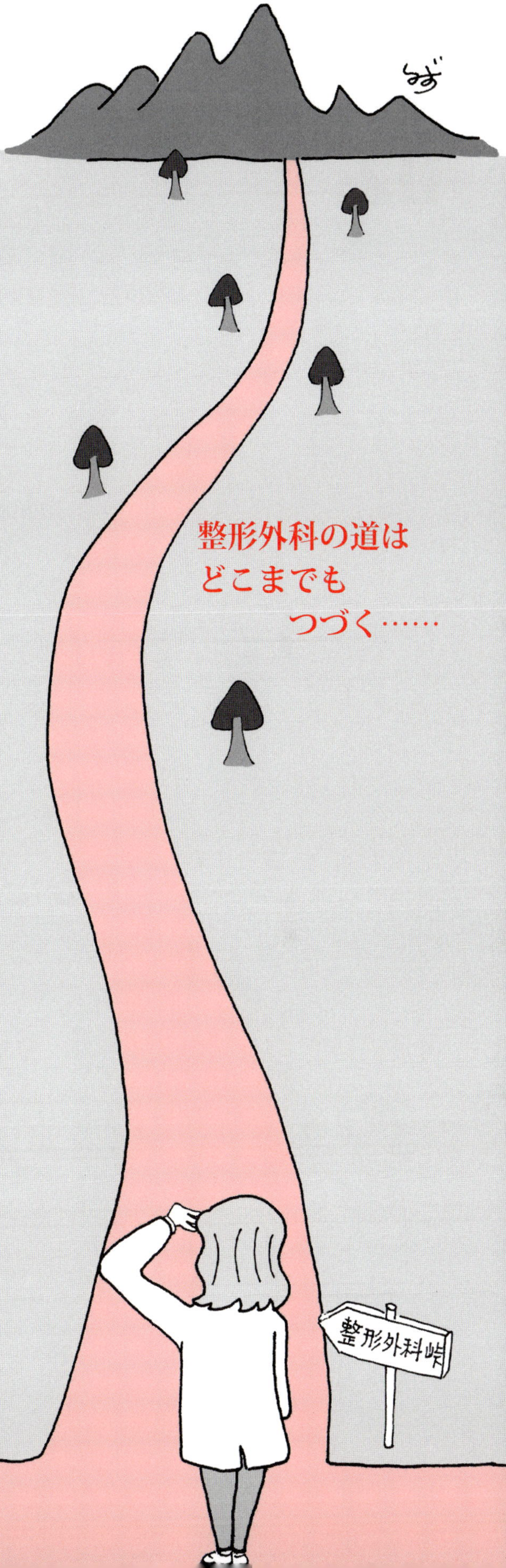

整形外科の道はどこまでもつづく……

第1章 整形外科とは

02

どうちがう？
整形外科と美容外科

「整形外科」とまちがえられやすいものに「美容外科」がある．この両者のちがいはなんだろうか．ズバリ！　キーワードは，"かたち"と"はたらき"である．ちなみに世のなかには「美容整形」というコトバもある．意味を混乱しやすいので気をつけよう．

冷夜里「センセイ．ところで，美容整形とは，どうちがうんですか？」

江良井「(やっぱりきたか，という表情で) そのチガイは，まだまだ認識されていないようだね．まぶたを二重(ふたえ)にしてくれ，とか，鼻を高くしてくれ，とうったえる患者さんが，外来にときどき来るよ．」

冷夜里「ちがうんですか？」

江良井「ぜんぜんちがう．それはもう，女王様と王女様，薬剤師とヤクザ医師，西城秀樹と東条英機ぐらい，まったくちがうんじゃ！」

冷＆那「(しらーっとしながら) 意味がわかりませんが……」

かたちなのかはたらきなのか，それが問題だ

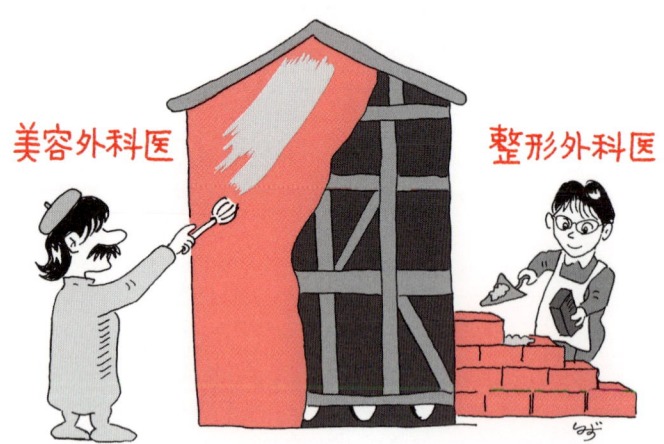

外見・かたちを整える美容外科医は左官職人みたい

機能・はたらきを修理する整形外科医は大工さんみたい

江良井「あえて色わけしようとするならば，**かたちを問題視するのが美容，はたらきを重要視するのが整形**ということになるかな．たとえば，指の奇形の患者さんが来たとしよう．美容外科医は，まず人前に出せる手にしようと努力するだろう．いっぽう，整形外科の医者は，まずキチンとつかえる実用的な手にしようとする．」

江良井「どちらが良い悪いではない．大切なのは，患者さんを満足させることかな．最近では，インターネットでいろんな情報を知ることができて，どの患者さんも，大なり小なりなんらかの知識をもっている．医療に対する意識も高くなっているから，そのぶん，ニーズも各自バラバラなのじゃ．」

那須野「"整形外科"って意外にヤヤコシイ世界なのね．」

整形外科の整は,
混乱を整えるという意味かもしれない

冷夜里「そもそも"整形外科"という名前がわかりにくいんじゃないですかね. 何を指しているか, とてもあいまいです.」

江良井「そうじゃ. わしも常々そう思うとる. ほかにいい言葉があったら, ぜひ教えてホシイもんじゃ.」

冷夜里「〈外傷外科〉や〈骨折外科〉なんて, どうです? 何といってもケガが多いんでしょう.」

江良井「ザンネンじゃが, そう単純にはいかん. 整形外科のあつかう分野は, とーっても広いからのう.」

冷夜里「どんなものがあるんですか.」

江良井「脊椎, 膝, 股, 肩, 手, 足……というふうに, 場所もこまかく分かれている. 骨折などの外傷だけでなく, 骨肉腫などの腫瘍や, 側わん症などの奇形もあるね†.」

†これらの多様さに対応するかのように, 学術面においても, 日本整形外科学会のほか, 日本肩関節学会, 日本膝関節学会, 日本股関節学会, 日本手外科学会, 日本足の外科学会…など多くの学会に分かれ, それぞれ活発に活動している.

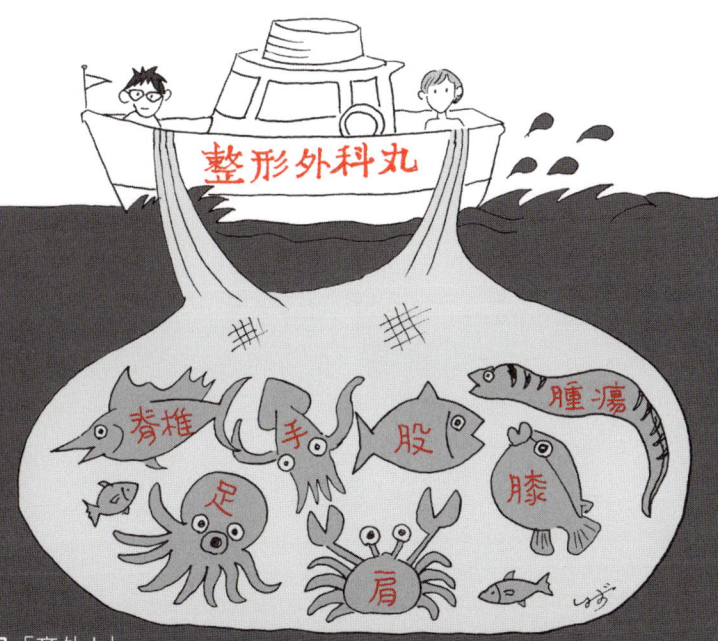

冷夜里「意外!」

那須野「スゴイ!」

江良井「ただ, 〈整形〉という言葉は, いまや日常語として広くつかわれているし, お年寄りだって耳慣れている. だから, あえて新しい名前は必要ないかも知れんがね.」

冷夜里「整形外科の整は, こうしたいろいろな身体の混乱を整えるという意味ならば, これはこれで, なかなか良いネーミングかもしれませんね.」

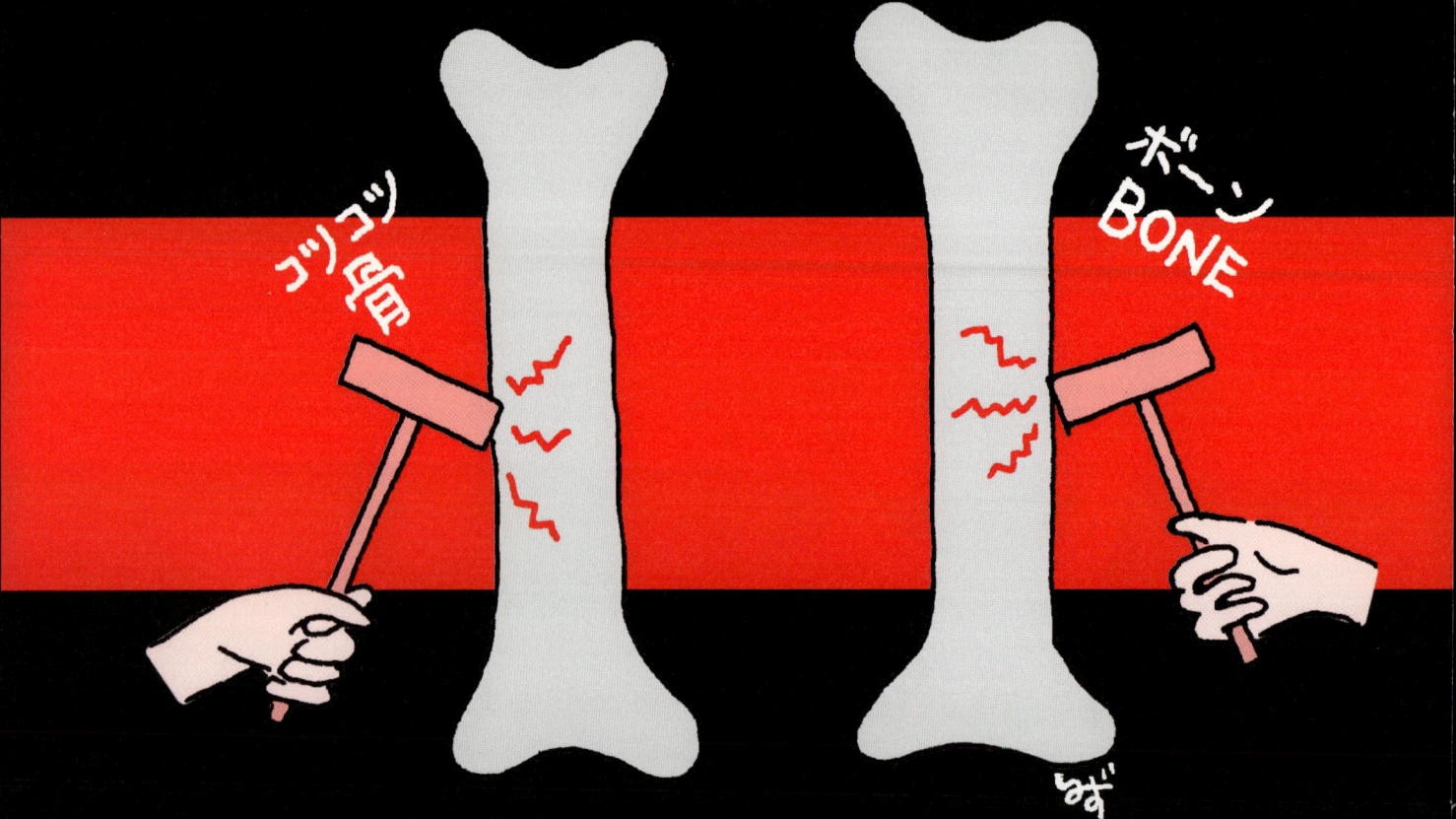

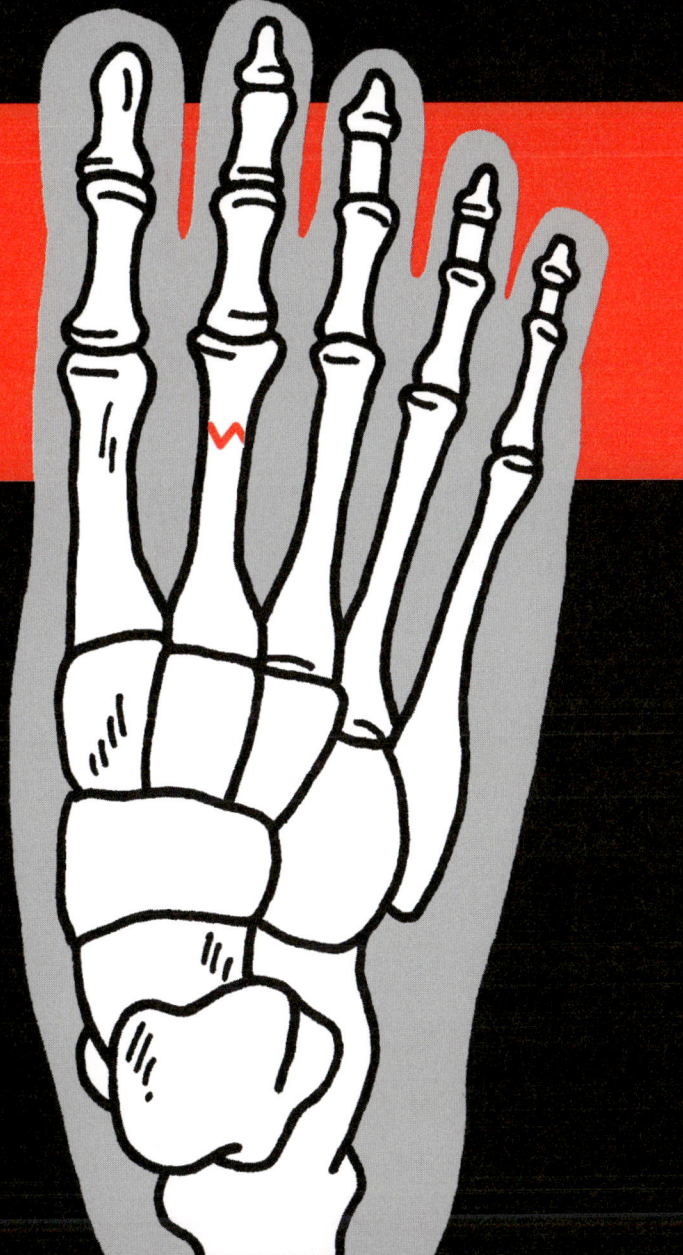

第2章

骨 折

Map of Anatomy

通常名とあわせてつかう
骨の名前

整形外科は解剖がいのちといってもいい学問である．しかし，あまりにも範囲が広い．この本ではときどき休憩して，整形外科の解剖をまとめていこうと思う．まず第1回は，ズバリ「骨」をみてみよう．

整形外科の地図 ①

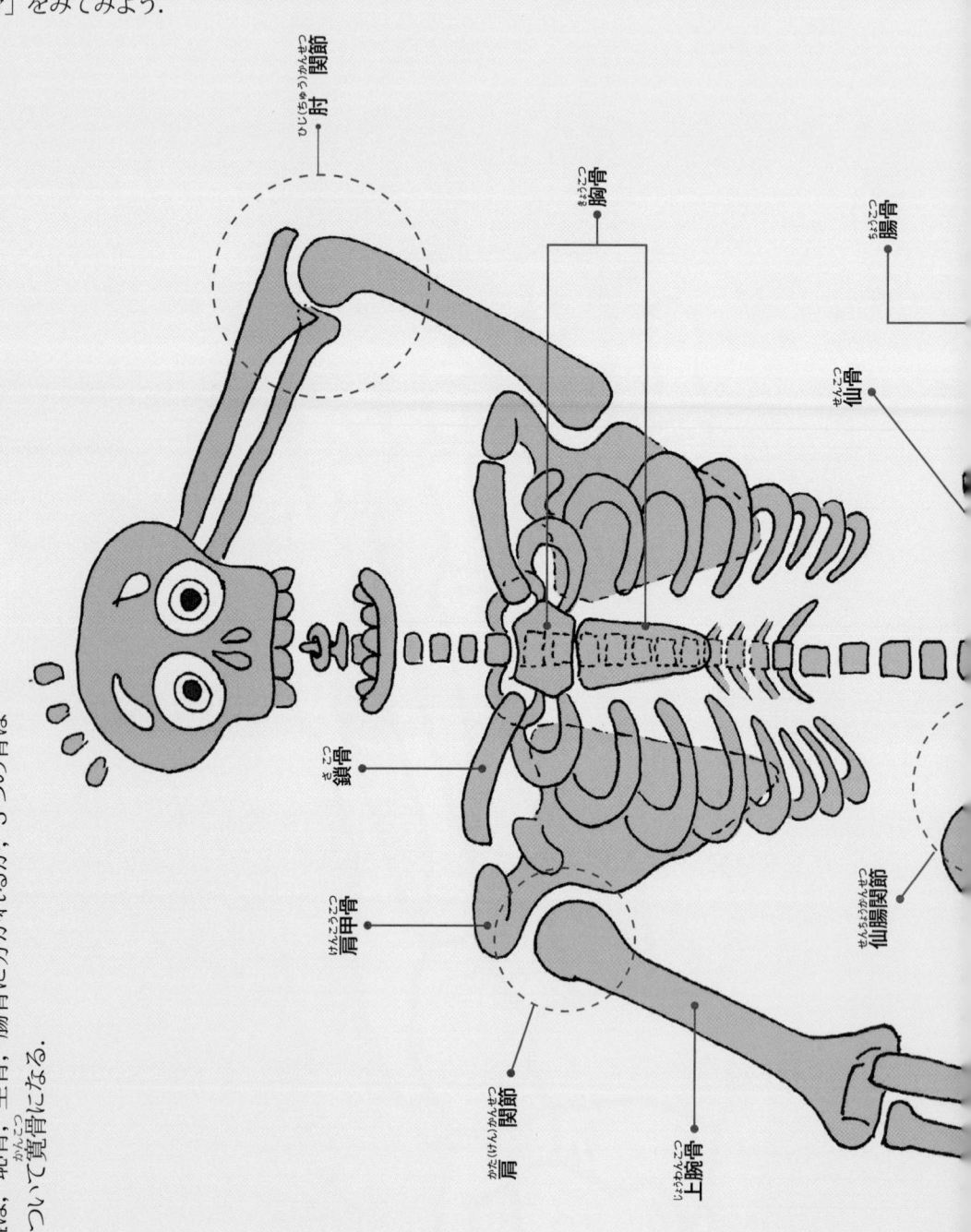

- 正面像と側面像を左右に分けて描いてみました．
- 骨は全部で206個ある（子どもは300個ほど）．
- いちばん硬い骨は歯だ．
- おなかに骨がないのは妊娠のためだといわれている．
- 骨盤は，腸骨，坐骨，恥骨に分かれるが，3つの骨はくっついて寛骨になる．

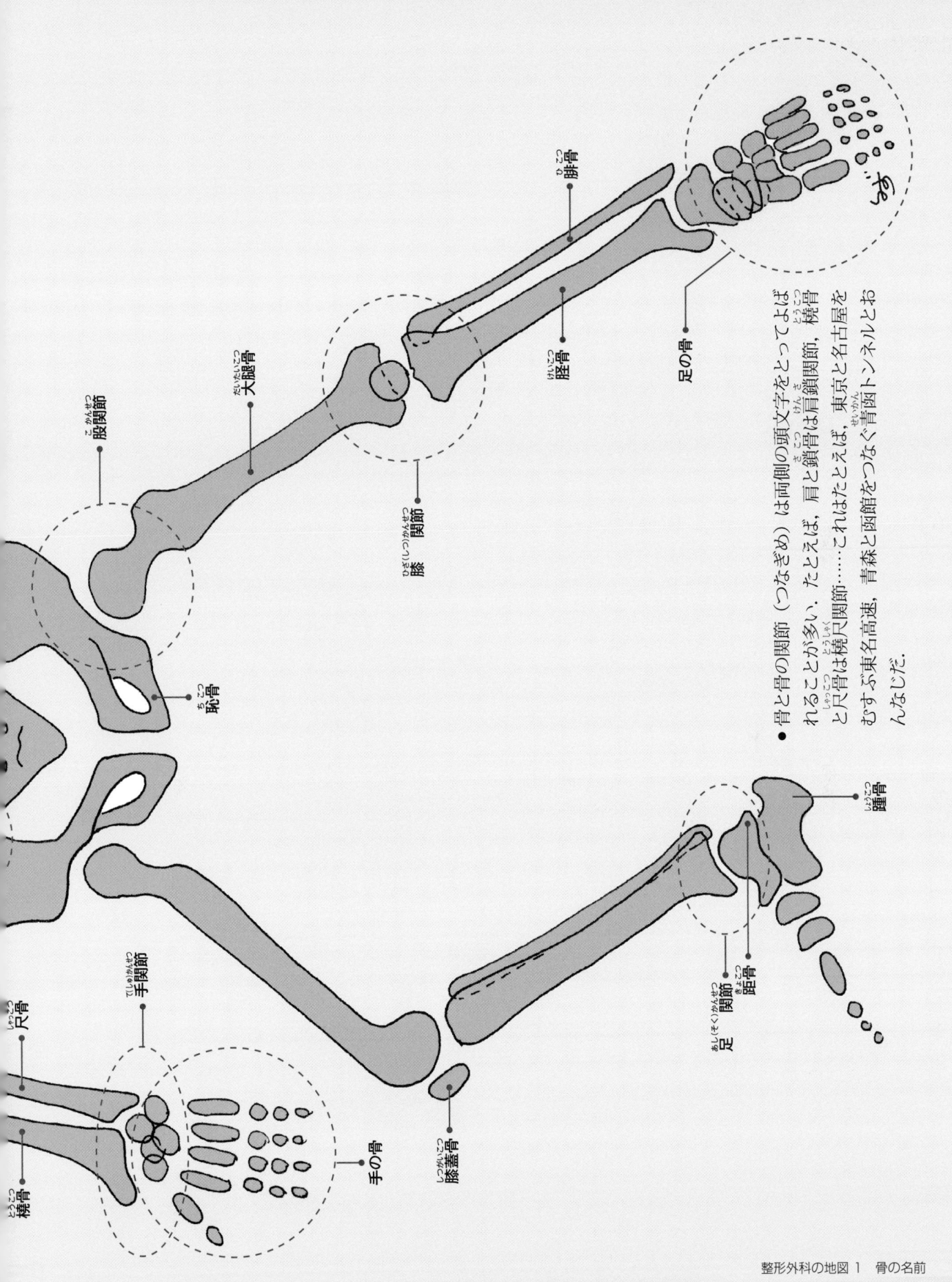

- 骨と骨の関節（つなぎめ）は両側の頭文字をとってよばれることが多い。たとえば，肩と鎖骨は肩鎖関節，橈骨と尺骨は橈尺関節……これはたとえば，東京と名古屋をむすぶ東名高速，青森と函館をつなぐ青函トンネルとおんなじだ。

整形外科の地図 1 骨の名前　13

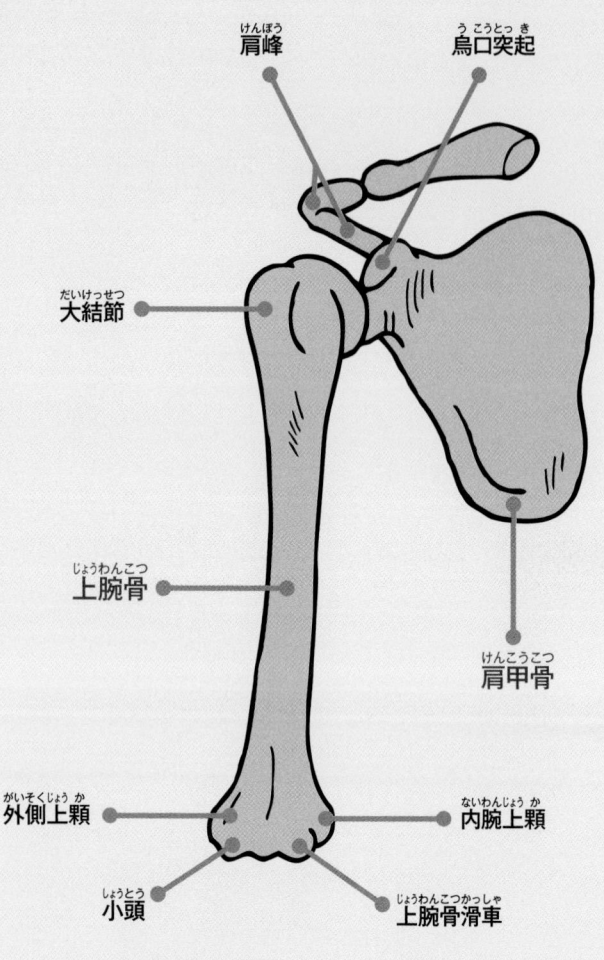

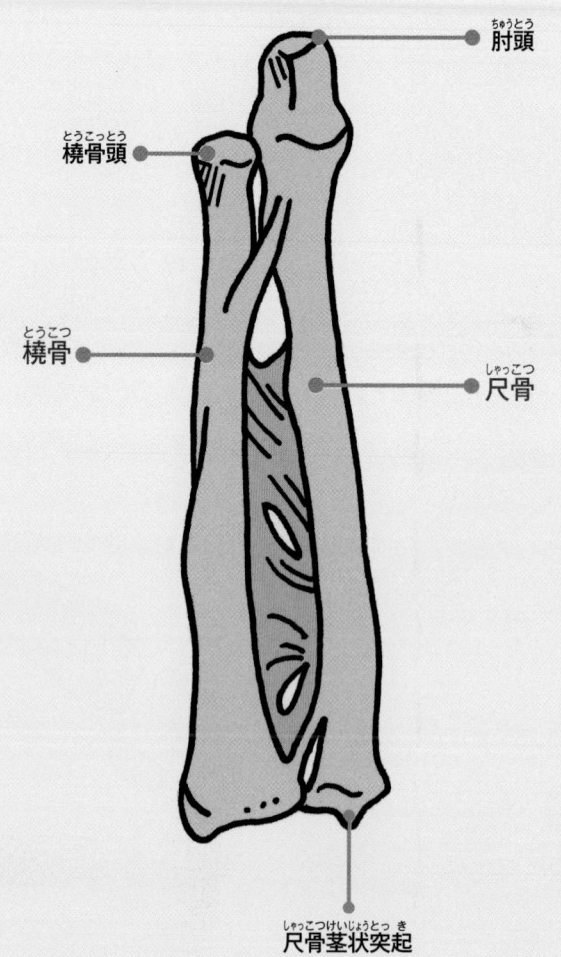

江良井「骨はいーっぱいある．でも，それぞれの骨の名前をただ単純に覚えるのでは能がない．つまり，整形外科では"大腿骨骨折"というより，"大腿骨頚部（けいぶ）骨折"というほうが実用的なのじゃ．
そのとき，頚部とはどこか？ と迷ってしまうようではだめじゃ．」

那＆冷「はい，わかりました．」

江良井「ここでは，そういう骨の別名をまとめてみたぞ．ついでに，どんな神経がそばを通っているのか，どんな筋肉がついているか，といった周辺の知識もくわしい解剖学書でチェックしておくと便利じゃ．」

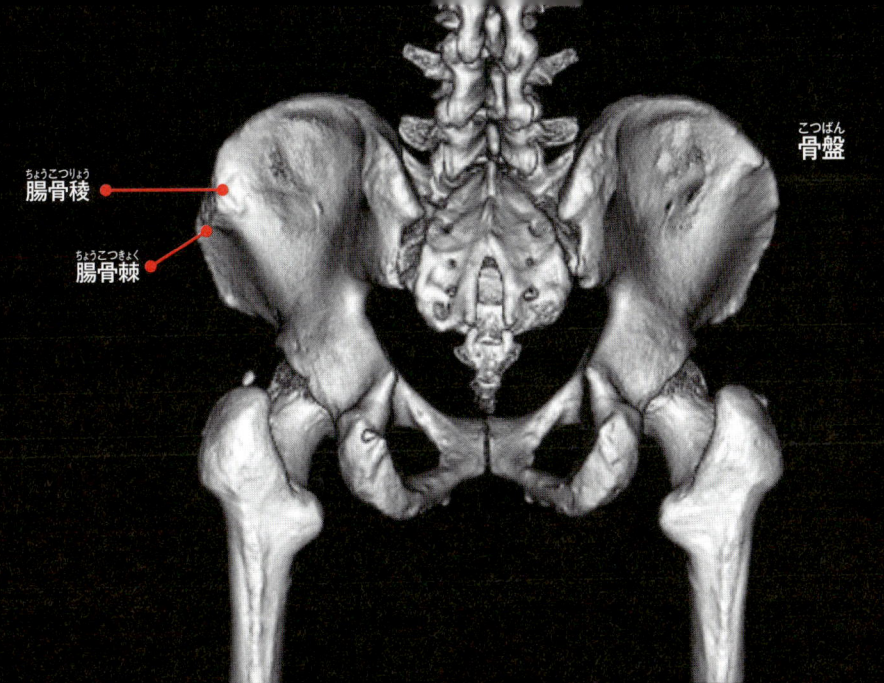

整形外科の地図 1 骨の名前　15

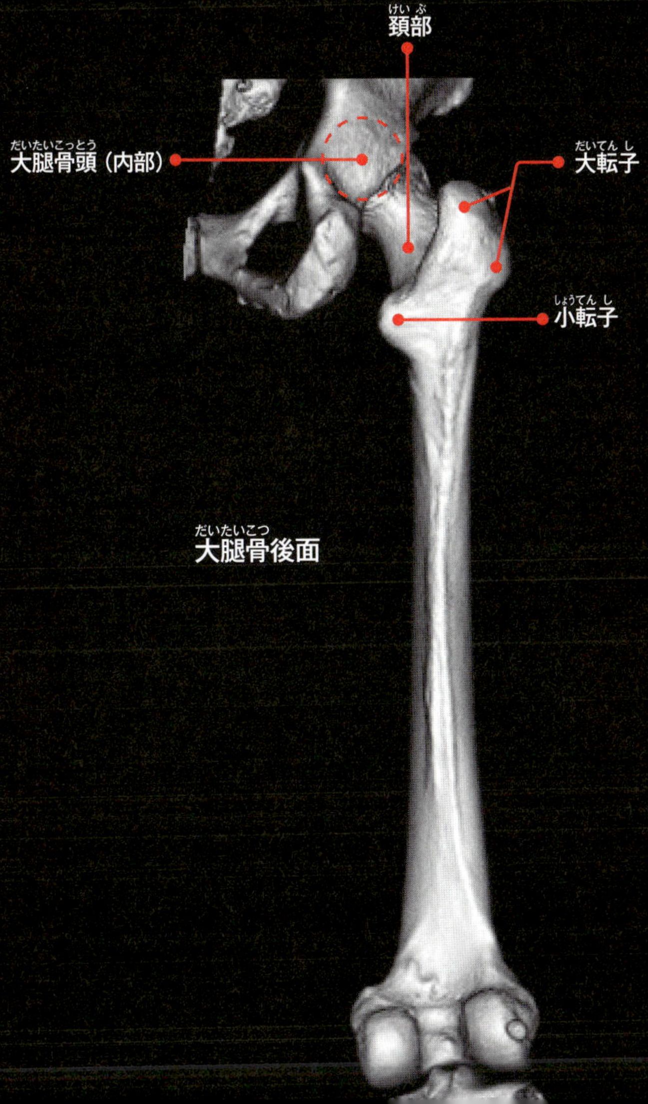

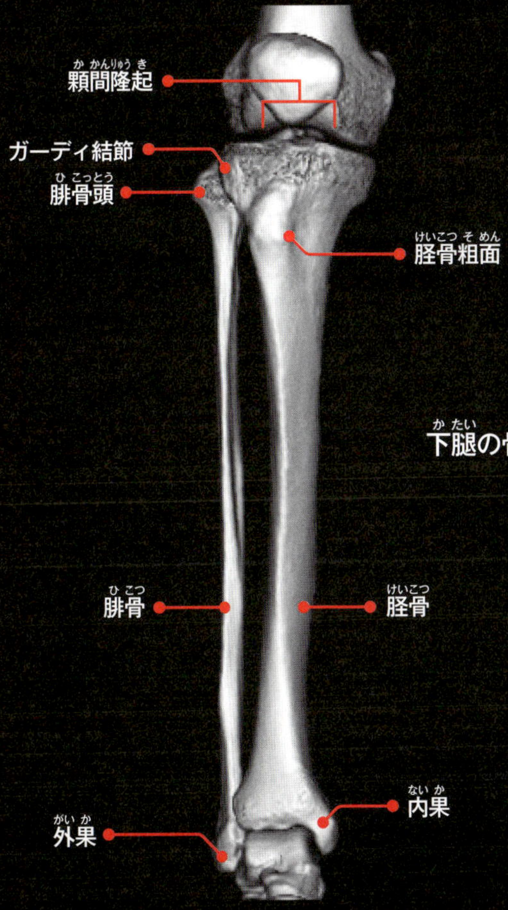

第2章 骨折

01 いちばん一般的
骨折のいろいろ

骨折は，整形外科でいちばん一般的な外傷だ．いわば「整形外科の大衆料理」的存在である．骨折とは，いうまでもなく骨が折れることをさす．このいっけん単純にみえる症状も，医学的にはさまざまなタイプに分かれる．それらのうち代表的なものを頭のなかでしっかり整理しておくと便利である．

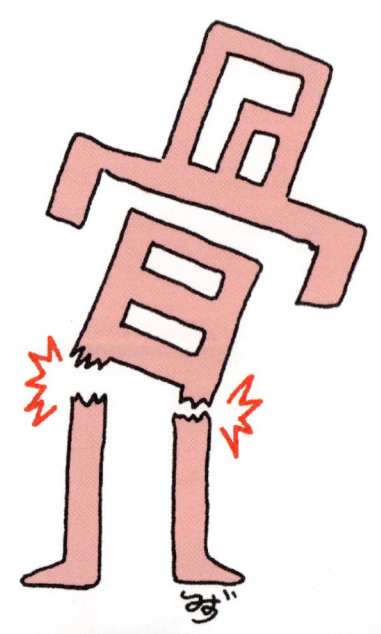

江良井「骨折というと，どんな音を連想するかね？」
那須野「ポキン！ 木が折れる感じかな．」
江良井「そうじゃな．だが骨にもいろいろ種類があるように，骨折だって種類がある．それはポキンだったり，ボキッだったり，あるいはグシャッだったりする．この項では，いろいろな骨折を整理してみることにしよう．」

骨折のかたちで分類すると

空き缶をつぶしたような
圧迫骨折・陥没骨折

- 骨は長いものだけではない．塊といったほうがよい骨もある．こういう骨は"折れる"というよりかは，まるで空き缶をつぶすような，グシャッと"つぶれる"折れ方をする．
- これらの骨折を**圧迫骨折**あるいは**陥没骨折**という．たとえば，セボネの椎体骨折，膝の高原骨折（たな落ち骨折），かかとの踵骨骨折などが代表的なものである．

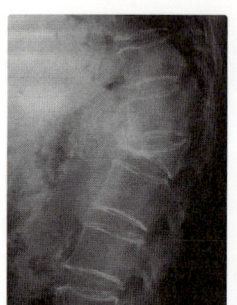
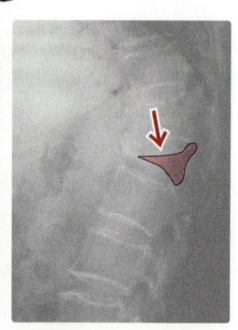
セボネの圧迫骨折

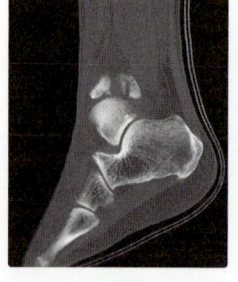
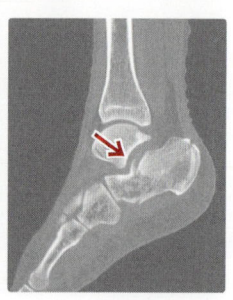
正常　　　　かかとの陥没骨折

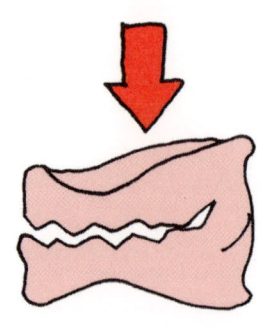
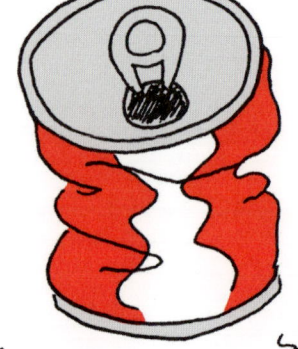
圧迫骨折・陥没骨折

16

骨折の向きで分類すると

■ よこ・ななめ・ひび
横骨折・斜骨折・亀裂骨折など
- 骨折には，骨の断裂面の向き・かたちによる分類もある．図でまとめておこう．

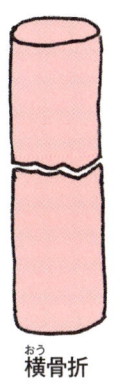
横骨折

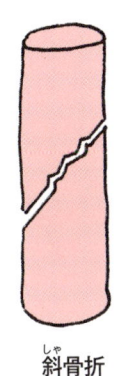
斜骨折

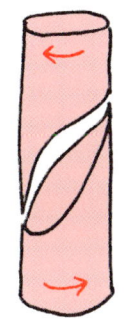
らせん骨折
野球選手に発生する投球骨折がこのかたちをとる．

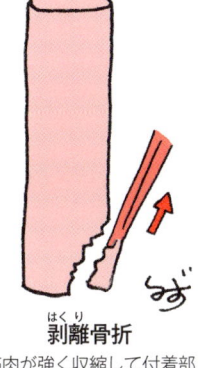
剥離骨折
筋肉が強く収縮して付着部が剥離する．つき指や，腸骨でみられる．

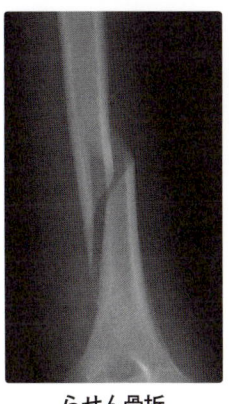
らせん骨折
（腕ずもうで）

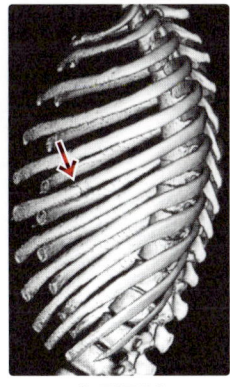
亀裂骨折
（肋骨にひびがみえる）

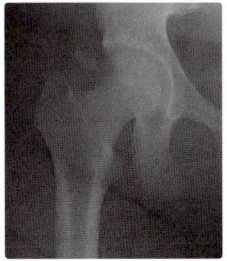

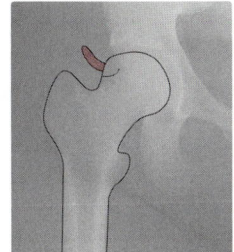

剥離骨折

骨折の数で分類すると

■ こなごな・バラバラ
粉砕骨折
- 多数に骨片がある骨折のことを**粉砕骨折**という．
- 大きなかけら以外の骨片を，第3骨片とよぶことがある．

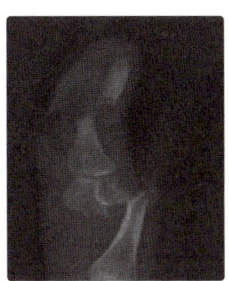
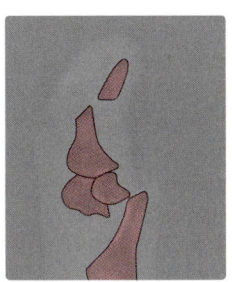
指の粉砕骨折

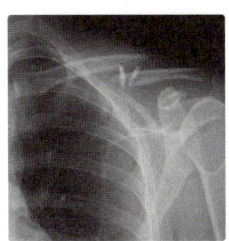
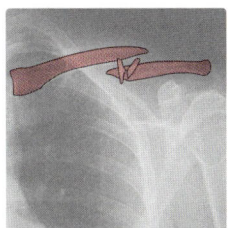
鎖骨の粉砕骨折と第3骨片

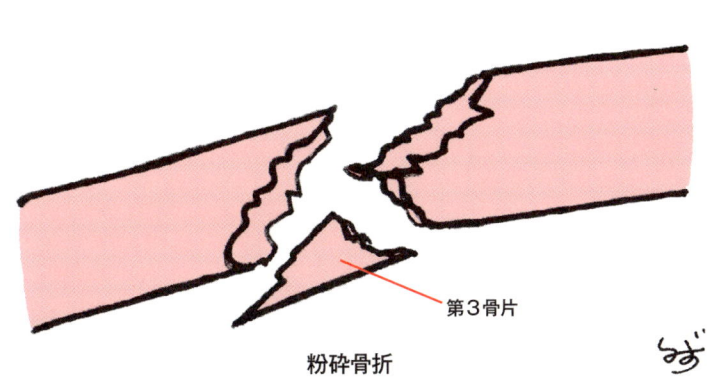
第3骨片
粉砕骨折

01 骨折のいろいろ

第2章

骨折

†MEMO 緊急手術は3つ！ ●整形外科で緊急手術といえば，
1. 開放骨折
2. 脊髄損傷
3. コンパートメント症候群
の3つが主である．

コンパートメント症候群とは？ ●コンパートメントとは区画，列車の個室という意味だ．筋肉は，筋膜によって，いくつかコンパートメント（区画）に分けられており，たとえば下腿には4つある．

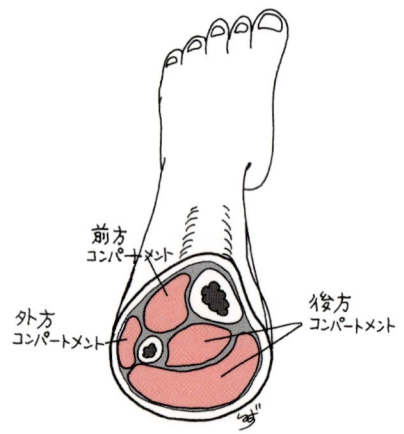

出血などで筋肉がふくらみ，圧が高まると，コンパートメントのなかを走る神経や血管が圧しつぶされてしまう．壊死（くさること）になると最悪だ．そのため緊急手術（筋膜切開）になるのだ！

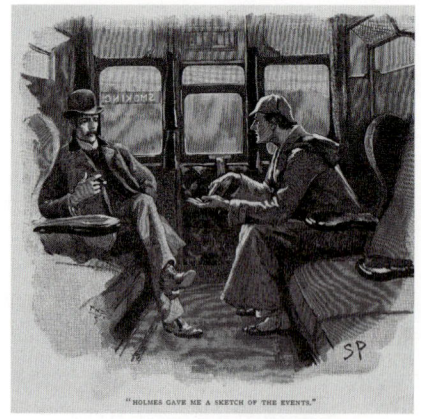

［写真：TopFoto/アフロ］
列車のコンパートメント（個室）で対話するワトソン博士とシャーロック・ホームズ（コナン・ドイル『白銀号事件』より）

骨折がヒフの中か，外かで分類すると

ヒフの外の
開放骨折

- 別の分類では，**開放骨折**がある．
- これはヒフが破けて，骨がみえているものだ．皮下骨折，閉鎖骨折とはちがい，外界と交通しているから骨が感染してしまう（骨髄炎）危険があり，開放骨折の患者が来たら，すぐに緊急手術†をしなければならない．

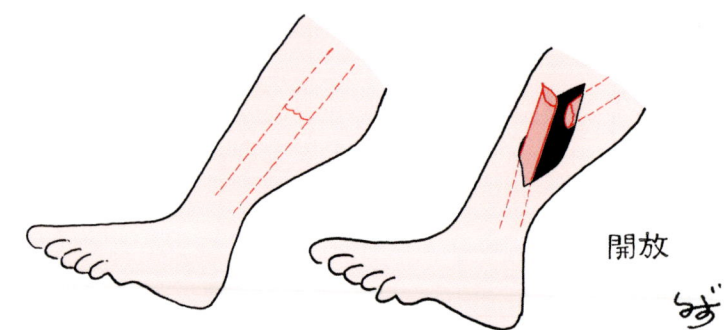

関節の近くか，遠くかで分類すると

近くのほうの
関節内骨折

- また別の分類では，**関節内骨折**があり，骨折線が関節にかかっている骨折をいう．関節の軟骨も破壊される．
- 関節というつなぎめの部分に凸凹の段差ができてしまうため，そのまま放置して，段差が残ると，関節を動かしたときに，ずっと痛みが出つづけてしまう．したがって，たとえわずかなズレでも，原則，手術をしてもとに戻さなければならない．
- 逆に，関節から離れた場所の骨折（**関節外骨折**）は，ズレがあっても，手術をしなくてよい場合がある．

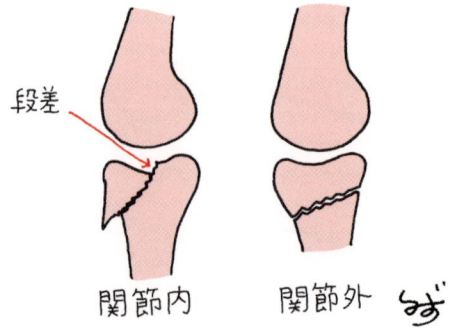

ふつうは折れないはずの骨折

通常の場合は骨折するほどでないわずかな衝撃でも，さまざまな要因で骨折する場合がある．代表的なものが，疲労骨折，病的骨折である．

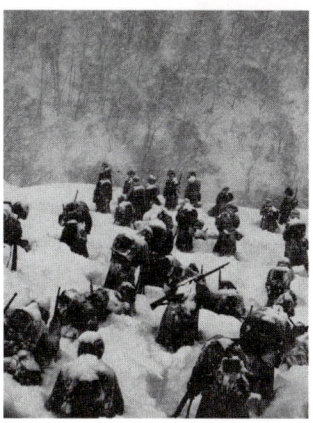

青森歩兵第五連隊の雪中行軍．「天は我々を見放した！」（映画『八甲田山』より）．

▎すりへった状態の
疲労骨折

- **疲労骨折**というのもある．
- これは，水滴が長い時間をかけて石を穿つように，小さなちからがすこしずつ反復して加わった結果，ついに折れてしまうものだ．
- 野球選手をおそう投球骨折，そのむかし歩兵の足に生じた行軍骨折（第2中足骨）などがその例である．

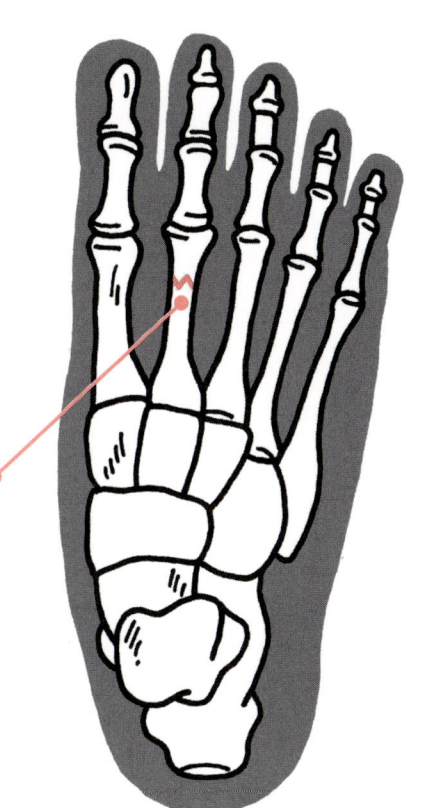

行軍骨折
（第2中足骨の疲労骨折）

▎疾病による影響を受けた
病的骨折

- **病的骨折**というのもある．
- 骨が異常に弱くなった状態のときは，ふつうでは考えられないようなわずかな衝撃でも骨折してしまう．
- がんの骨転移，骨粗しょう症，骨髄炎などにみられる．
- もちろん，患者さんを移動させたり体位変換させたりするさいにも注意が必要だ．

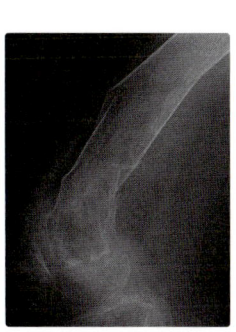 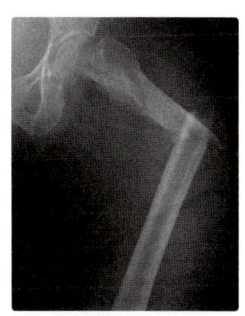

筋萎縮性側索硬化症（ALS）患者の大腿骨 　 **がん患者の大腿骨**
がんが骨転移して，大腿骨の骨密度が低下し骨折．

01　骨折のいろいろ　19

第2章

骨折

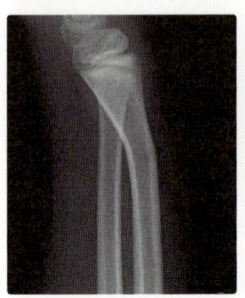 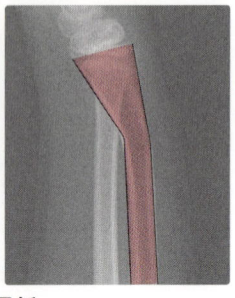

若木骨折

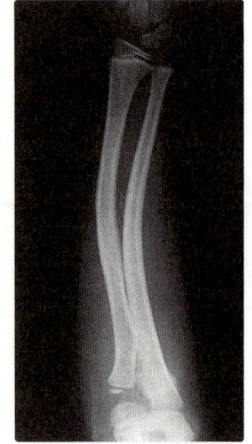

急性塑性変形

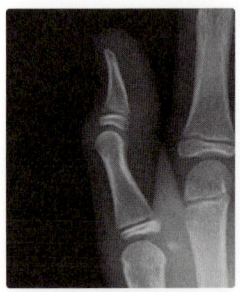 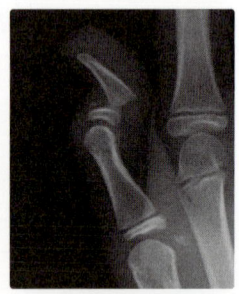

正常　　　　骨端線で骨折

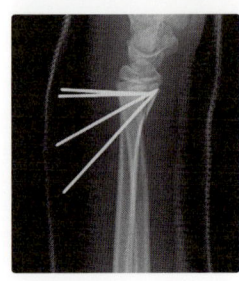

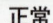　手術では骨端線をつらぬかないように刺す．

小児の骨折

> やわらかい・弾力ある
小児の骨の特徴

- 小児の骨は，おとなとちがい，やわらかく弾力がある．
- **若木骨折**といい，ギシギシとわりばしを折るような折れ方をする．
- 折れずに，ギューッと弓を曲げるように曲がることもある．これも小児とくゆうの骨折の一種である（**急性塑性変形**＝プラスチック・ボウイングという）．

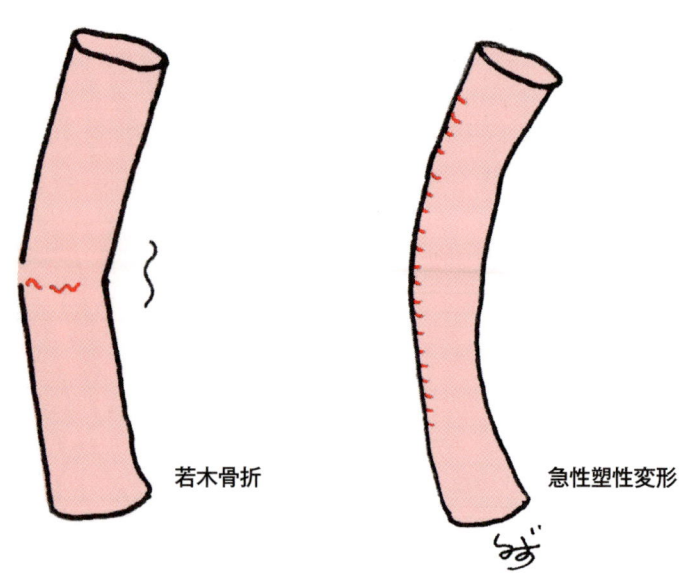

若木骨折　　　　急性塑性変形

> 骨折にみえる
骨端線とは

- 小児の骨の端のほうには，X線でみると，いっけん骨折とみまちがうような亀裂がある．
- **骨端線**（骨端軟骨板）といって骨の細胞がここでつくられている（骨端線はおとなにはない）．
- つまり，ここがふさがると，身長が止まったしるしになる．
- 手術のときなど，この部分を鋼線や釘でつらぬくと成長障害がおきるので注意しなければならない．
- 構造的には弱い部分で，とくにねじれ（剪断力）や圧迫力に弱い．
- 小児の骨折は，骨幹ではなく，この骨端線のズレでおこる．
- 骨端線損傷には，**ソルター・ハリスの分類**がよくつかわれる．

骨端線損傷によくつかわれる
ソルター・ハリスの分類

- Ⅰ型の予後がいちばん良好だ．
- Ⅱ型がもっとも多い．
- Ⅲ～Ⅴ型は成長障害をおこすため，手術をしなければならない．

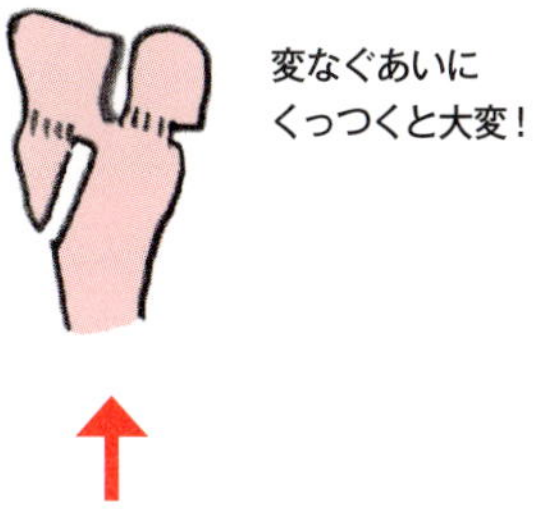

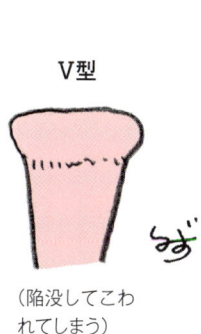

変なぐあいにくっつくと大変！

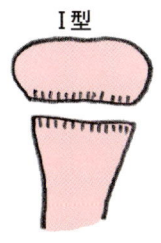
Ⅰ型

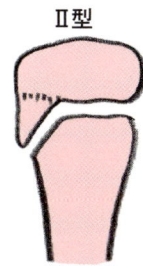
Ⅱ型

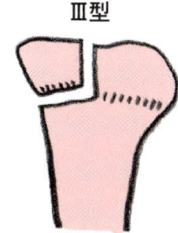
Ⅲ型

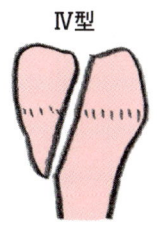
Ⅳ型

Ⅴ型
（陥没してこわれてしまう）

不思議な現象
リモデリング

- 骨にはリモデリングといい，変形を修正するちからがあり，年齢が低いほど，その能力が大きい．若年者の骨折では，たとえ変形したとしても，リモデリング（矯正）されていくことがある．しかし，年輩のひとはそういうわけにはいかない．
- 骨折の凹側→骨ができ
  骨折の凸側→骨が消える
  これをWolff（ウォルフ）の応変則（おうへんそく）という．

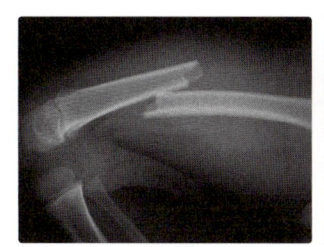
①受傷直後

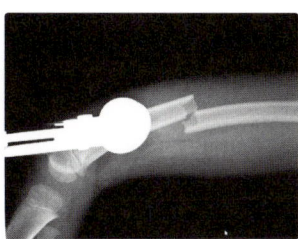
②けん引して整える

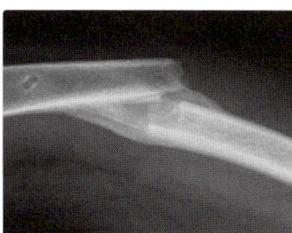
③リモデリング

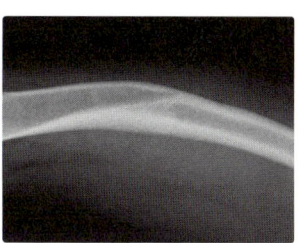
④治療後（まっすぐくっついている）

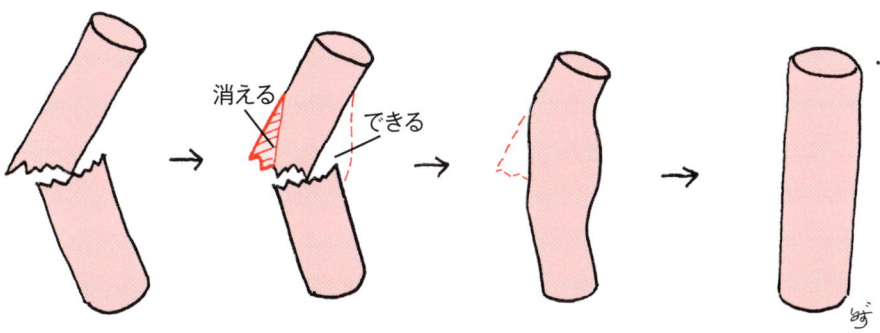
消える　できる

第2章

骨折

- 屈曲は矯正されるが，回旋は矯正されにくい．
- 関節内骨折は小児でも矯正されない．
- 骨折した骨は成長しやすい．たとえば，単純に端と端とをつけた場合，骨が成長しすぎてその部分だけ長くなってしまうおそれがある．わざと短めに（骨をずれたままに）して治療することもあるのだ．

那須野「骨って，ただの棒きれだと思ってたけど，いろいろフクザツなのねぇ．」

冷夜里「子どもと老人でも，ちがうんですね」

江良井「レントゲンは結果にすぎん．だから写真をみるだけでなく，受傷のさい，どういう方向にちからが加わったかという骨折の機序（きじょ）(しくみ)も考えながら，みなくちゃいかん．」

那須野「そうよ．でないと，それこそ骨折り損になっちゃうわ．」

冷＆江「……そ，そうだねぇ……．」

†MEMO 骨折をおこすちから
● 骨折は転倒や事故でおこるが，骨にかかるちからはいろいろである．たとえば……

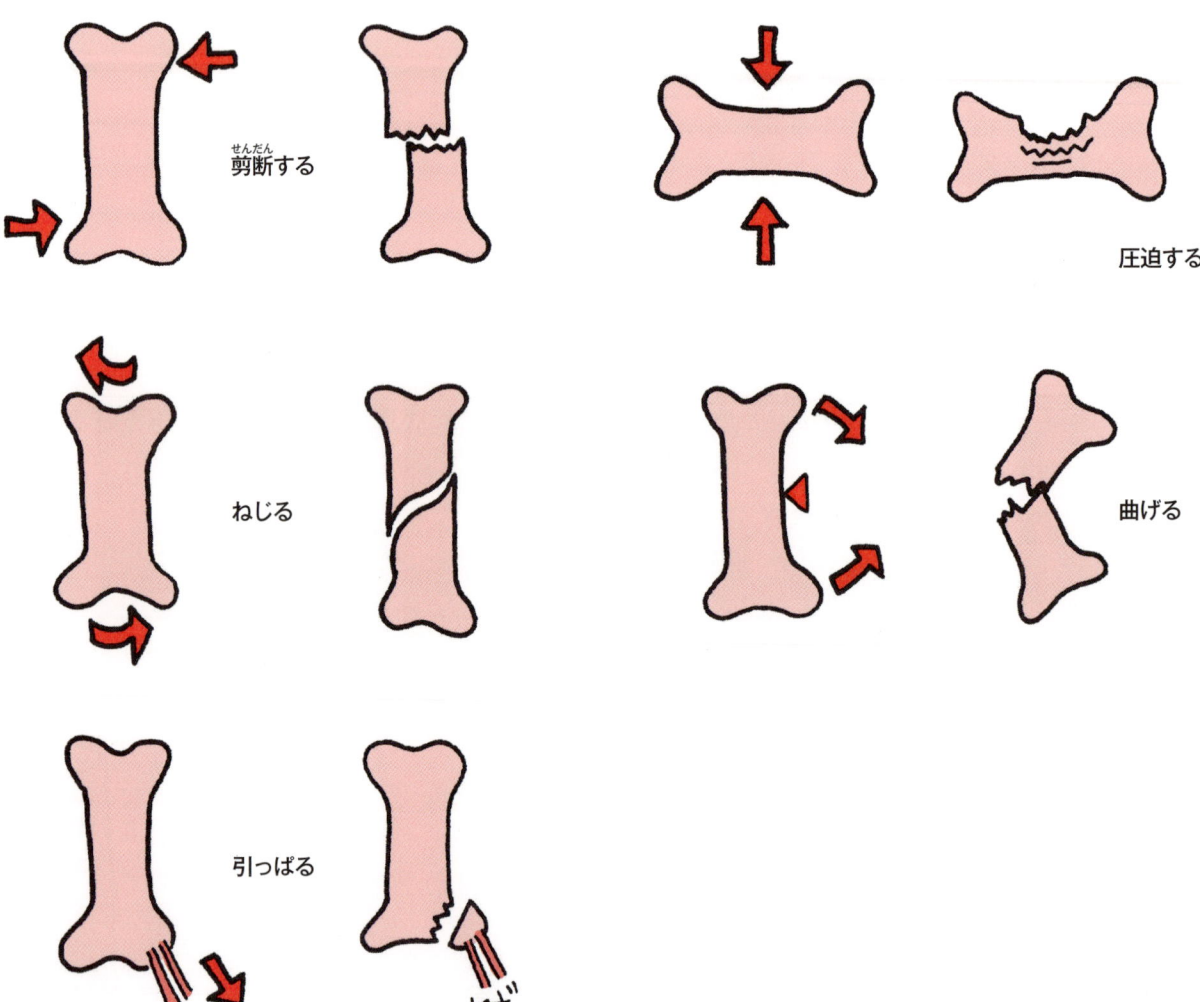

脱 臼

骨折とおなじく整形外科のメジャーな外傷

第2章 骨折 02

骨折は，骨が折れることをいう．いっぽう，骨と骨のつなぎめがはずれることを脱臼という．いわゆる関節がはずれた状態だ．骨折と合併して，脱臼骨折となるケースもある．

江良井「救急車で来る患者さんは，脱臼の患者さんも多いね．」
冷夜里「関節がはずれた状態ですね．」
那須野「みんなすごく痛がります．」
冷夜里「一度はずれると，それからくせになることも多いようですね．」
江良井「そうなると，手術も必要になってくるんじゃ．」

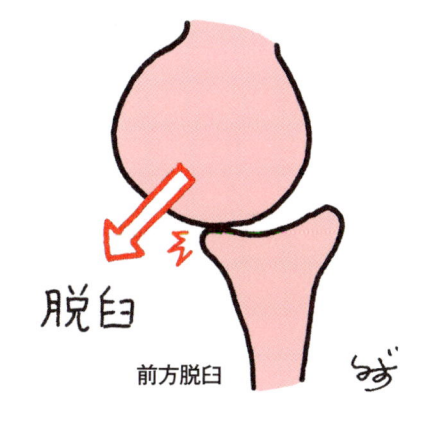

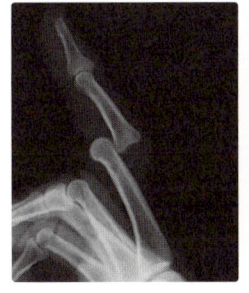

脱臼
前方脱臼

指の脱臼

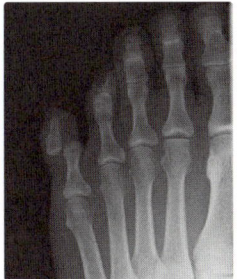

足の趾の脱臼

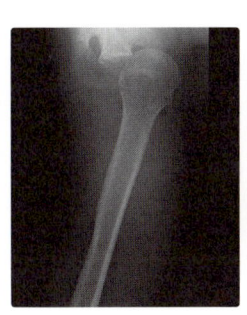

肩の脱臼
研修医が当直で引っぱって撮影．（こんな痛いことをしてはいけない！）

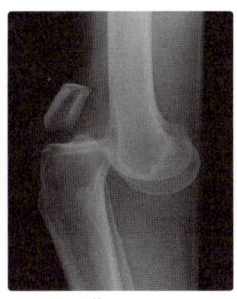

膝の脱臼

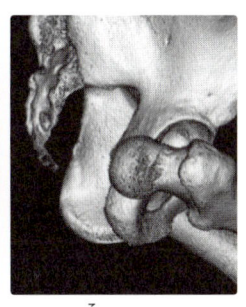

股の脱臼
後方（お尻側）に脱臼している．

- 脱臼とは関節がズレることだ．
- あらゆる関節でおきるが，肩関節，股関節が多い．
- **肩**はほとんどが**前方脱臼**，**股**はほとんどが**後方脱臼**（交通事故のダッシュ・ボード損傷）だ．
- 完全にはずれた**脱臼**と，不完全にはずれた**亜脱臼**がある．

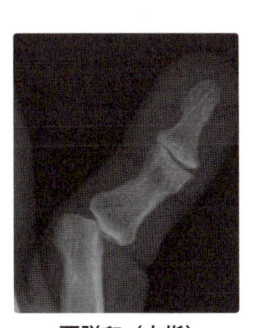

亜脱臼（小指）

第2章 骨折 03

できればキズをつけずに治したい
骨折の保存療法

手術は患者さんにキズをつけるので，できれば手術しないで治そうとする発想も大切だ．手術ばかりが能じゃない．ギプスなどの"保存療法"も整形外科の武器のひとつなのだ．

冷夜里「骨折といえば，まずギプスが思い浮かぶな．」
那須野「そして，三角巾でつってるイメージね．」
江良井「ギプスは石膏のことじゃ．でも，最近は，もっとカンタンなガラス繊維がつかわれるようになってきた．」
冷夜里「ギプスはまちがいと？」
江良井「ガラス繊維はキャストというのが正しいが，これまでの名残としてギプスとよんどるのじゃ．」
那須野「ギプスにもいろいろあるのね．」
江良井「ここでは，ギプスの種類と巻き方を学ぼう．」

石膏で固定する
ギプスの種類

- ギプスは石膏のこと（Gips，ドイツ語）．
- 硫酸カルシウムを綿包帯にしみこませたものだ．これが硬化するのを利用する．
- 綿包帯を巻いたあと，40℃のお湯をしみこませて巻く（巻いてつくるのでギプス包帯というのだ）．
- 乾くまで2日かかる．
- X線を通しにくいのが欠点だ．

冷夜里「重そうですね．」
那須野「暑そうですね．」
江良井「たしかに夏はつらいね．まあそこで，最近では，より軽くて，通気性のよい素材をつかうようになってきたんじゃ．」
冷夜里「キャストのことですね．」

ガラスの繊維で固定する
キャスト

- ガラスの繊維でできたキャスト（Cast，英語）．
- 水をしみこませて巻く．
- 大腿は5インチ，前腕は3～4インチで巻く．
- すぐ乾く．

那須野「ギプスを巻くのはむずかしいですか？」
江良井「むずかしい．子どもなんかとくにそう．だからかならず医者が巻かねばならぬ．足持ち3年といわれて叱られたもんじゃ．」

イガイにむずかしい
ギプスの巻き方

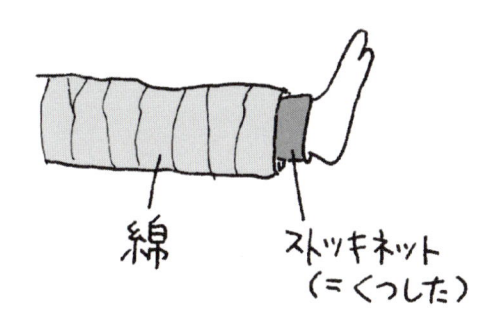

1 下巻きとなるものを巻く（綿包帯，ストッキネット，フェルトなど）．

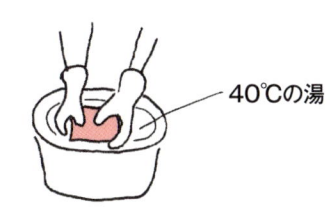

綿
ストッキネット（＝くつした）

2 40℃の湯（キャストの場合は水）につけ，しみこませたら，余分な湯をしぼってから医者にわたす．

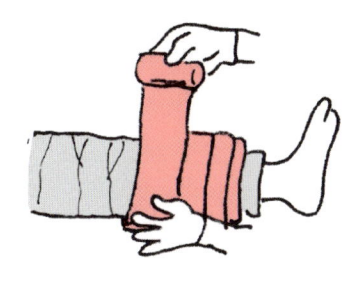

3 転がすように巻く．重ねながら巻く．助手はきちんと患者さんの患肢を保持しなければならない．

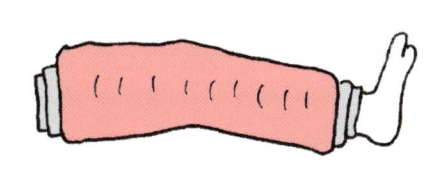

4 完了．

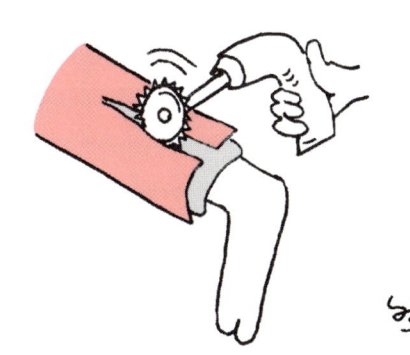

治癒後はカッターで除去．

第2章
骨 折

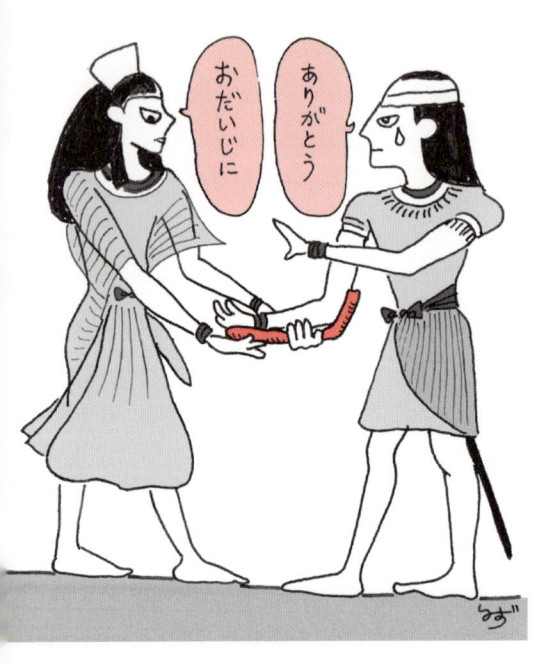

冷夜里「先生，もし街中で骨折患者に遭遇したとき，こういう便利な素材がないときはどうするんです？」

江良井「間にあわせの道具をつかうしかない．木でも傘でも杖でも雑誌でもなんでもあてておけばいいんじゃ．」

冷夜里「そんなインチキな．」

江良井「なにがインチキじゃ．紀元前の古代エジプトの遺跡からも骨折の添え木は発見されておる．歴史のある治療法なんじゃ．」

那須野「ところで，ぐるぐる巻きと添え木はどうちがうんですか？」

江良井「よろしい．ナカナカ目のつけどころがよろしい．整形外科ガールに近づいたあかしじゃぞ．」

骨折直後が適応
添え木（シーネ）のつかい方

- 骨折につかう添え木を，整形外科ではシーネという（副木，副子ともいった）．
- 実は，骨折の直後はぐるぐる巻きにしてはいけない．
- 理由はあとで腫れてくるから．
- 直後は，応急的に，片面だけを固定するほうがいい．
- ギプスを一度ぐるぐる巻きにしたあとから，カッターで半分切って下だけを残して，継続して固定する．下半分の皿のようなものをギプス・シャーレという．

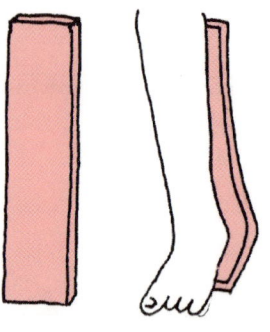

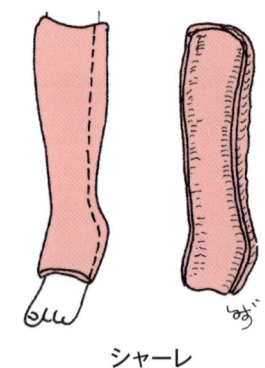

シーネ　　　　　　シャーレ

ギプスを固めて添え木をつくる
ギプス・シーネのあて方

- 下巻きとなるものを巻く（綿包帯）．
- 湯につけ，しみこませたら，余分な湯をしぼってから医者にわたす．
- 固まらないうちに片面にあてて，包帯を巻いて固定する．
- シーネをつくることもできる．ロール状のギプスを，長さにあわせて折り返し，10枚ほどの厚さにする．

安静を保つために
上肢のギプスを保持する

- 固定したあとは安静を保つために上肢を継続的に保持しなければならない．
- **ストッキネット・ヴェルポー**による方法と，**三角巾**による方法がある．

ストッキネット・ヴェルポー

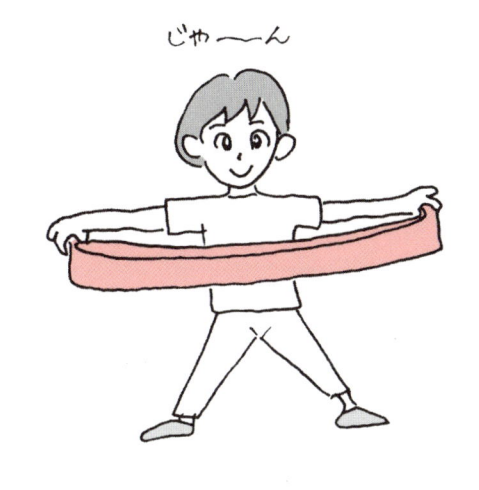

1 ネットを広げる．

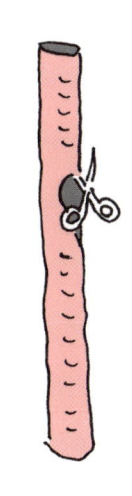

2 上1/3部をカット．

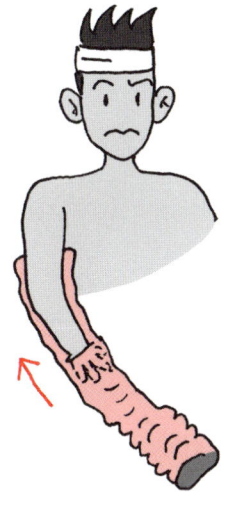

3 切り口から腕を通す．

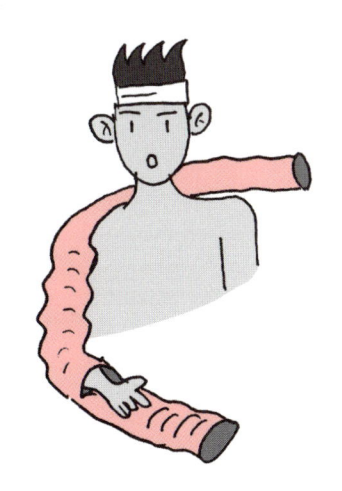

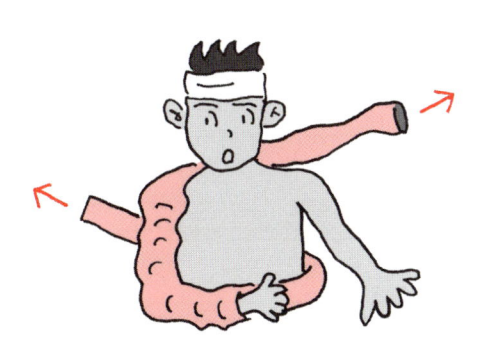

4 下1/3部をカットして手を出す．

5 いっぽうを首に，いっぽうを腰に回す．

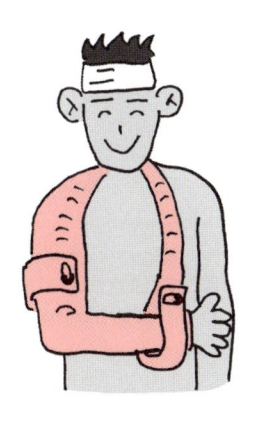

6 それぞれ手首と腕にとめて完了．

第2章 骨折

三角巾

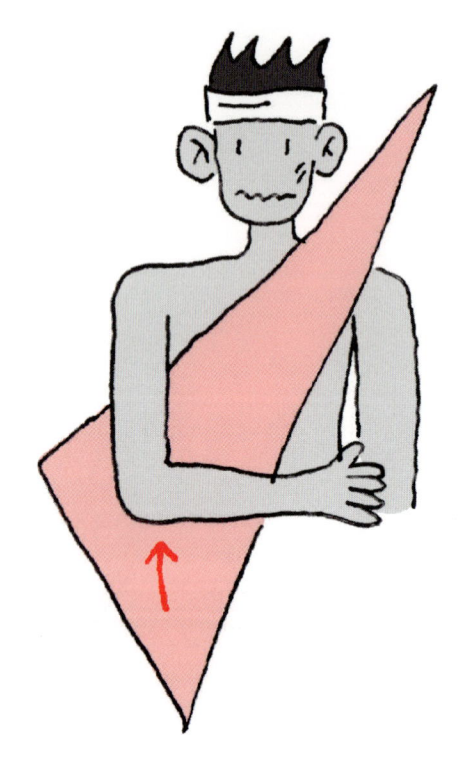

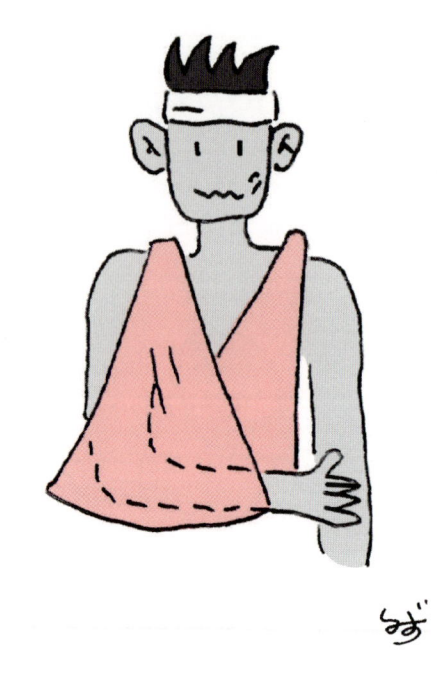

1 三角巾を広げる．

2 折り返して固定する．

†MEMO 5つのP● 血流障害で生じる症状の英語の頭文字をとって5Pという．①paleness（蒼白），②pain（痛み），③paresthesia（感覚障害），④paralysis（まひ），⑤pulselessness（脈拍低下）

> 巻き方は弱すぎても強すぎてもダメ
ギプスの合併症

- きつく巻きすぎる．

- 足持ちの助手の指のあとがでこぼこになってヒフを圧迫する．
  ①痛み（くつずれのように痛い！）
  ②褥瘡（床ずれのこと．知覚障害のある患者さん，全身状態の悪い患者さん，認知症の患者さんにできやすい）
  ③血流障害（5つのP†を忘れるな！）
  ④神経障害（腓骨神経まひ）
  をひきおこす．

- 弱く巻きすぎる．
- 固まらないうちに動かすとこうなる．
- かんたんに折れ曲がるヘナヘナギプスは意味がない．

- 関節は動かせるようにする．

第2章 骨折

04

ズレた骨をもとに戻す
けん引

"けん引"は，骨折の保存的治療のなかで，ギプス包帯とともに代表格といえる治療法だ．引っぱることは手でもできるが，正しい位置で，しかも長時間引っぱりつづけることはむずかしい．そういう場合，忍耐力があり文句ひとつ言わない"道具"のほうがなにかと便利だ．けん引はよくつかわれる治療法なので，基本だけでもおさえておこう．

那須野「けん引って，自動車免許をとるとき学んだような気が．」

冷夜里「自動車に，ひもをつけて引っぱるやつだ．」

那須野「うわあ．それをヒトでやるわけですかあ．野蛮だわ．」

江良井「そんなことはない．もっと野蛮なことを整形外科医はしておる．そもそも手術はもっとたくさん骨に釘を刺したりしてるんじゃから．」

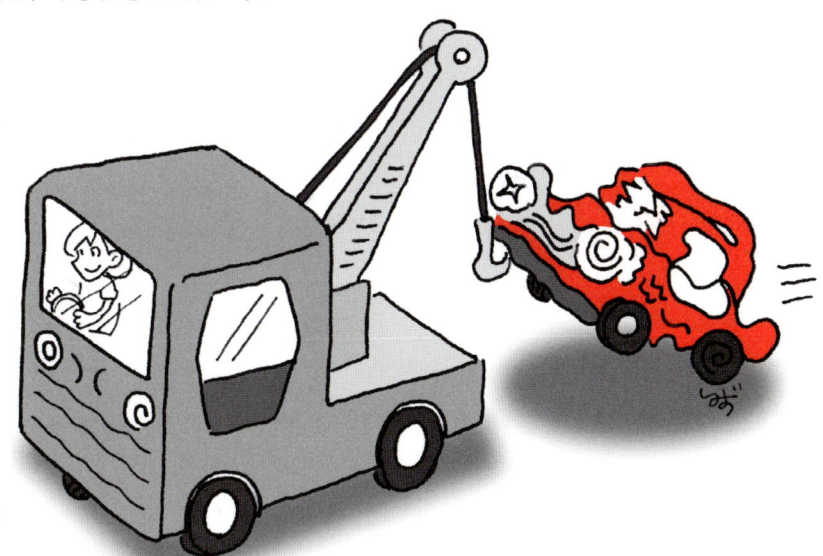

那須野「でも，みためが痛そうです．頭蓋けん引の患者さんをみたときは，脳みそに刺さっているんじゃないかってびっくりしちゃった．」

江良井「みためはね．でもけん引がきまると，患者さんは楽になるし，シャワーを上から浴びたっていいんじゃよ．」

冷夜里「外傷病院の病棟には，腕や足を引っぱられてベッドに寝てる患者さんがたくさんいますよね．」

そもそも
けん引とは

- けん引は，骨を引っぱる治療法だ．
- 骨折や脱臼を整復†したり，手術までのあいだ安静を保つために，また腰痛の治療にもおこなわれる．
- 適応は，上肢，下肢の骨折（とくに大腿骨頚部骨折），頚の脱臼などだ．

†MEMO 整復とは●骨折・脱臼などによる骨の異常をもとの正常な状態に戻すこと（☞37ページ）．

第2章 骨折

2つの方法　直達けん引と介達けん引

> ちがいは何?
直達けん引と介達けん引

- 骨に刺してワイヤーで引っぱるのが，**直達けん引**（直達＝直にちからが達する），ヒフに巻いたバンドで引っぱるのが**介達けん引**（介達＝ヒフを介してちからが達する）だ．
- 前者を，鋼線けん引，後者をスピード・トラックけん引，バンソウコウけん引とよぶこともある．
- 骨に刺すほうが，よりちから強く引っぱることができる．直達けん引は10 kg，介達けん引はせいぜい3 kgまでが望ましい．

> けん引の手技　その1
直達けん引

*架台に載せて，離被架をかぶせる．また，清潔操作なので，消毒，手袋が必要．

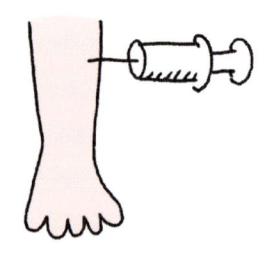

1 場所を決めて，局所麻酔をうつ．

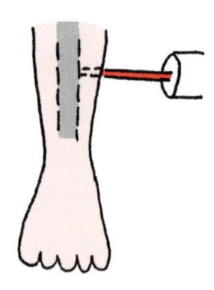

2 ヒフの上からワイヤーを刺す（電動のものと手動のものがある）．

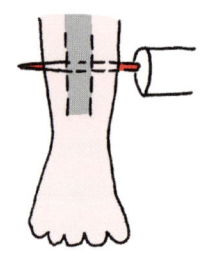

3 ドリルを回して，まっすぐワイヤーをすすめ，骨を貫通させる．

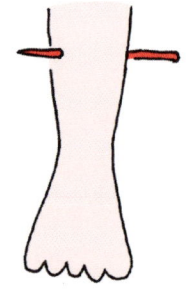

4 反対側のヒフをつらぬく．

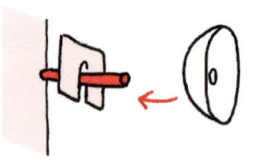

5 カッターで長い部分を切り，切り込みガーゼをあて，時計皿をかぶせる．
　*ワイヤーの先は危険なので，折るか，キャップをかぶせておくとよい．

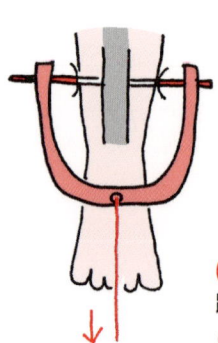

6 馬蹄をつけ，馬蹄にひもをつける（ひもをピンと張らせる）．

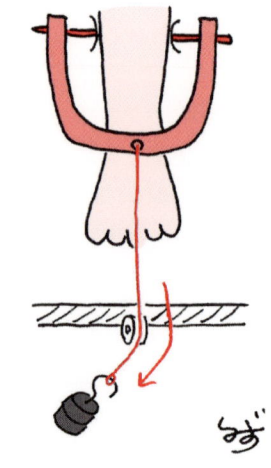

7 ベッドに滑車をつけてひもを垂らし，おもりをつける．

30

けん引の手技 その2
介達けん引

*架台に載せて，離被架をかぶせる．消毒は不要．
したがって，直達けん引より準備時間も少ない．

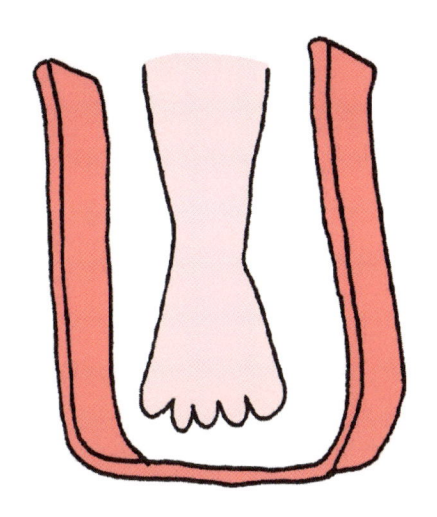

1　帯（＝トラック・バンド）
帯（＝トラック・バンド）でUの字にはさむ．

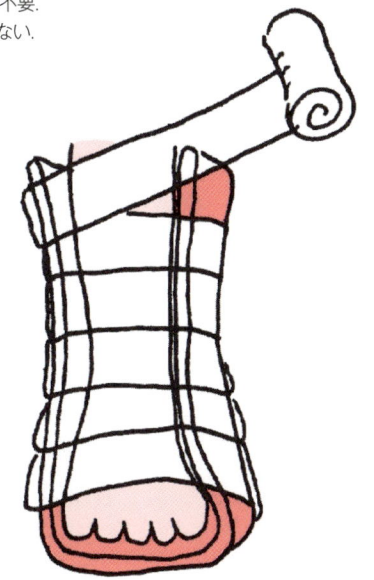

2　包帯で巻きあげる
帯が動かないように包帯で巻きあげる．

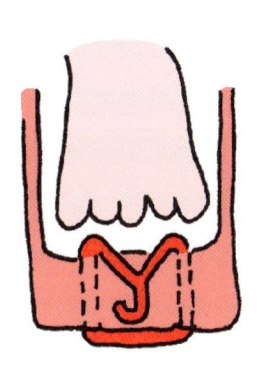

3　帯の端にひもをつける
帯の端にひもをつける（けん引金具をつける）．

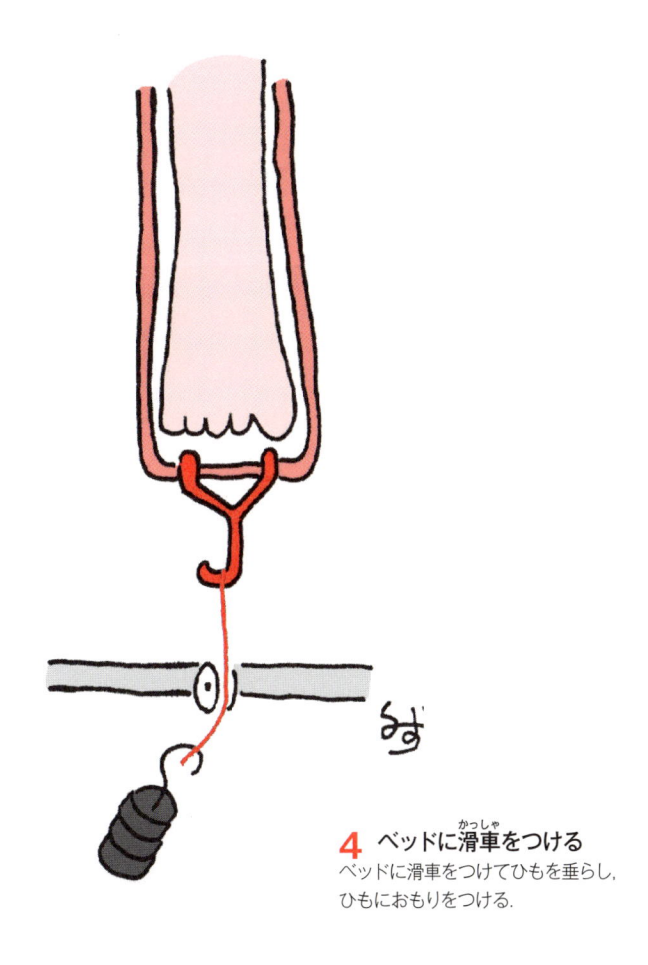

4　ベッドに滑車をつける
ベッドに滑車をつけてひもを垂らし，
ひもにおもりをつける．

04　けん引

第2章 骨折

けん引の合併症

▍感染がこわい
直達けん引の合併症

- ワイヤー刺入部が感染することがある．
- 患者さんが強く動いたり，汚い手で刺入部をいじると，感染の危険が増す．

▍ヒフ障害・循環障害
介達けん引の合併症

- バンソウコウやテープにかぶれて，ヒフのトラブル（水ぶくれ，ヒフがはがれる）や，循環障害（うっ血，冷感，むくみ）がおきやすい．
- 頻繁にバンドを巻き直したり，ヒフの状態のチェックが必要だ．

▍神経への負担に気をつける
ポジショニングに注意

- 不良なポジション（体位）でけん引を続けると，神経まひをきたすことがある．たとえば下肢の場合，腓骨神経まひの発生に注意する．足が外旋していないか，足の趾が動くか，をナースは絶えずチェックすることだ．
- おもりが床につくと，けん引できない．けん引の状態チェックも大切だ．

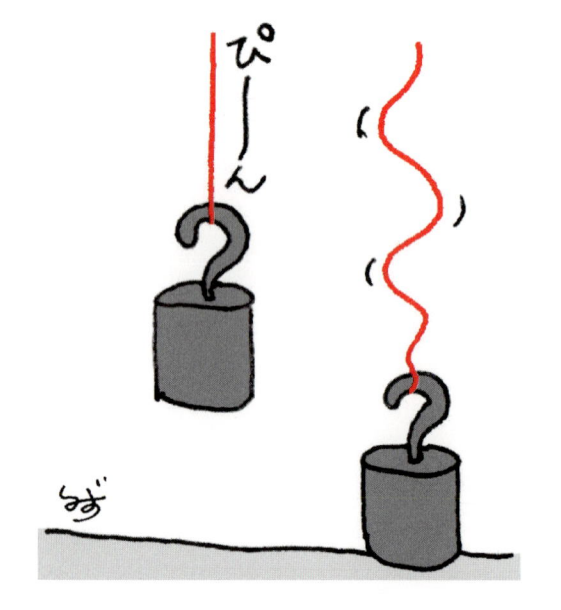

▍すこしはゆるめて
精神症状と関節拘縮に注意

- 長くけん引を続けるうち，ストレスで精神症状をきたすこともある．
- また，関節が拘縮（硬くなること）しないよう，関節を動かすようにする．

おもりが床についていないかチェックが必要だ．

いろいろなけん引

大腿骨頚部骨折以外にも，いろいろなけん引がある．
ここでは，おもなものを紹介しよう．

†**MEMO ハロー・ベスト** ●頭蓋骨にピンを刺し，からだにはチョッキ（ベスト）を着て，棒で固定したもの．みためは残酷なようだが，固定力は最強だ．頚椎の術後や，頚椎の骨折や脱臼を保存的に治療するときにつかう．ハローとは，聖人の頭の上に描かれる光の輪のこと．
[写真提供：欧和通商]

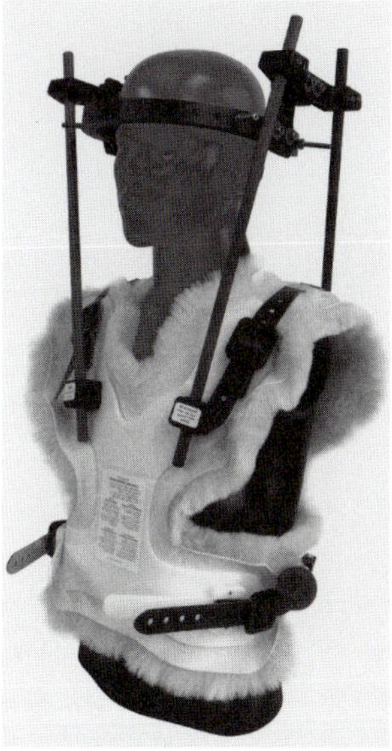

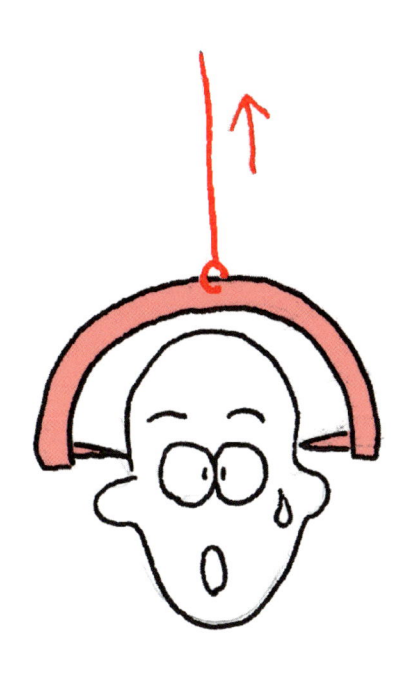

頭蓋けん引†
頭蓋骨にピンを刺し，引っぱる．対象は「頚椎の骨折」や「脱臼」．

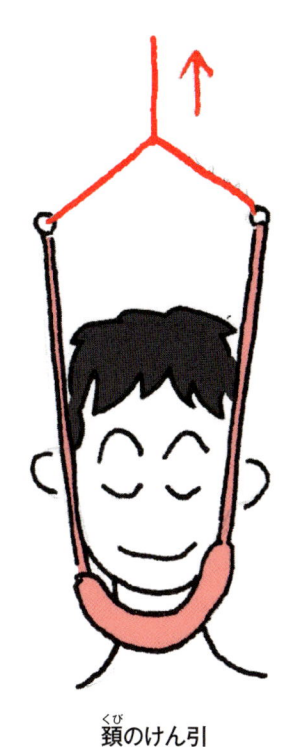

頚のけん引
あごに革を引っかけ，引っぱる．椅子にすわってけん引する方法，ベッドに寝ながらけん引する方法（グリソンけん引）がある．対象は「頚椎ねんざ（むちうち）」や「頚椎症性神経根症」．

腰のけん引
骨盤にベルトを巻き，引っぱる（骨盤けん引）．

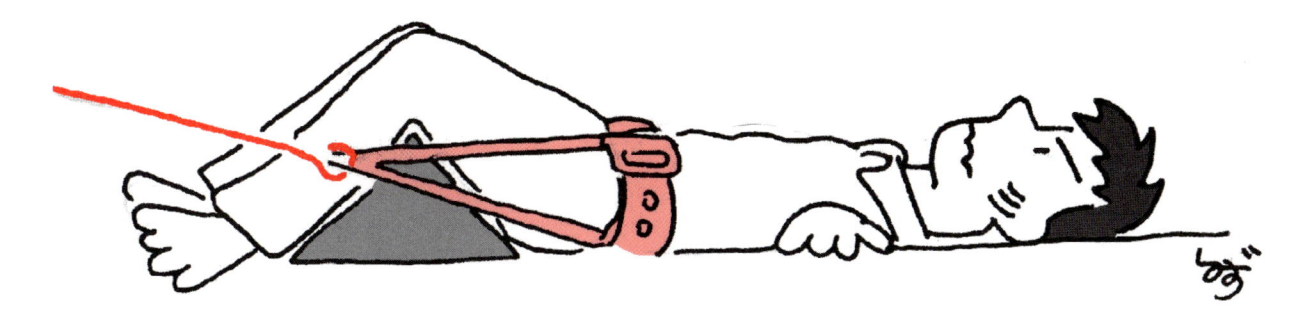

第2章

骨折

▍子どもの場合はどうするの？
小児の骨折のけん引

- 子どもは手術をできるだけしないで治すのがよい（子どもは，長期間動かなくても，関節が固くならないし，合併症もおきにくい）．

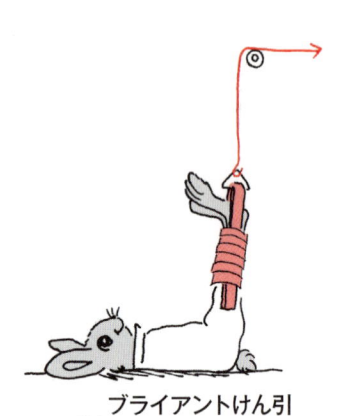

ブライアントけん引
両方の下肢を垂直に引っぱりあげる．対象は，2～3歳の大腿骨骨折．

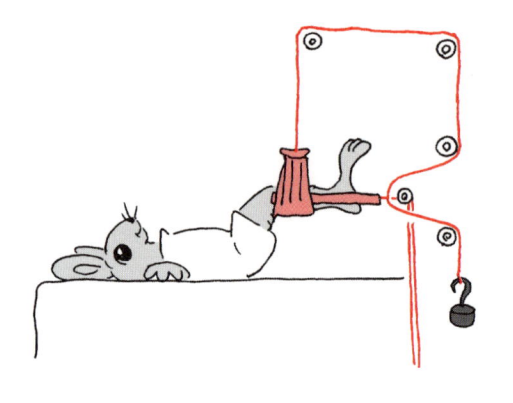

ラッセルけん引
股関節を約30°あげた位置で下肢を引っぱる．対象は，3～8歳の大腿骨骨折．

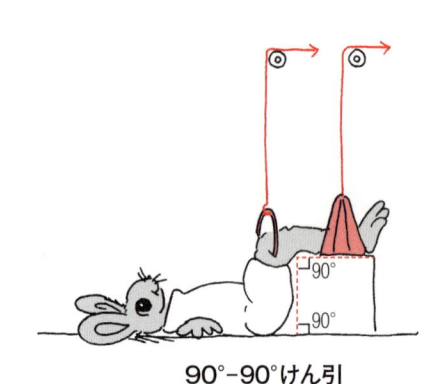

90°-90°けん引
膝と股関節を直角（90°）に曲げて下肢を引っぱる．対象は，2～12歳の大腿骨骨折．

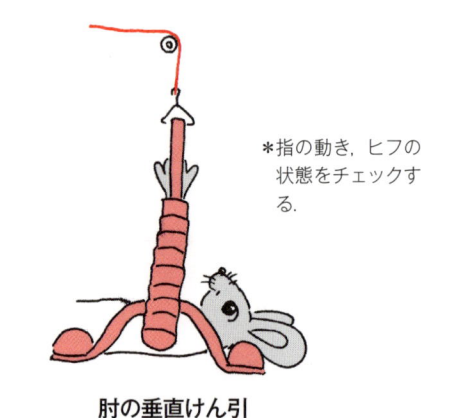

肘の垂直けん引
手から上腕をバンドではさみ，上から包帯を巻き，垂直に引っぱりあげる．対象は上腕骨顆上骨折．

＊指の動き，ヒフの状態をチェックする．

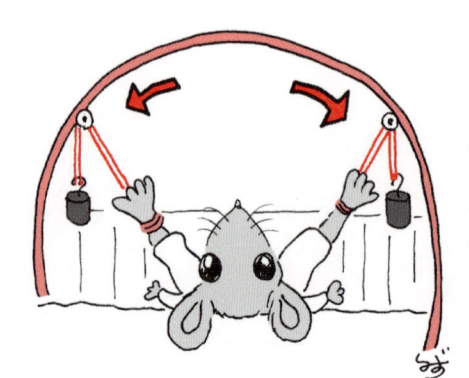

赤ちゃんのけん引
両方の下肢を引っぱる．対象は，先天性股関節脱臼．
最初は水平，それから垂直にして，だんだん大股開きにしていく．

第2章 骨折

05

整形外科のキホン
骨折の手術

整形外科のキホンは外傷だ．そして外傷手術のなかで「骨折」の手術はもっともスタンダードなものだ．釘やねじをつかって骨をもとに戻すのは，まるで壊れた建物を修復する大工さんのようだ．戻し方，とめ方にはさまざまな方法がある．工夫を凝らした骨折の手術が，全国の病院で日夜おこなわれている．

江良井「今回は特別講師をお呼びした．まず，こちらが荒療治（あらりょうじ）†せんせい．」
　荒　「おう！」
江良井「おとなりが観静子（カンセイコ）せんせいです．」
　観　「ヨロシクな！」
冷＆那「…………．」（絶句）
　観　「何か？」
那須野「いえ．その……めずしいですからね．女医さんは．」
　観　「あたし，むかしから救急車のサイレン聞くと血が騒ぐんだよね．料理も，切ったりはったりさばいたりが大好きだし．」
冷＆那「…………．」（再度，絶句中）
　荒　「オレも同感！救急車は，深夜，早朝，盆，暮れ……いつだって大歓迎．だいたい骨折は，切らなきゃ治んねえんだよ．」

　†荒療治＝患者の苦痛を無視して手荒く治療すること．（広辞苑第六版より）

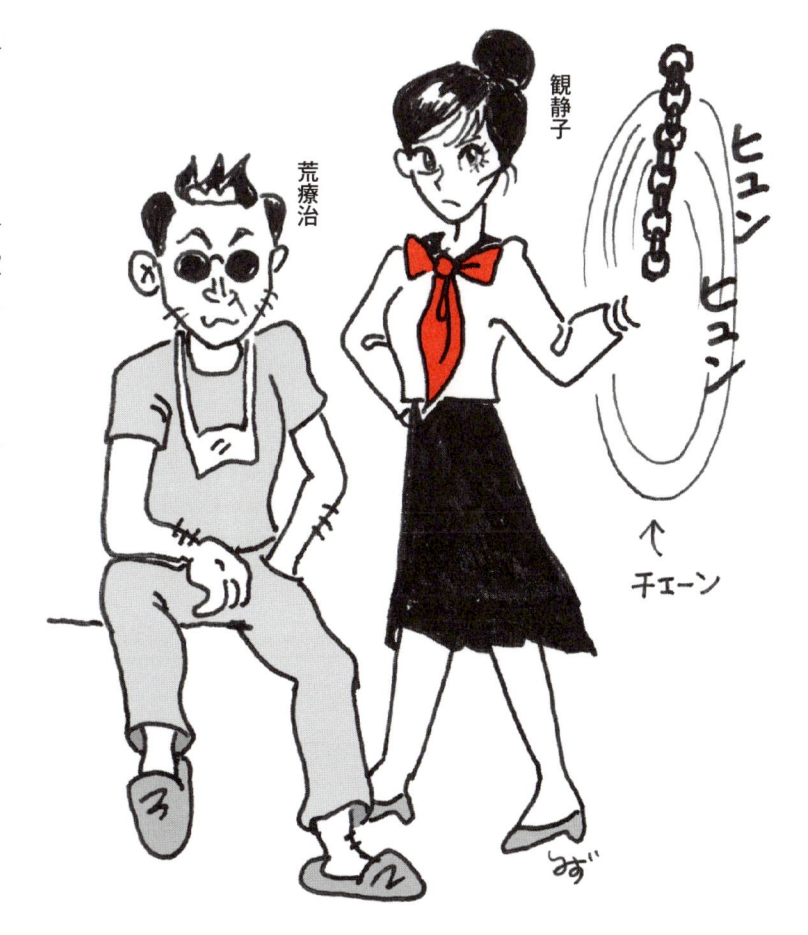

荒療治

観静子

↑チェーン

ヒュン
ヒュン

05　骨折の手術　35

第2章

骨折

江良井「そうそう，言い忘れたが，おふたりは，人間医科大学救急部の名物ドクターなんじゃ．」
冷夜里「人間以下！ あの，切りたがりの医者だらけでゆうめいな……」
荒　　「だから，つべこべいわず，切っちゃえばいいんだよ．」
那須野「なんだか，ぶっそうな気配(けはい)になってきちゃった．」

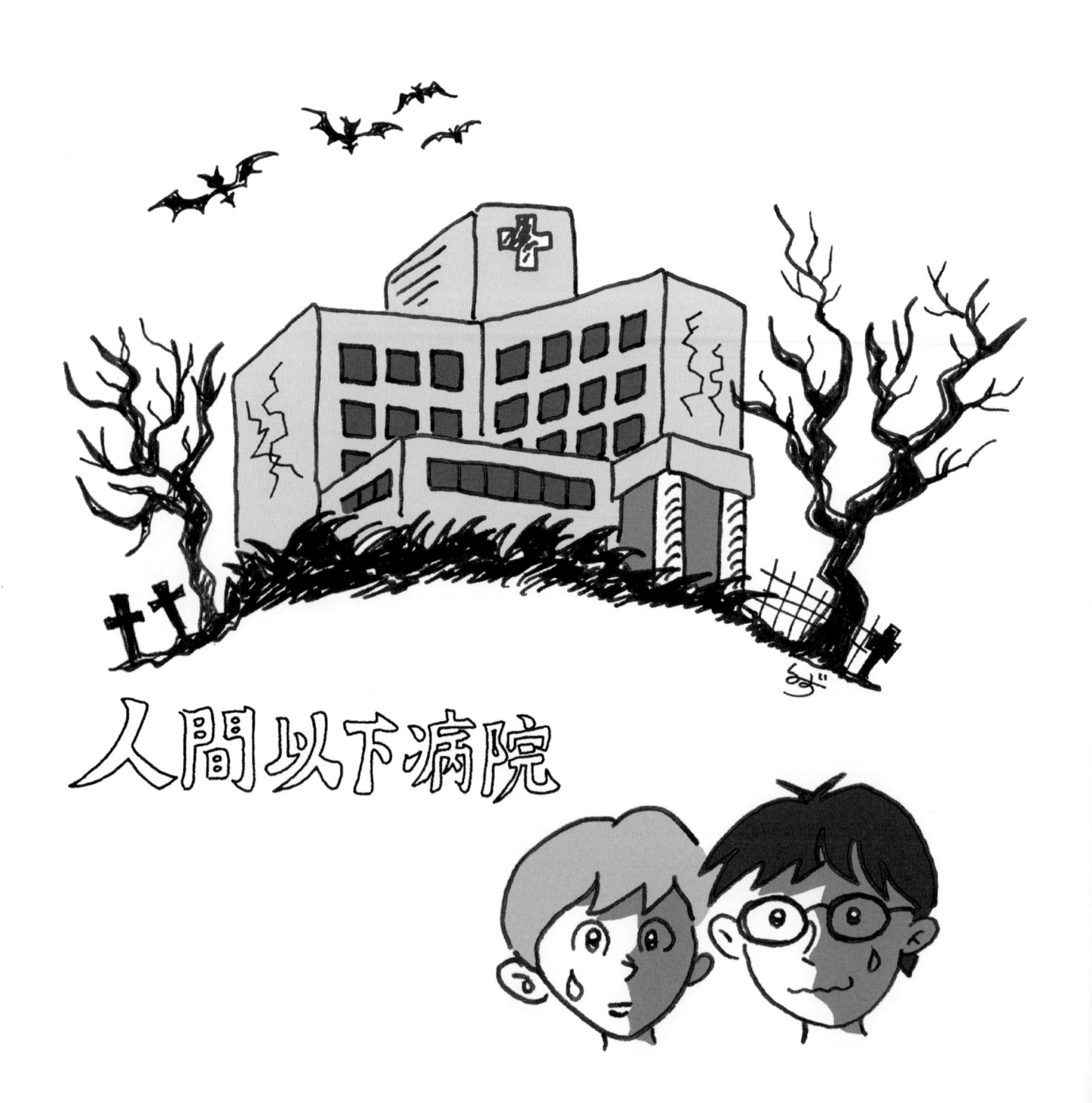

観血的整復固定術 (略して「かんせいこ」)

そもそも
観血的整復固定術とは

- 骨折の手術をひとつにひっくるめて,観血的整復固定術という.
- 長い名前なので,整形外科医たちはみな短く,かんせいこ,もしくは,英語の頭文字をとり,ORIF (open reduction and internal fixation) という.
- それに対して,メスをつかわず,ヒフの外側から針だけを刺すような方法は経皮的という.ヒフを経由するという意味である.
- 最小侵襲がもてはやされる現代では,経皮的な手術がしだいに主流となりつつある.

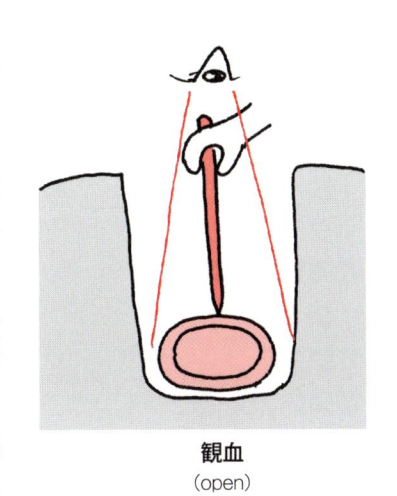

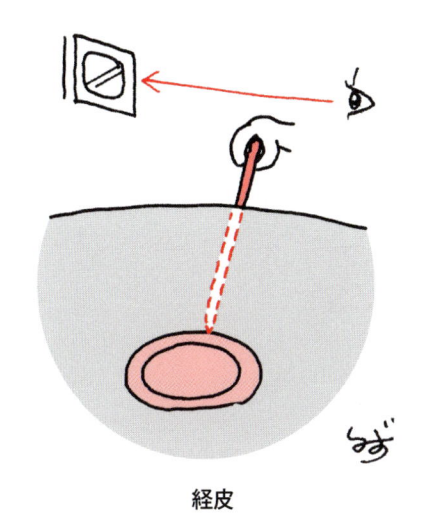

観血
(open)

経皮

観血的整復固定術の
「整復」と「固定」

- **整復**とは,バラバラになった破片を組み合わせてかたちを整えることだ.
- 整復しただけで何もしないと,またバラバラになってしまうから,金属でとめなければならない.これが**固定**だ.

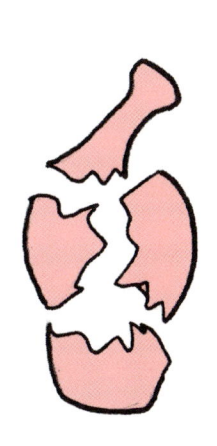

バラバラになった破片

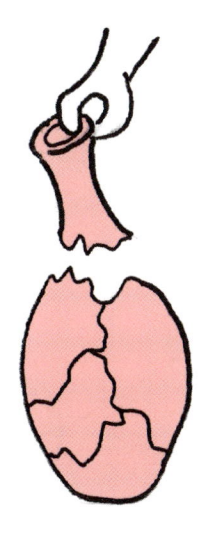

整復
組み合わせてかたち
を整える.

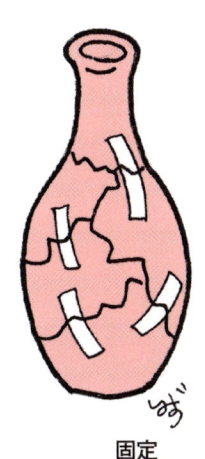

固定
整えてさらにとめる.

05 骨折の手術

第2章

骨折

①ねじ

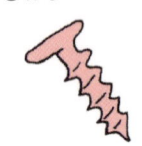

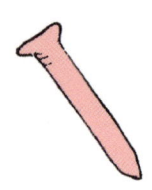

②釘

③棒

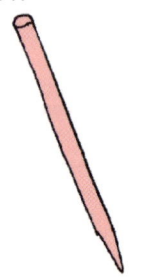

④あて木

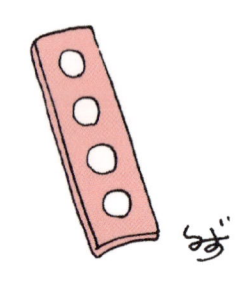

⑤ワイヤー

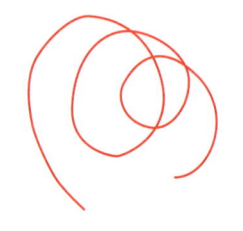

手術の固定でつかう金属

江良井「では，固定につかう金属には，どんな種類があると思う？」

那須野「固定か……じゃ，まず①ねじでしょうね．」

荒　「いいぜ，ねーちゃん．」

江良井「英語ではスクリュー．古風なよび名では，螺子ともいうな．」

冷夜里「②釘もつかうと思います．」

荒　「あたり．いいぞ．若僧．」

江良井「英語では，ネイルじゃな．」

那須野「③棒はどうでしょう？」

観　「よろしい．」

江良井「これはピンじゃ．」

那須野「ぴんときましたわ．」

一　同（スルー）

江良井「ちなみに，ピンをつかうことを，ピンニングというんじゃ．これは，ちょうどバットをつかうバッティングのような言い方だね．」

那須野「経皮ピンニングって聞いたことがあります．」

冷夜里「④あて木みたいなものは，要らないんでしょうか？ ギプスみたいに添えるような．」

荒　「なかなかやるぜ．」

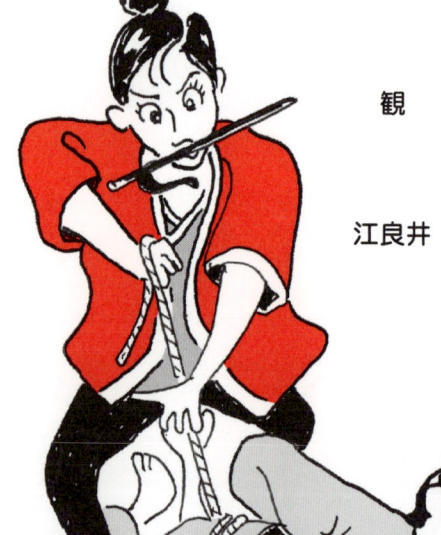

江良井「プレートじゃ．これは，いうなれば，お皿だ．穴が開いていて，そこへねじや釘をぶちこむ．」

観　「針金のような⑤ワイヤーも重宝するわね．ナヨナヨした草食男をしばるのにも，もってこい！」

江良井「え，……えへん．（せき払いして）お二人ともありがとうございました．これだけ教えてもらえば，整形外科ガールの知識としては，さしあたり十分じゃろう．」

冷&那「十分すぎて，すこし疲れました．」

整形外科は大工仕事に似ている？

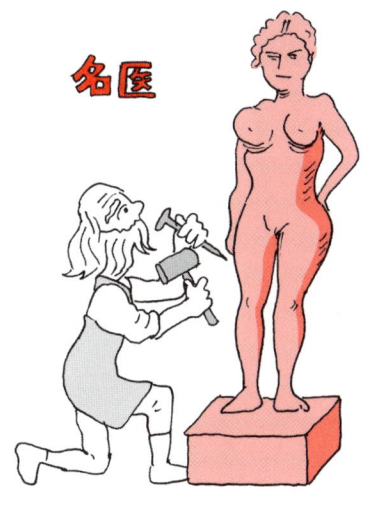

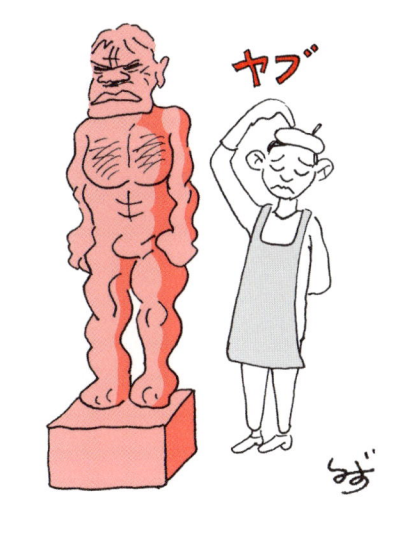

那須野 「こうして話をきいていると，整形外科のお医者さんて，ほんと大工さんみたいですね．」
観　　「大工さんなんてよばないで！」
荒　　「そうだ．彫刻家といえ！」
冷夜里 「し，失礼しました．」
江良井 「たしかに，お二人のいうように，フクザツな骨折を治すのは，芸術作品をつくるぐらい大変なのじゃ．」
荒　　「お，ジイサン，いいこというぜ．」
観　　「芸術！ ステキだわ．骨折は基本なのに，整形外科の世界では，なぜか軽んじられる傾向があって，怒ッとしてたんでね．」
江良井 「ひとつひとつの骨折はみなちがう．だから設計図は∞(ムゲン)にあるといっていい．教授もヤブも，ベテランも研修医も……，経験，知識，実力のちがうドクターが，各自(かくじ)の経験とアイデアを駆使(くし)して治療しているわけじゃ．」
冷夜里 「ゲゲッ．ということは，患者の運命は，救急車でかつぎこまれた行き先で決まる，というわけですね．」
荒　　「(うなずいて) そうさ．技(スキル)をあげなきゃ，医者は終わりだぜ！」
冷夜里 「ムズカシイ．」
荒　　「けど，オモシロイ．」
那須野 「いや，オソロシイです．」
江良井 「骨折の歴史は，人類の歴史とおなじぐらい長い．先人たちが，いろいろなアイデアを駆使した手術方法を考え出してきた．ここでは，そういうユニークかつザン新(しん)な方法もあわせて，大公開といこう．」
冷&那 「やったあ！」

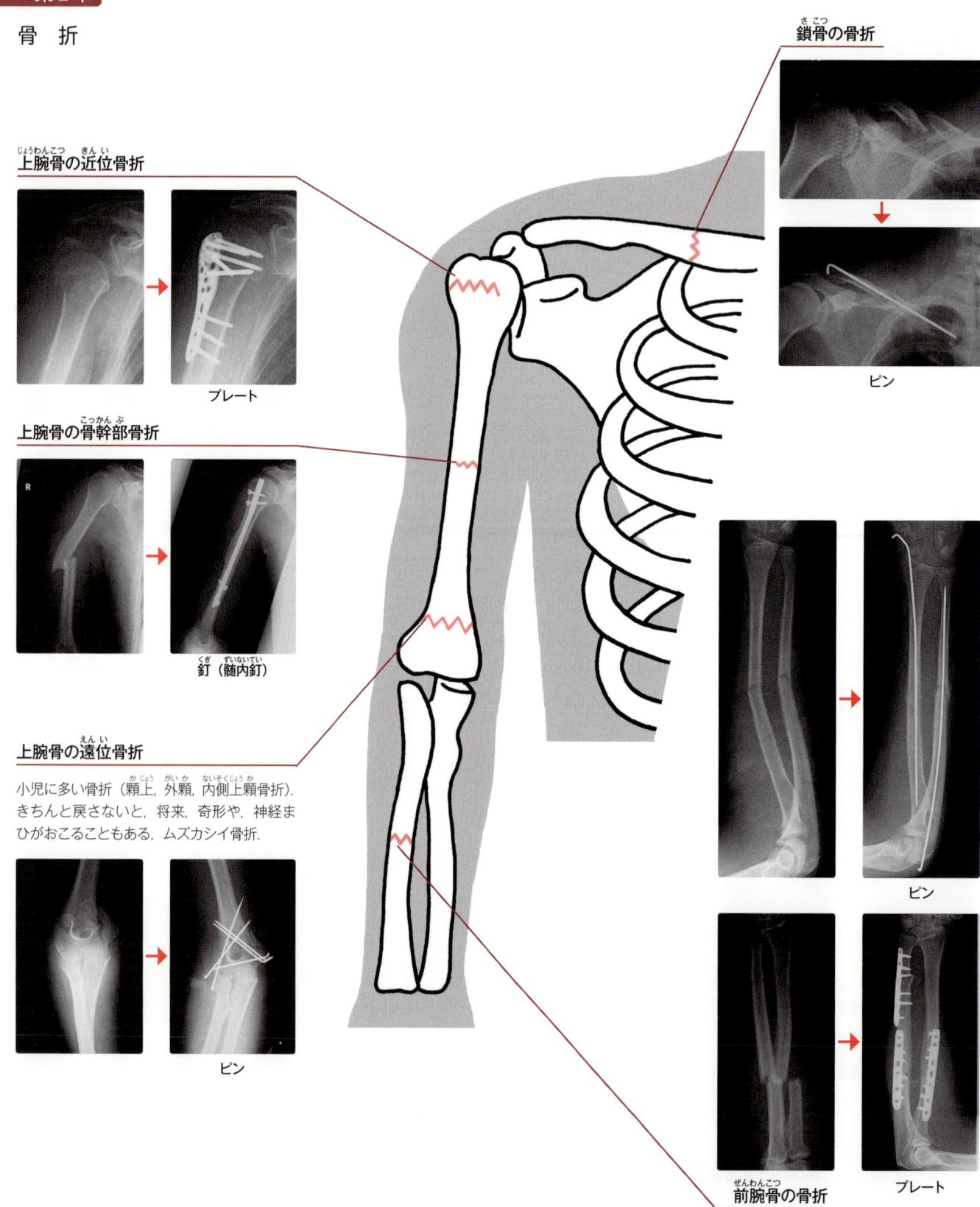

第2章

骨 折

鎖骨の骨折

ピン

上腕骨の近位骨折

プレート

上腕骨の骨幹部骨折

釘（髄内釘）

上腕骨の遠位骨折

小児に多い骨折（顆上，外顆，内側上顆骨折）．きちんと戻さないと，将来，奇形や，神経まひがおこることもある．ムズカシイ骨折．

ピン

前腕骨の骨折

ピン

プレート

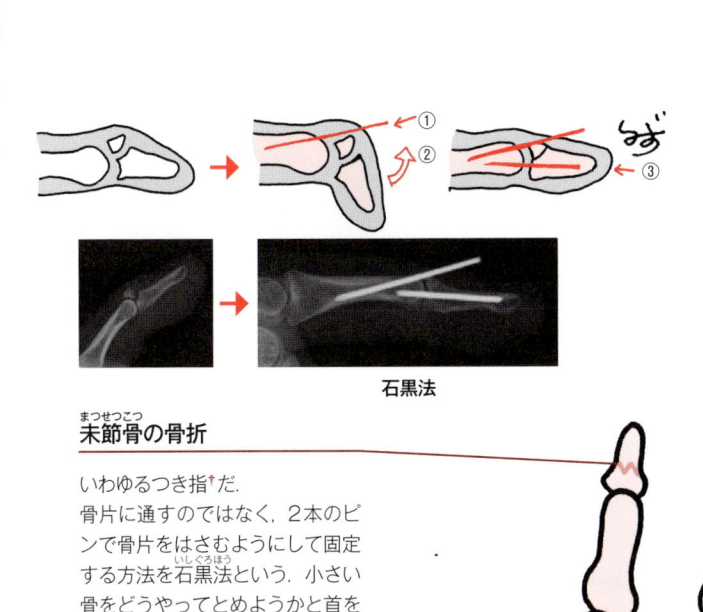

中手骨の骨折

骨は小さいが，しっかり戻さないと回旋して指が重なったり，短縮したりしてしまう．

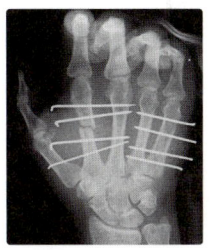

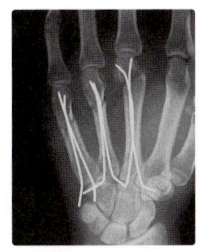

ピン（かば焼き！）　ピン（串刺し）

末節骨の骨折

いわゆるつき指†だ．
骨片に通すのではなく，2本のピンで骨片をはさむようにして固定する方法を石黒法という．小さい骨をどうやってとめようかと首をひねっていた世界の医者をコロンブスの卵のようにあっといわせた．

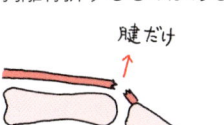

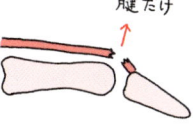

石黒法

†MEMO つき指●槌指ともいう．第1関節を伸ばす腱が切れるものと，腱がついたまま剥離骨折するものがある．

腱だけ
骨折

舟状骨†の骨折

20代の若者に多い骨折．
手術には，2つのねじ山をもつスクリュー（ハーバート・スクリュー）が使われる．

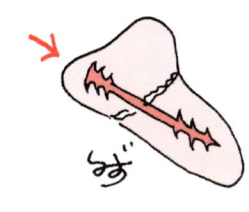

ねじをしめていくと，1回転ですすむねじ山の距離がちがうため，奥の骨がよけいに引き寄せられる．建築業界からも絶賛されたというユニークなアイデア．ほかに，ねじ山をつなげたスクリューなどもある（アキュトラック・スクリュー）．

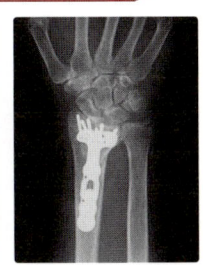

†MEMO 舟状骨の上はカギタバコ入れ●親指を伸ばすと長母指伸筋腱と長母指外転筋腱にはさまれたくぼみができ，この底に舟状骨がある．むかし，外国ではこのくぼみにカギタバコを乗せて香りを楽しんだという．

手首の骨折

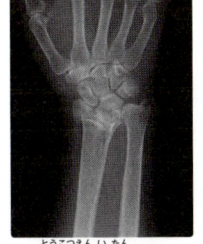

橈骨遠位端骨折　プレート

くぼみ

05 骨折の手術　41

第2章

骨折

大腿骨の骨折（骨幹部）

交通事故など，高エネルギー外傷でおこる．

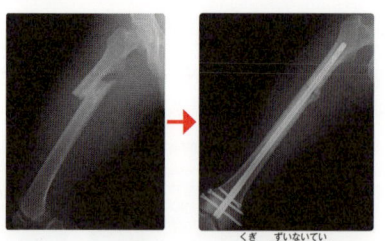

釘（髄内釘）

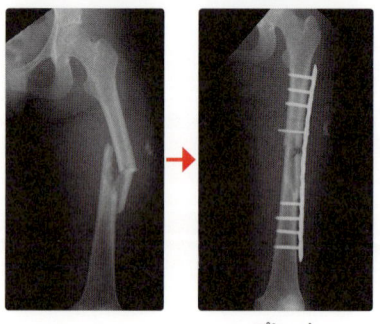

プレート

下腿骨の近位骨折

上下方向に陥没(地盤沈下)する骨折で，たな落ち骨折，高原(プラトー)骨折ともいう．陥没部をもちあげ，スクリューやプレートで横どめをする．骨を移植することもある．

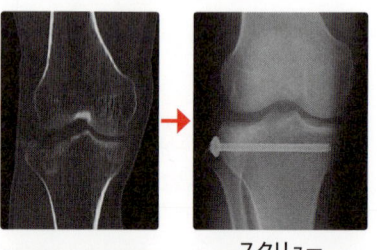

スクリュー

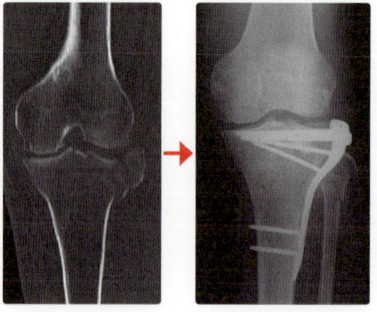

プレート

踵骨の骨折

陥没部をもちあげ，ピンで横どめする．骨を移植することもある．

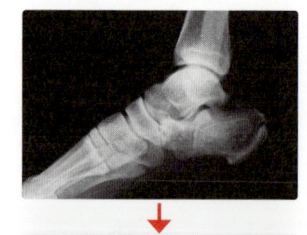

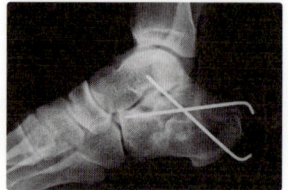

ピン

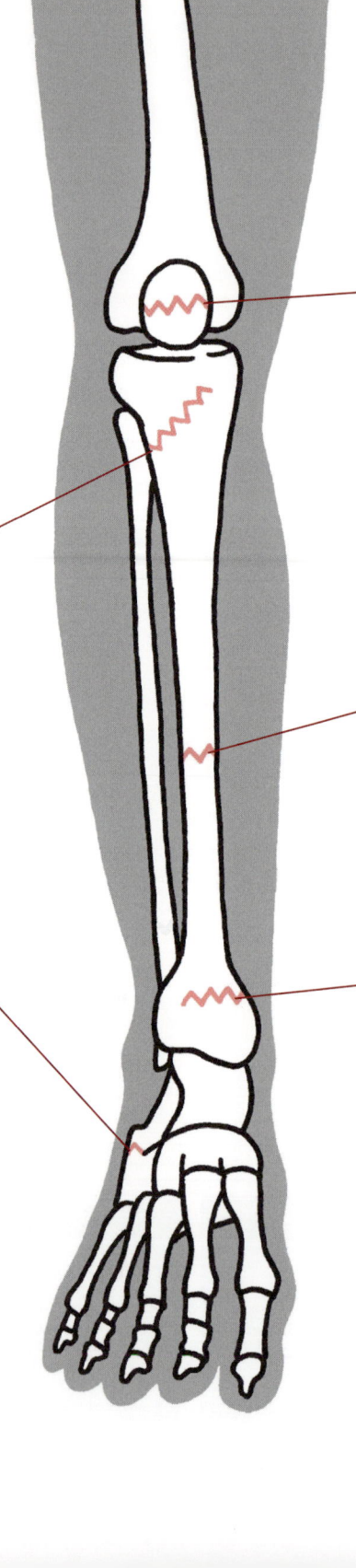

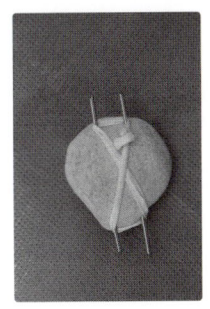

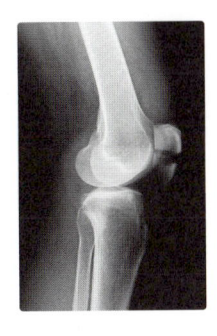

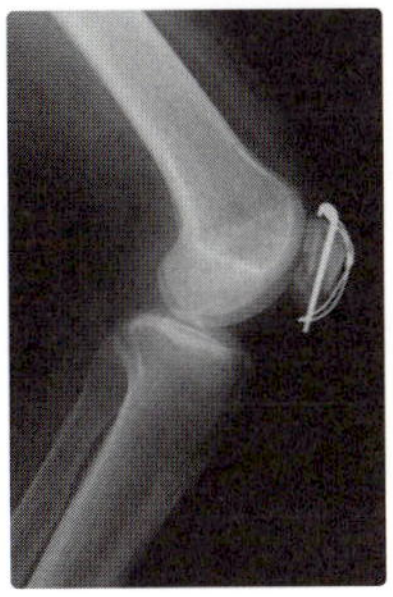

ピン（横） 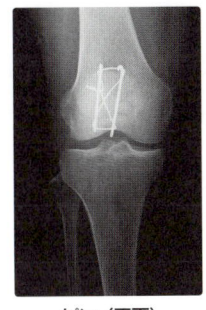 ピン（正面） 引き寄せ締結法

膝のお皿（膝蓋骨）の骨折

横にまっぷたつにわれたお皿は，膝を曲げると，骨片が離れてしまう．

手術には，硬いピンで骨折を固定したあと，やわらかいワイヤーを8の字に巻きつけて，締めあげてゆく方法がとられる．引き寄せ締結法，テンション・バンド法，あるいはツークとよばれる．膝を曲げるほど，骨が近づくというしくみ．

引き寄せ締結法は，ほかに，足関節，肘頭の骨折などにもつかわれる．

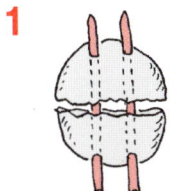

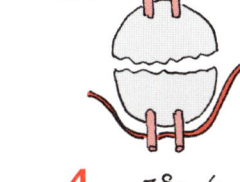

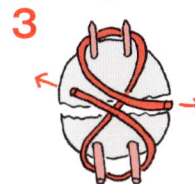

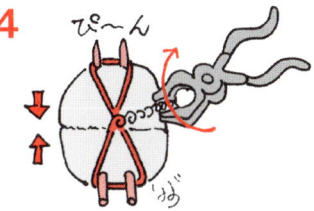

下腿骨の骨折（骨幹部）

筋肉がないので開放骨折になりやすく，血行もないのでつきにくい．

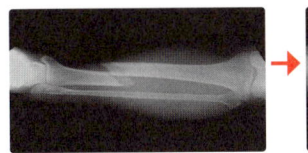

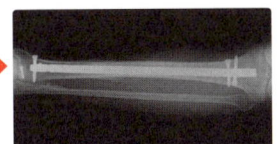

釘（髄内釘）

足首の骨折

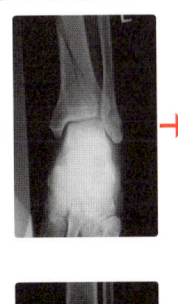

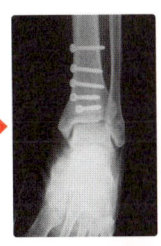

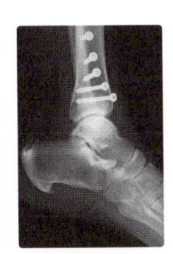

スクリューのみ（ならびが芸術！）

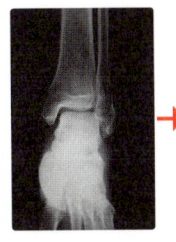

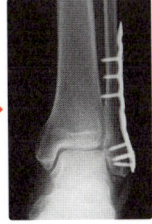

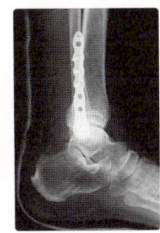

プレート

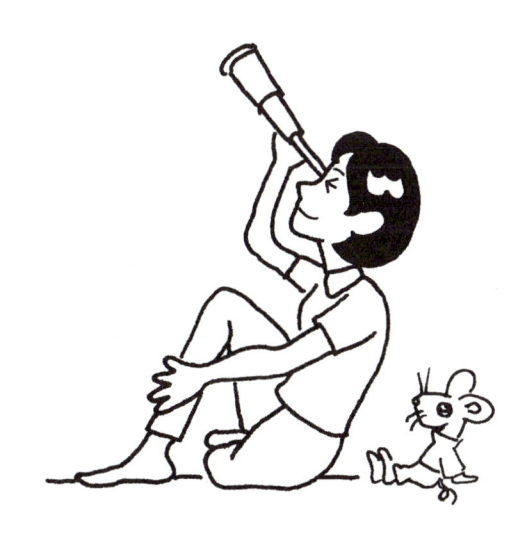

05 骨折の手術　43

第2章

骨折

†MEMO 患者が自分で名付けた骨折 ジョーンズ骨折●ジョーンズ骨折．1902年，ロバート・ジョーンズがダンス中に受傷し，同様の症例とともに発表してからジョーンズ骨折とよばれるようになった．第5中足骨の骨幹端骨折，疲労骨折としてサッカー選手などに多い．

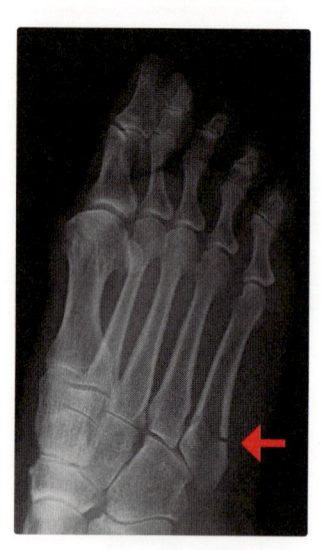

冷夜里「どの器械を選んだらいいのか迷いますね．」
荒　　「まったくだ．数えきれねえよ．」
江良井「医学は日進月歩．ついこのあいだまで流行していた方法が，すぐ古びてしまうんじゃ．」
那須野「これからも？」
江良井「もちろん，まだまだ，いい方法が登場するにチガイナイ．どうじゃ，きみたちも考えてみたらどうじゃ？」
那須野「あたし，いまから骨折してきますっ！」
冷夜里「あのなあ．」
江良井「でも，世界にはいろんな医者がいて，自分の骨折を研究して，挙句の果てに，自分の名前までつけちゃったという例もあるからね．」
冷夜里「第5中足骨のジョーンズ骨折†ですね．」
荒　　「フン．いくら器械が進歩しても，基本は変わらんぜ．道具につかわれているようじゃ，まだまだ未熟．」
観　　「同感．馬鹿とハサミはつかいよう！」

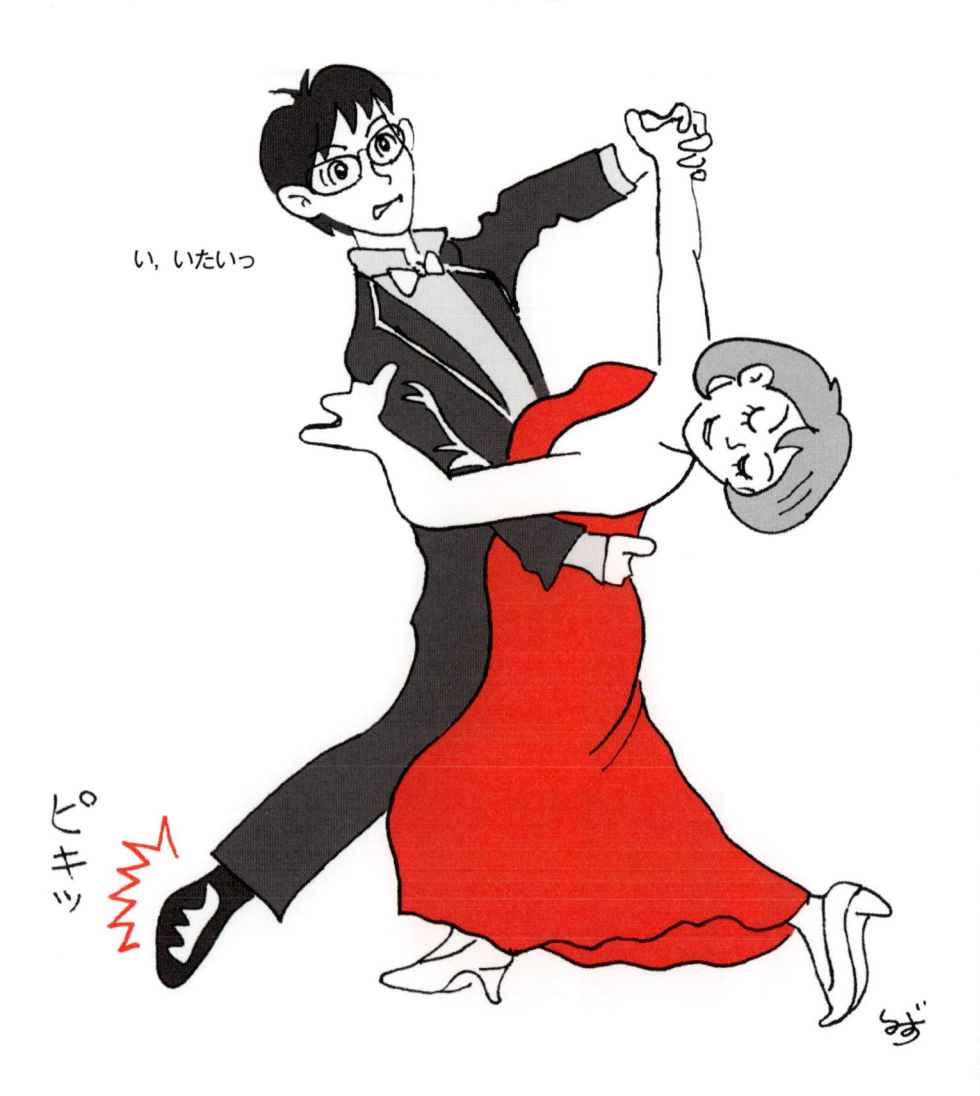

い，いたいっ

ピキッ

術後におこりがちな
骨折の合併症

第2章 骨折 06

手術をしても，いつも骨折が完全に治るとはかぎらない．完全に治るどころか，ときには，骨折に付随して新たな症状があらわれる場合もある．術後におこりがちな骨折の合併症にはいろいろなものがある．ここでは臨床でよくお目にかかる代表的なものを紹介しよう．

冷夜里「かたちが整っただけでは不十分だよね．」
江良井「そう．関節が動くか？ ちからははいるか？ きちんと機能が回復して，はじめて成功というわけじゃ．」
那須野「骨折の手術がうまくいかないと，どうなるんですか？」
江良井「（ぎくっとして）では，骨折手術の合併症について，学ぼうか．」

骨折部がつかない
偽関節

- 骨折が離れたままになって，つかない状態を，偽関節という．骨と骨のすき間があいて，あたかも，別の関節ができたようにみえるからだ．
- X線では，骨折の端が成熟して，もうくっつきそうにない．
- 超音波刺激で正しく骨がくっつくようにうながす方法があるが，それでもダメなときは，骨移植などの手術をおこなう．

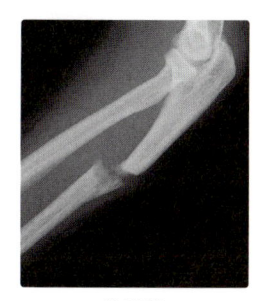

偽関節
尺骨骨折のあと．骨折にすき間ができた．

骨がうすくなる
骨萎縮

- 骨はある程度，荷重をかけないと丈夫にならない．
- 長期間の**ベッド上寝たきり**や，**ギプスによる免荷**（骨への負担が軽くなること）で，骨が弱り，うすくなることがある．
- X線では，まるで骨粗しょう症のようにみえる．
- 自律神経の異常が関与しているケースもある．たとえば，CRPS（複合性局所疼痛症候群）など．
- 足の距骨骨折でみられる萎縮は，血液循環が保たれているサインである．

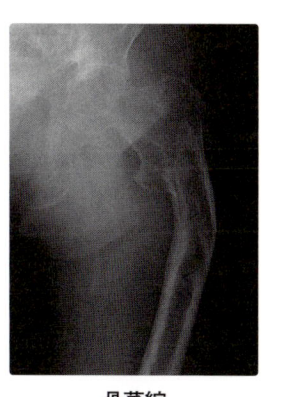

骨萎縮
ベッド上で何ヵ月も寝ているうちに，骨がスカスカに．

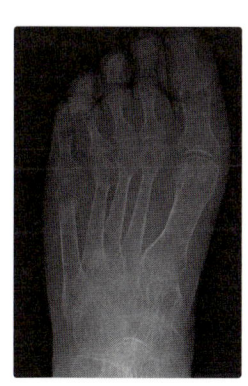

骨萎縮
ギプス固定のあと．骨がスカスカに．

06 骨折の合併症 45

第2章

骨折

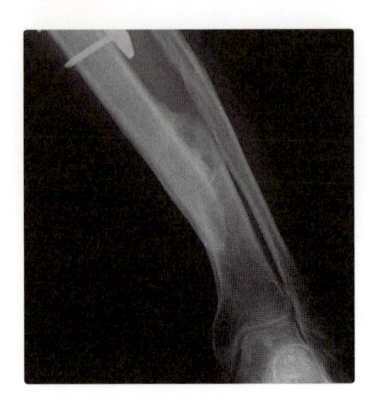

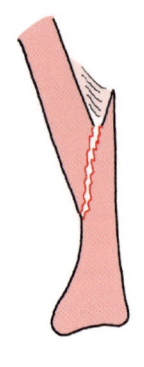

骨が変なかたちになった
変形癒合

- 文字通り，解剖学的にもととちがうかたちで骨折がついてしまったものをいう†．

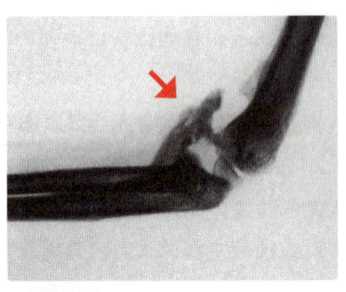

[伊藤恵康ほか：肘周辺骨折の治療と合併症．整形外科MOOK：整形外科治療における合併症とその対策，金原出版，235ページ，1989]

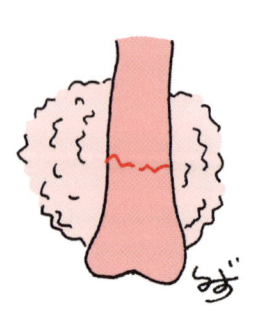

骨が盛りあがってきた
異所性骨化

- 術後，急激に関節を動かすと，できやすい．筋肉の血腫（血のカタマリ）が，骨化したものと考えられている．
- 肘の周囲の骨折などでおきやすく，愛護的なリハビリが必要だ．
- また，脳外傷や，精神疾患の患者は，骨がつきやすいといわれている．（子どもの状態に戻るからだろうか？）

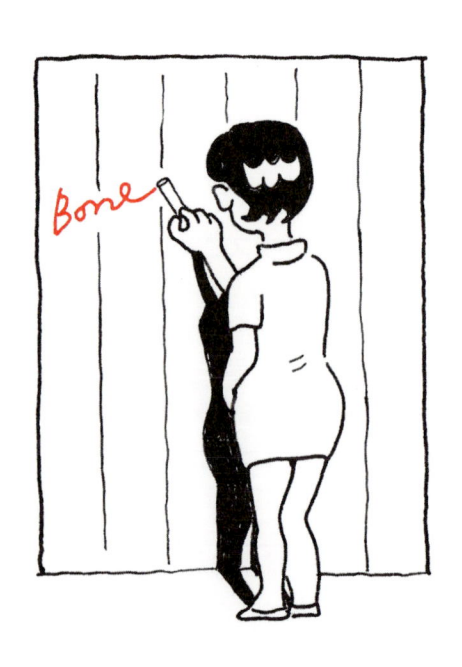

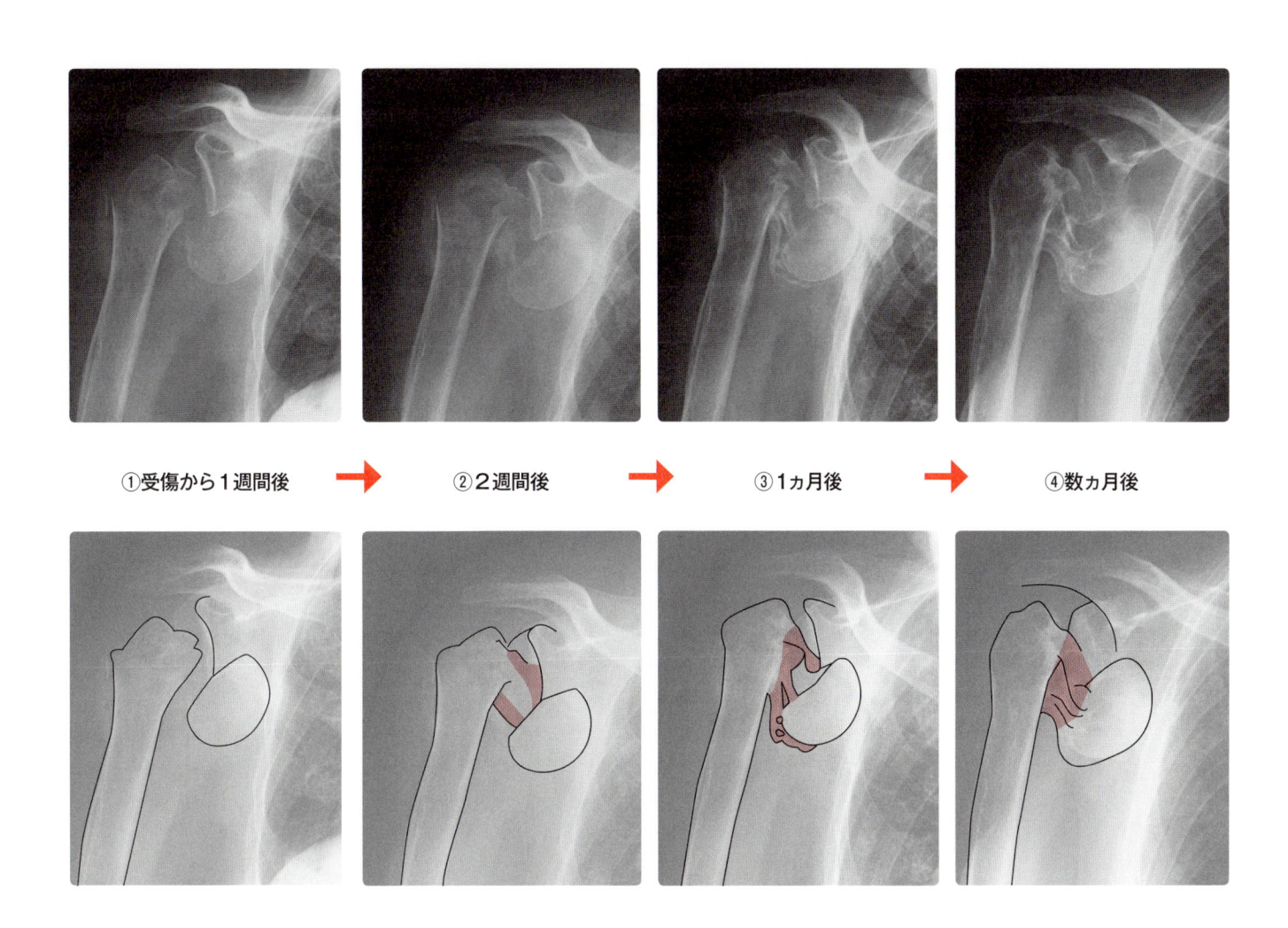

①受傷から1週間後 → ②2週間後 → ③1ヵ月後 → ④数ヵ月後

†MEMO 仮骨の執念？●肩関節脱臼．高齢で合併症があるため，手術ができず，やむなく放置した．すると，脱臼した骨から，まるで橋が伸びるように，仮骨（赤ちゃんの骨）が成長し，最後は骨が癒合した．

06 骨折の合併症

コラム 1　骨折はジグソー・パズル？

那須野「骨の手術って，ジグソー・パズルのようですね．」
江良井「まあ，そうじゃな．じゃが，かならずしも，ぴったりと戻さなくてもいいんじゃ．」
冷夜里「えっ，そんなの，A型のぼくには許せません．」

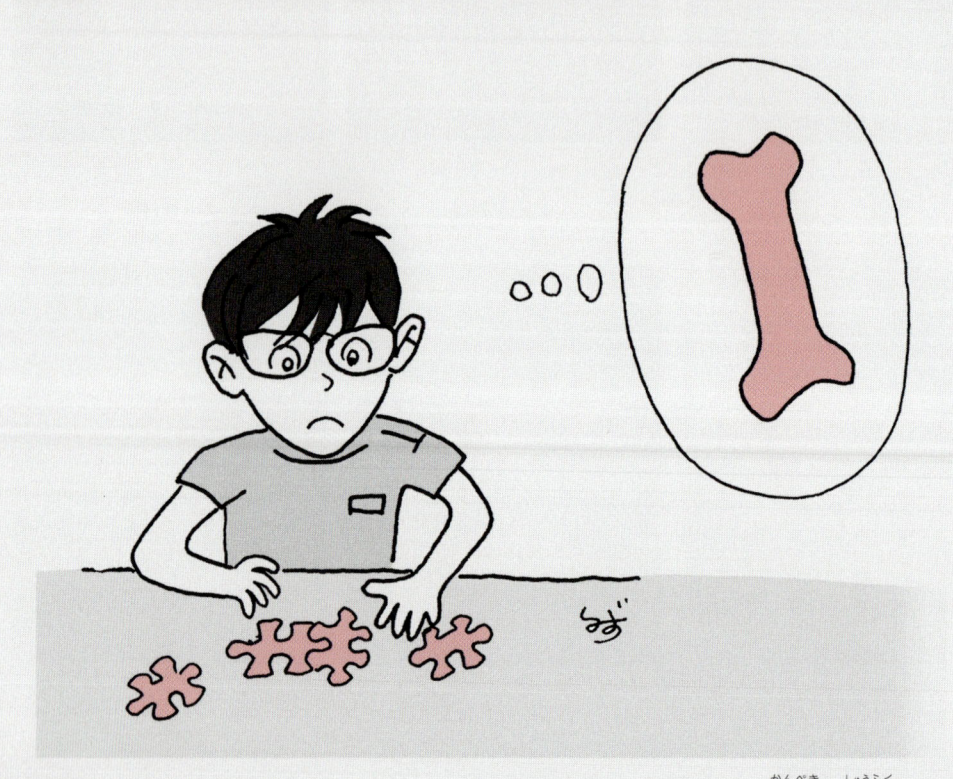

江良井「かつては，神様がつくったように，すき間がない，ぴったり完璧な修復をめざすのがいいとされた．ぶかっこうな骨のカケラを組みあわせるのが手術の醍醐味じゃった．」

冷夜里「真っ当な考えだと思いますが．」

江良井「1950年代に，AO† という，欧州のドクターたちのグループが登場し，かれらの方法は，たちまち世界中を席巻した．日本でもそうだ．どこの手術室にも，AO用に赤箱，茶箱のセットがあって，若い医者は，AOのスクリューを，番号といっしょに暗記したもんじゃよ．」

那須野「アメリカじゃないからアーオーと読むんですね．」

江良井「とにかく当時のAOの教科書には，ひたすら強い固定をめざせと書かれていた．釘でプレートを押しつけるちからで固定するわけじゃな．しかし，その後，考え方が革命的に変わった．強い固定は骨にとって害になることがわかってきたんじゃ．骨膜を傷めると，血管もやられてしまい，その結果……．」

冷夜里「逆に骨がつきにくくなるわけですね．」

江良井「骨折部はできるだけそっとしておいたほうがいい．この考えとともに登場したの

†MEMO　AO● 1958年にできた世界的な骨折治療研究グループ．

ねじ山

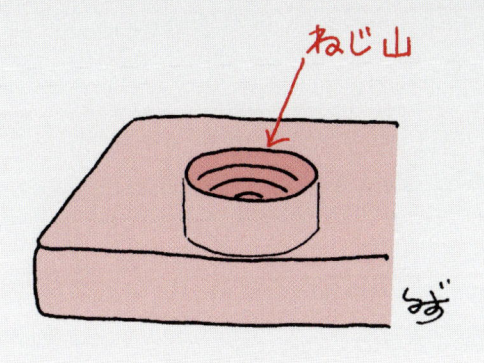

　　　　　　がロッキング・プレートじゃ.」
冷夜里「ねじの溝があらかじめ掘ってありますね.」
江良井「ねじがあるから金属はがっちり固定(ロック)される. いっぽう骨折部はあんまりいじらないんじゃよ.」
冷夜里「やぐらをつくり，やぐらで整えるというわけか.」
那須野「骨にやさしい固定法ですね.」
江良井「この方法のおかげで，プレートを骨のかたちにあわせて曲げる必要がなくなったんじゃ. ねじが空回りしてしまうスカスカの骨でも固定できるようになり，さらにプレートも抜けにくくなった. 小さなヒフのキズからプレートを皮下に送りこみ，骨の上をすべりこませる方法（MIPO†）なんかもおこなわれるね.」

†MEMO MIPO（ミポ）●minimally invasive plate osteosynthesis, 最小侵襲プレート固定. ヒフを展開せず, 最小限の切開部からプレートを挿入し固定する方法.

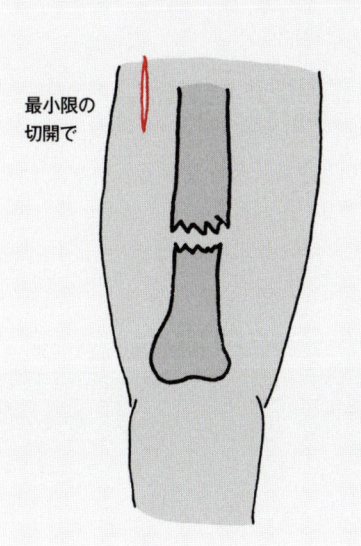

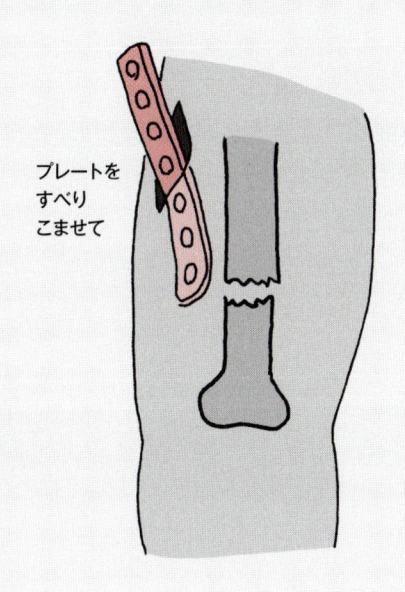

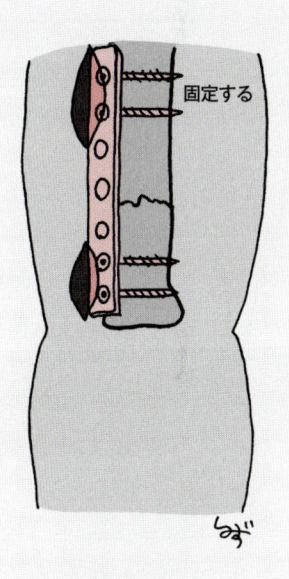

最小限の切開で

プレートをすべりこませて

固定する

バナナにたとえると……

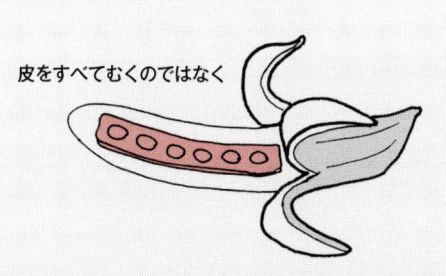

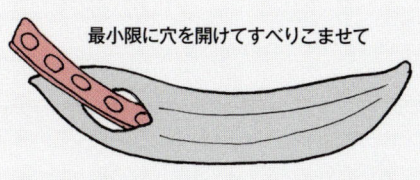

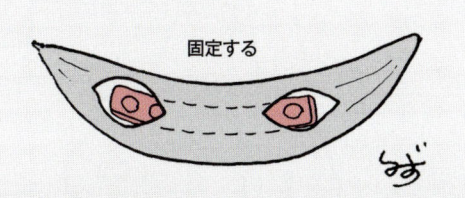

皮をすべてむくのではなく

最小限に穴を開けてすべりこませて

固定する

コラム1　骨折はジグソー・パズル？　49

第2章 骨折

07

骨折部の両脇からせめる
創外固定

骨折の手術には，キズを開かずに治す方法がある．それが創外固定だ．折れたそれぞれの骨片にピンを通し，それらを金属棒でつないで固定する方法である．ギプスなどでヒフをおおわないため創部をよく診ることができ，また関節を固定しないため自由に身体を動かすことができる．いっぽうで固定力に不安があったり，入浴ができなかったりなどの欠点もある．

冷夜里「創外固定法という治療があるとききました．」
江良井「名前のとおり，キズ（創）の外で骨を固定する方法じゃ．」
冷夜里「どんなときにやるんですか？」
江良井「これは一時的な固定なんじゃ．だから，骨折が目茶苦茶ひどかったり，深夜に救急車で来て道具が間にあわないとき，それから開放骨折みたいに金属をつっこむと感染するおそれがある場合に有効な方法じゃ．」
那須野「利点はあるんですか？」
江良井「まず低侵襲じゃ．メスでヒフを開けることも少ない．」
冷夜里「でも，ヒフにピンを突き刺したままにするんですよね．」
那須野「ちょっとみためがザンコクだわ」

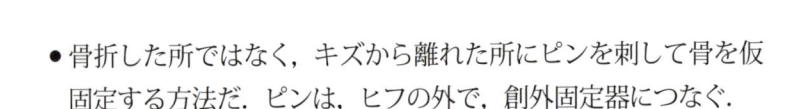

- 骨折した所ではなく，キズから離れた所にピンを刺して骨を仮固定する方法だ．ピンは，ヒフの外で，創外固定器につなぐ．
- 固定器には，棒状のもの（オーソフィックス，ホフマンなど），リング状のもの（イリザロフなど），各種ある．これらを複合させた固定器もつかわれる．

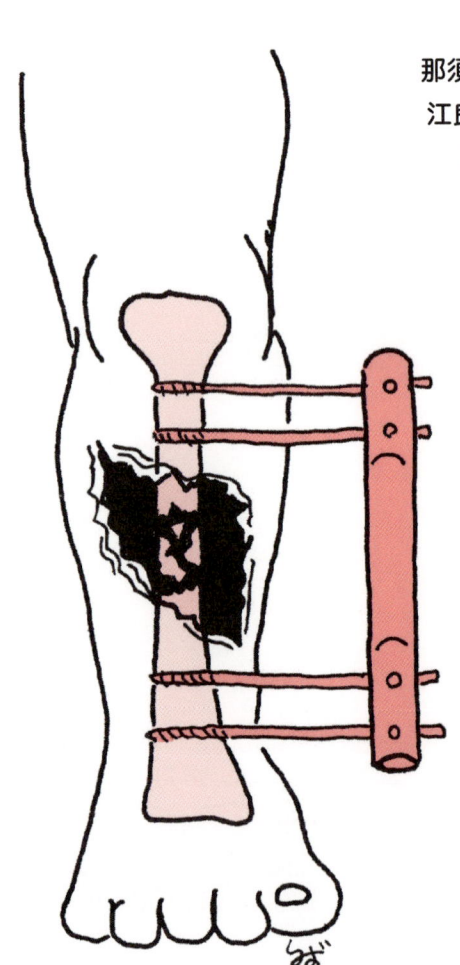

こんなに便利でも注意が必要
創外固定の長所と欠点

- 長所
    1. 軟部組織を傷つけにくい（血管，神経，筋肉）．
    2. 骨折を安定させる．
    3. 手術をせずに調整ができる．
    4. キズが感染していてもできる．
    5. 初心者の医者でもできる．
- 欠点
    1. みため．
    2. かさばる．→服が着づらい，周囲のものにぶつかりやすい．
    3. 関節が動かなくなることも．
    4. 長く続けていると，ピン刺入部が感染する．

メリットがたくさん
創外固定の適応

- 創外固定の適応は広い．
    ①**開放骨折** （理由）汚染されているので，キズのなかに金属を入れて固定すると，感染しやすい．
    ②**バラバラ（粉砕）の骨折，関節に近い骨折** （理由）これらは骨が小さくて，金属が入れにくい．関節をとめたくない．
    ③**子どもの骨折** （理由）骨を大きくいじりたくない．骨端線（☞20ページ）をつらぬくと成長障害がおきてしまう．子どもは骨がすぐつく．
- 関節固定術や骨切り術などほかの手術後の仮固定にも創外固定がつかわれる．
- まわりの組織が修復し，からだの回復するのを待ち，それから二次的に手術をやりなおすことも可能だ．

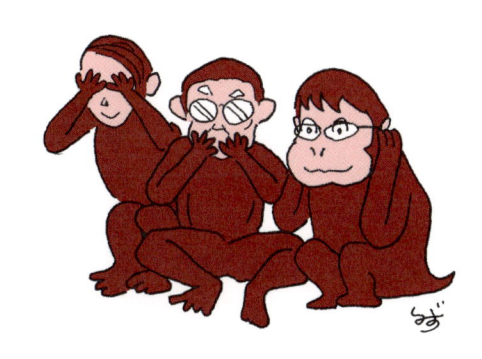

第2章
骨 折

江良井「固定以外にも，まだまだいろんな治療ができる．たとえば，骨を延ばすことだってできるんじゃ．」

冷夜里「えっ．そんな手品みたいなことが？」

江良井「器械がヒフの外にある．だから，外でいろいろ操作することができるんじゃ．」

那須野「ホントウですか？ それじゃ，わたしの足もさらにスラリと延びるのね．」

江良井「うーん．短足はあきらめるしかないね．」

■ 創外固定の応用
仮骨延長法

- 創外固定器をつかい，骨の長さを延ばすことができる．
- 原理は以下のとおり．

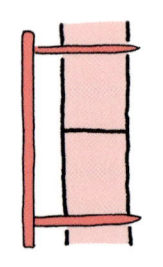

1 わざと骨を切り，骨折をつくる．

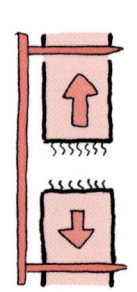

2 骨折が治ろうとする（骨ができる）．骨がつくまえに骨折のすき間をすこし広げる．

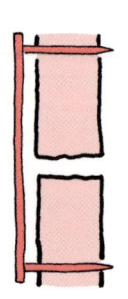

3 骨がくっつこうとする（骨ができる）．

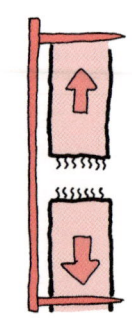

4 また骨折のすき間をすこし広げる（追いかけっこの原理）．

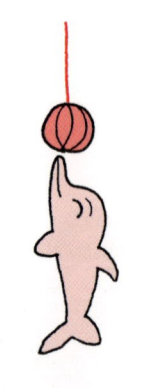

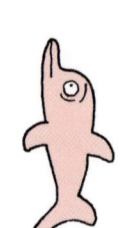

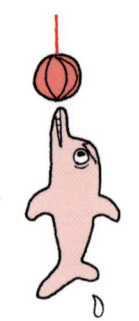

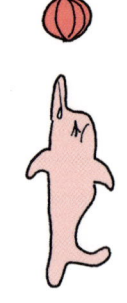

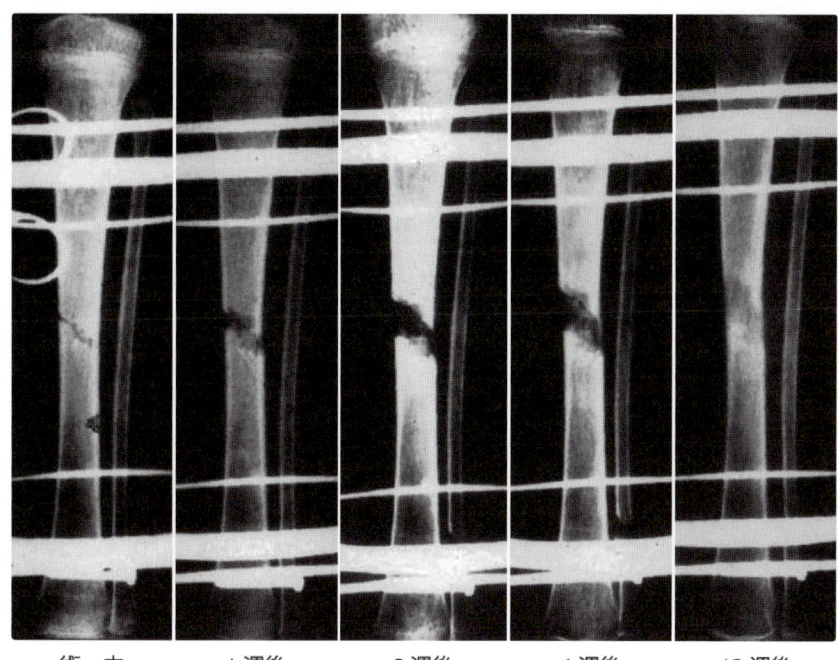

術中　　1週後　　2週後　　4週後　　12週後

仮骨延長法
[内山英一, 山下敏彦：河邨式脚延長術.
別冊 整形外科 55, 25ページ, 南江堂, 2009]

- このやりかたを，仮骨延長法という．
- 脚長差（左右の脚の長さがちがう）や尖足（☞249ページ）などの奇形を治したり（**脚延長**），骨腫瘍でとった骨を新たにつくったり（**骨移動**）といった，これまで治療がむずかしいとされていた手術に応用される．
- 変形の矯正や，骨の延長をするさい，そのプログラムを，インターネットで計算する方法もおこなわれている．

冷夜里「創外固定はすばらしい方法だと思います．」
那須野「でも，患者さんは大変ですね．」
江良井「ピンの刺入部は感染に注意が必要じゃ．シャワーで洗い流したり，いつも清潔にしなけりゃいかん†．」
那須野「なにより，かさばる創外固定器をつけたままの生活というのは，忍耐が必要ですね．」
冷夜里「みためもあんまりだし……忍耐のできない患者さんは外したりして，かえって危険でムズカシイ方法かも．」
那須野「精神的なケアが大切ということですね．」

†**MEMO 消毒いまむかし**●むかしはスリキズをつくって家に帰ると，「赤チンやオキシドールで消毒しなさい」とか，「お風呂でぬらしてはダメよ」とか母親に教えられたものだ．だが現在は，いずれもマチガイとされている．まず消毒は，キズの表面にある良い細胞（キズを治す）も殺してしまう．乾燥もよくない．スリキズは，シャワーで表面の汚れを流してやることが大切である．日本の水道水は清潔で，手術室でも滅菌水ではなく通常の水道水を使用する病院が多い．

Map of Anatomy

整形外科の地図 ②

骨折の多発地帯
大腿骨近位部の解剖

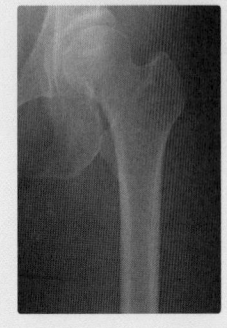

那須野「どうしてこの部分だけ，別ページで特別あつかいなの？」
江良井「ココの骨折が多いんじゃよ．」
冷夜里「どうして多いんです？」
江良井「それを知るために，大腿骨（だいたいこつ）の近位部（きんいぶ）の解剖を学ぶとしよう．」

- 大腿骨は，ヒトでいちばん長い骨だ．
- いちばん上は，球になっていて，**骨頭**（こっとう）（＝アタマ）とよぶ．
- 骨頭から下に続くくびれた細い部分を，**頚部**（けいぶ）（＝クビ）とよぶ．
- クビから大腿骨の本体へ移行するあたりに，筋肉がつく隆起（りゅうき）が2つある．外側を**大転子**（だいてんし），内側を**小転子**（しょうてんし）といい，この場所が**転子部**とよばれるゾーンになる．
- 転子部すれすれのところにフクロ（**関節包**（かんせつほう））があり，骨頭のまわりを包み，関節の内と外を区切っている．

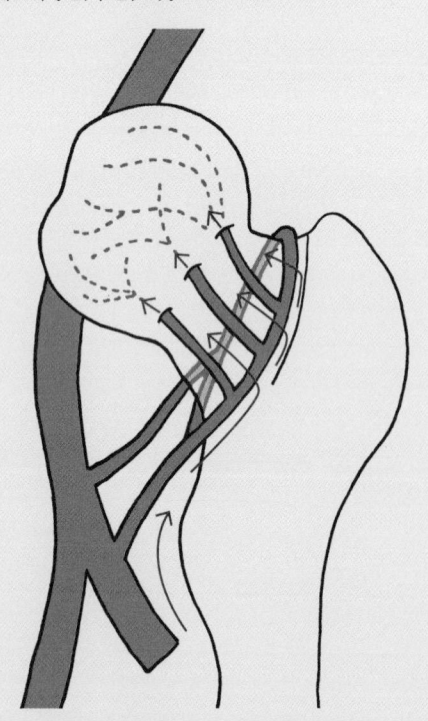

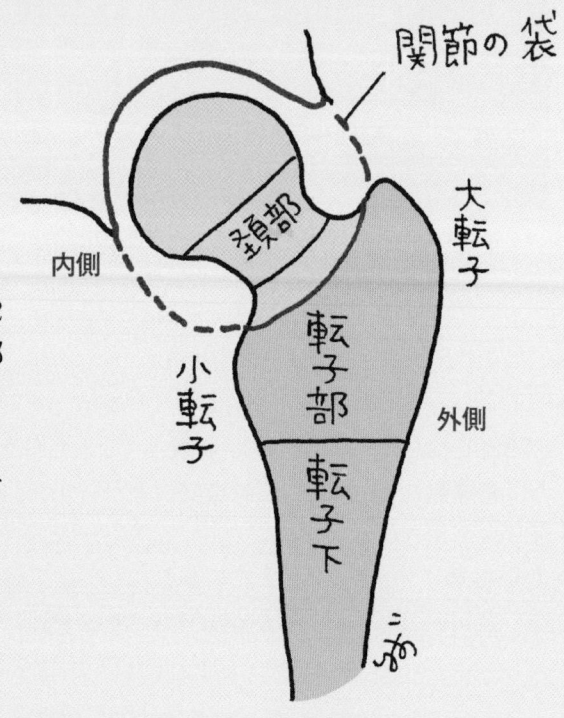

（図：関節の袋／頚部／大転子／内側／小転子／転子部／外側／転子下）

- 骨頭を養う血行（**骨頭栄養血管**（こっとうえいようけっかん））は，図の矢印のようにアタマに進入し，関節包のなかを通る．
- もしこの大事な血管が切れると，アタマへ血液が流れなくなり，骨頭壊死（えし）（骨が死んでしまう状態）が発生する．

転倒したらまず疑う
大腿骨頚部骨折

高齢者におこりがちな危険のなかで一，二番を争うのが転倒・転落だろう．そして転倒した高齢者にとってこわいのが，この大腿骨頚部骨折である．重傷の場合，寝たきりのきっかけともなるため，予防も，治療も，回復期のケアも重要である．

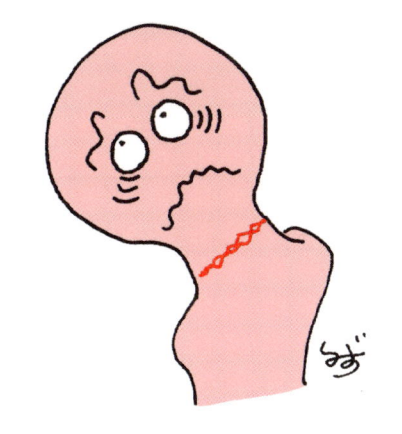

第2章 骨折 08

江良井「老人，転倒，歩行不能と聞いたら，救急車が来るより先にこの骨折を疑うことじゃ．」
那須野「どうしてワザワザ頚部をつけてよぶんですか？」
江良井「そこばっかり，折ってくるからじゃよ．」
那須野「でも，このクビ，斜めにかたむいてるような気がしませんか？」
江良井「だから，転んだときに骨折しやすい場所なんじゃ．」
冷夜里「年間10万人の患者さんがいるそうです．」
那須野「たしかに患者さんは多い．整形外科の病棟なら，かならず数人は入院していますね．」
江良井「国の医療費も膨大にかかるし，いろいろな意味で深刻な骨折じゃな．」

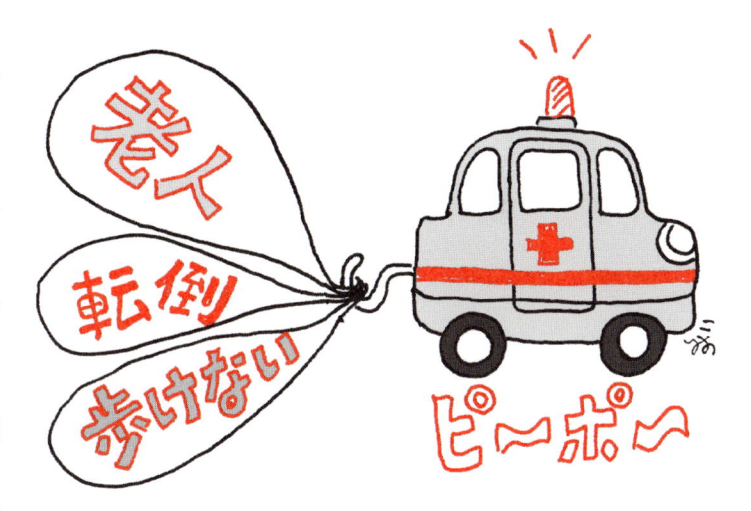

大腿骨頚部骨折の特徴

- 大腿骨頚部骨折は，治りにくい骨折とされる．
  理由1　骨粗しょう症の高齢者が多いので，骨がつきにくい．
  理由2　頚部は斜めなので，骨折線がズレやすい．
  理由3　血管が切れると血流が悪くなり，骨が死んでしまう（壊死という）．
  理由4　骨頭には骨膜がないので，仮骨（赤ちゃんの骨）ができにくい．

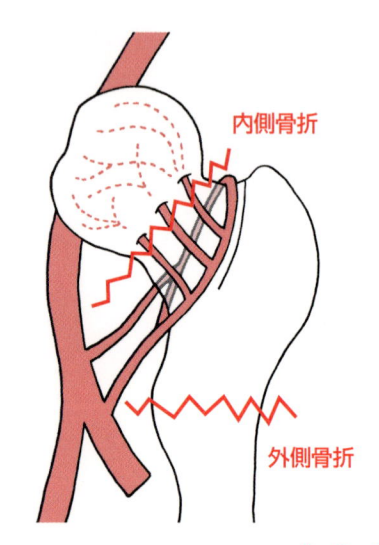

第2章
骨折

内側骨折は，骨がつかない．
外側骨折は，骨がつく

内側骨折と外側骨折

> 深刻さをみわけるポイント
関節の内か外か，それが問題だ

- 大腿骨頚部骨折は，関節の内か，外かで分類することが多い．
- なぜかというと，血液の供給のしくみがちがい，そのために治療方法もちがうからだ．
- 内側骨折の場合は血流が途絶え，外側骨折の場合は血管への影響はなく，折れても血流はそのままだ．
  つまり，
   内側骨折は，骨がつかない．
   外側骨折は，骨がつく．
- 一般に，内側でも外側でも，全身状態さえよければ，早めの手術をおこなうことが多い．高齢者を動かさないで寝かしておけば，合併症がおきやすくなる．
- なお，外側骨折を転子部骨折，転子下骨折ともいう．

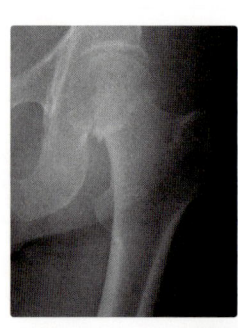

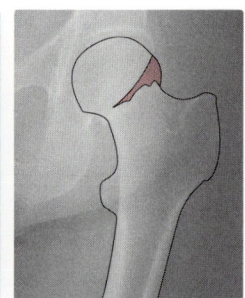

内側骨折

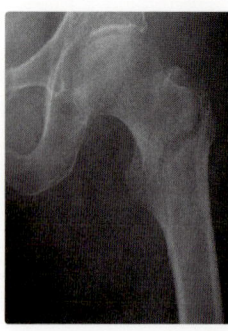

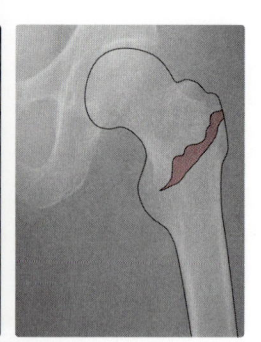

外側骨折

大腿骨頸部骨折の（重傷度の）分類

- 内側骨折には**ガーデンの分類**がよくつかわれる．また，外側骨折には**エバンスの分類**がよくつかわれる．

内側骨折のための
ガーデンの分類

- ガーデン**1型**は，不全骨折（途中まで）
  　　　2型は，完全骨折だけど，ズレてない．
  　　　3型は，完全骨折でズレてしまった．
  　　　4型は，完全骨折でとてもズレてしまった
- **3型**と**4型**は区別がムズカシイところだ．
- いちおう**1型**，**2型**が安定とされる．

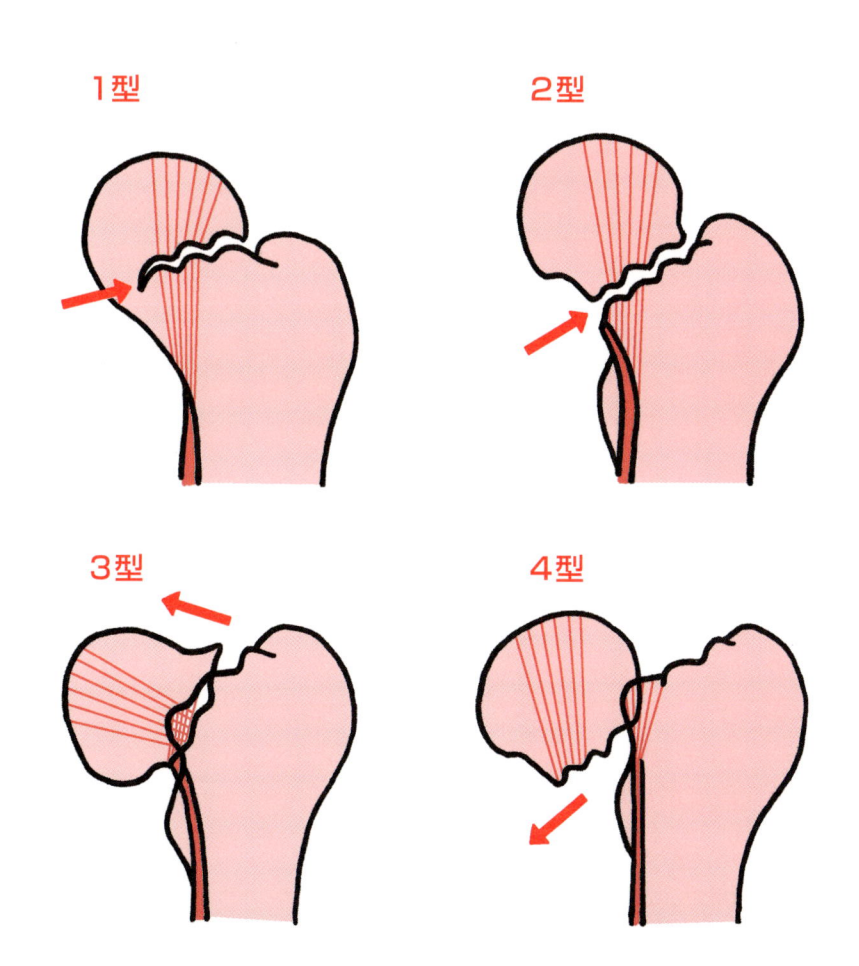

1型　　　　　　　　2型

3型　　　　　　　　4型

第2章
骨 折

▍外側骨折のための
エバンスの分類

- エバンス1型と2型は，骨折の向きがちがう．
- 2型を逆斜タイプ（リバース・オブリーク）という．とても不安定な骨折だ
- 1型はさらに4グループに分かれているが，あまり意味はないようだ．
  　1は，カルカー部が無事．ズレなし．
  　2は，ズレてるが，整復可能．
  　3は，内側が整復しにくいやつ．
  　4は，バラバラ．
- 1型の1，2だけが安定で，あとは不安定とされる．

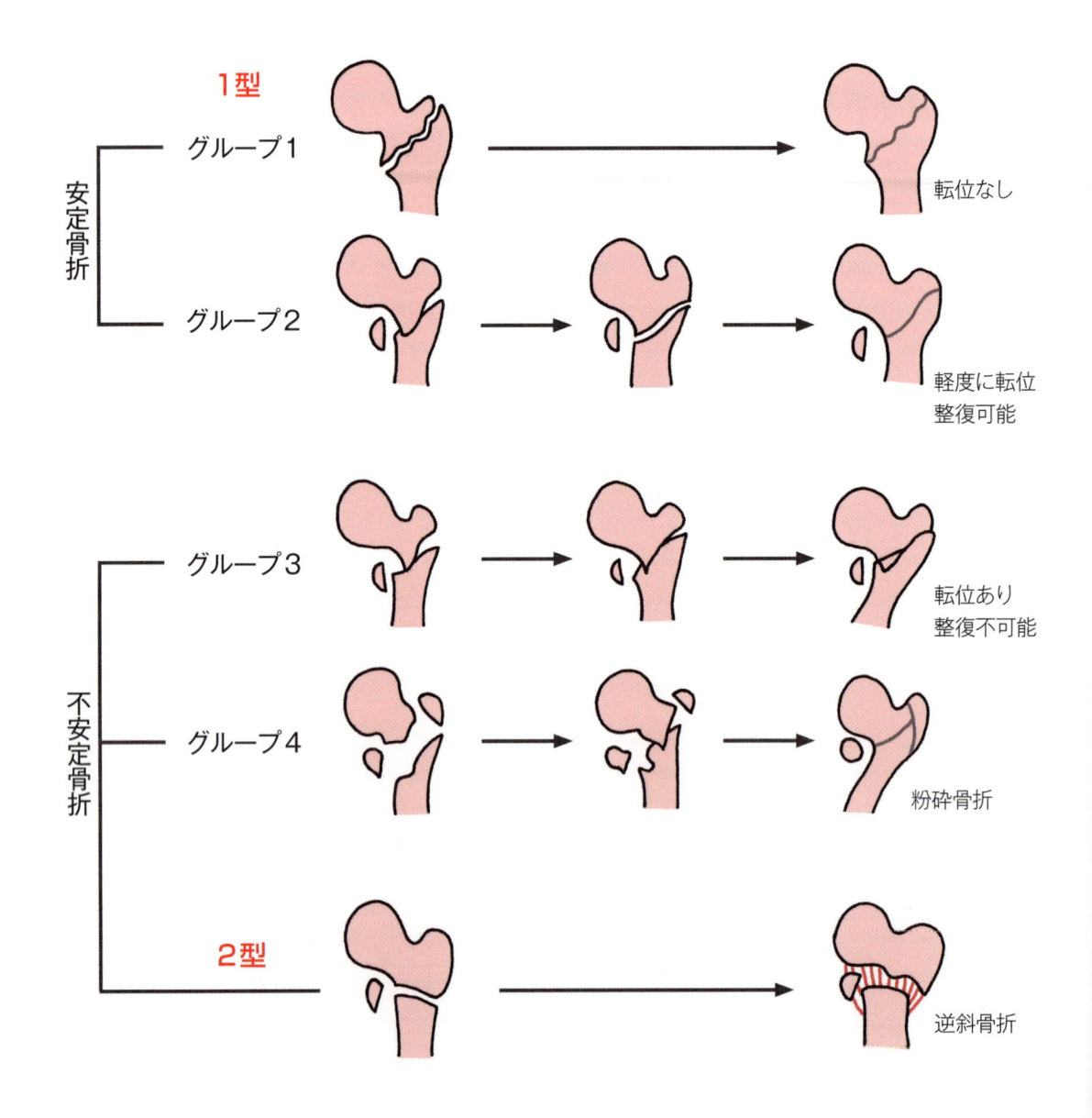

1型

安定骨折
- グループ1 … 転位なし
- グループ2 … 軽度に転位 整復可能

不安定骨折
- グループ3 … 転位あり 整復不可能
- グループ4 … 粉砕骨折

2型 … 逆斜骨折

58

那須野「大腿骨頸部骨折患者がきたら，**ほかに注意することはなんですか？**」

江良井「この骨折は，下肢の静脈血栓や，肺塞栓の危険が高い．下肢にあらかじめ**血栓**がないかどうかを調べなければいけない．（下大静脈のエコーや，MRI，血液検査でDダイマーを計測……）」

冷夜里「**合併症**はほとんどの老人がもっているんでしょうね．」

江良井「そうじゃ．肺炎や，糖尿病，高血圧といった**既往歴**をチェックすることも大切じゃ．」

那須野「そもそも，手術をするなんて，むかしは考えもしなかったですもんね．」

江良井「けっこう**出血**も多いね．外側型は，海綿骨（骨のなかにある血の豊富な骨）が多くて，つきやすい反面，それだけ血も出るわけじゃ．出血性のショックなどに注意が必要だ．それから，足が外旋していることが多い．ということは…….」

那須野「**腓骨神経まひ**に気をつけるんですね．」

江良井「よろしい．整形外科ガールにまた一歩近づいたようじゃのう．」

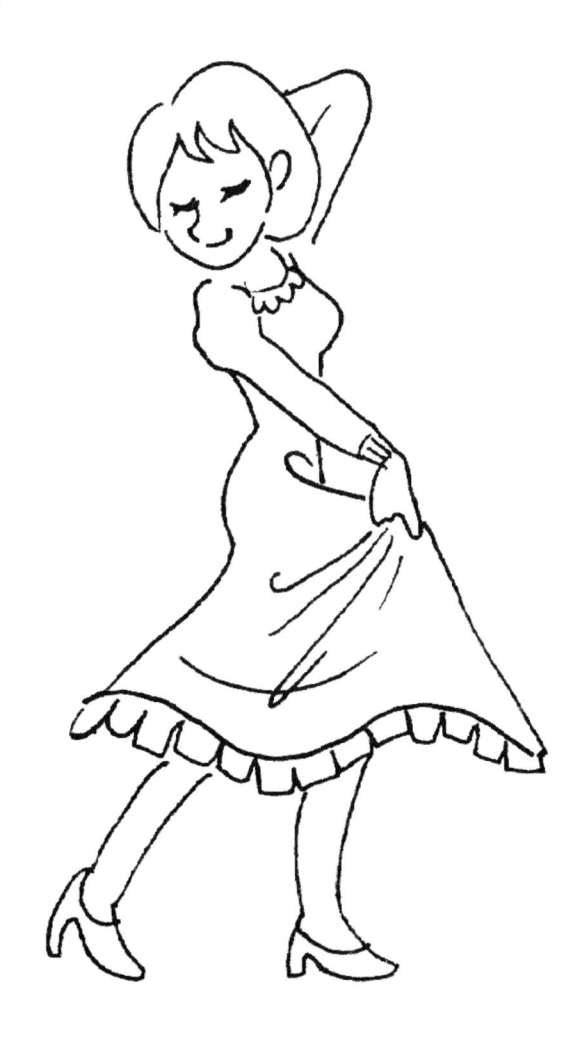

第2章 骨折 09

骨をつけるか，金属にとりかえるか
大腿骨頸部骨折の手術

大腿骨頸部骨折の手術には，大きく2つの考え方がある．折れた骨をどうにかしてくっつけてもとどおりにするか，もしくは，ムシ歯を銀歯にするように金属でとりかえるか，だ．この2つの選択肢を軸として，さまざまな術式があみだされているが，ここでは代表的なものだけみてみよう．

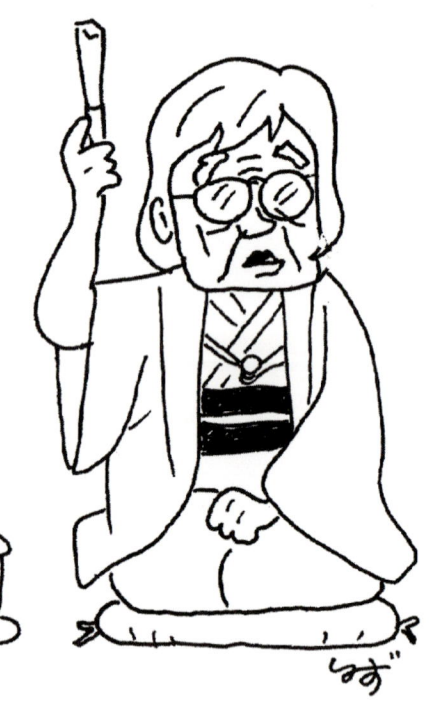

那須野「高齢者でも手術をやったほうがいいんでしょうか？」
江良井「もちろんじゃ．老人を寝かしておいたらどうなる？ 寝たきりになって，認知症になるし，誤嚥して肺炎になるし，血栓もこわい．筋力も落ちるし，それから褥瘡（＝床ずれ）も不安じゃ．いいことなしです．」
那須野「腓骨神経まひもそうですわね．」
江良井「できるだけ早めに，パッと手術をして，サッとベッドから起こしたほうがいい．」
冷夜里「手術には，どんなものがあるんですか？」
江良井「大きく2つに分かれる．どちらも，毎日，整形外科でポピュラーにおこなわれている手術だね．」

骨を残すか，骨をあきらめるか，それが問題だ

▮ 判断のポイントはやはり……
内側骨折か外側骨折か

- 大腿骨頸部骨折は，内側型か，外側型か，で手術方法がちがってくる．
  ①**外側骨折→骨がつく　　→骨を残す　→骨をつける手術**
  ②**内側骨折→骨がつかない→骨をあきらめる→金属にとりかえる手術**

が原則となる．

ただし……
例外もある

- もちろん例外もある．たとえば，内側骨折のなかでも，ガーデンの1型などは，骨がつく可能性が高いので，外側型のように考えてよい．
- 内側骨折のガーデンの1，2型は，保存的に治療できる可能性もあるが，患者の全身状態がゆるせば，手術になる場合が多い．

骨をつける手術

- 折れた骨を生かして，もとどおりに戻す手術である．
- 戻し方にはいろいろあり，各種の観血的整復固定術がおこなわれている．どの道具をつかうかの話である．病院の方針によって，術式が選ばれているケースが多い．
- いずれもX線をみながらの手術になる．

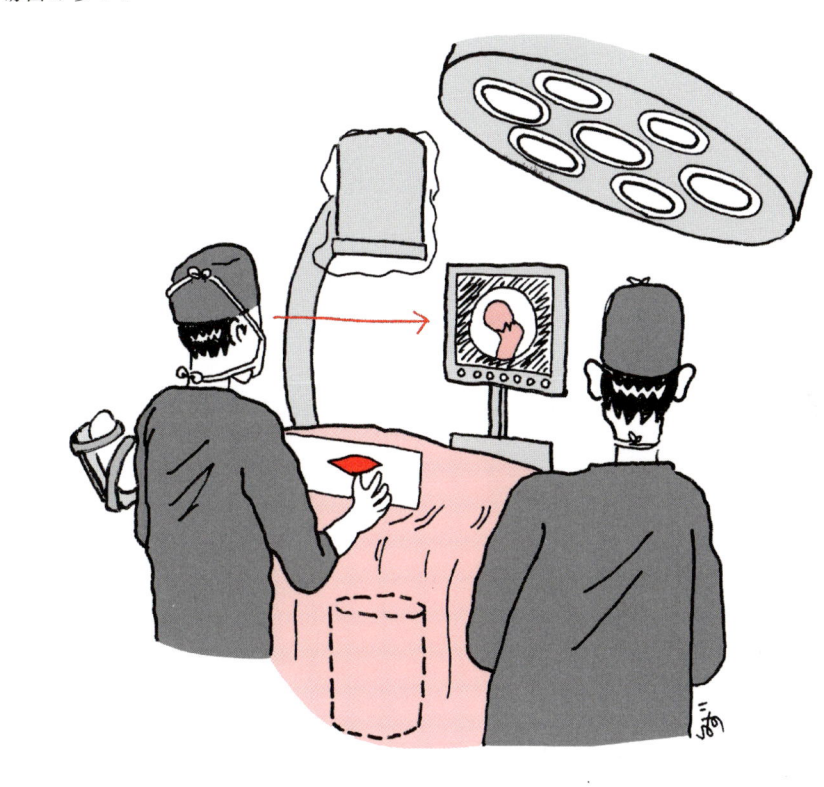

いろいろな骨をつける手術

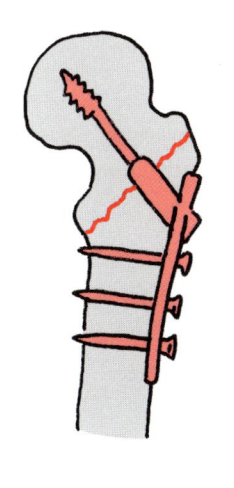

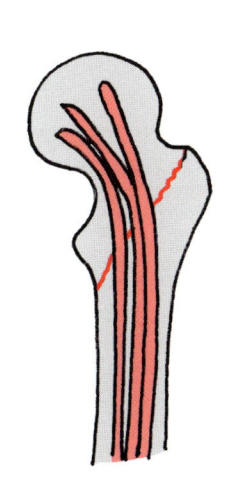

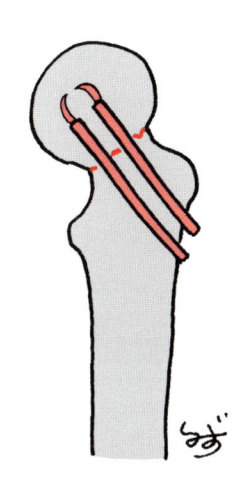

ヒップ・スクリュー　　エンダー・ピン　　CCHS　　ガンマー・ネイル　　ハンソン・ピン

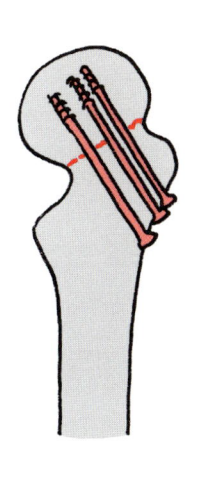

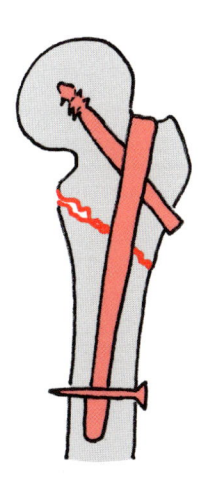

第2章
骨折

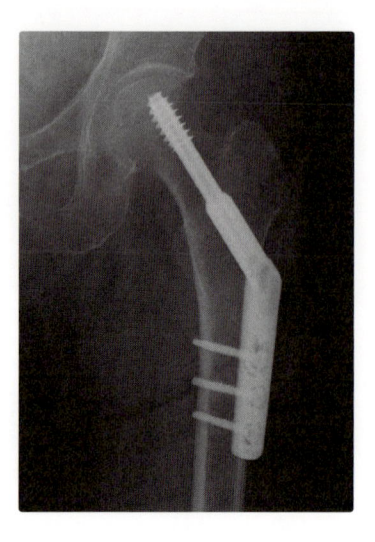

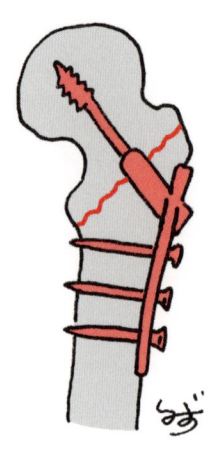

スクリューとプレートを組み立てて挿入
ヒップ・スクリュー

- コンプレッション・ヒップ・スクリュー（CHS）や，スライディング・ヒップ・スクリュー（SHS）とよばれる．
- 骨の外側にあてるプレートを軸にし，ラグ・スクリューがついている．
- コンプレッションは圧迫という意味だ．頸部（けいぶ）が縮んでくると，それに応じて，金属が縮んでくる．そして，骨折部に圧迫力がかかる．
- 逆斜めのエバンス2型の場合，このスライディングのはたらきがきかない（骨片がますます離れてしまう）ので，むずかしい．

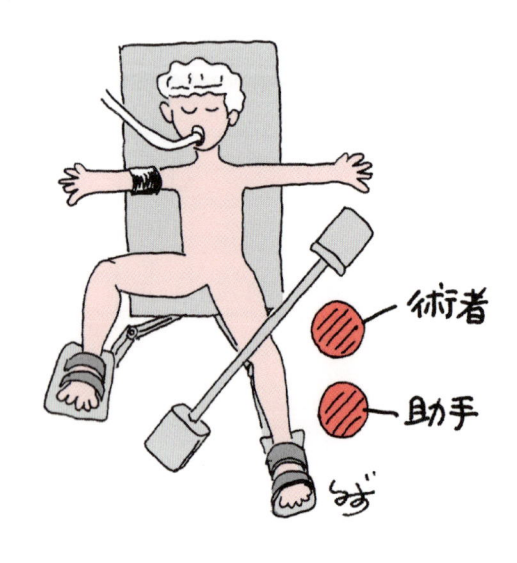

1 まず，体位がもっとも大切だ．
患者を手術台にあおむけにして，X線映像を見ながら，脚を引っぱったり，動かしたりして，骨折を戻す．
X線のイメージを台を設置するため，反対側の足は外転させる．

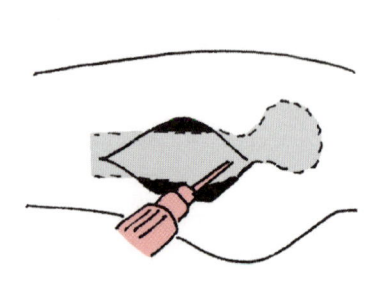

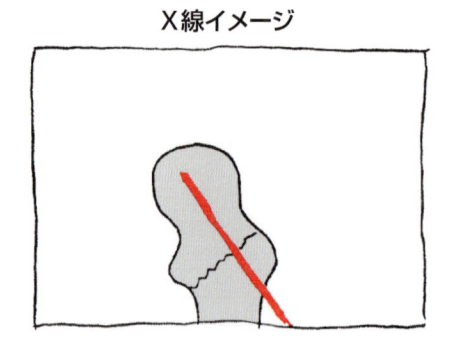

X線イメージ

2 ふとももの脇のヒフを切り，筋膜，筋肉などを切りわけ，大腿骨を出し，X線映像をみながら，方向の目安となるガイド・ピンを刺す．

X線イメージ

3 ラグ・スクリューを頚部の方向へ刺す．このときに刺入部分の長さをはかる．

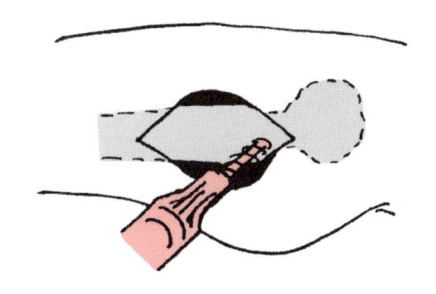

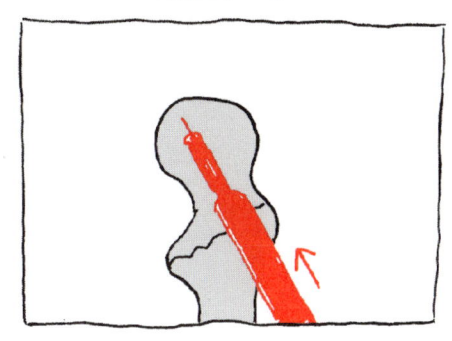

4 ラグ・スクリューとプレートを組み合わせて挿入する．

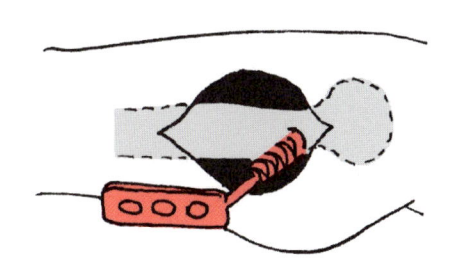

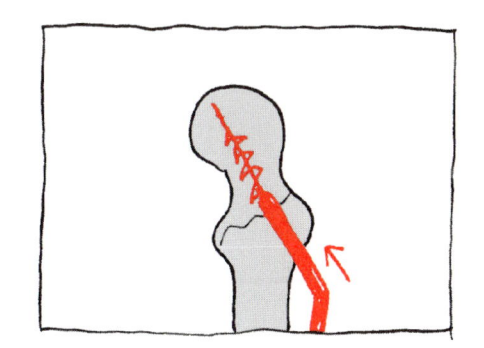

5 プレートの穴にスクリューを刺して，固定し手術終了！

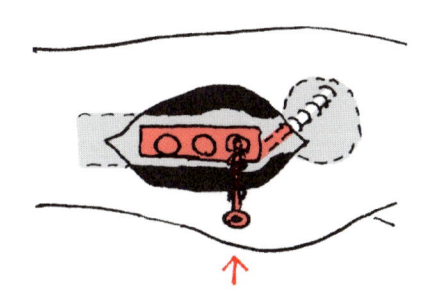

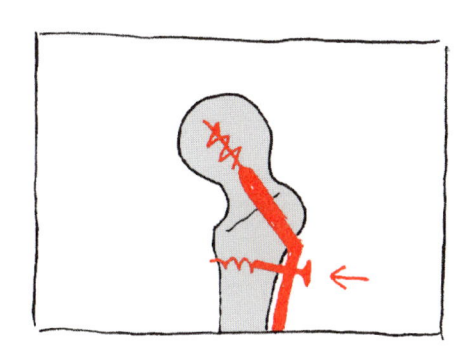

6 終了！

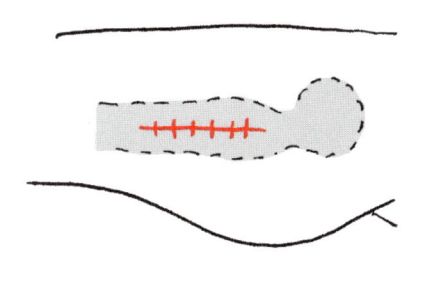

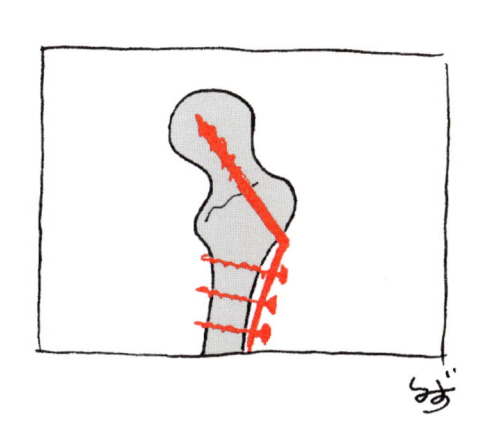

09 大腿骨頚部骨折の手術　63

第2章
骨折

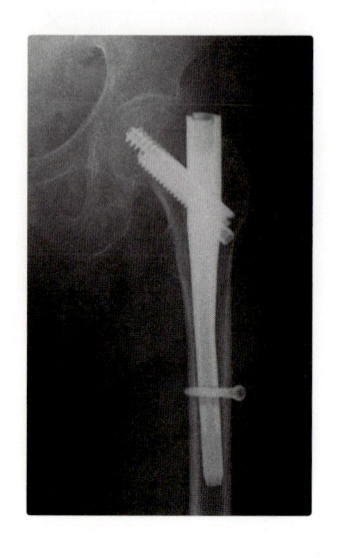

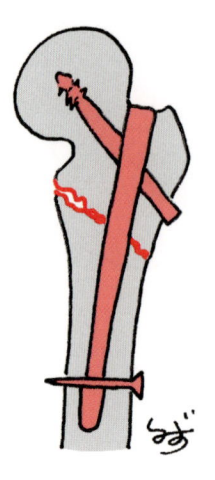

まずロッドを打ってスクリューを挿入
ガンマー・ネイル

- ネイルは釘(くぎ)という意味だ．ショート・フェモラール・ネイルともよばれる．
- 骨の中心をつらぬくロッド（芯棒(しんぼう)）を軸にし，それに，ラグ・スクリューがついている．
- ガンマーはひとの名ではなく，γ（ギリシャ文字のガンマー）だ．文字と術後のかたちが似ている．
- 逆斜めのエバンス2型の場合でも，ヒップ・スクリューよりは対応しやすい（強くささえられる）といえる．

1 体位はヒップ・スクリューの場合とおなじ．

X線イメージ

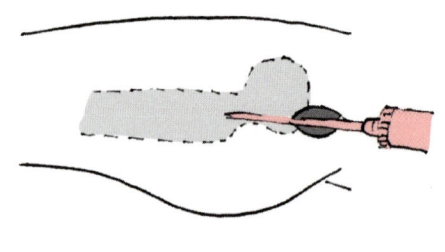

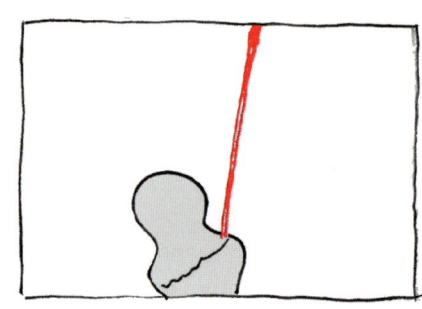

2 ふとももの脇のヒフ（ヒップ・スクリューよりアタマ側）を切り，入口の穴を開ける．

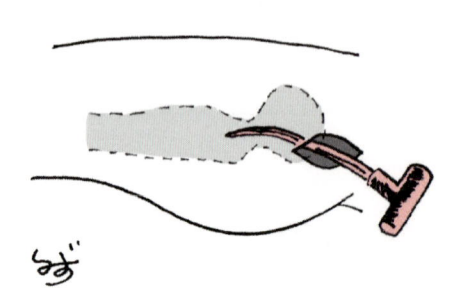

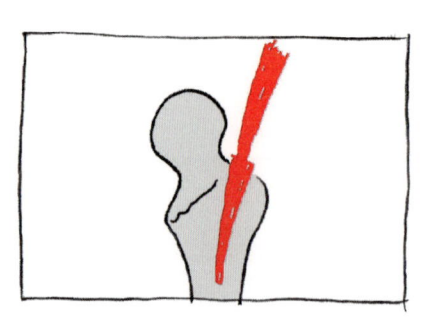

3 その穴から，ロッドを入れ，大腿骨をつらぬく穴を広げる．

64

X線イメージ

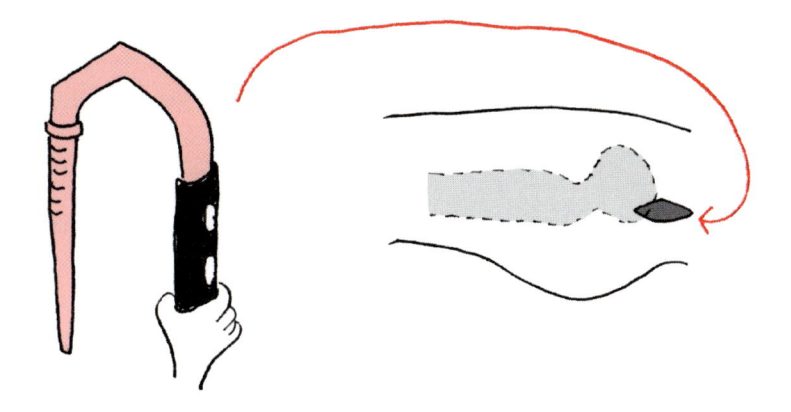

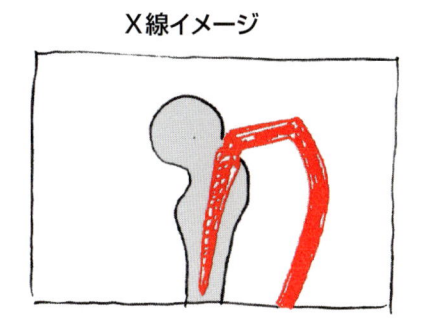

4 X線映像をみながら，ラグ・スクリューを頚部の方向へ刺す．

5 X線映像をみながら，ロッドの穴にスクリューを刺して，固定する．

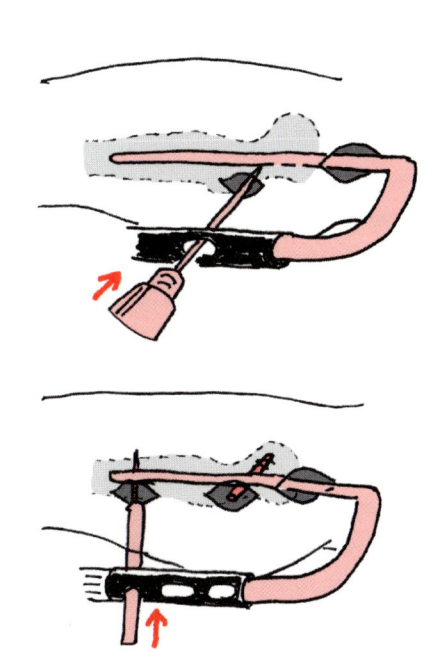

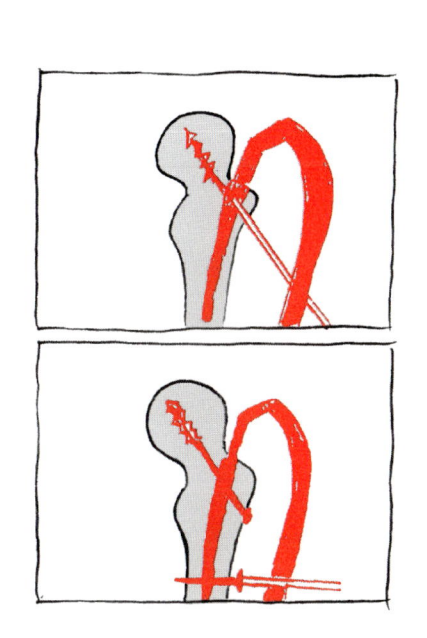

6 終了！

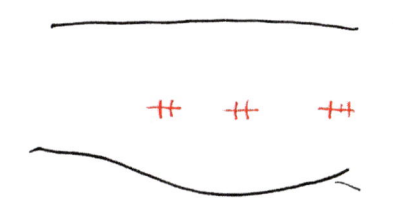

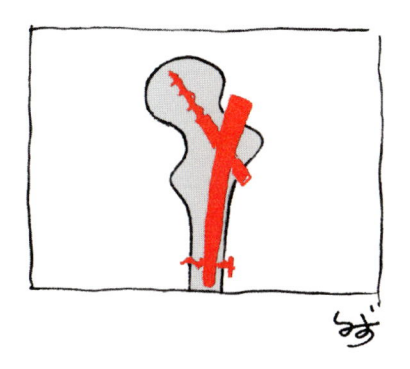

09 大腿骨頚部骨折の手術

第2章 骨折

大腿骨の下のほうから複数挿入
エンダー・ピン

- 大腿骨の下のほうに穴を開け，その穴から，わん曲したピンをつぎつぎ挿入していく．
- ピンは多いほうがよい．
- 回旋（かいせん）に弱く，穴からピンが抜けてくる欠点がある．

頚部に平行して複数挿入
CCHS，ハンソン・ピン

- これらは，ガーデン1，2型の内側骨折におこなわれる．
- 頚部に平行に数本のスクリュー，ピンを打ちこみ，骨頭を固定する．
- ハンソン・ピンは，筒の先からヒゲが出て，骨を固定する．
- ズレてしまった内側骨折には，人工骨頭（じんこうこっとう）（金属にとりかえる手術）がよい．

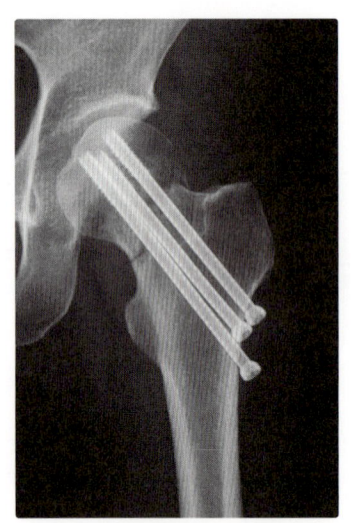

CCHS

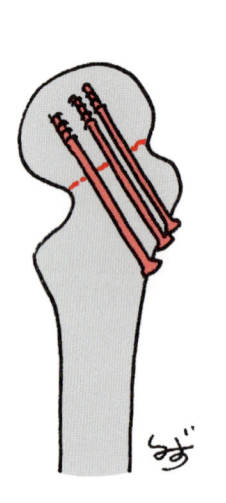

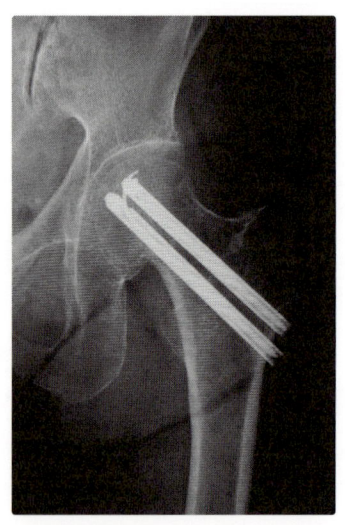

ハンソン・ピン

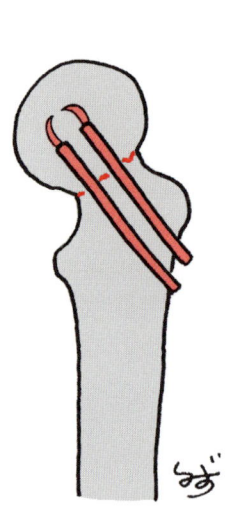

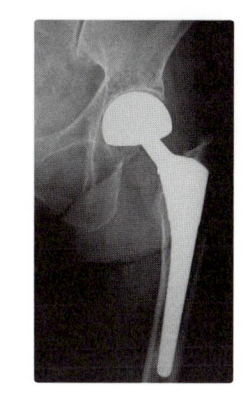

金属にとりかえる手術＝人工骨頭置換術

折れた骨頭はあきらめ，代わりに金属の骨頭をつける手術だ．欠点は，観血的整復固定術にくらべて，出血が多い，侵襲が大きい，手術時間が長い，などがあげられる．

人工骨頭置換術の術式（左側の場合）

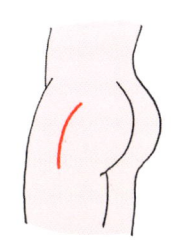

1 患者をヨコ向きにして，お尻からふとももにかけてのヒフを切る．

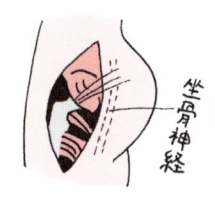

2 筋膜，筋肉などを切りわけ，関節を出す．（坐骨神経）

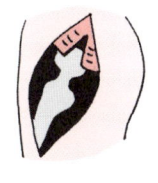

3 関節のふくろ（関節包）を切ると，大腿骨の骨頭がみえる．

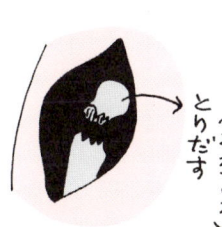

4 大腿骨の骨頭をとりだす（切り落とすかすでに折れている）．

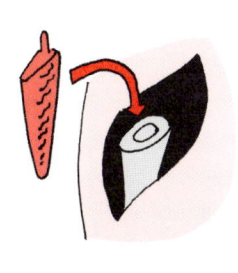

5 ステムを，残りの大腿骨の中心をつらぬくように打ちこむ．

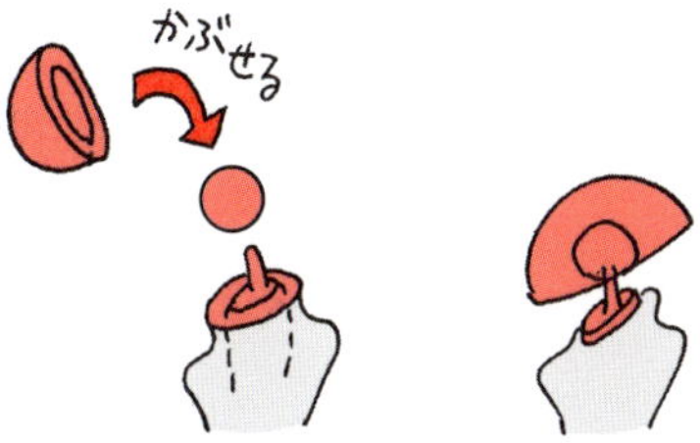

6 ステムに，人工のネック，人工の骨頭をはめる．

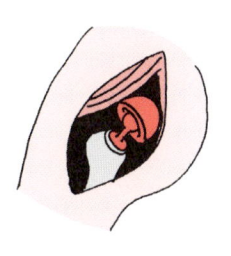

7 人工骨頭を臼蓋に戻す．

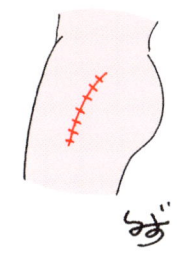

8 手術終了！

09 大腿骨頚部骨折の手術　67

第2章

骨折

外転枕の効用

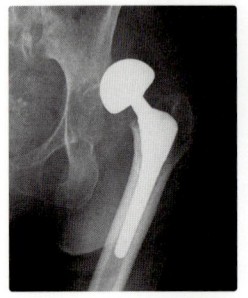

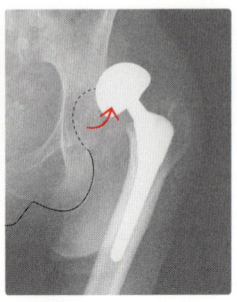

人工骨頭の術後，患者さんがよく股にはさんでいる三角のクッションが「外転枕」だ．再脱臼しないためには，術後やってはいけない禁止の動作がいくつかある．外転枕はその動作を防ぐためにつかわれる．

人工骨頭が脱臼した様子

冷夜里「ところで，先生，よく人工骨頭の術後，ふとももものあいだに外転枕をはさみますが……．」
那須野「そうそう，なぜ，あんなヘンテコなものをつけなきゃなんないんですか？」
江良井「あれは，脱臼予防じゃ．」
那須野「えーっ，術後にまた脱臼させちゃうの？」
江良井「考えてもみろ．手術室で，一度は完全に脱臼させているんじゃぞ．関節包や筋肉もいじっているし，しばらくは脱臼しやすいアブナイ時期が続くんじゃ．」

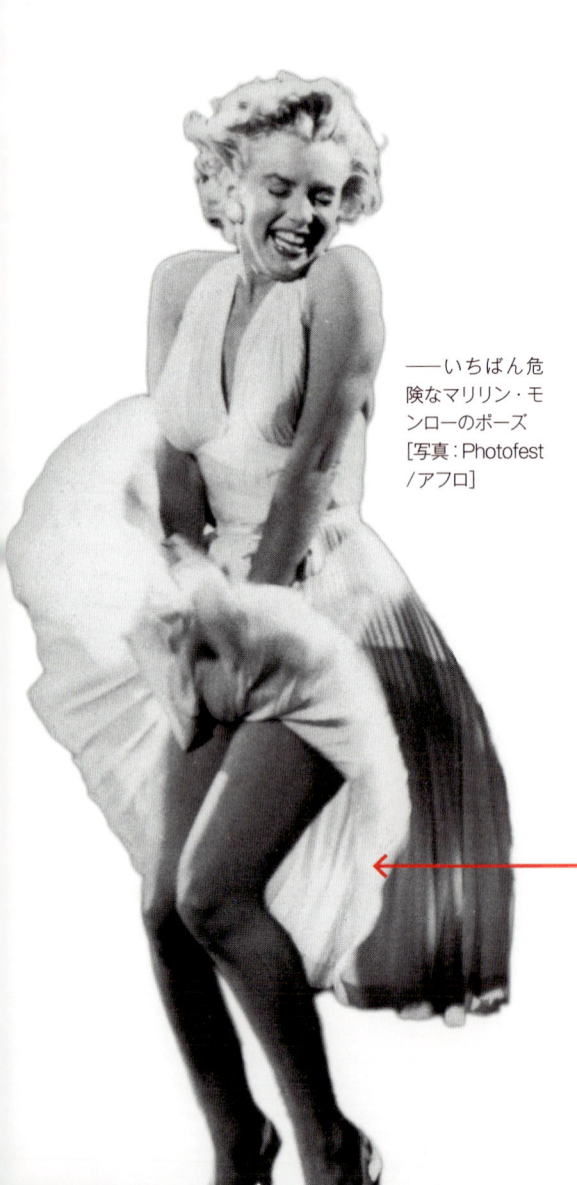

――いちばん危険なマリリン・モンローのポーズ
[写真：Photofest／アフロ]

> なぜ脱臼を防げるの？
> ### 外転枕をつかう理由
> - 外転枕は，脱臼を防止するためにつかわれる．
> - **屈曲，内旋，内転**の動作は骨頭が脱臼しやすい状態となり，とくに患者さんの**危険なポーズ**，すなわち，和式トイレや，車椅子の乗り降り，体位変換のさいに注意しなければいけない．

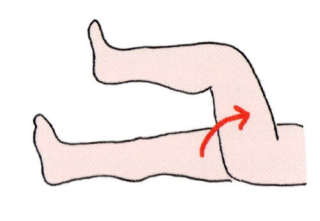

脱臼がおこりやすいポーズ

屈曲

内旋

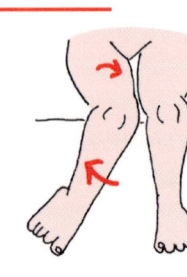

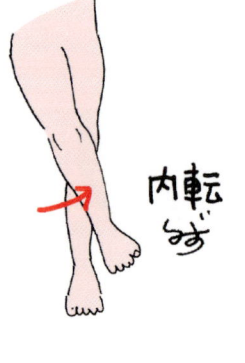

内転

- したがって，その逆の動作，つまり**伸展**，**外旋**，**外転**の肢位であれば**脱臼しにくい**ことになる．
- したがって，脱臼防止のため，術後しばらく（約3週間），外転枕をつける．
- あぐらのポーズも外転＋外旋なのでよい．

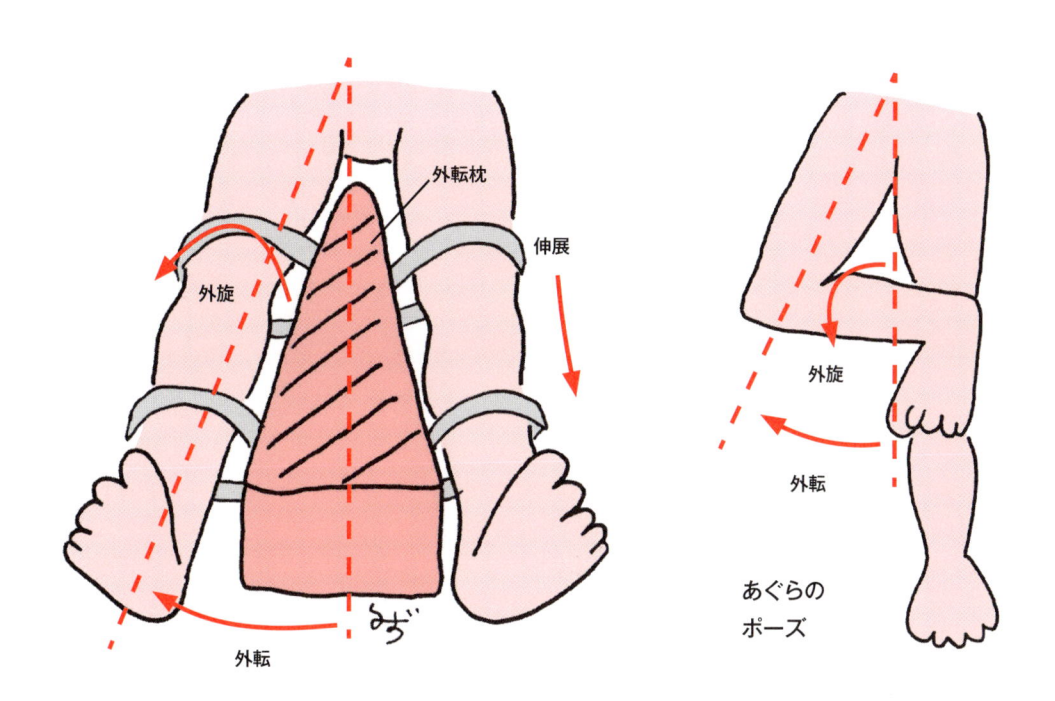

那須野「**後療法**で，注意することがありますか？」
江良井「老人は，部分荷重がむずかしい．だから，いきなり全荷重になることが多いな．」
那須野「たしかに．1週間ごとに15kgずつ増やせなんて言われたら，わたしだってまちがえそうだもん．」
冷夜里「いつから歩いていいんですか？」
江良井「ズレのない骨折ならば，早期（〜手術後1週）に歩いてもいいとされている．ただ，骨折の様子や手術のできぐあいは，ケース・バイ・ケースだから，ひとことでは言えんがのう．」

コラム 2 おじいさん，おばあさんの骨折

那須野「先生，むかしも大腿骨頚部骨折はあったんでしょうか？」
江良井「もちろんじゃ．」
冷夜里「でも，むかし話では，おじいさんは山へしば刈りに，おばあさんは川へ洗濯に……って，いっけん，すごく元気そうだけどなあ．」
江良井「いや，現代より，やっぱり不健康だったと思うよ．」
冷夜里「たしかに，栄養状態は悪いし，カルシウムなんて十分にとらなかっただろうし．」
那須野「むかしは，かわいそうだわ．大腿骨頚部骨折の患者さんは，そのまま寝たきりになって，死ぬのを待つしかなかったのかも．」

江良井「『楢山節考(ならやまぶしこう)』っていう映画があったじゃろ．」
冷夜里「カンヌ映画祭グランプリをとった名作ですね．あれってたしか……．」
那須野「姨捨(おばすて)伝説の話ですよね．」
江良井「そう．貧しい村では，歩けなくなったお年寄りを背負って山へ捨てに行くんじゃ（身につまされ落涙(らくるい)）．」

映画『楢山節考』より
［写真：Album/アフロ］

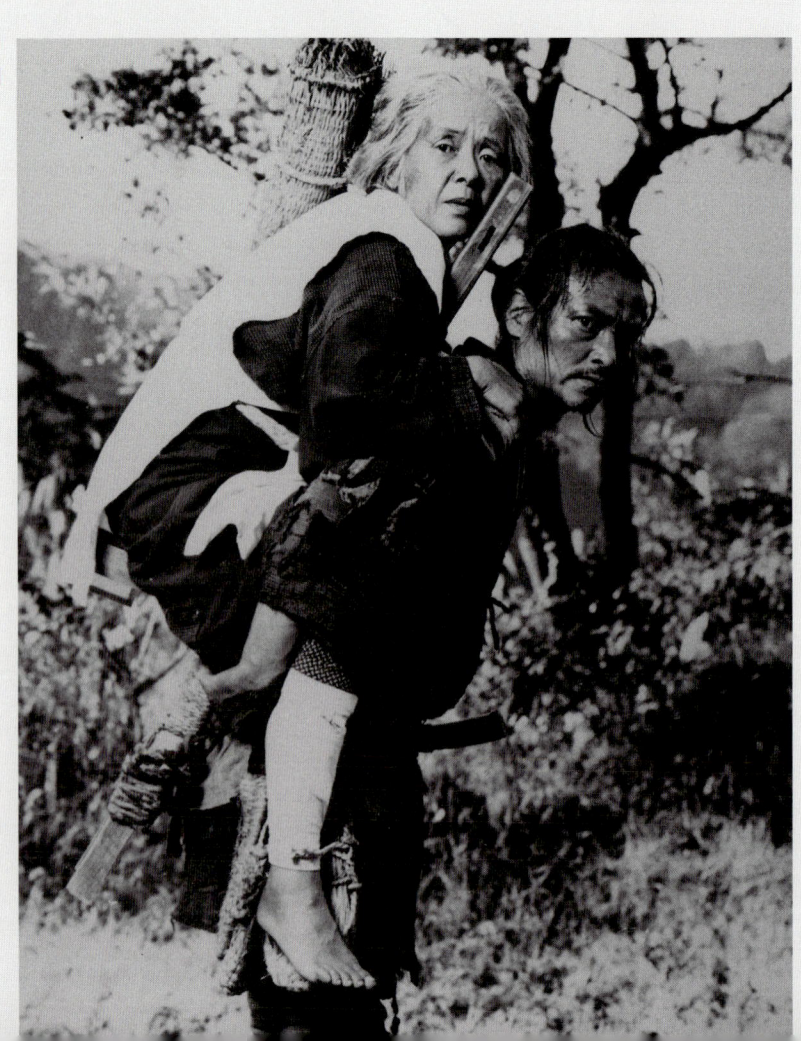

冷夜里「もしかすると，大腿骨頚部骨折は，もうそろそろ，アンタは二本足で歩くのは終わりです．っていう神様のお告げみたいなものだったのかもしれないですね．」

江良井「現代人の平均寿命が延びているのも，老人の骨折が，手術で治るようになったお蔭かもしれないのぅ．」

那須野「でも，あたし，やっぱりただの長生きじゃなく，健康でないと意味がないような気もするわ．」

冷夜里「たしかに，むりに寿命を長くしすぎる傾向はあるかも．」

那須野「むかしは人生わずか五十年，といわれていた．だからこそ，戦国時代の武将は，はたらき盛りに命がけで，戦に挑んだのよ．命短くても若くして華々しく散るすがたは美しいわあ．」（うっとり）

冷夜里「ちぇっ．隣人よりすこしでも長生きしたいっていうやつが．」

那須野「なにか言いました？」

江良井「ところで，大腿骨頚部骨折患者の5年生存率が，50％以下だという事実を知っとるかね？」

冷＆那「ええっ．ホントですか？」

冷夜里「50％以下というと……待てよ，……がんとおなじじゃないですか？」

那須野「ガーン！」

江良井「せっかく手術が成功しても，やっぱり寝たきりになってしまったり，反対側を骨折したり，……老人は，いろいろ大変なんだよ．．」

那須野「明日からダイエットやめるわ．いまからでも，カルシウムをじゃんじゃん食べて，栄養をつけておこうっと．」

江＆冷「ダメだこりゃ．」

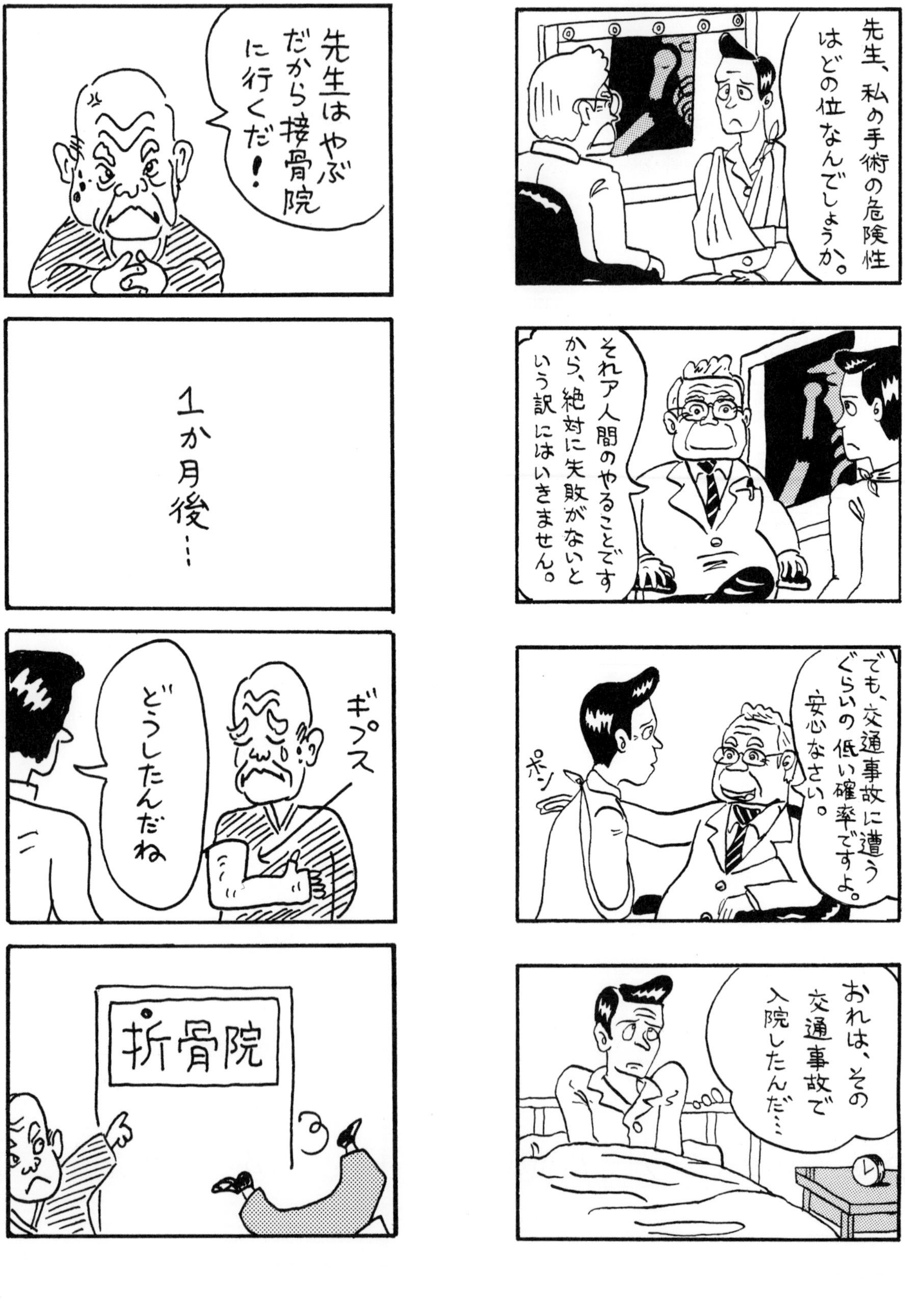
先生、私の手術の危険性
はどの位なんでしょうか。
それア人間のやることです
から、絶対に失敗がないと
いう訳にはいきません。
でも、交通事故に遭う
ぐらいの低い確率ですよ。
安心なさい。
ポン
おれは、その
交通事故で
入院したんだ…
先生はやぶ
だから接骨院
に行くだ！
1か月後…
ギプス
どうしたんだね
折骨院

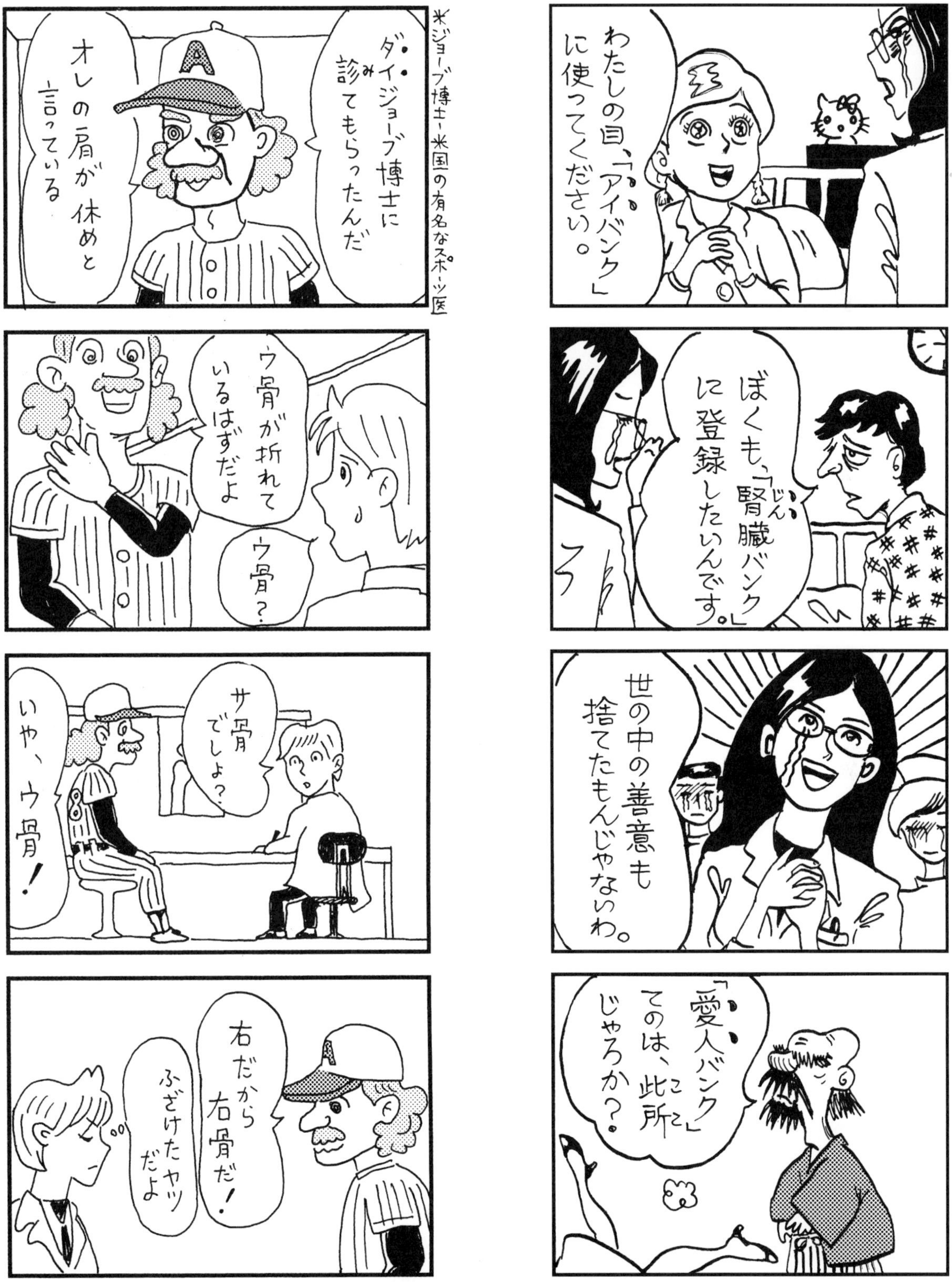
わたしの目、「アイバンク」に使ってください。
ぼくも、「腎臓バンク」に登録したいんです。
世の中の善意も捨てたもんじゃないわ。
「愛人バンク」てのは、此所じゃろか？
ダイジョーブ博士に診てもらったんだ
オレの肩が休めと言っている
※ジョーブ博士ー米国の有名なスポーツ医
ウ骨が折れているはずだよ
ウ骨？
サ骨でしょ？
いや、ウ骨！
右だから右骨だ！
ふざけたヤツだよ

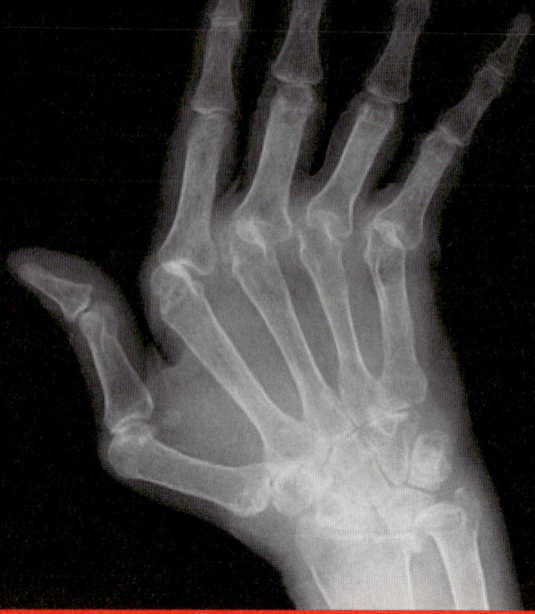

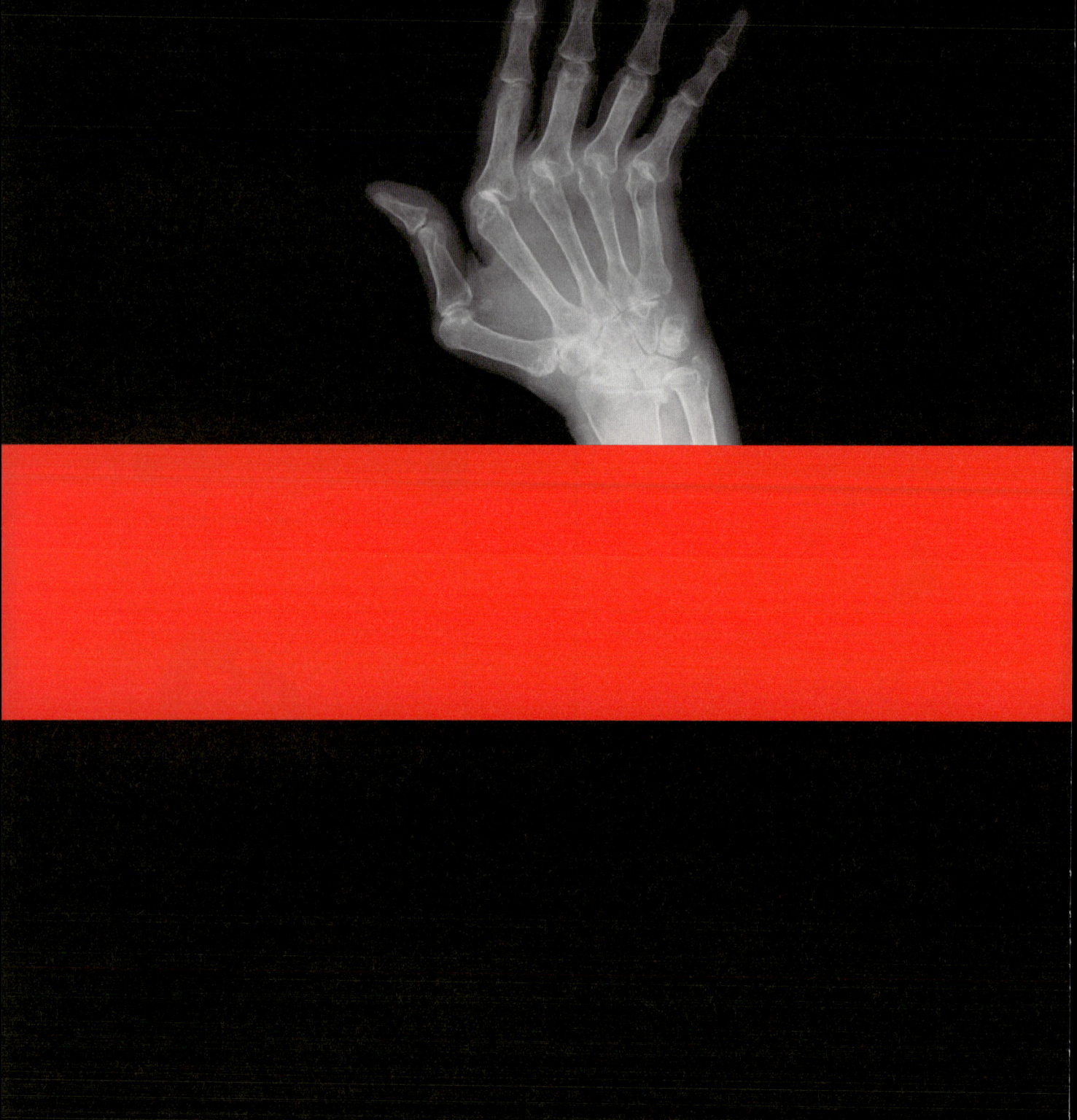

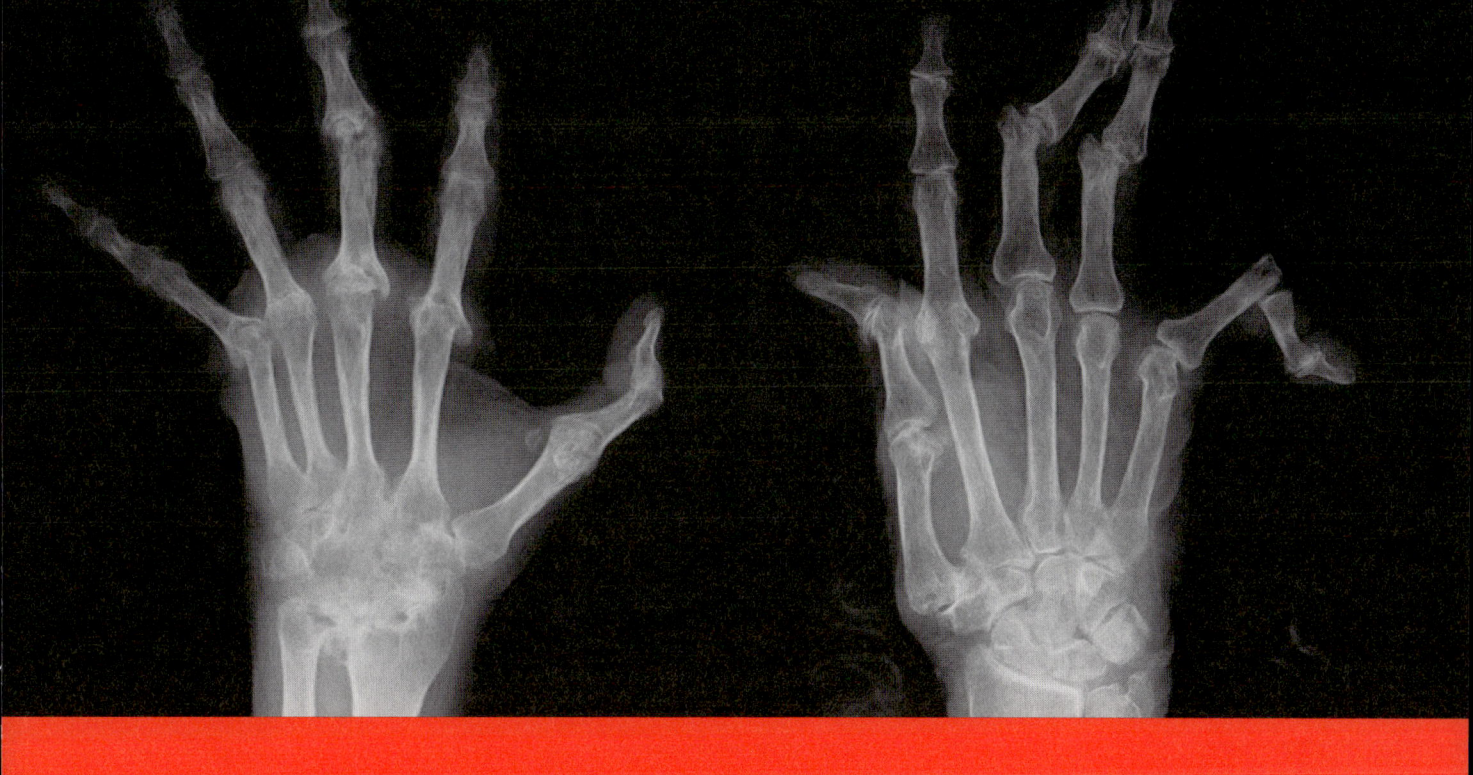

第3章 関節リウマチ

第3章 関節リウマチ

01

よく耳にするけど，そもそも……
関節リウマチとは何？

関節リウマチとは，ひとことで言うと，全身の関節が炎症をおこし，腫れて，痛み，やがて変形していく病気だ．リウマチは滑膜を侵す．滑膜は関節にある．だからリウマチになると関節がやられる．女性に多く，中年になってからの発症が多い．

那須野「世界中で，たくさんのリウマチ患者さんがいて，苦しんでいるのに，いまだに原因不明なんですね．」
冷夜里「不治の病といわれてきました．」
江良井「でも，だんだん，新しい治療法が確立されてきて，治る病気になってきているんだ．」
那須野「一刻も早く，すぐれた治療法が発明されるといいですね．」

リウマチの原因は？

- 原因不明である．
- だが，免疫の異常が関係しているといわれている．
- 免疫の細胞は，本来，外部から侵入してきた敵や異物と闘う．ところが，なんらかの原因で，自分の滑膜を攻撃してしまう．こうした自己免疫疾患のひとつだ．

- 自分のからだに反応してしまう抗体（リウマチ因子）ができ，免疫反応がおきる．
- 白血球からつくられる物質（サイトカインなど）が，炎症をうながし，痛みをおこす．

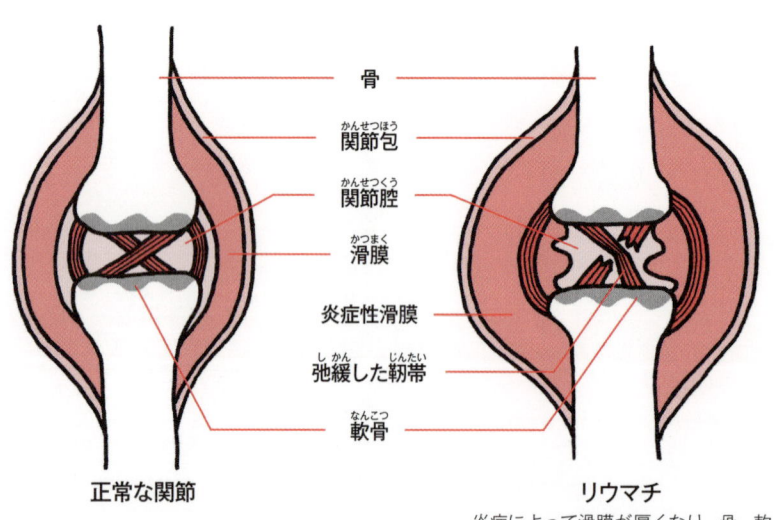

正常な関節 — 骨／関節包／関節腔／滑膜／軟骨

リウマチ — 炎症性滑膜／弛緩した靭帯
炎症によって滑膜が厚くなり，骨，軟骨，靭帯を破壊する．

リウマチでやられる場所——滑膜

- リウマチでは,関節の滑膜に炎症がおきる(**滑膜炎**).
- 滑膜は,関節のふくろを内側から裏打ちしているうすい膜だ.
- いわゆる膝のお水(関節液)も,滑膜で分泌されている.
- リウマチがすすむと,滑膜は増殖する(ぶ厚くなる).さらに炎症がすすむと,滑膜は骨や軟骨を浸食する(壊す).
- X線では,骨にびらん(壊れた像)がみえる.
- 最終的には,軟骨がなくなり,骨と骨とがくっついてしまう(**強直**という).

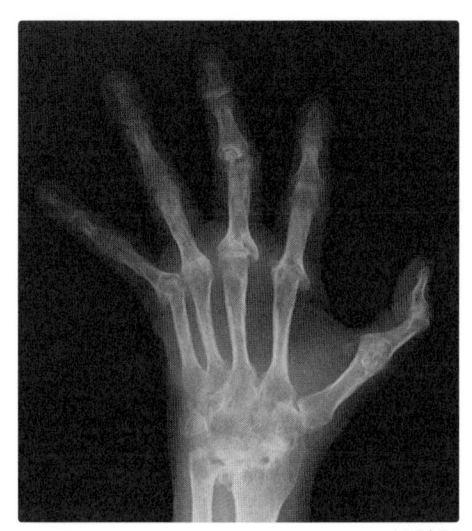

指の骨にびらん(壊れた像)があり,手根骨がくっついている.

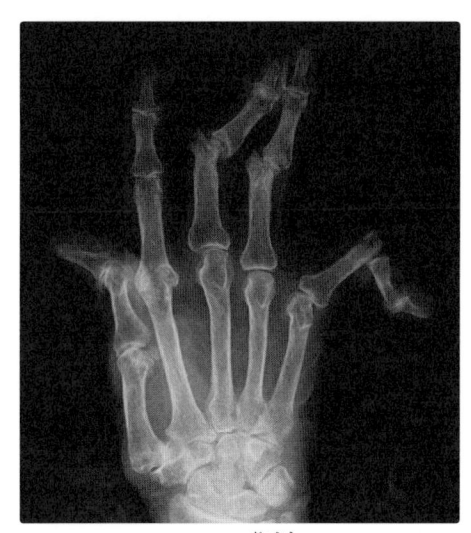

リウマチが進行すると(脱臼,変形……).

第3章 関節リウマチ

リウマチの症状と診断

- 米国リウマチ協会の診断基準（1987年）がつかわれてきた．ただし，早期のリウマチの診断がむずかしい（まだ症状が出はじめていない！）という欠点があった．リウマチは**できるだけ早期**に治療を開始することが大切なのだ．
- そのため，米国と欧州のリウマチ学会によって新たな診断基準が発表された（2009年）．

従来の基準
米国リウマチ協会（ARA）の診断基準（1987）

- 以下の7項目のうち4項目があてはまれば関節リウマチと診断する．
  - □ 朝のこわばり
  - □ 3関節以上が腫れる
  - □ 手の関節（PIP，MCP）の1関節以上が腫れる
  - □ 左右対称の関節におきる
  - □ 手，指のびらん，萎縮，破壊
  - □ リウマチ因子が陽性
  - □ リウマトイド結節ができる

新たな基準
米国リウマチ学会・欧州リウマチ学会（ACR・EULAR）の診断基準（2009）

- A〜Dの各点数を合計し，6点以上なら関節リウマチと診断する．

A 罹患関節		
大関節1ヵ所	0	大関節：肩，肘，股，膝，足
大関節2〜10ヵ所	1	
小関節1〜3ヵ所	2	小関節：PIP，MCP，2-5MTP，wrist
小関節4〜10ヵ所	3	
11ヵ所以上（1ヵ所以上の小関節）	5	ここに，顎・胸鎖・肩鎖関節を含めてよい
B 血清学的検査		
RF（−）かつ抗CCP抗体（−）	0	
いずれかが低値陽性	2	
いずれかが高値陽性	3	高値：正常上限の3倍を超えるもの
C 急性期反応物質		
CRP正常かつESR正常	0	
CRP，ESRいずれかが異常	1	
D 症状の持続		
6週未満	0	
6週以上	1	

- ほかに全身性の症状として，微熱やだるさ，貧血，肺の病気，心臓の病気，腎臓の病気，目の病気がある．

特徴的な
リウマチの手

第3章
関節リウマチ
02

冷夜里「リウマチというと，なんとなく手の病気と思っちゃうんですよね．」
那須野「朝のこわばりもそうだけど，いろいろな変形がおきてきますね．」
江良井「たしかに，手は，患者さんにとって，最初の症状であることが多いね．」
那須野「食事，洗顔，排便のあとしまつ，着衣と脱衣……手は日常生活にとって欠かせないわ．」

なぜ手が変形するの？
関節変形のしくみ

- 関節が破壊されると，靭帯や関節のふくろがゆるみ，腱の走行がずれる（脱線する）．
  そのため，関節は，変形し脱臼してくる．

リウマチに特徴的な
手の変形の種類

- **スワン・ネック（白鳥のくび）変形**
  第1関節（DIP）の屈曲．第2関節（PIP）の伸展．

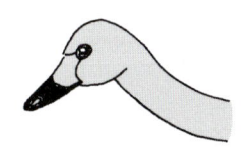

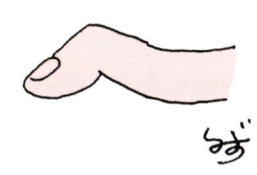

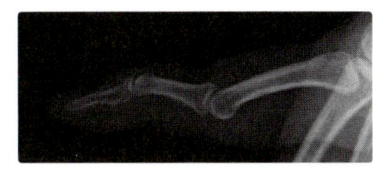

- **ボタン・ホール（ボタンの穴）変形**
  第1関節（DIP）の伸展．第2関節（PIP）の屈曲．
  第2関節（PIP）の伸筋腱が切れる（真ん中が裂ける）．
  洋服のボタンの穴からボタンが顔を出すのに似ている．

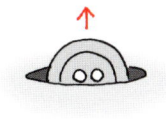

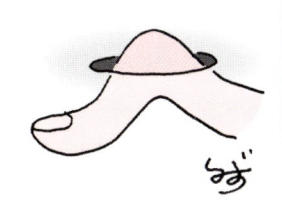

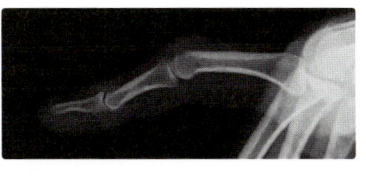

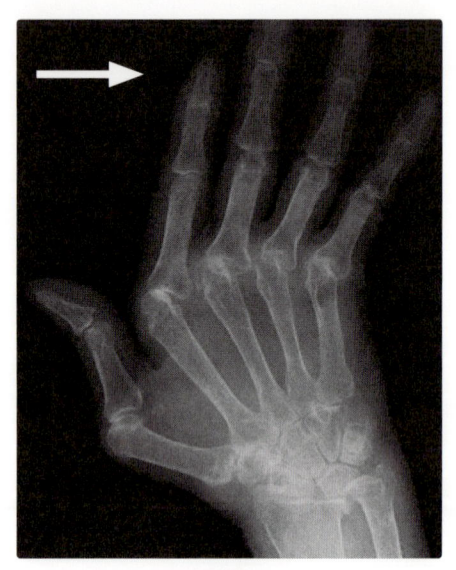

第3章

関節リウマチ

- **尺側偏位**
  示指～小指が外（小指側）に曲がってしまう．第3関節（MP）の滑膜炎で生じる．滑膜炎が持続すると，関節が手のひら側に脱臼する．
- **橈骨と尺骨のあいだの関節（DRUJ）でおこる変形・脱臼**
  尺骨頭を切る手術（ダラー法）がおこなわれてきたが，術後に変形がおこるので，尺骨頭を切り，橈骨に固定する手術（ソウベ・カパンジー法）がおこなわれるようになった．

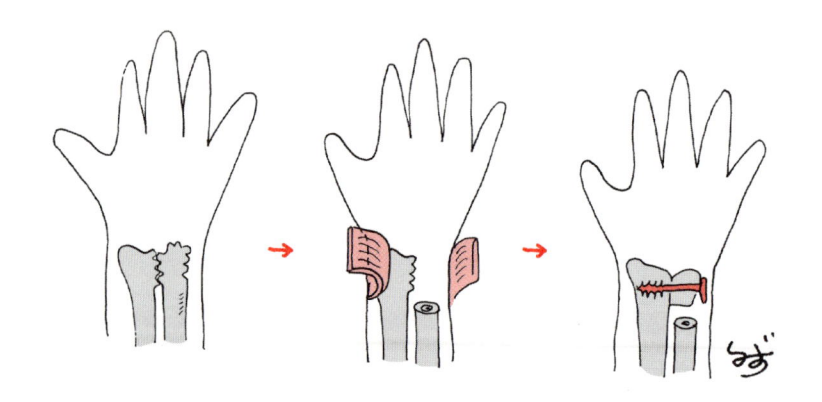

尺側偏位

- **伸筋腱断裂**
  変形した骨との摩擦により，腱が切れて，急に手や指が伸びなくなることがある．そのまま腱をつなぐことはむずかしく，腱の移行術（となりの腱と結ぶ），腱の移植術（ほかの腱をもってくる）がおこなわれる．

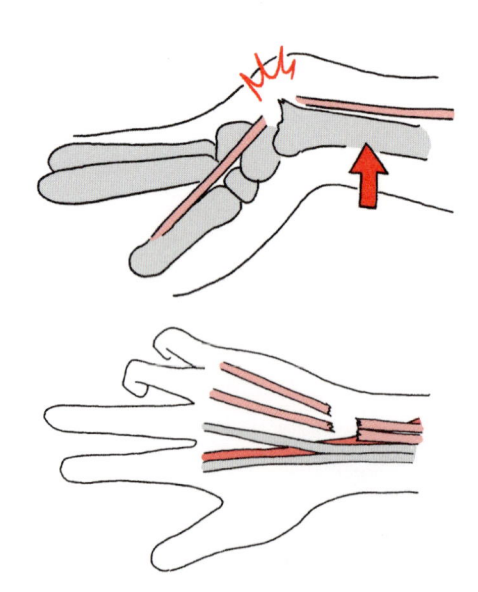

1 脱臼して伸筋腱が切れる．

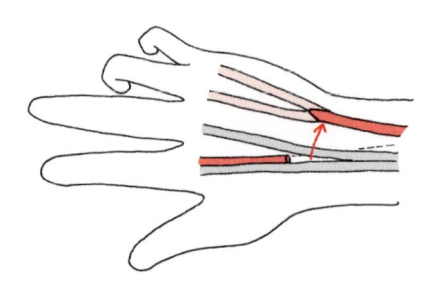

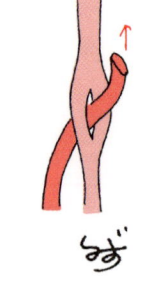

2 となりの腱を動かしてヌいつける（左）．腱を通してしっかりヌう（右．インター・レーシング法という）．

くすりが中心だけど手術もある
リウマチの治療

第3章
関節リウマチ
03

那須野「リウマチ治療の基本はなんですか？」
江良井「やっぱり**薬物療法**じゃよ．これまでは，エヌセイド（NSAIDs，非ステロイド性鎮痛薬）やステロイドをつかうことが多かったが，リウマチの関節破壊が早期に急激におきることがわかってきて，早期から，強力な抗リウマチ薬（DMARDs）や，サイトカイン阻害薬（生物学的製剤）を投与するようになってきている．手術は，これらの効果がない場合や，変形がすすんでしまった場合におこなわれるんじゃ．」
冷夜里「手術にはどんなものがありますか？」

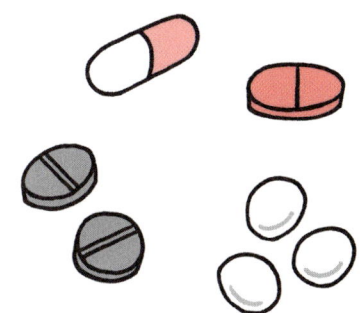

リウマチの手術のいろいろ

病変の場をうばう
滑膜切除
- 増殖した滑膜を切除する手術．リウマチが悪さをする活躍の場所をなくしてしまう方法だ．

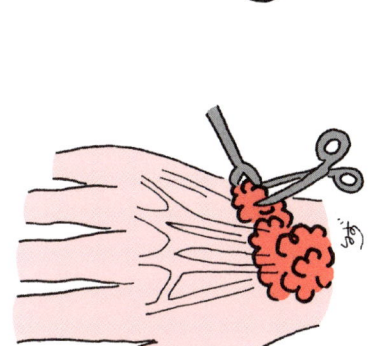

壊れた関節を置き換える
人工関節置換術
- 肘，膝，肩，股関節，指など，壊れた関節を，金属に置き換える方法だ．

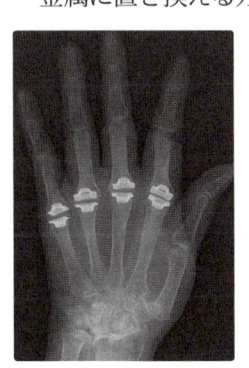

| 人工指 | 人工肩 | 人工肘 | 足関節の固定術 |

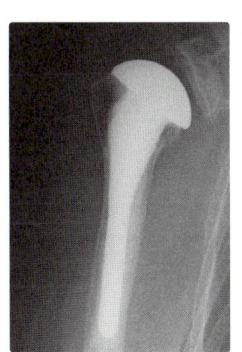

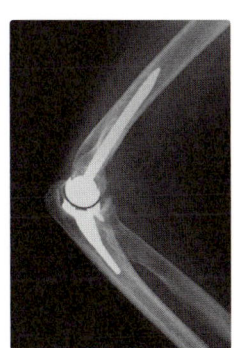

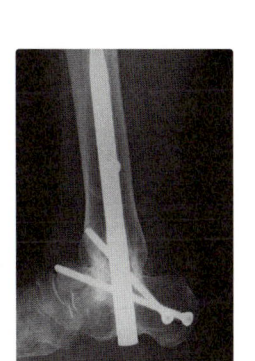

動きなければ痛みなし
関節固定
- 関節を固定して動きを止めると，痛みがとれる．動かなくても困らない関節（足など）におこなわれる．

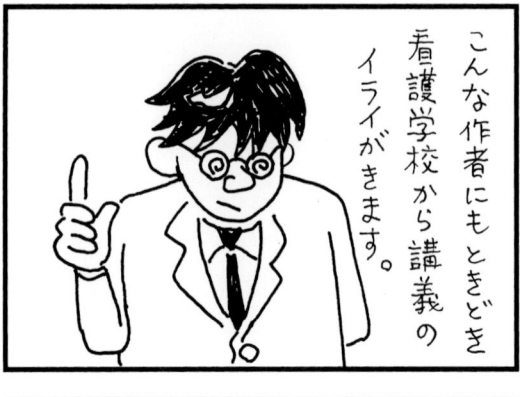

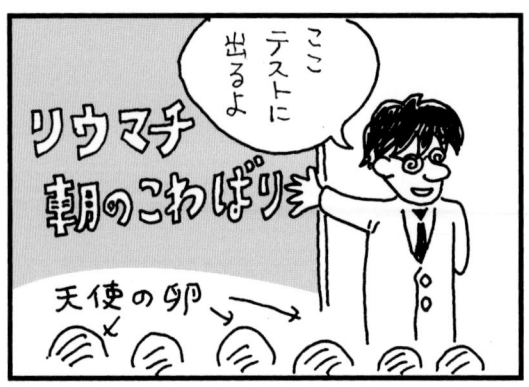

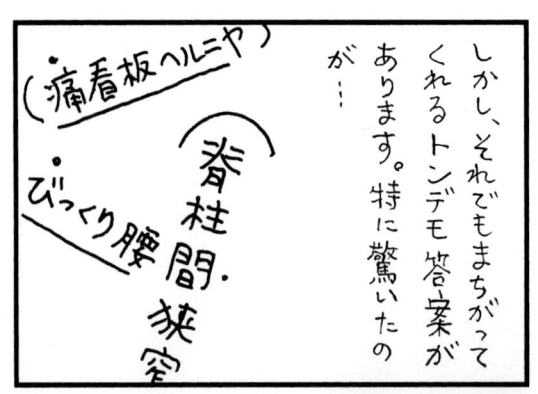

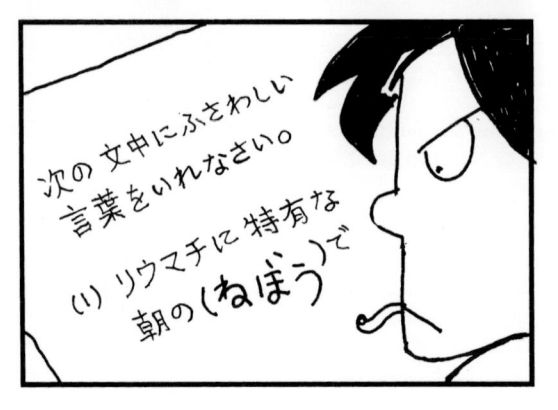

こんな作者にもときどき看護学校から講義のイライがきます。

「ここテストに出るよ」
リウマチ朝のこわばり
天使の卵

しかし、それでもまちがってくれるトンデモ答案があります。特に驚いたのが…
(痛看板ヘルニヤ)
脊柱間狭窒
びっくり腰

次の文中にふさわしい言葉をいれなさい。
(1) リウマチに特有な朝の(ねぼう)で

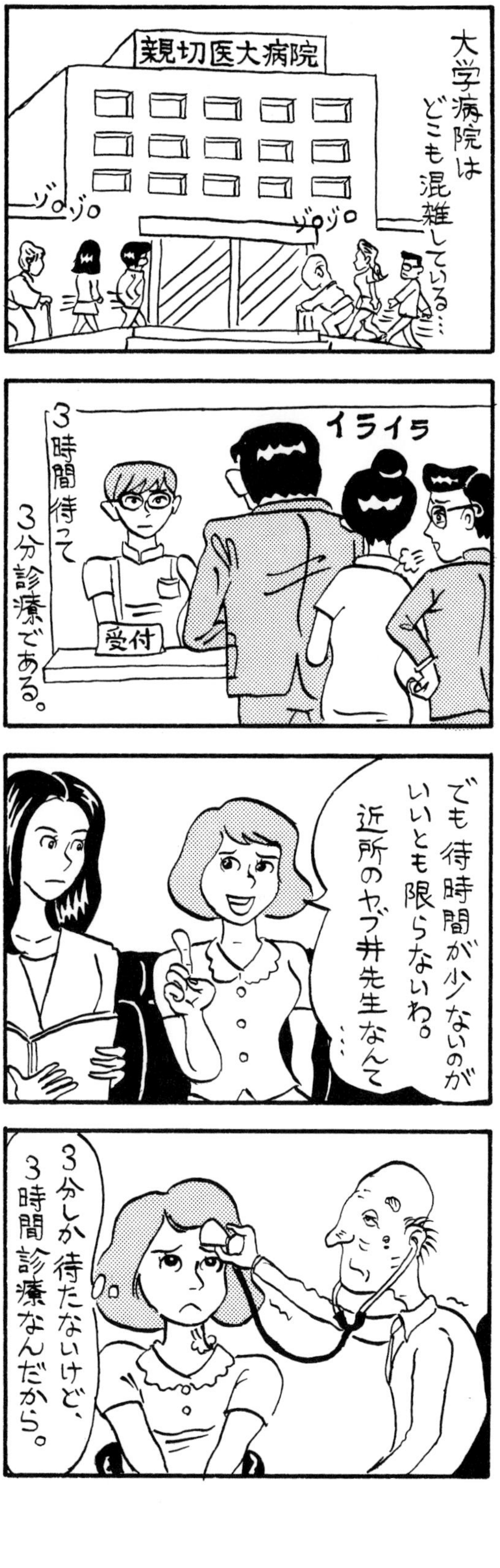
親切医大病院
大学病院はどこも混雑している…
ゾロゾロ
ゾロゾロ
3時間待って
3分診療である。
イライラ
受付
でも待時間が少ないのがいいとも限らないわ。
近所のヤブ井先生なんて…
3分しか待たないけど、
3時間診療なんだから。

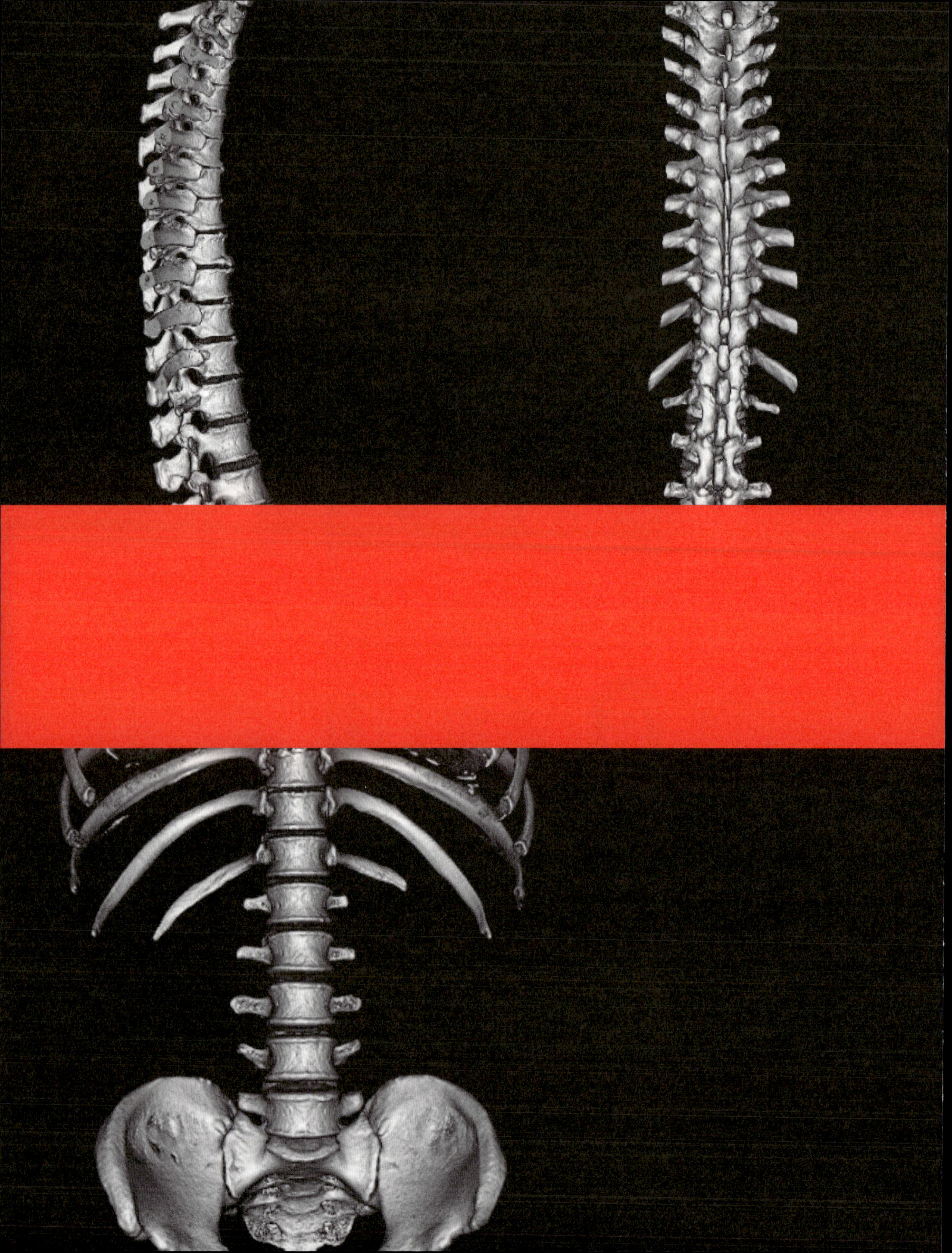

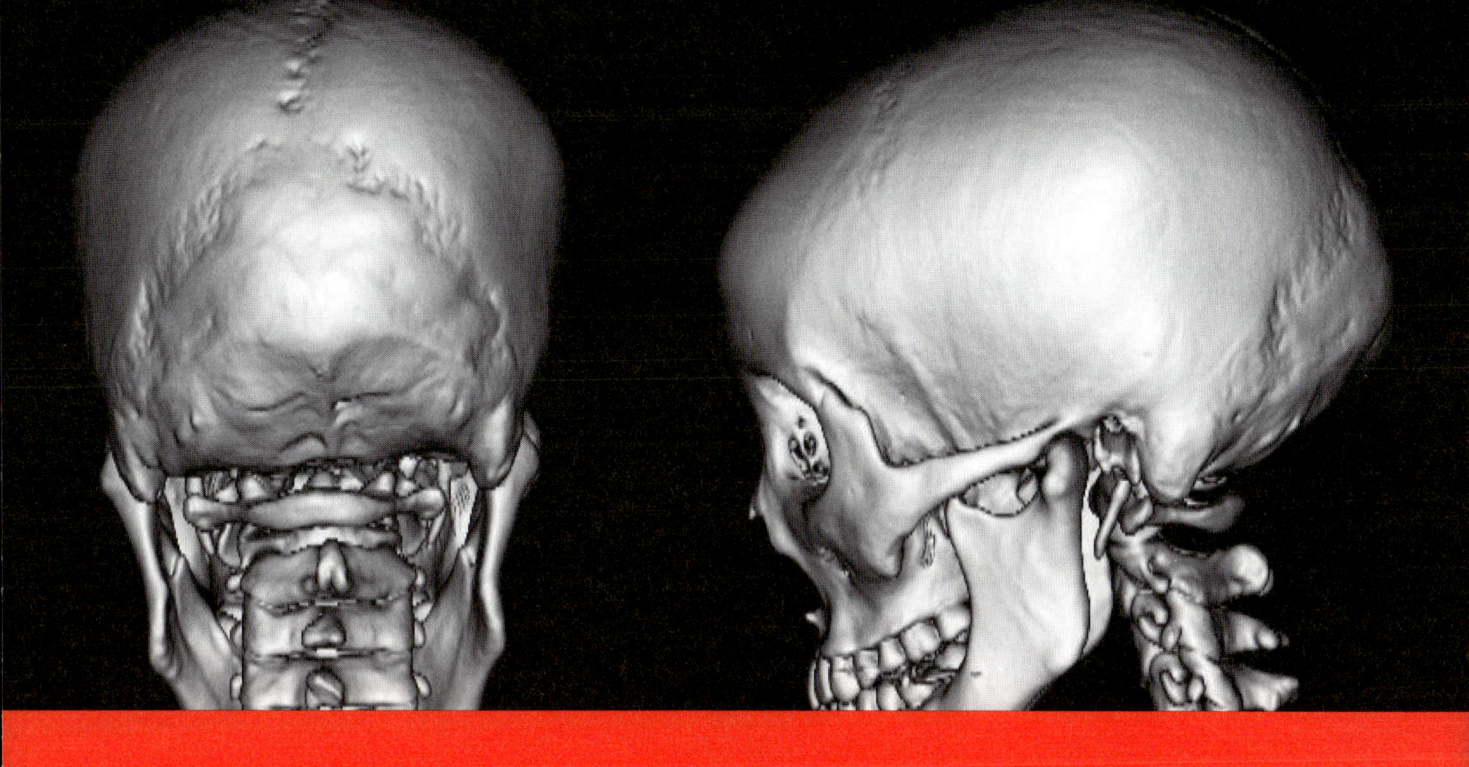

第4章

脊椎

Map of Anatomy

いわゆるセボネ
脊椎の解剖

整形外科の地図 ❸

冷夜里「まーた解剖ですか？」
那須野「ナンダカややこしそうね．ここの分野は．」
冷夜里「脊椎の授業からおかしくなってドロップアウトした学生も多いです．」
江良井「とっつきにくい理由のひとつが，解剖じゃ．でも，逃げるわけにもいかんのじゃ．」

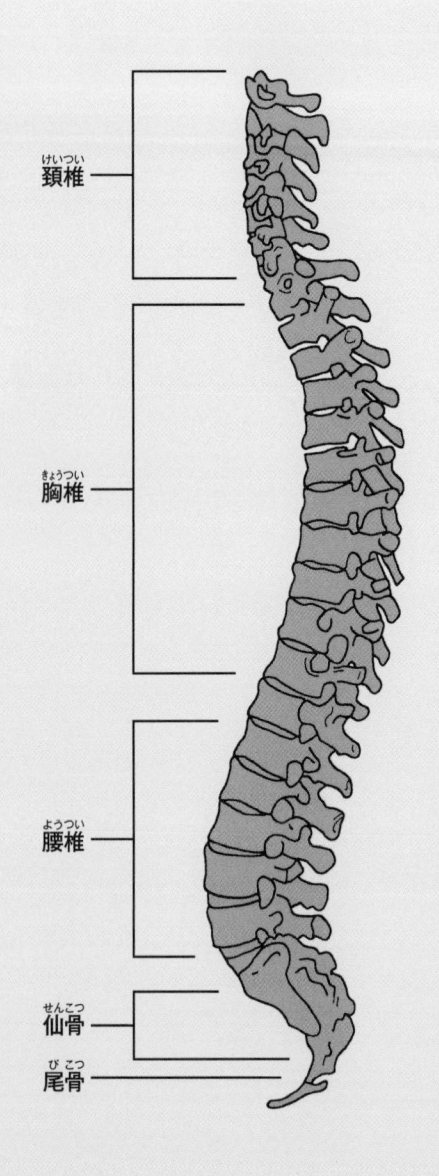

ゆるやかなS字をえがく
脊椎のカーブ

- ヒトのセボネは，**頚椎**→**胸椎**→**腰椎**→**お尻**とそれぞれちがうカーブを描いてつながっている．
- 頚椎は，前わん（キリンが空を向く）
  胸椎は，後わん（キリンが水を飲む）
  腰椎は，前わん
  お尻は，後わん
  だ．
- 横に曲がるのが，側わん症だ．

頚椎
胸椎
腰椎
仙骨
尾骨

86

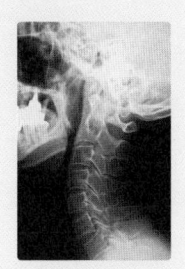

正常（前わん） 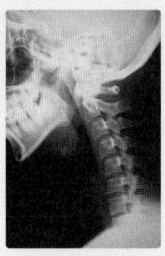　　後わん症 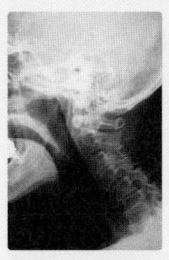　　S字（ジグモイド） 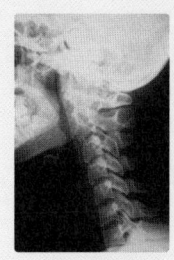　　まっすぐ（これも異常）

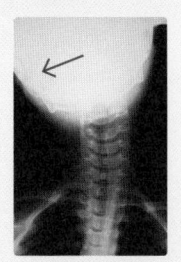

側わん症 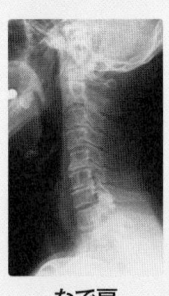　　なで肩（首が長い）　　猪の首（首が短い）

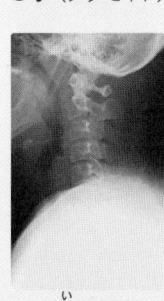

†MEMO　首のかたちあれこれ●カーブはひとによってもそれぞれちがう．首だけでも千差万別だ．現代人は運動をせず，パソコンばかりで，あまり空をみない．もしかすると，こんなことも原因のひとつなのかもしれない．

■ イガイにヤヤコシイ
脊椎の骨

- 頚椎は7，胸椎は12，腰椎は5の骨でできている．
- 頚はC（Cervical），胸はT（Thoracic），腰はL（Lumbar），その下はSであらわす．
- たとえば，
  第5頚椎はC5
  第10胸椎はT10
  第4腰椎はL4
  となる．
- いちばん上，第1頚椎はイカリングみたいな輪で，第2頚椎の突起（歯突起）に輪投げのように引っかかっている．

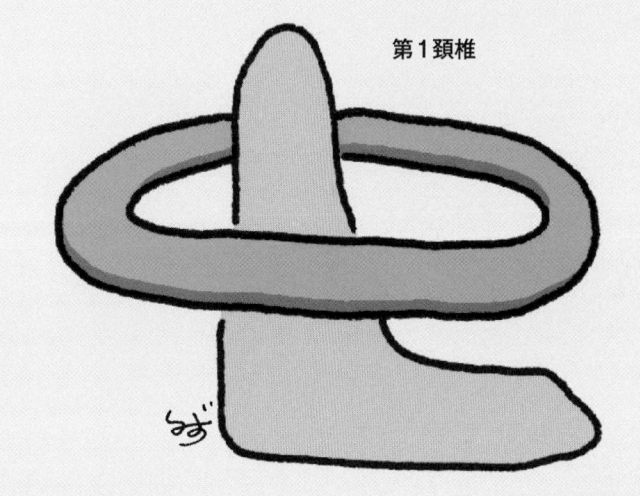

第1頚椎

那須野「出だしからヤヤコシイわあ．」
冷夜里「でも，頚の脊損（脊髄損傷）を，頚損，という理由がわかりました．」
那須野「加茂川を下っていくと鴨川になるようなものかしら．」
冷夜里「東武線が地下鉄になって田園都市線に変わるようなものだよ．」
江良井「よくわからんが，まあそんなところだ．」

整形外科の地図 3　脊椎の解剖　87

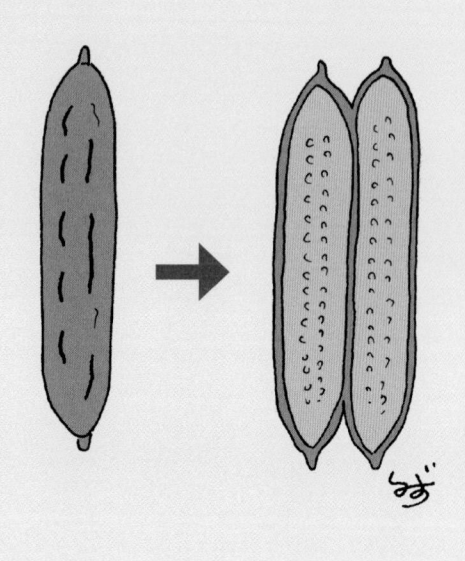

タテ切り解剖　脊椎の後ろに脊髄がある

- わかりやすいように，脊椎をタテとヨコにわけて学ぶとしよう．
- まず，脊椎を**タテ**に切ってみる．キュウリをタテにスライスしたような切りくちだ．この断面を矢状面（矢がくる方向），**サジタル**（sagittal）**像**という．

■こんがらがりやすい
脊椎は骨，脊髄は神経

- ややこしいが，脊椎と脊髄はちがう．脊椎は骨，脊髄は神経だ．
- 脊椎の後ろ（背中）を，脊髄が走っている，という関係だ．
- 脊髄は乾燥に弱い．だから，乾からびないように，水（髄液）のなかを泳いでいる．まるで流しそうめんのように．

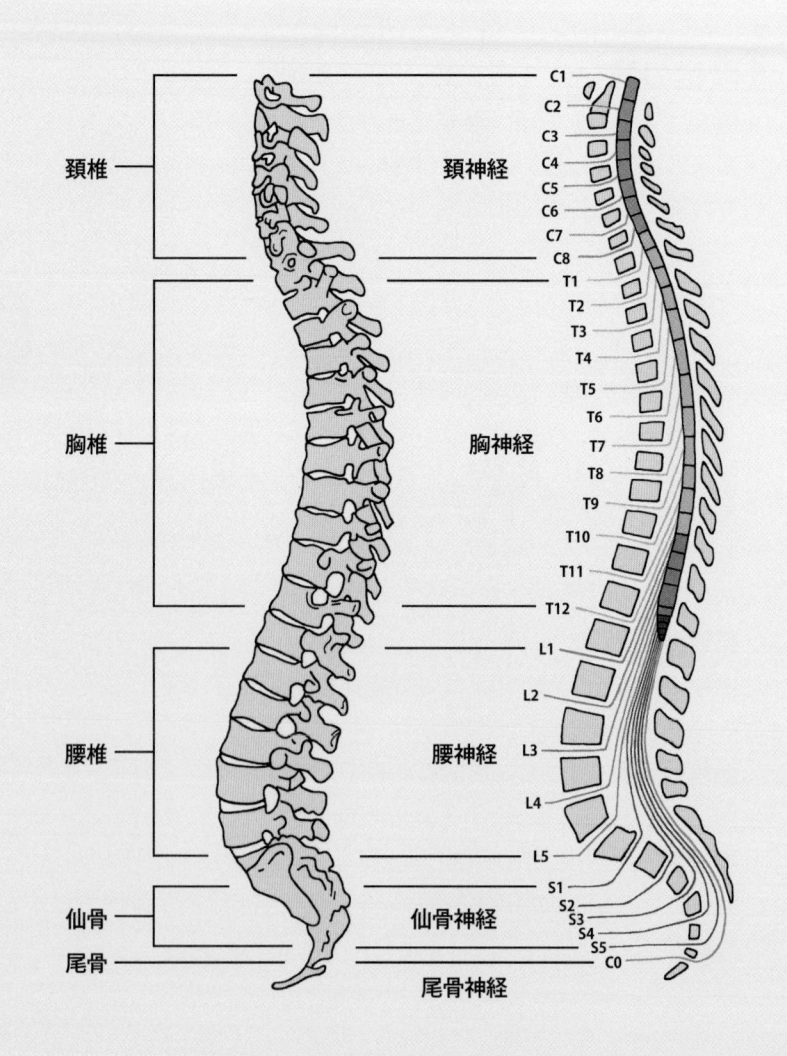

脊髄の最後はどうなっているの？
馬尾神経

- 脊髄は脳から続いているが，第1腰椎（L1）のあたりで，終わる．
- そこから下（尾側）は，さらに細い神経の束になって，お尻のほうへ伸びている．
- 馬のシッポのようなので，ここを馬尾神経とよぶ．
- 脊髄は中枢神経で，馬尾神経は末梢神経の束だ．

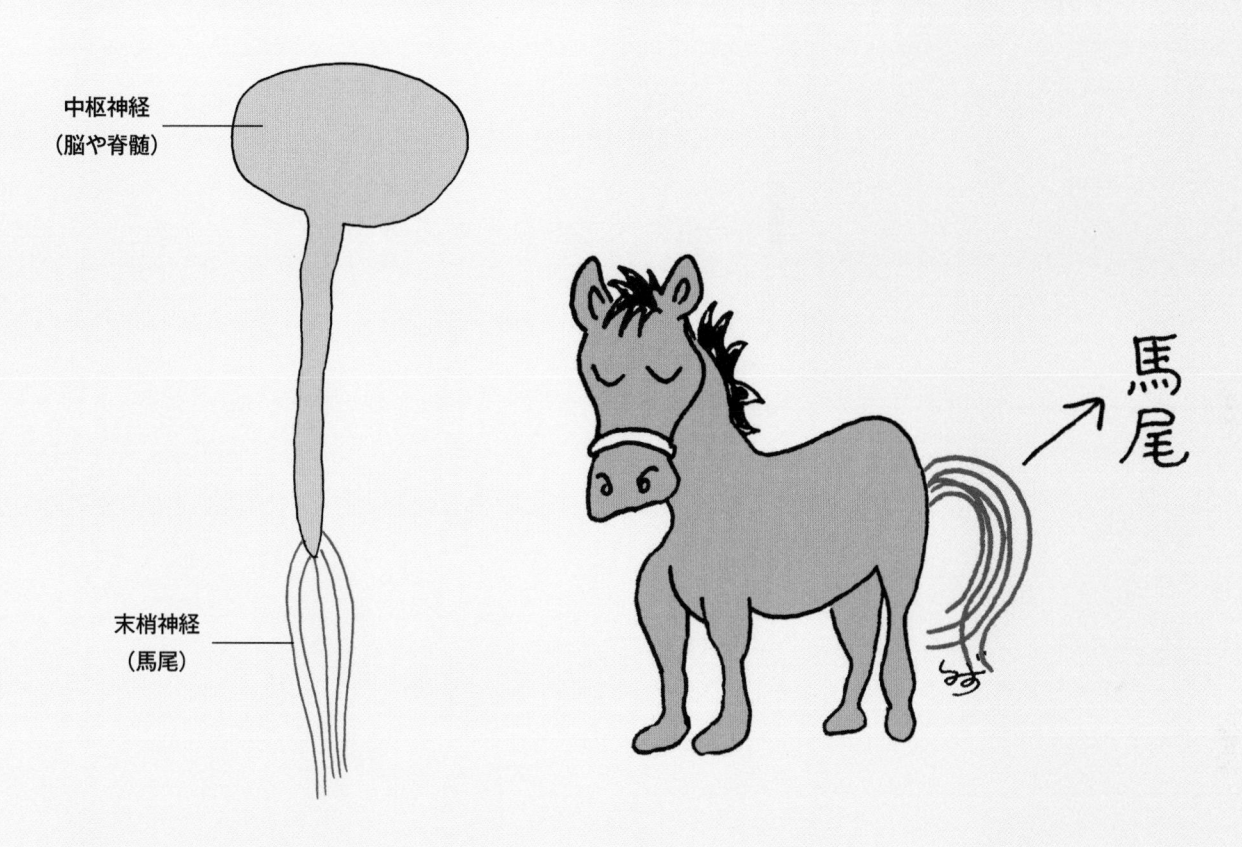

中枢神経（脳や脊髄）

末梢神経（馬尾）

↗ 馬尾

冷夜里「馬尾神経は末梢神経だから中枢神経に比べて安全というわけですね．」
江良井「そうじゃ．麻酔の針も腰には刺すが，上のほうには刺せない．」
那須野「中枢神経がやられると，どうなるんですか？」
江良井「脳や，脊髄はデリケートな神経だ．完全にやられると，もう回復しない．脳梗塞や，脊損（脊髄損傷）だね．」
冷夜里「首に針なんかさしたら，それこそ……」
那須野「必殺仕事人になっちゃうのね．」
冷夜里「パソコンだって，ボタンや画面の故障ならまだいいけど，本体がやられると，もうお手上げですもんね．」
江良井「いっぽうの末梢神経は，切れても回復する可能性がある．もしヤクザが指を切っても，神経は伸びてくる可能性があるわけじゃ．もちろん，ダメージがひどければ，末梢神経でも，再生はされないがね．」

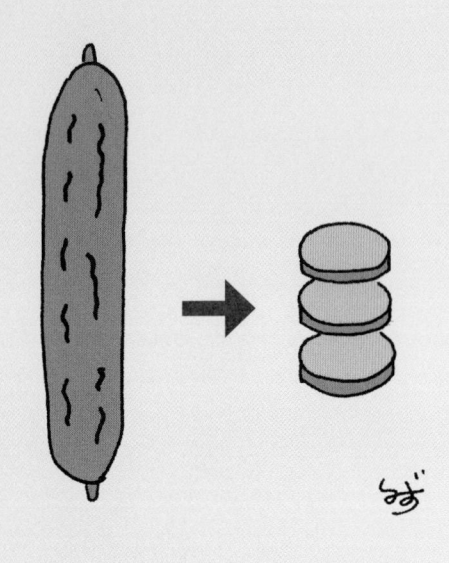

ヨコ切り解剖　ドーナツの中身

- おつぎは，脊椎(せきつい)をヨコに切ってみる．キュウリを輪切りしたような切りくちを横断面(おうだんめん)，**アキシアール（axial）像**という．

■ まずドーナツを
タテにいくつかならべてみる

- まず頭から尾へ脊椎のドーナツをたくさんならべてみよう．
- ジェット・コースターのような骨のトンネルができる．このトンネル（管）が脊柱管(せきちゅうかん)だ．
- 曲がりくねったコースターのなかを，脊髄(せきずい)や馬尾(ばび)神経が走っているわけだ．

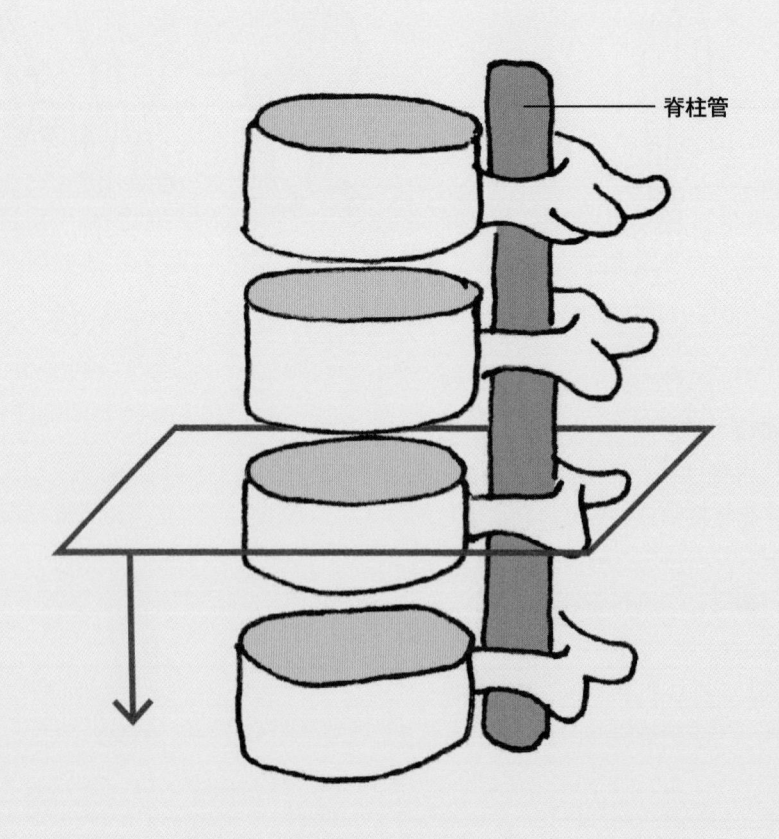

脊柱管

つぎにドーナツを
ひとつとりだしてみると

- 骨のドーナツが脊髄を守るように囲んでいる．
- 後ろの屋根が**椎弓**，横の柱が**椎弓根**（ペディクル，pedicle）だ．

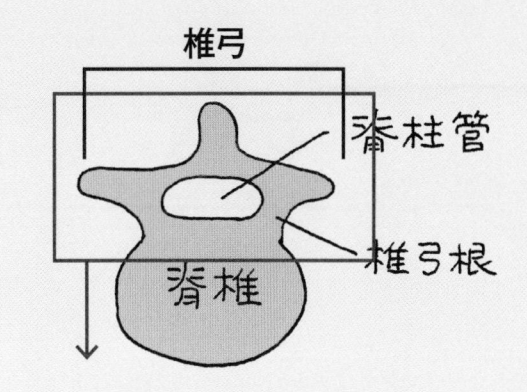

さらに
拡大してみると

- 脊柱管のなかに脊髄がみえてくる．
- 脊髄はうすい膜でおおわれている．**硬膜**，**くも膜**だ（もうひとつ，うすいうすい軟膜があるが省略しよう）．
- 硬膜とくも膜のすき間はほとんどないが，くも膜の下はひろびろとして，そこを**髄液**が流れている．**くも膜下腔**という．腰椎麻酔や，ミエロ検査で針を刺すのは，この場所だ．

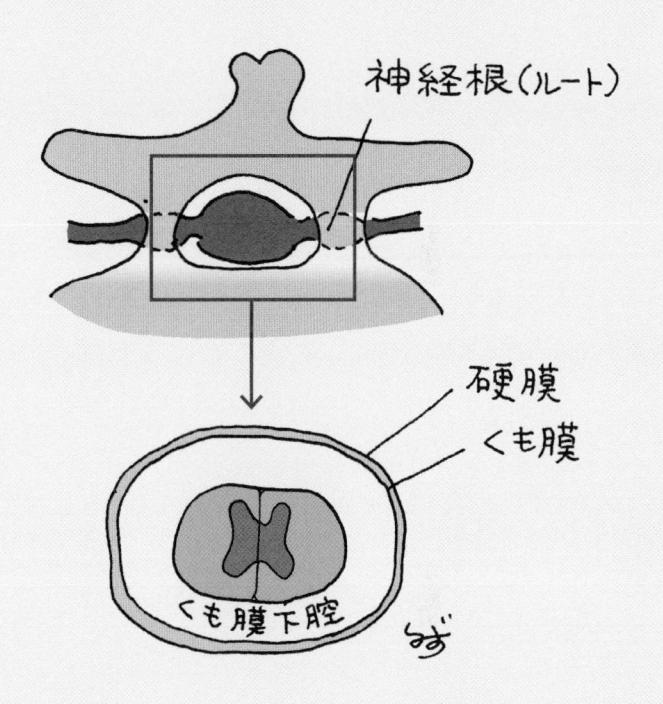

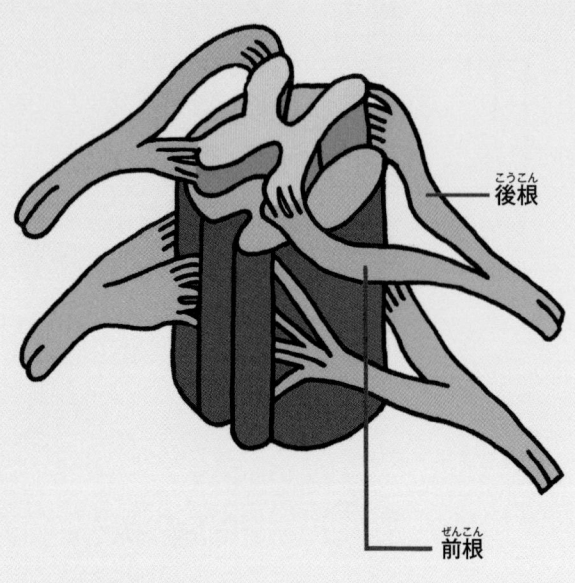

脊髄は枝を出す

▎脊髄から出る枝
神経根（ルート）

- 脊髄から枝が出ている．この枝を，神経根（ルート）という．
- 神経根は，各ドーナツから左右（前根と後根があわさって）1本ずつ出る．出口を椎間孔という．
- 神経根は，やがて末梢神経につながって，全身神経の一大ネットワークをつくるわけだ．

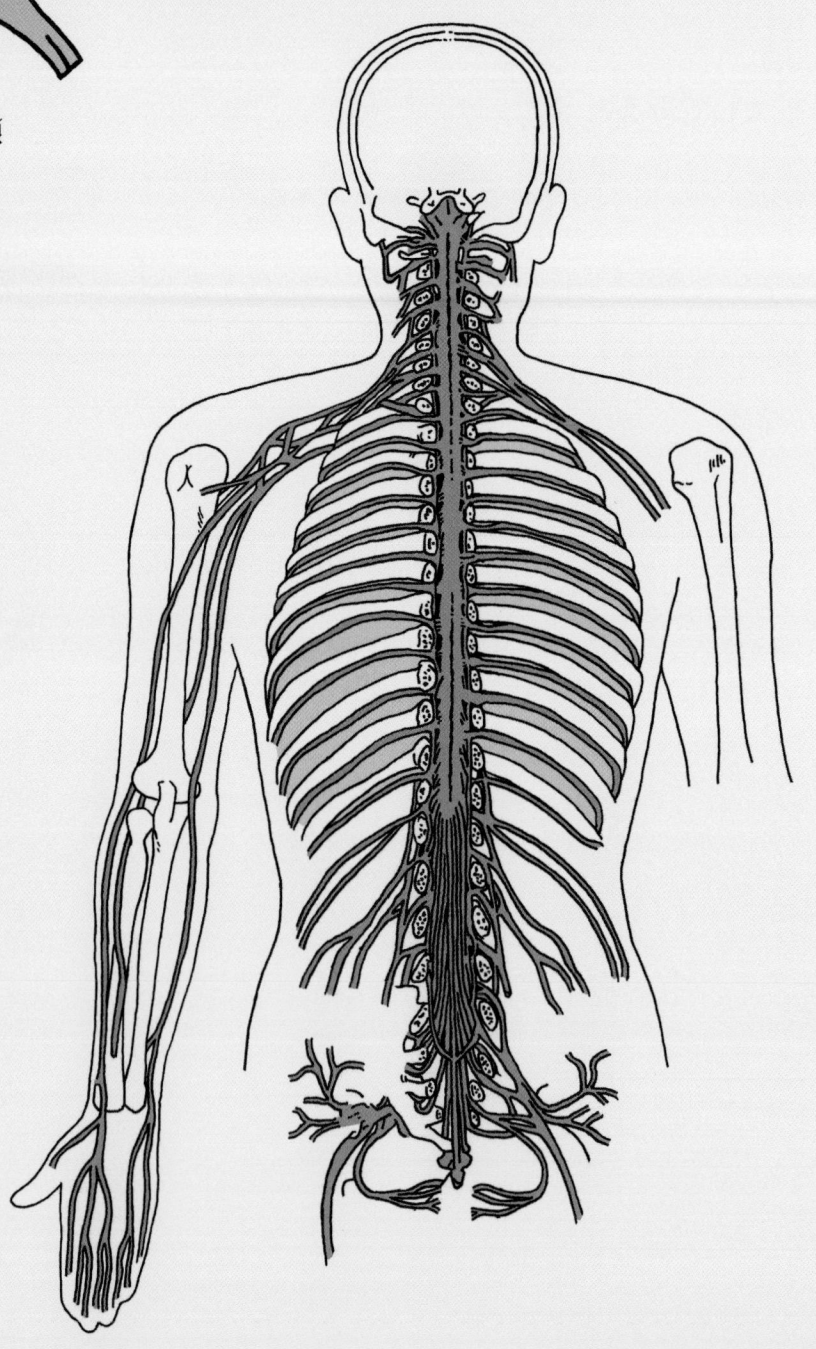

Map of Anatomy

脳が始発，どこにでも行ける
神経は川なの？

神経は，からだのすみずみを巡回する川のようなものである．中枢にある脳が始発（源流）だとすると，そこから流れだす末梢神経が支流といっていい．全部あわせるととてつもない長さになる川が，全身にはりめぐらされているわけだ．

整形外科の地図 ④

江良井「ここでは，神経をすこしまとめてみよう．」

冷夜里「一寸みただけでも，神経の地図は，すごいコマカさ，フクザツさですねえ．」

那須野「川といってもいいけど，わたしは地下鉄路線図を想像しちゃった．」

江良井「そのスケールは地下鉄どころじゃないんじゃ．全部あわせて，つなげてみると，地球を2周以上という長さになるというからのう．」

冷&那「オドロキ！」

江良井「いちばんの中枢には脳がある．いわばこれが作戦司令室じゃな．そこから命令がからだじゅうへと伝わってゆく．脳から脊髄へと，からだの中心をまっすぐ貫通して下行するとちゅう，枝分かれをくりかえし，末梢（すみずみに，という意味）へ近づくほど，どんどん細くなってゆくんじゃ．」

冷夜里「川にたとえると，中枢神経は大河みたいですね．アマゾン川みたいな．」

那須野「末梢神経は支流の小川ね．」

冷夜里「どこにでも行けそう！」

江良井「しばらくたどってみようか．」

冷&那「ラジャー！」

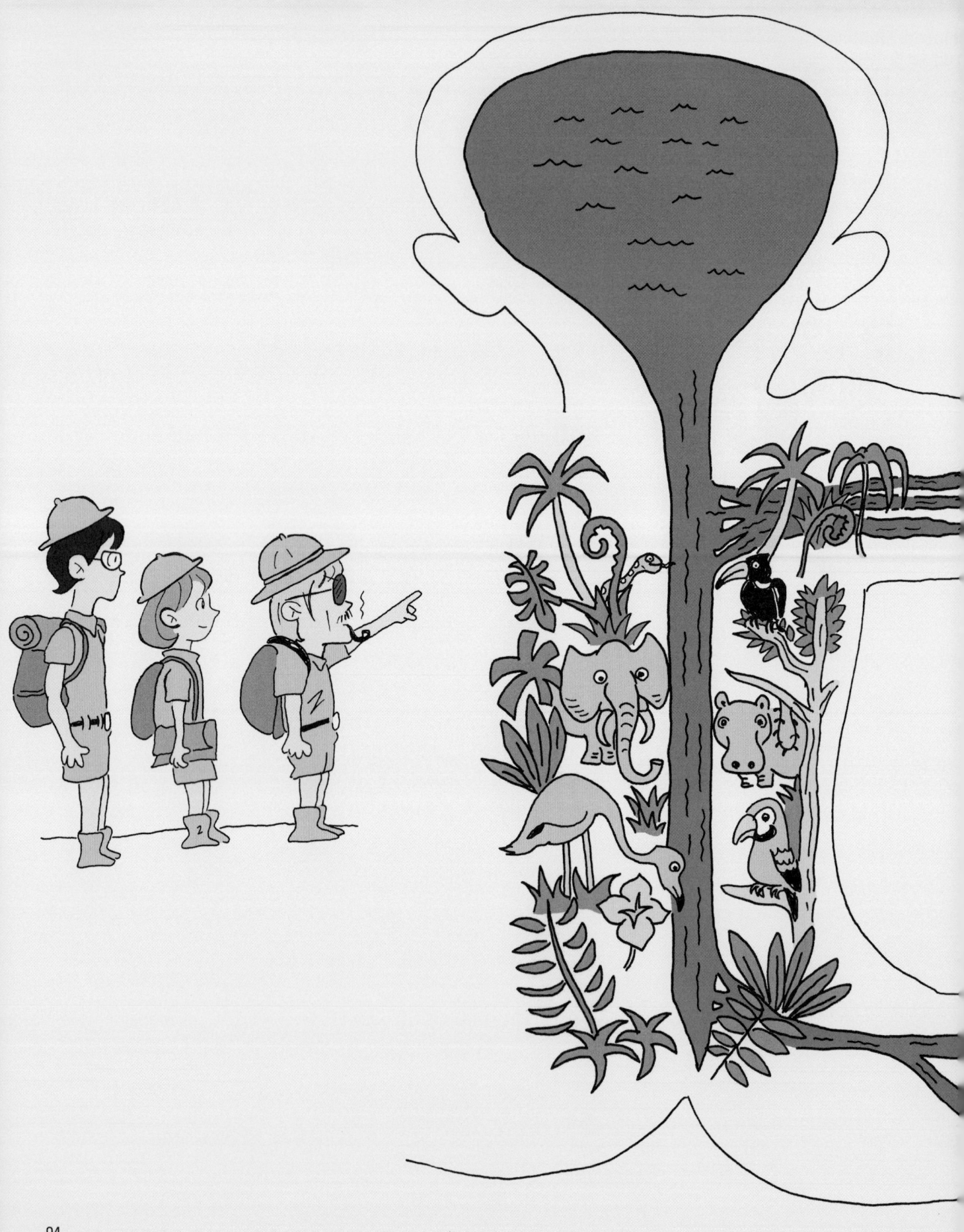

江良井 「川はジャングルを抜けて上肢へと向かう．そして，**正中神経**，**橈骨神経**，**尺骨神経**の3つに分かれて末梢まで流れていく．」

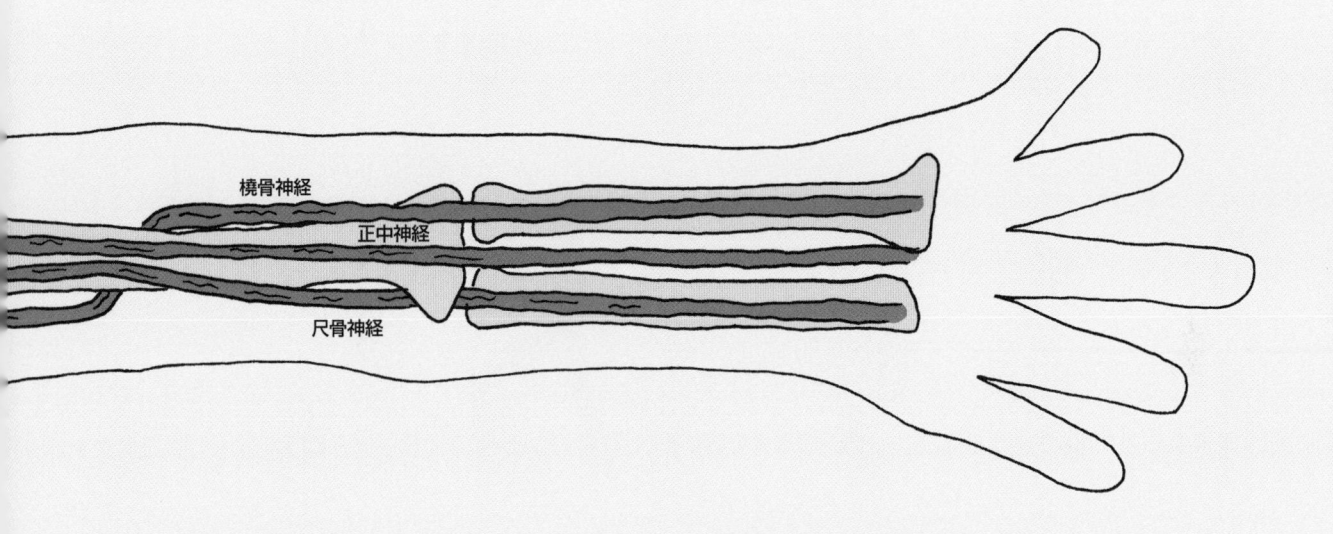

橈骨神経
正中神経
尺骨神経

江良井 「下肢は骨盤を抜けて，さらに先へと流れる．**大腿神経**，**坐骨神経**，さらに**脛骨神経**，**腓骨神経**……」
冷夜里 「神経には，近くの骨の名前がつけられていることが多いんですね．」
那須野 「わたしの町も川と同じ名がつけられているわ．」

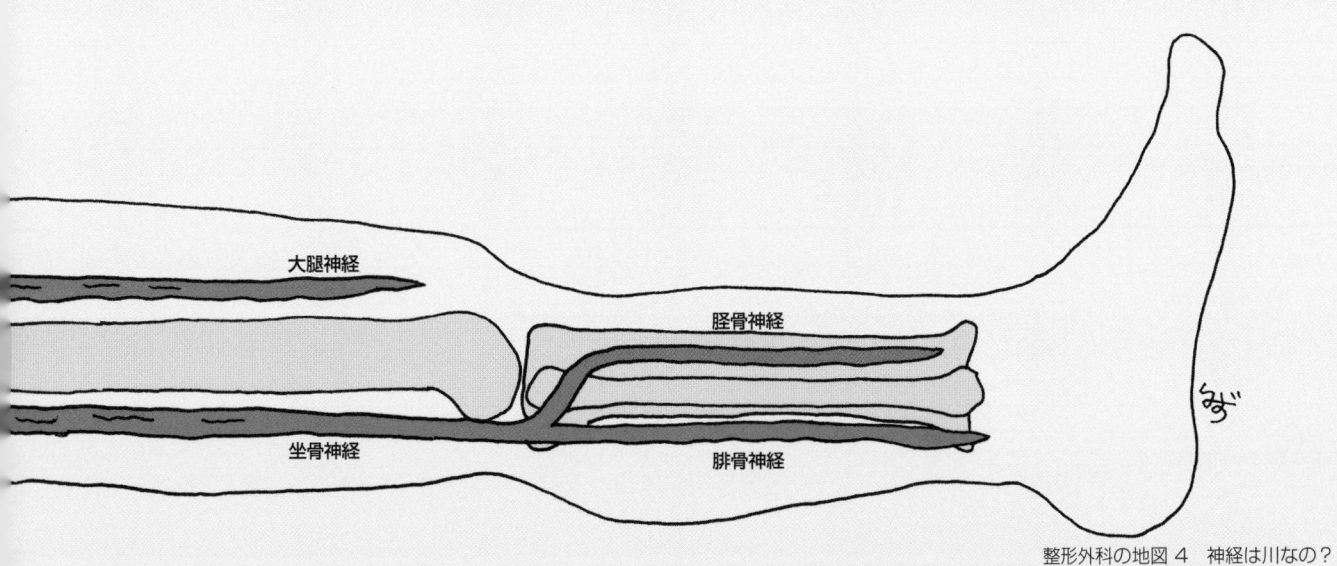

大腿神経
脛骨神経
坐骨神経
腓骨神経
みず

江良井　「神経はとちゅうで，山あり谷あり，いろいろな関所を通過する．これだけ長いから，当然，あちこちでモンダイがおきる．道がせまくなったり，トンネルに引っかかったり．どの場所が危ないかは，だいたい決まっているんじゃ．」

冷夜里　「全部は，とても覚えられません．」

那須野　「ていうか，もう歩けません……．」

江良井　「ダメか．でも，道の駅みたいなポイントだけは覚えないとイカン．」

冷＆那　「えーっ．」（不満の声）

江良井　「神経がはさまれて，シビレや筋力低下をきたす病気がいくつかあり，これらを絞扼（＝クビレ）神経障害というんじゃ．」

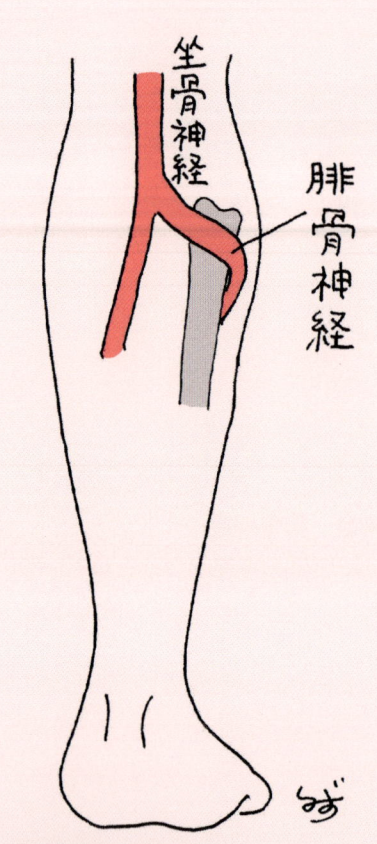

腓骨神経まひをつくるな！
腓骨神経は，腓骨のあたまで枝分かれし，ヒフの直下を走る．したがって，外からの刺激を受けやすい．きつすぎるギプスや，長時間の圧迫で，腓骨神経まひをおこし，足が上にあがらなくなるので注意が必要だ！

コラム3 診察のあいまのほっとする一瞬

冷夜里「整形外科はどこも繁昌しています.」
江良井「本業の手術だけでなく,検査,病棟,当直,そして外来……疲弊する医者も少なくないね.」
那須野「もちろんナースも大変です.」
冷夜里「早朝から夜深までだもん.9時5時のお役所勤めがうらやましいよ.」
江良井「でも,そんな激務の一瞬に,ほっとする瞬間もある.」
冷夜里「ある.患者さんや家族から温かい声をかけられたとき！」
那須野「病院のかたすみに思いがけず花が咲いているのを目にしたとき！」
江良井「わしも,こないだ,検査のフィルムをみているときに,ふと,こんな画をみつけたんじゃ.」
冷＆那「So cute！」

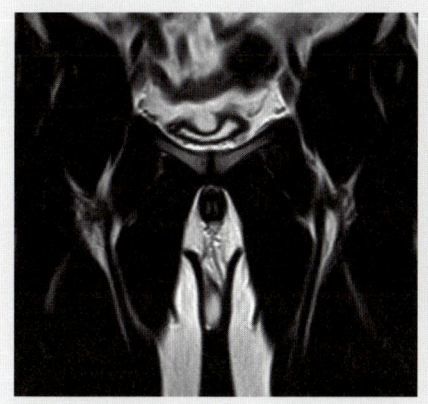

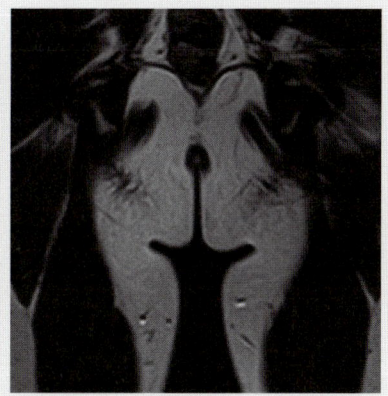

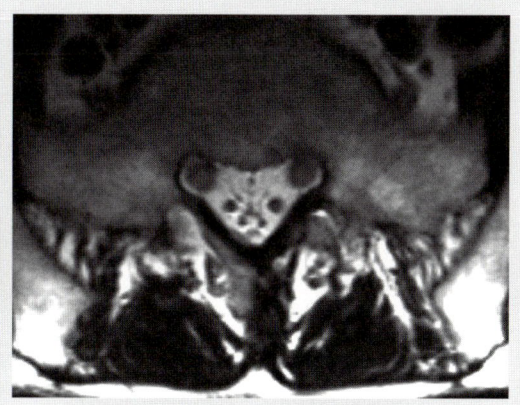

パンダと犬がいます.
わかるかな？

第4章 脊椎 01

脊髄のヒフ表面支配がわかる
デルマトーム

脊髄から延びて，分岐をくりかえした神経の枝は，やがてヒフの表面に到達する．つまり，ヒフの感覚は，脊髄のどこかに支配されていることになる．その支配領域を人体の表面に表現したものがデルマトームである．

江良井「どの枝がどのあたりに分布しているかをあらわしたのがヒフのデルマトームという図なんじゃ．」

冷夜里「あの図，教科書でやたらみかけますね．」

那須野「なにか嫌な感じの絵だわ．あれで整形がきらいになったもの．」

冷夜里「こんな図がなんの役に立つんです？」

江良井「デルマトームは，血と汗の結晶なんだぞ．そのむかし，MRIやCTがない時代のお医者さんは，このデルマトームや診察室の所見をたよりに治療していたんじゃ†．」

冷夜里「たとえば，どうつかうんですか？」

江良井「『スネの外側が痛い患者は腰（L）が悪いのか』とか，『小指がしびれると首（C）に病気があるんだな』とか，『L4/5ヘルニアなら下腿外側，L5/S1のヘルニアならお尻がしびれるのか』とか，だいたいの見当がつくわけだ．」

那須野「それにしても，なんだか，とっつきにくいわあ．」

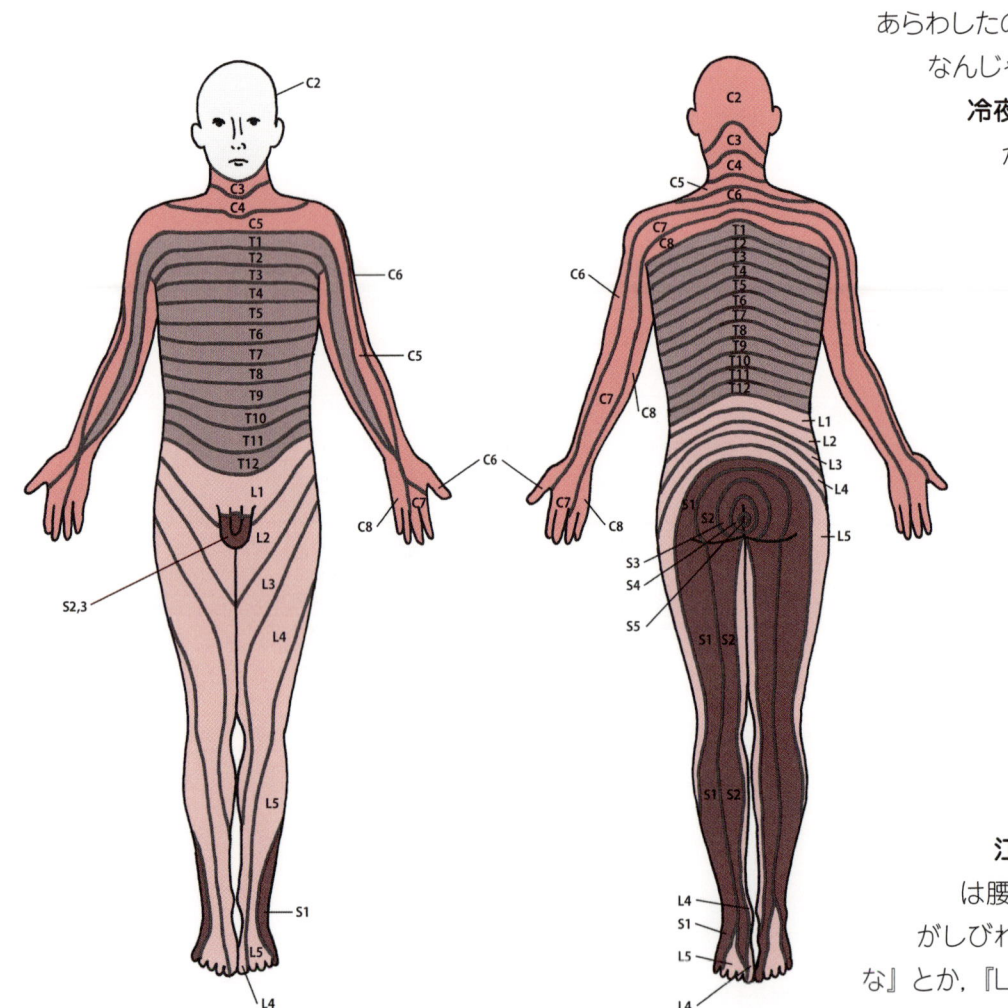

江良井「要点をおさえるとよい．いいか．

  C6 親指
  C7 中指
  C8 小指
  T4 おっぱい
  T6 剣状突起
  T10 おへそ
  L1 鼠径部
  L4 下腿内側
  L5 下腿外側
  S   お尻

だいたいこんなところかな．」

冷夜里「だめです．」

那須野「むりです．」

江良井「なさけない．円周率およそ3，などというユトリ教育を受けると，これだから困る．だが泣くな．おまえらみたいな学生のためにこそ，語呂あわせという手があるんじゃ．」

冷&那（拍手）

江良井「入試（乳4）問題は
  兼六園（剣6）で
  採点（臍10）する．」

冷&那「……」（微妙な苦笑）

江良井「手は，小指が8，中指が7，親指が6，上腕が5，だから，
  〈8765（花むこ）〉
  どうじゃ？　なかなかシュールじゃろ？」

冷&那「…….」（複雑な冷笑）

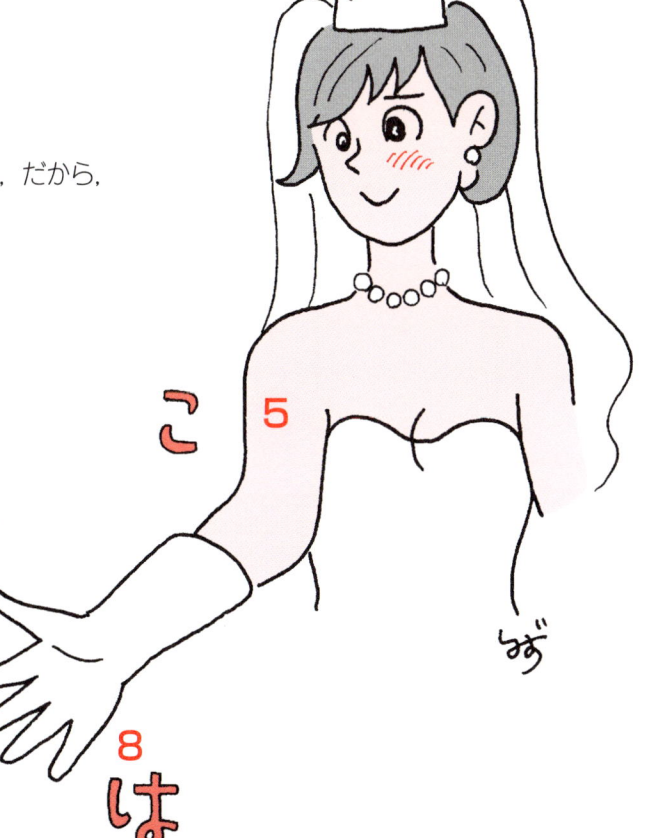

†MEMO 血で塗られたデルマトーム●ところでデルマトームというのはどうやってつくられたのだろう？　よく考えてみると，神経を1本1本つまんで，そのたびにどこが痛むか患者さんにインタビューできるわけもない．実は，デルマトームには，手術中に神経を傷つけてしまったあと，どうなったかという後遺症のデータが反映されているという．文字どおり，先人たちの血と汗の結晶なのだ．

第4章 脊椎

02

腰痛の親玉
椎間板ヘルニア

腰に悩むひとは世のなかに多いが，その親玉的存在が"椎間板ヘルニア"である．脊椎のあいだにあるクッションが神経を刺激する病気であり，実際に飛び出してしまった箇所よりも，神経を介して場所的に離れたお尻や足に深刻な痛みやしびれとなって症状があらわれる．ひどいものは「ナイフでえぐられっぱなしの痛み」というひともいるくらいである．

江良井「まずはじめに，腰痛の代表ともいうべき椎間板ヘルニアを学ぶとしよう．」
那須野「手術した友達もいるわ．」
江良井「ナースももちろんじゃが，重いものを持つ仕事にとってはやっかいな病気だね．」
那須野「でも，ヘルニアって言葉はあまりよくわからないわ．」
冷夜里「そういえば，外科の脱腸のこともヘルニアっていうよね．」
那須野「坐骨神経痛っていうのも，よく耳にするけど．」
江良井「ここでは，ナースの敵，椎間板ヘルニアについて学ぶとしようか．」

ヘルニアとは？

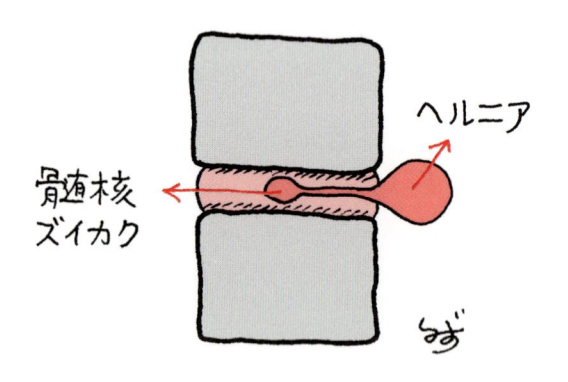

■カンタンにいうと
椎間板とは脊椎と脊椎のあいだの板だ

- 椎体（脊椎の骨をこういう）のあいだには，椎間板（椎体と椎体のあいだの板）がある．
- 骨と骨のすき間を埋めるクッションとしての役目をもつ．正体は軟骨で，板とよぶより，座布団を連想したほうがいいかもしれない．

■カンタンにいうと
ヘルニアとはこぶだ

- たとえば，鼠径ヘルニア（脱腸）は，腸がこぶになって飛び出すものだし，脳ヘルニアは，赤ちゃんの脳が飛び出す．椎間板ヘルニアは，椎間板がこぶになって飛び出した病気だ．

ヘルニアになりやすいひとはどんなひと？
ヘルニアの病態

- ヘルニアになりやすい職業は，立ち仕事や，重たいものを持つ仕事だ．たとえば，美容師，宅配業，救急隊員などに多い．もちろんナースにもヘルニア患者は多い．
- 加齢や，重労働の負荷により，椎間板は，だんだん変性して，弾力を失っていく．椎間板の変性は，20代から始まるといわれている．
- やがて，体重をささえきれなくなったとき，サンドイッチをギュッとつまむと中身が飛び出すように，後ろへ破裂する．これが，椎間板ヘルニアだ．
- 飛び出すのは，椎間板の中心（核）にあるゼリーの部分だ．これを髄核という．だから，ヘルニアの手術を，髄核摘出術とよぶこともある．

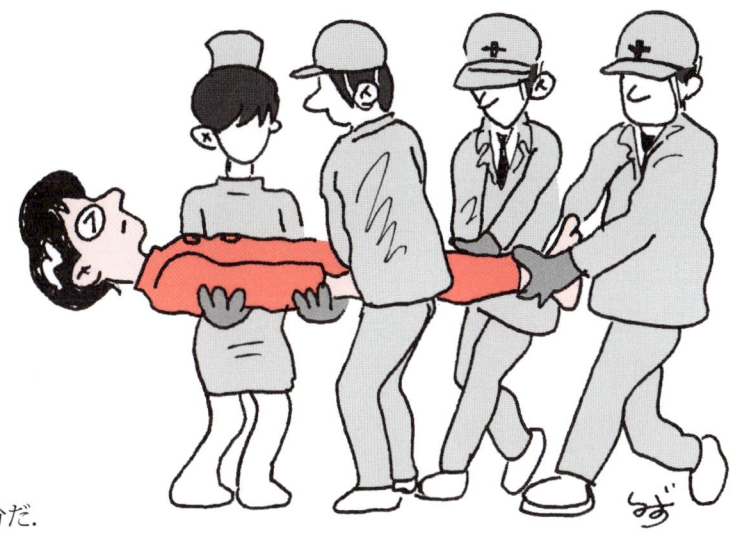

場所は選ばないが好みはある
ヘルニアの好発部位

- ヘルニアは頚椎，胸椎，腰椎いずれにも生じる．
- ただし，好発部位がある．
  腰椎のヘルニアは，L4/5に多い．
  頚椎のヘルニアは，C5/6に多い．
  胸椎にヘルニアは，少ない．
  胸椎には肋骨がついていて，首や腰のように動きにくいからだ．

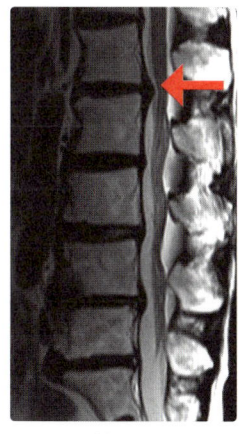

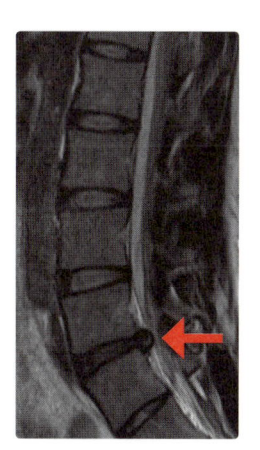

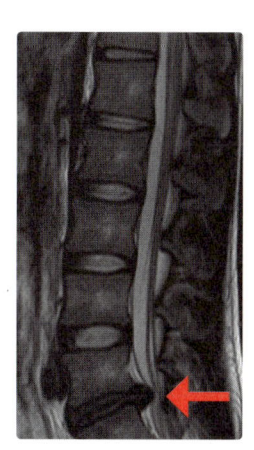

腰椎 L1/2　　L2/3　　L3/4　　L4/5　　L5/S1

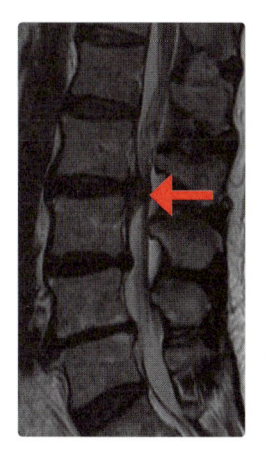

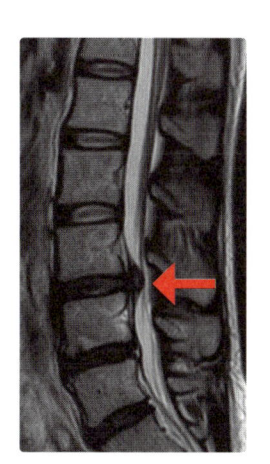

第4章

脊椎

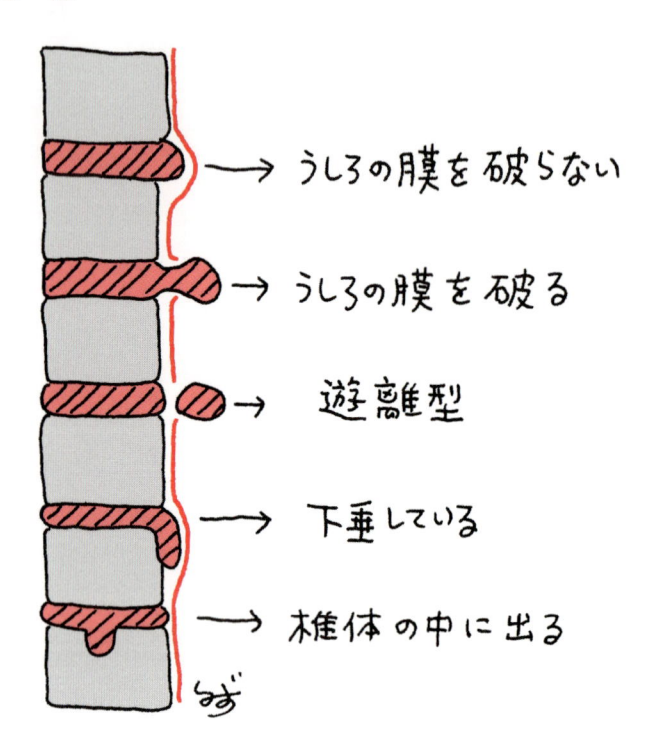

→ うしろの膜を破らない

→ うしろの膜を破る

→ 遊離型

→ 下垂している

→ 椎体の中に出る

ヘルニアの
こぶのいろいろ

- ヘルニアのこぶの形状にはいろいろなタイプがある．
- 椎間板とつながっているもの，ちぎれているもの（遊離型），後ろの膜（＝後縦靭帯という）を破ったもの，そうでないもの，などだ．

†MEMO 椎骨の中に飛び出すヘルニア●ヘルニアのなかには，こぶが神経の方向ではなく，上下の骨のなかへ飛び出るタイプがある．ふつう症状は出ない．

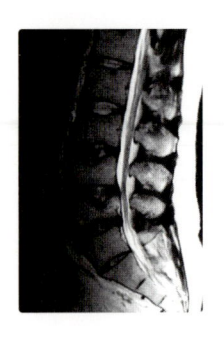

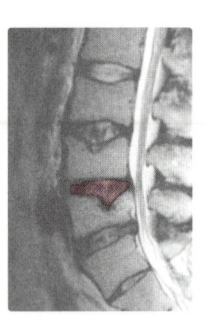

ヘルニアはなぜ痛いのか？

右か左のどちらかが痛む
痛みの原因は神経根

- ヘルニアが神経根を押すから痛い．
- 神経根は左右にある．したがって，ヘルニアは，左か右のどちらかが痛むのが一般的である．
- 真ん中に飛び出した正中ヘルニアは，巨大でも，あまり痛くないことがある．
- 神経根はルートとよぶ．ちなみに，ルート・ブロックというのは，神経根に針を刺す注射だ．

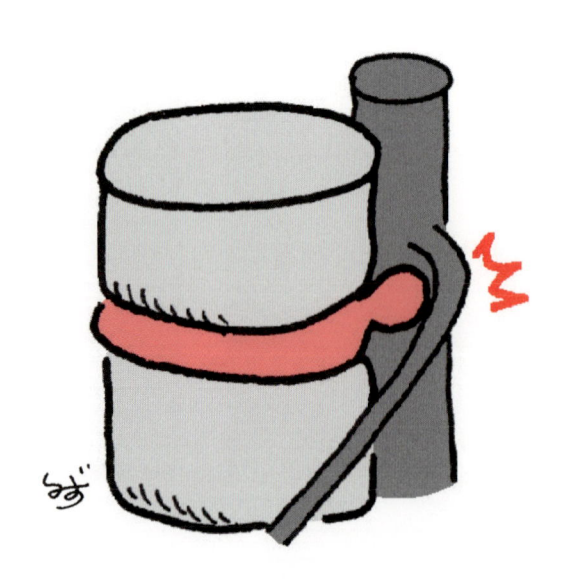

▌神経根は
各椎間に1本ずつある

- ヘルニアの高さによって，押される神経根がちがう．
  たとえば，腰の場合，
  L3/4のヘルニアは，L4神経根を押す．
  L4/5のヘルニアは，L5神経根を押す．
  L5/S1のヘルニアは，S1神経根を押す．

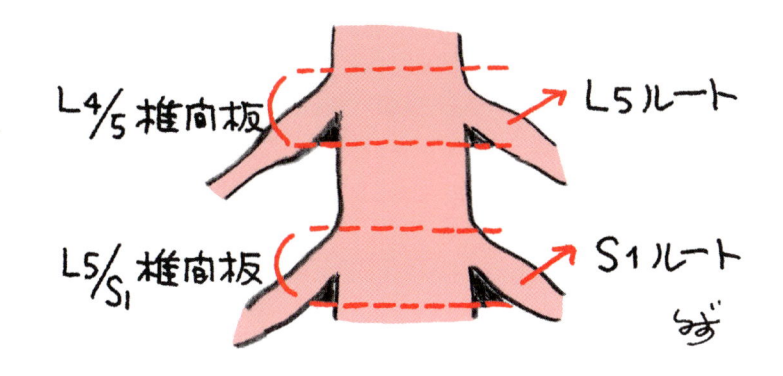

坐骨神経痛という病気はありません

那須野「坐骨神経痛ってよくききますけど，これも病気ですか？」
江良井「いや，ちがう．坐骨神経痛という病気はない！ 坐骨神経痛という痛みの名前じゃ．」
冷夜里「椎間板ヘルニアで，坐骨神経痛が出るというわけか．」
那須野「ヘルニアのある場所ではなく，よその場所が痛むのは，すこし不思議な気がするわ．」
江良井「お葬式で正座して，膝を圧迫すると，膝だけじゃなく足の指先までしびれるじゃろ．あれを思い出すといい．」
那須野「デルマトームを学んでおきます．」

▌痛みの名前です
坐骨神経痛とは

- ヘルニアの痛みはふつうお尻から足にかけて生じる．この痛みが坐骨神経痛だ．
- ちなみに坐骨神経は，いちばん太い神経だ．
- 椎間板ヘルニア以外にも，脊柱管狭窄症，すべり症，脊髄腫瘍，骨盤腫瘍などが，坐骨神経痛をひきおこす．
- 神経根は，腰から出て，やがて坐骨神経に合流する．
- 上位のヘルニア（L2/3．3/4）は坐骨神経ではなく，大腿神経に合流する．したがって，上位のヘルニアは，大腿神経痛（ふとももの前が痛む）をひきおこす．

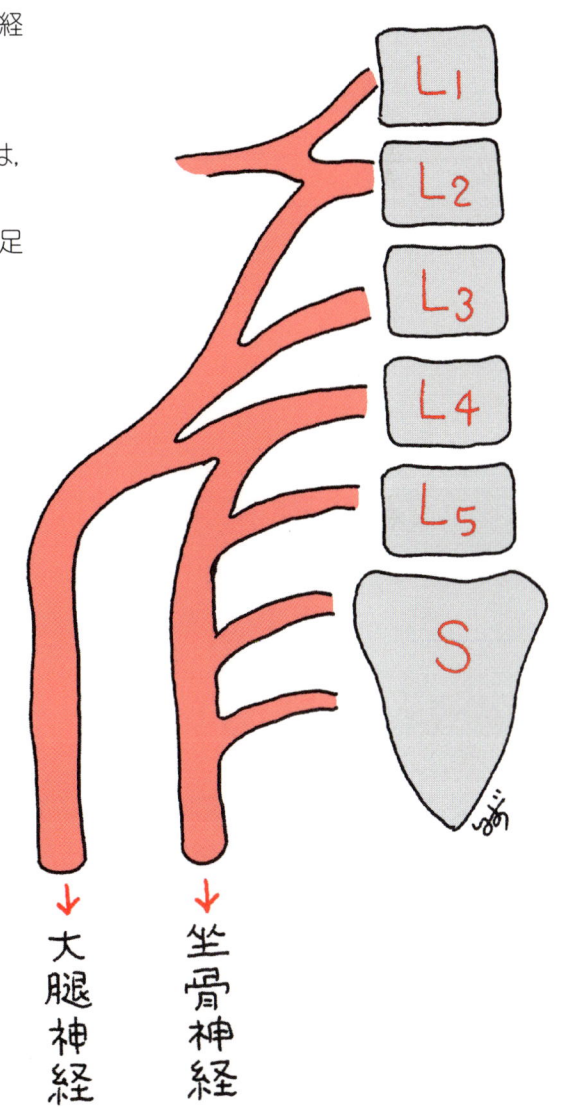

02 椎間板ヘルニア 103

第4章

脊椎

わざと痛みを誘発して判断する
SLRテスト

- SLR（ストレート・レッグ・ライジング＝まっすぐ・下腿を・あげる）テストというのは，坐骨神経痛を誘発するテストだ．下肢を伸展させ挙上させると，神経根がヘルニアに刺激される．手術になるようなヘルニア患者は，たいてい，すこし足を持ちあげただけで痛さに悲鳴をあげる．
- 10代の子どものヘルニアでは，痛みはなく，下肢後面の筋緊張だけをうったえる場合がある．

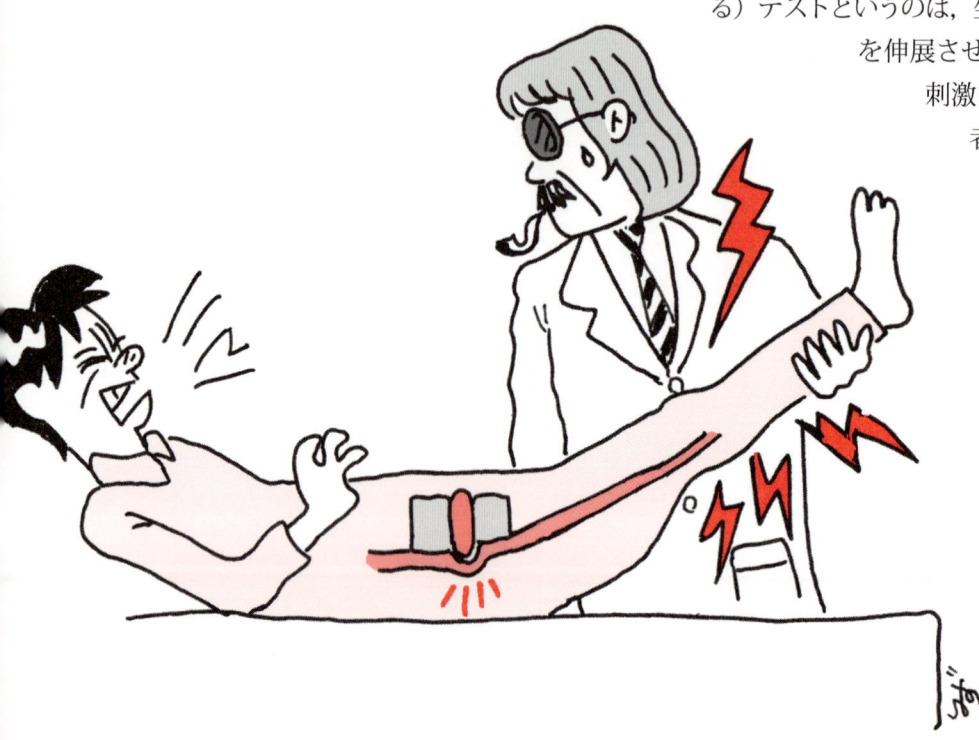

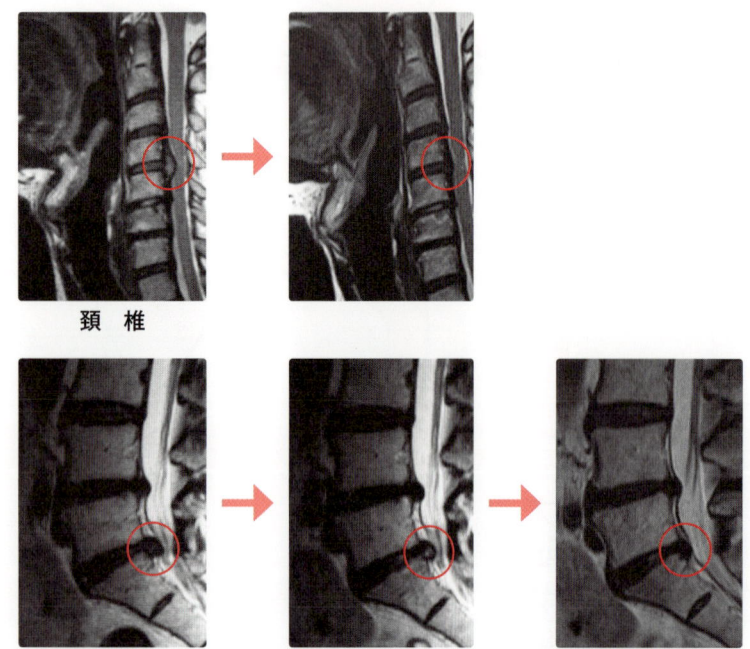

しばらくたつと
ヘルニアは消えることがある？

- 最近の研究では，そのうち自然と消えてしまうヘルニアもあることがわかってきた．とくに，ちぎれたタイプのヘルニアや，巨大なヘルニアが消えやすいといわれている．

頚椎

腰椎（下のヘルニアが小さくなり，ついに大きさが逆転した例）

ヘルニアと姿勢

- 姿勢によって椎間板にかかるちからがどう変わるかを調べたゆうめいな論文がある．まっすぐ立つときの圧を100として，それぞれの姿勢を比べたものだ．それによると，
  - 100　立つ
  - 140　すわる
  - 220　立つ＋前かがみ＋荷物を持つ
  - 25　寝る
- 寝るのがいちばん楽だ（あたりまえだ）．
- 意外なことに，立つよりも，椅子にすわるほうが悪い．足の筋力をつかわないから楽に感じるだけで，椎間板にかかるちからは，立つより40％よけいにかかるというわけだ．
- 重たいもの（患者）を持ちあげながら前かがみで立つ，という姿勢は最悪だ．そして，これこそナースの仕事における基本姿勢だ．

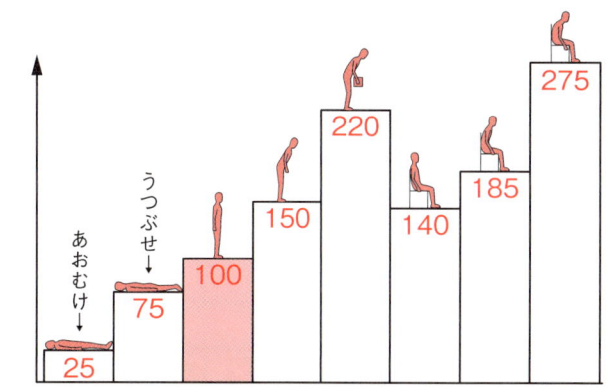

(Nachemson A: The lumbar spine, an orthopedic challenge. Spine **1**: 59-71, 1976)

那須野「もしヘルニアになったら，どうしよう？」
江良井「あわてて手術を考える必要はないね．消えることもあるんだから．」
冷夜里「でも，歩けないぐらい激痛で苦しんでいるのに，ただ，ダラダラ外来で神経ブロックやけん引を続けるのはどうなんだろう？」
那須野「お金もかかるしね．」
江良井「手術するか，しないか，どこで線引きするかは患者によってちがうね．職業，スポーツ，体重，年齢，経済力，それに……．」
那須野「根性とガマン強さ．」
冷夜里「重いものを持つナースはつらいよなあ．」
那須野「わたし，マジメだから，よけい心配．」
江良井〈いちばん大切なのは，重いものを持つんじゃなく，自分が重くならないことだと思うがのう……．〉（心の声）

第4章 脊椎

03

単純にジャマなヘルニアをとりだす
椎間板ヘルニアの手術

椎間板ヘルニアのほとんどは，鎮痛薬を服んで安静にするだけで治る．しかし，MRIなどでヘルニアの存在がはっきり確認され，いくら待っても改善する様子がない場合は，手術を考えなければならない．神経をジャマするヘルニアをみつけて，それをとりだすのである．

江良井「もっとも多くおこなわれてきた腰椎椎間板ヘルニアの手術はLove法だ．」

那須野「Love．まあ，なんて，かわいい名！」

江良井「カンチガイしなさんな．発表したお医者さんの名前だよ．」

那須野「Love先生，ステキ！ぜひお会いしたいわ．」

江良井「もう死んどるわい．発表が1940年というから，だいぶ古い手術だけれど，いまでも広くおこなわれている．手術の世界は流行り廃りがさかんだが，Love法は時の洗礼を受けてもいまだ絶えることのない王道の術式だ．」

那須野「でも，名前のわりにムズカシそう……．」

江良井「神経を傷つけることもある．ヤブ医者がやると，ラブ法じゃなくて，ヤブ法になってしまうね．」

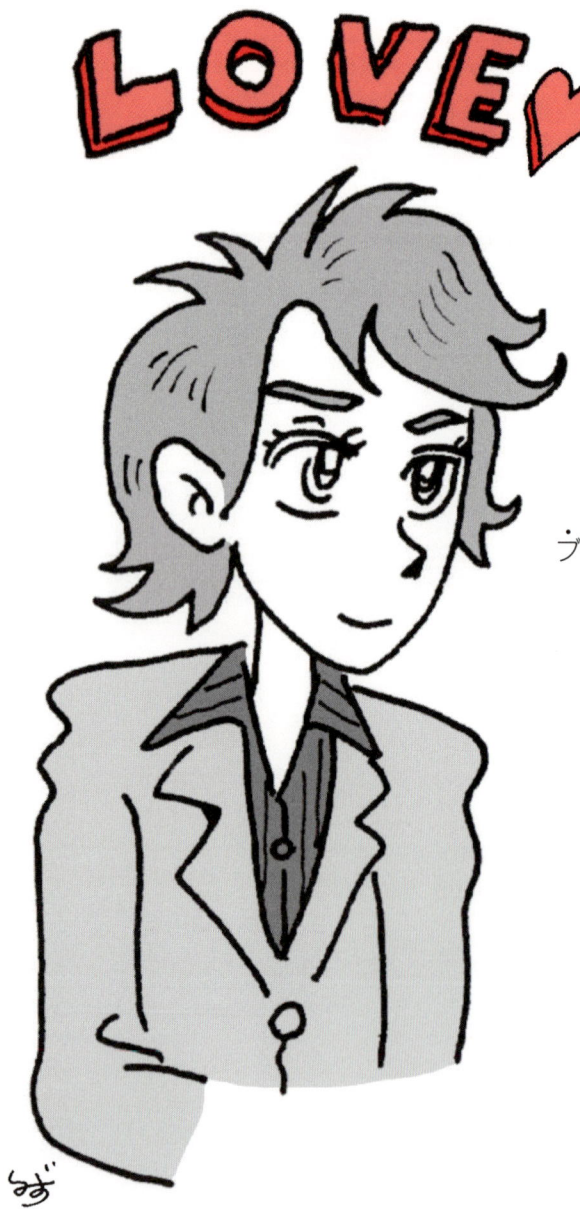

ヘルニアをみつけてとりだす
Love法の術式（左の場合）

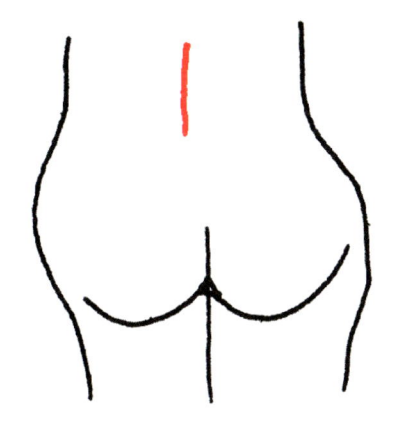

1 患者をうつぶせにして，背中のヒフを切る．皮切は腰の正中．

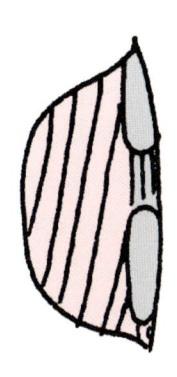

2 正中の突起から筋肉をはがす．

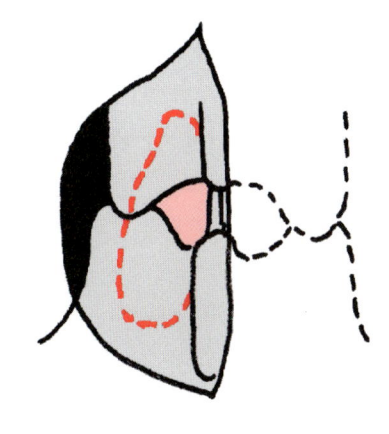

3 ヘルニアをはさむ上下の骨をすこしだけけずる．
（Love先生の論文では，骨を全然いじらずにヘルニアをとれたと報告していたが，これはたまたま，というか，ビギナーズ・ラックだったようだ．）

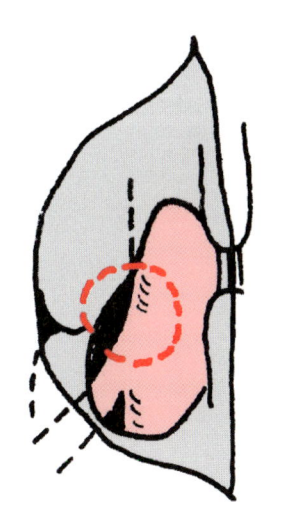

4 神経根がみえたところ．ヘルニアはこの裏（腹側）にある．

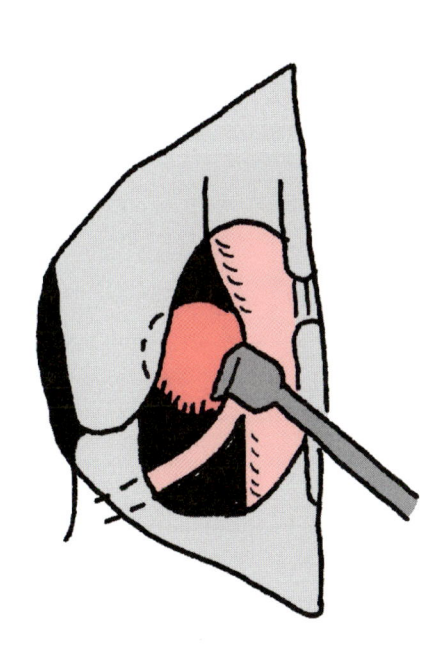

5 神経をよけて……

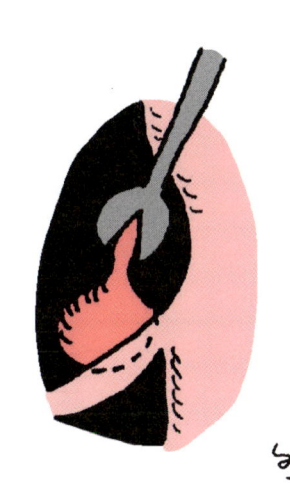

6 ヘルニアをパンチでつまみだす．

03 椎間板ヘルニアの手術

第4章 脊椎

冷夜里「Love法を改良したような新しい方法もあるんですか？」
江良井「内視鏡や顕微鏡をみながらLove法をやる鏡視下Love法*がおこなわれてきている．これは1990年代にアメリカで発表された方法だ．」

*鏡視下Love法：MED（micro endoscopic discectomy）ともいう．

■ 侵襲を最小限にとどめる
鏡視下Love法（ラブ）（左の場合）

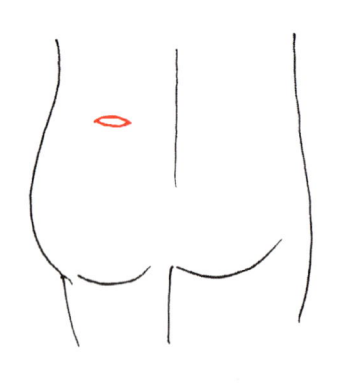

1 患者をうつぶせにして，背中のヒフを切る．正中からすこし離れた横の皮切．

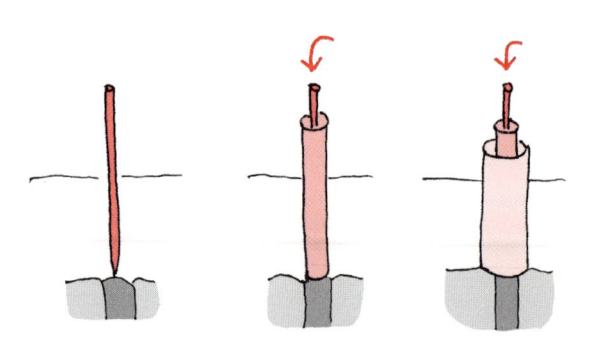

2 筋肉のあいだからガイドをいれ，だんだん太い円筒に変えながら，穴を広げていく．

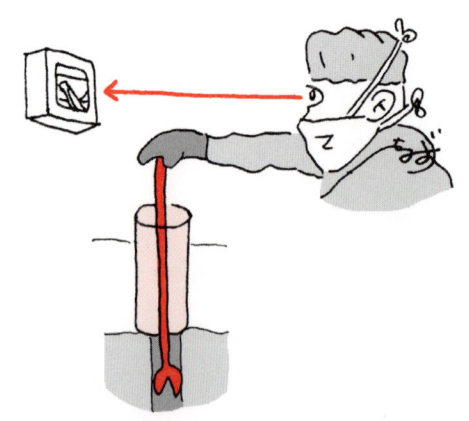

3 術野を画面でみながら，Love法をおこなう．器具は筒の中に出し入れする．

冷夜里「ふつうのLove法と鏡視下Love法では，どんなちがいがありますか？」

江良井「まずキズは鏡視下のほうが小さいね．起立も早い．翌日からでも大丈夫だ．」

冷夜里「結局，どちらがいいんでしょうか？」

江良井「結果はおなじだよ．おなじでなければ，患者さんにとっては，むしろ大問題じゃろ．美容的にはもちろん鏡視下法がいい．でも，技術的に面倒なのは鏡視下法だ．ヘルニアのとりのこしや，神経根を傷つけるといった危険は高いかもしれないね．」

冷夜里「鏡視下Love法の得意な先生も，まずLove法に慣れてからやったほうがいいと推奨していますね．」

那須野「Love法の**後療法**を教えてください．」

江良井「やはり，重いものを持つのはひかえたほうがいい．術後の安静のためにコルセットがつかわれることが多い．ぎゅっとおなかをしぼれば，腰も安定するからね．でも，ほんとうは自分の筋肉がコルセットがわりになればいい．いっとくが脂肪じゃないよ．」

冷夜里「デブはラブに向いてないか．」（トホホ……）

コラム4　ヘルニアを切らずに治す手術

那須野「先生，質問です．よく切らずにヘルニアを治す方法というのをききますが．」
江良井「それは**経皮的髄核摘出術**†のことだね．」
冷夜里「そんなことができるんですか．」
江良井「できるよ．針を椎間板に刺して道をつくり，だんだん太くしていき，そこに小さなパンチを通してヘルニアの真ん中をとる，つまりくり抜くんだ．」
冷夜里「いまひとつイメージがわきませんが．」
江良井「ナメクジって知ってるだろ？」
那須野「あの塩をかけると，しぼむ？」
江良井「そう．あんな感じ．ナメクジみたいにヘルニアをしぼませるわけだ．ヘルニアの中身を一部抜きとると，しぼんで，ヘルニアが引っこむことが期待されるわけだ．」
冷夜里「期待する？」
江良井「この方法は直接，ヘルニアのこぶをみることがない．あくまで真ん中の部分をいじるわけだから，ヘルニアがしぼんでくれるかどうかはわからないんだよ．成功率は60％ぐらいとされているね．」
冷夜里「なるほど．」

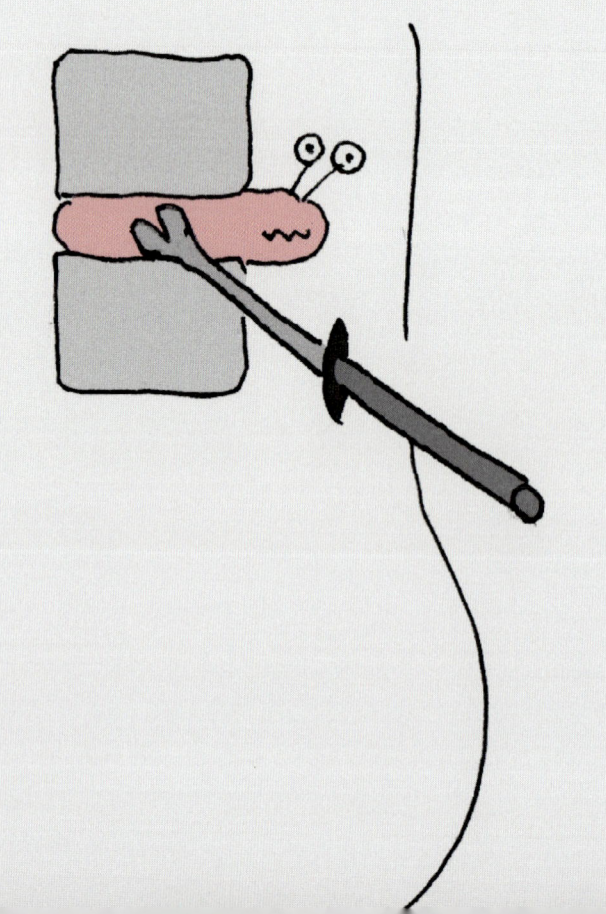

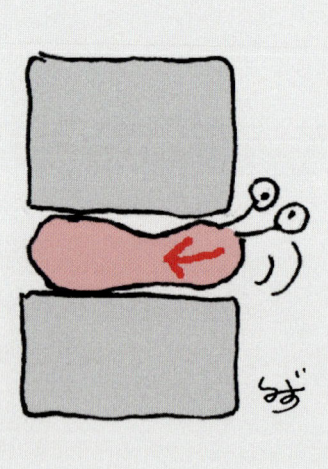

江良井 「ちぎれたタイプ（遊離型）にもきかないよ.」

冷夜里 「そうか.」

江良井 「でも，椎間板がみずみずしく弾力のある若い患者さんや，どうしても筋肉を傷つけたくないスポーツ選手には，こころみる価値がある．抜きとるだけじゃなく，薬を注射したり，レーザーで焼いたりする変法も報告されているよ．けど，やっぱり，あとに，Love法をやることになったり，レーザーによる事故なんかも報告されている.」

冷夜里 「いっそのこと椎間板をとりかえちゃうのはどうだろう？」

江良井 「そういう新しい方法も，今後，もっと出てくるにちがいないね.」

†経皮的髄核摘出術＝PN：percutaneous nucleotomy（パークタネウス ヌクレオトミー）

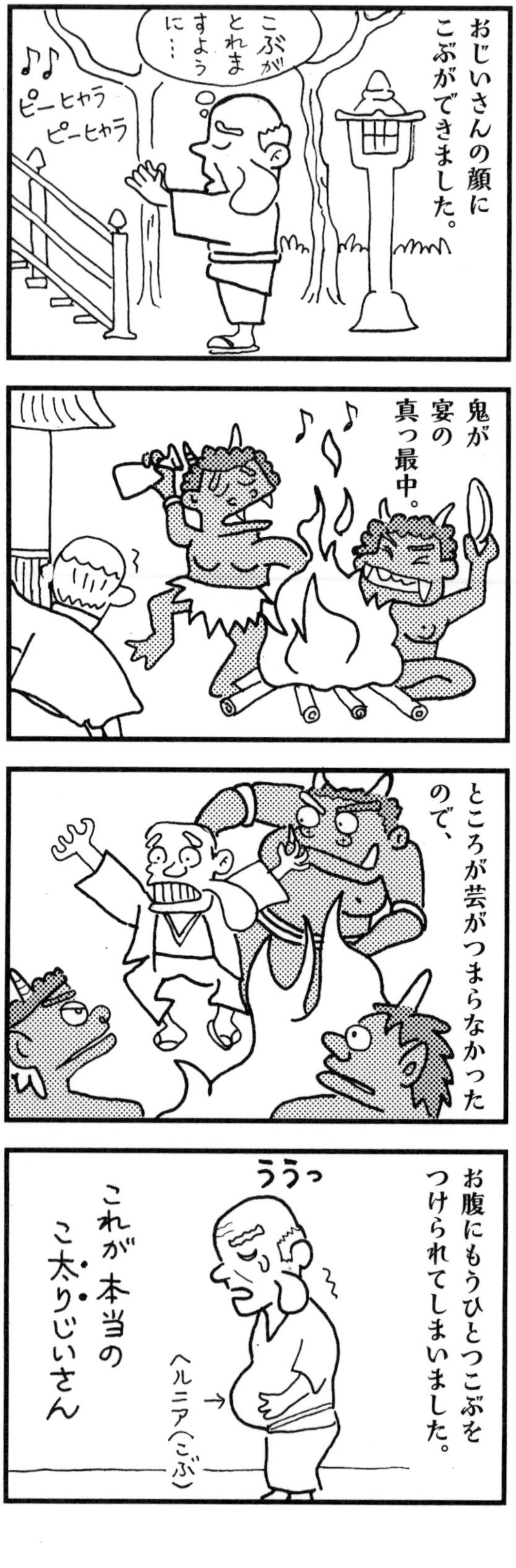
おじいさんの顔にこぶができました。
こぶがとれますように…
♪♪ ピーヒャラ ピーヒャラ
鬼が宴の真っ最中。
ところが芸がつまらなかったので、
お腹にもうひとつこぶをつけられてしまいました。
ううっ
ヘルニア(こぶ)
これが本当のこ太りじいさん

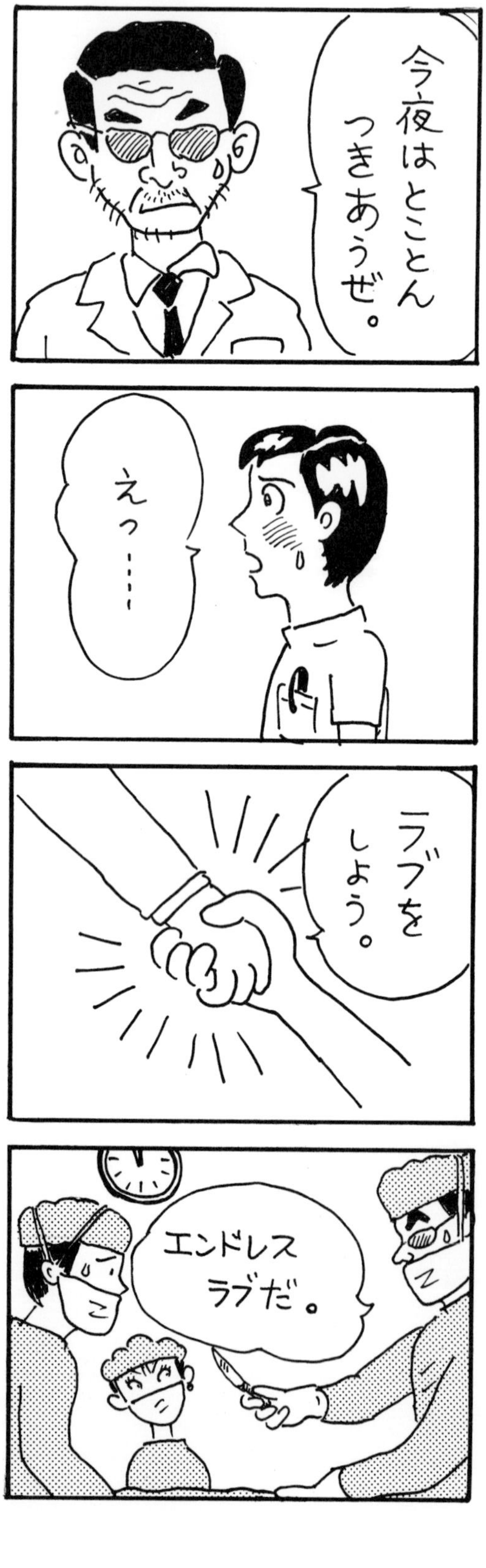
今夜はとことんつきあうぜ。
えっ……
ラブをしよう。
エンドレスラブだ。

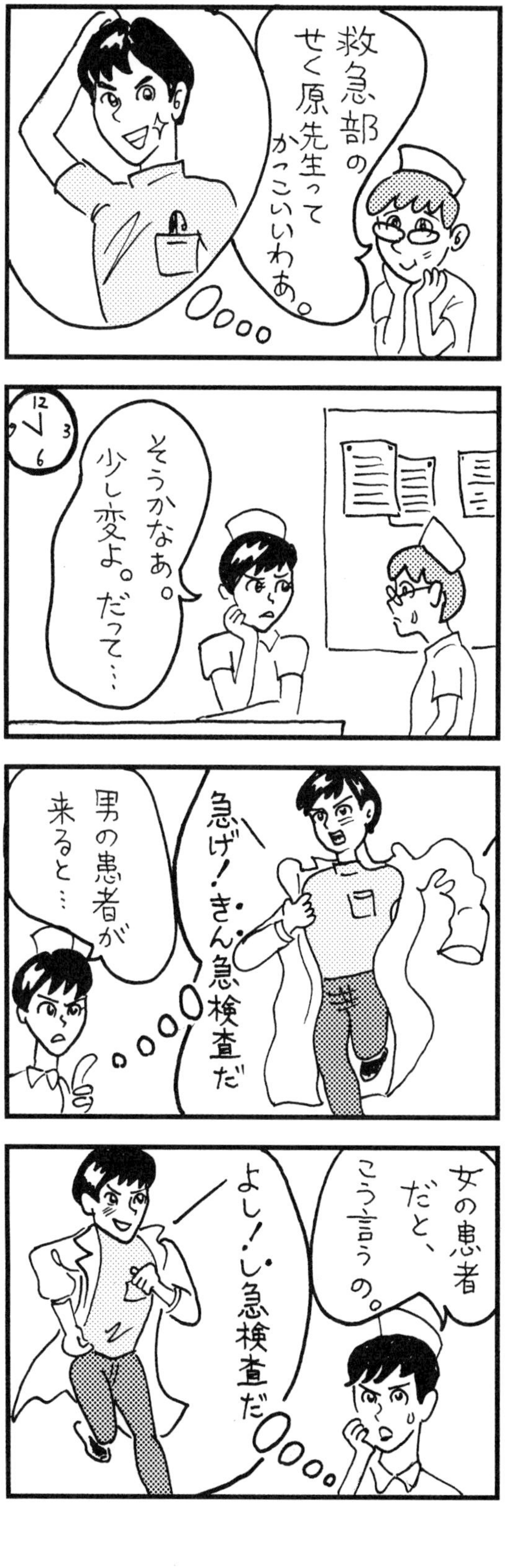
救急部のせく原先生ってかっこいいわあ。
そうかなあ。少し変よ。だって…
急げ！きん急検査だ
男の患者が来ると…
女の患者だと、こう言うの。
よし！し急検査だ

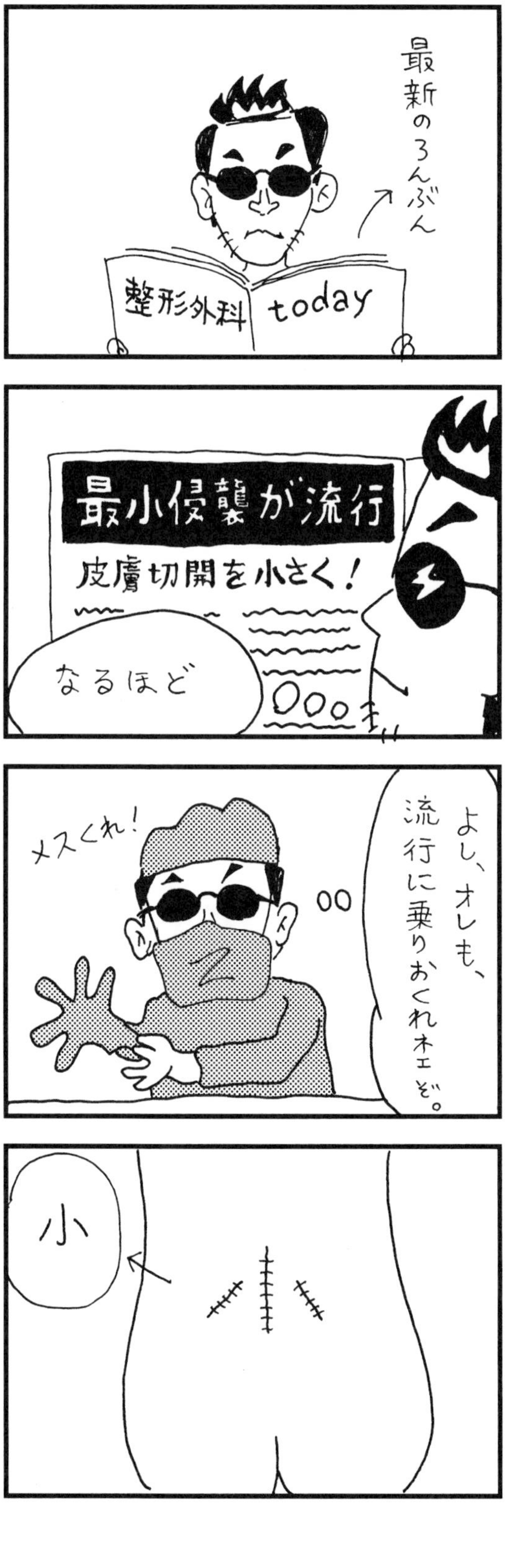
最新のろんぶん
整形外科 today
最小侵襲が流行
皮膚切開を小さく！
なるほど
よし、オレも、流行に乗りおくれねェぞ。
メスくれ！
小

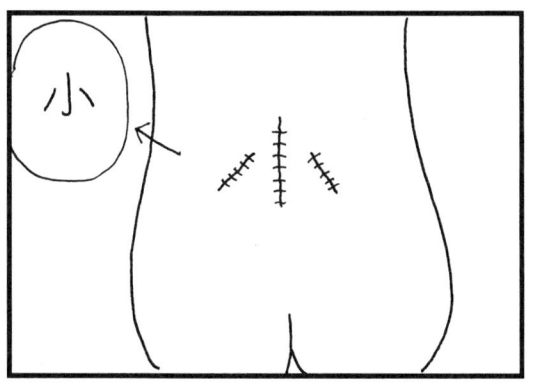

第4章 脊椎 04

筒がせまくなる 脊髄が圧迫される
腰部脊柱管狭窄症

腰部脊柱管狭窄症はとても多い病気だ．神経が圧されて障害が生じるという意味ではヘルニアとおなじであるが，椎間板ヘルニアが外からの物質による圧迫であるのに対し，腰部脊柱管狭窄症は読んで字のごとく，脊柱管とよばれる周囲の筒がせまくなることによる圧迫である．先天性，加齢など，いろいろな原因が考えられる．

江良井「最近では，ヘルニアよりも腰部脊柱管狭窄症の手術が増えてきているね．」

冷夜里「なんか，長ったらしい名前ですね，漢字が多くて，年寄りっぽい感じがする．」

江良井「要は，腰部の脊柱管が狭窄する病気じゃ．」

冷夜里「そのまんまじゃないですか．」

那須野「ヘルニアとのちがいはなんですか？」

江良井「うーん．**ヘルニアはトンネルのとちゅうに障害物がある，狭窄症はトンネルそのものがせまい．**こんな感じかな．」

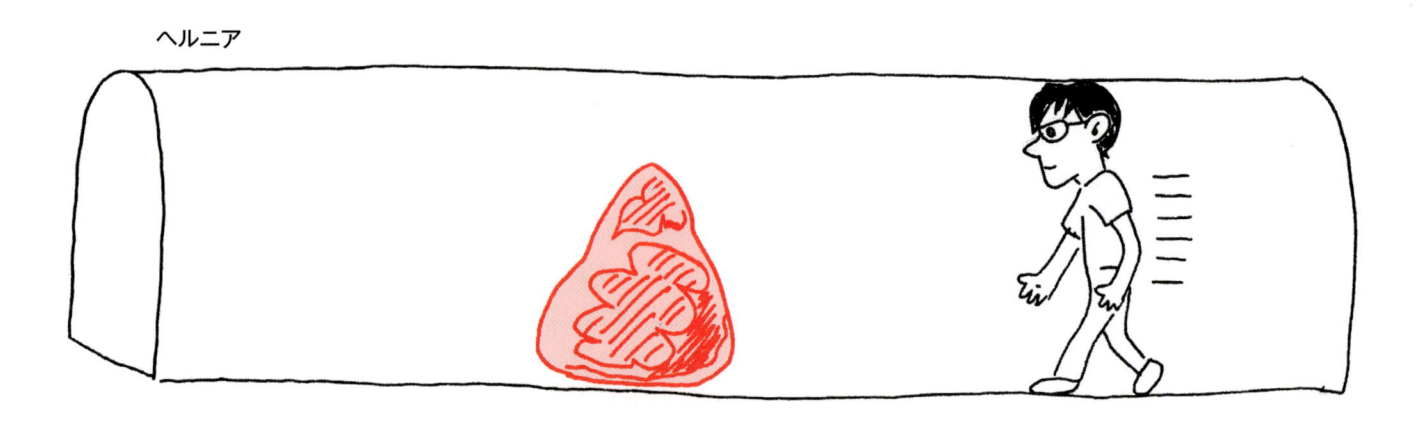

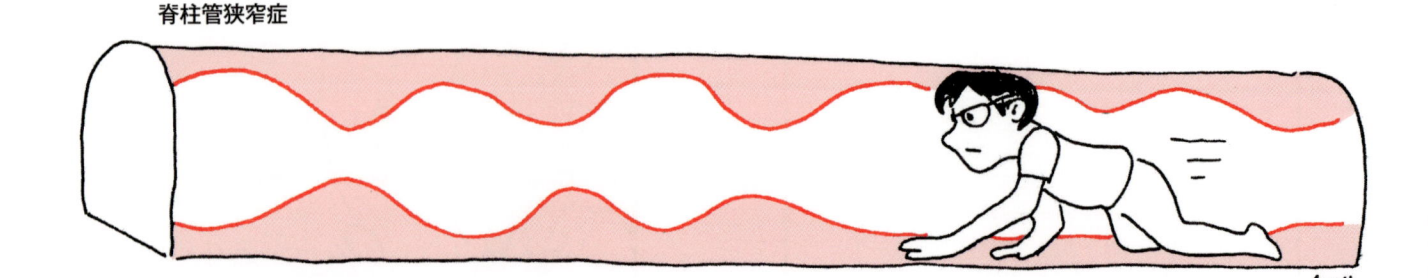

ヘルニア

脊柱管狭窄症

冷夜里「あと，ヘルニア患者のほうが若いよね．」
江良井「脊柱管狭窄症†は，中高年の病気じゃ．骨のかたちが変化するには，年月がかかるからのう．いっぽう，ヘルニアは，一撃でおきる印象があるね．」
那須野「高齢化社会になり，ますます増えてくる病気ですね．」

†MEMO **腰部だけじゃない!?**
頚椎や胸椎の脊柱管にも狭窄症がおきる．頚椎の場合，脊髄が圧迫されるものを頚椎症性脊髄症，神経根が圧迫されるものを頚椎症性神経根症という．

狭く窄まる
脊柱管狭窄症とは

- 脊柱管が狭窄（狭く，窄まる，という意味）する病気だ．
- なかを通る神経が圧迫されて，神経症状をひきおこす．
- 神経根を圧迫すると，痛みが，腰や下肢に走る．
- 馬尾が圧迫されると，しびれや重だるさ，尿や便の障害が出ることもある．

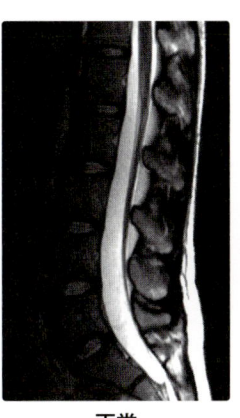

正常 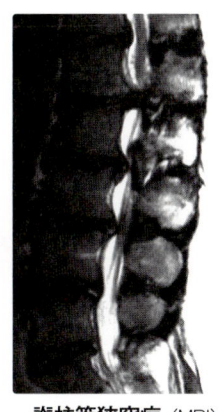　　脊柱管狭窄症（MRI） 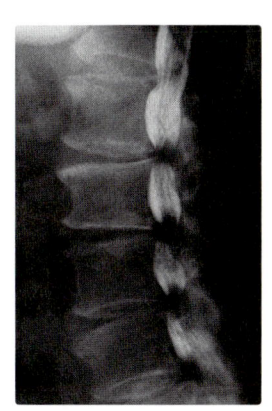　　脊柱管狭窄症（ミエログラフィ）

脊柱管狭窄症に特徴的な
間欠性跛行とは

- この病気には，間欠性跛行という独特の症状がある．歩きつづけるうちに痛みやしびれが増加していくが，すこし休むと，また歩けるようになる，というものだ．
- 腰の姿勢によって，脊柱管の太さが変化する．すなわち，
  前にかがむと，脊柱管が太くなり，症状が軽くなる．
  後ろにそると，脊柱管が細くなり，症状が増強する．
- つまり，起ちあがったり，背筋をシャンと伸ばした姿勢では悪化し，椅子に腰かけたときには神経がゆるんで軽快する．
- 末梢動脈の閉塞のような，血管性のものもある．

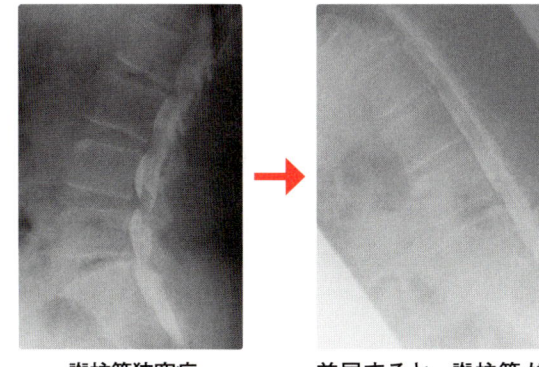

脊柱管狭窄症（ミエログラフィ）　→　前屈すると，脊柱管が広がる．

那須野「なるほど．だから，『自転車ならいくらでも乗れます』とか，『ショッピング・カートを押すのは楽です』という患者さんがいるんですね．」
冷夜里「どうでもいいけど，ナンダカ漢字だらけだなあ．この病気．」

第4章

脊椎

那須野「ところで**間欠**ってどういう意味かしら.」
江良井「カンケツとは,〈間欠泉〉の間欠とおなじじゃ.」
那須野「あ,知ってる.観光地なんかで,ときどきシューッと噴き出す泉のことでしょ.」
江良井「つまり,間欠とは,ときどきことが生じるさまをいうのじゃ.ここでは,ときどき歩いてはときどきつらい(痛い)……そんな感じじゃ.」

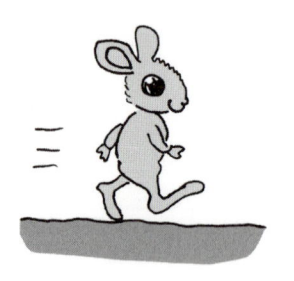

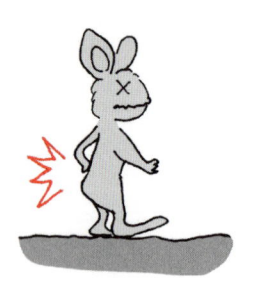

歩いていると……　　ときどき痛みが吹き出す.　　休息して痛みが治まると歩ける.　　また痛みが吹き出す.まるで間欠泉のように……

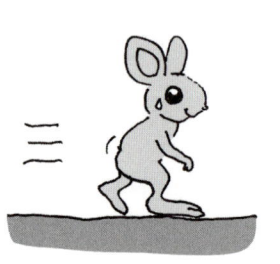

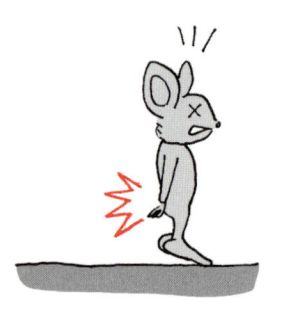

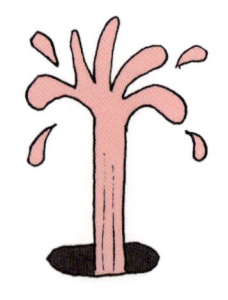

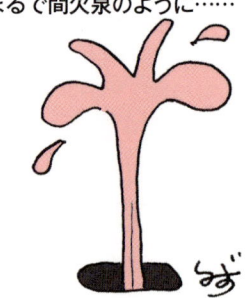

那須野「それから,**跛行**は,ええと……(辞書をひく),〈足をひきずる〉という意味ですって.」
冷夜里「ネーミングだけは,なんとかならんもんかなあ.患者さんも覚えにくいし,書くのも大変.」
那須野「でも,このガンコでレトロな感じが,いかにも,中高齢者の病気っぽくて,いいのかも.」

アイスランドにあるストロッククール間欠泉．数分おきに熱湯が10〜20mの高さまで噴き上がる．
Ⓒ東京大学大学院理学系研究科

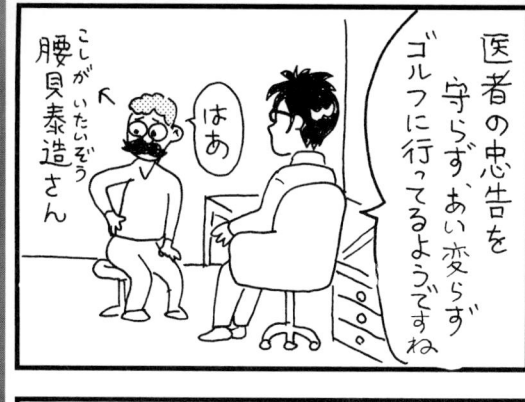

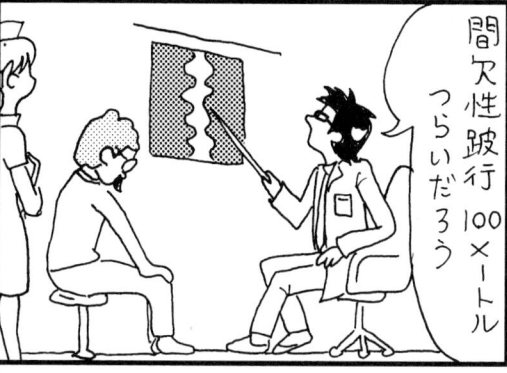

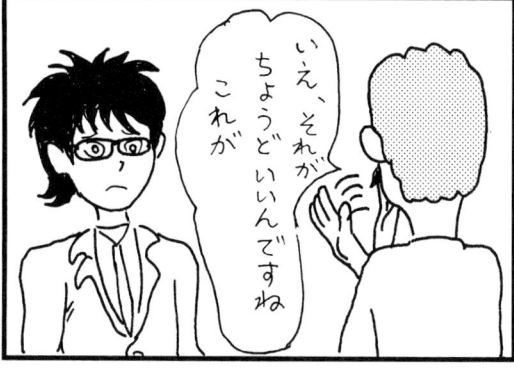

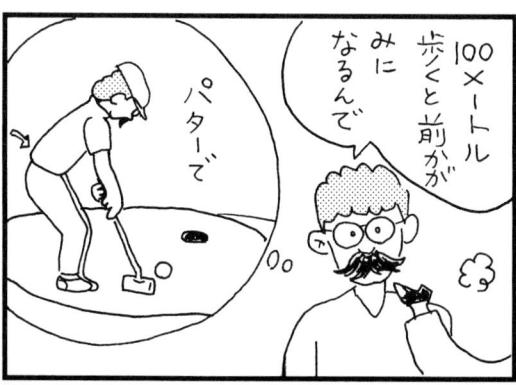

第4章 脊椎

05

脊椎の手術1
除圧術

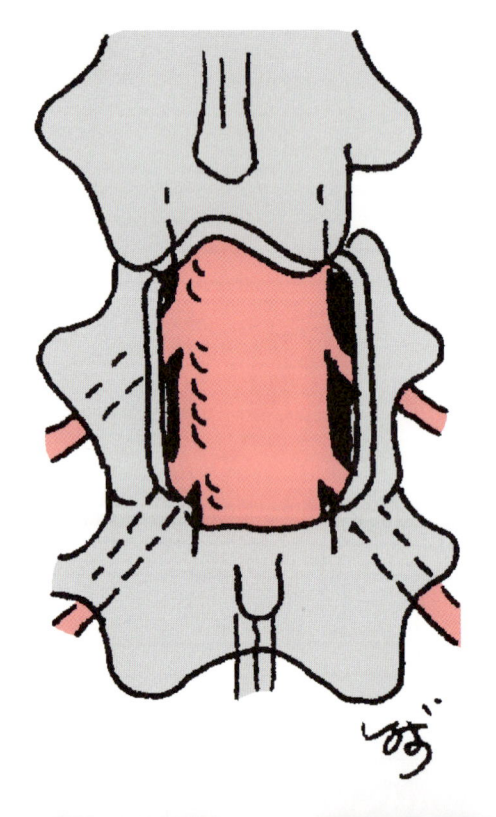

脊椎の手術の基本は，脊髄や神経を圧迫している部分をけずったり，広げたりする"除圧"である．方法はさまざまであるが，後方からの除圧が一般的になってきている．

江良井「それでは，そろそろ手術の話にうつろう．」

冷夜里「でも，セボネの手術って，とっつきにくいようですね．」

那須野「そうそう．手術室のナースも，術野が見えないし，わかりにくいってグチをこぼしてたわ．」

江良井「セボネの手術は，種類が多いし，大学によって，方法がまちまちだったりするね．」

冷夜里「ますます混乱します．」

江良井「でも，基本はひとつじゃ．椎間板でも，骨でも，腫瘍でも，とにかく**神経を圧迫している障害物をとりのぞくこと**．除圧術こそ，脊椎手術の王道じゃ．」

那須野「神経を助けてあげるんですね．」

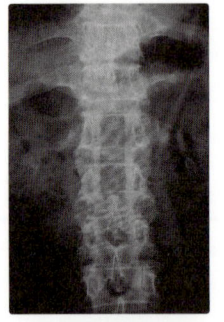

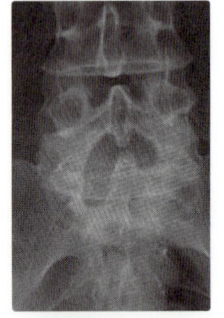

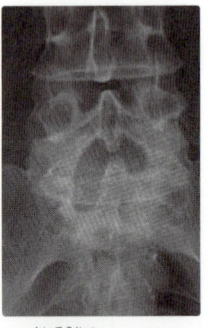

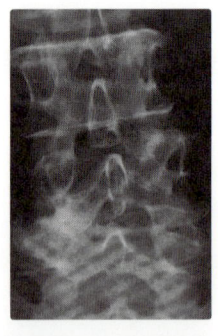

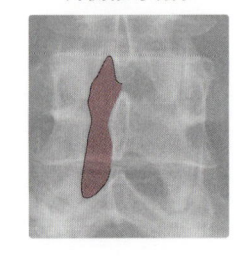

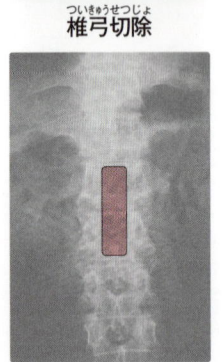

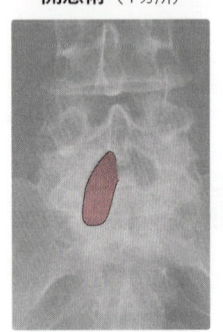

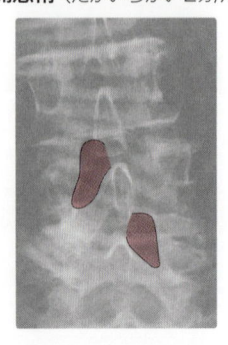

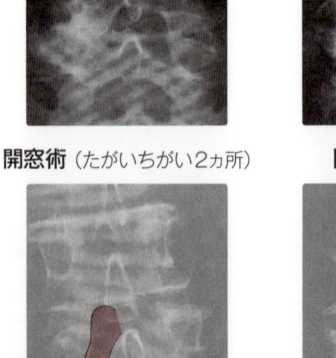

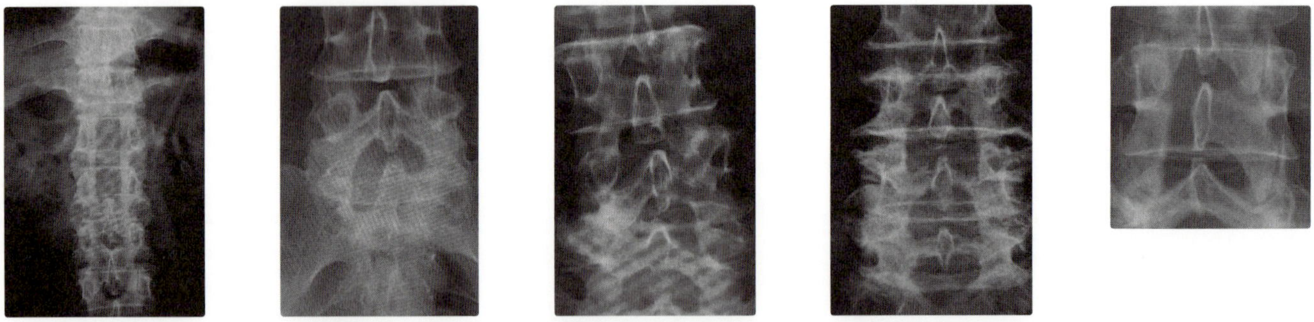

椎弓切除　　開窓術（1ヵ所）　　開窓術（たがいちがい2ヵ所）　　開窓術（4ヵ所）　　片側椎弓切除

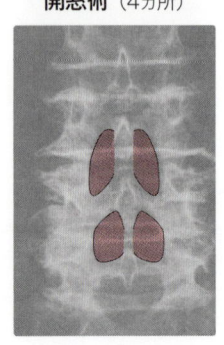

骨をとる　開いて広げる
椎弓切除と開窓術

- せまいところをけずって，神経を助ける手術が除圧術だ．
- 脊柱管狭窄症，ヘルニア，OPLL，すべり症，腫瘍，といった，脊髄が圧迫を受ける病気におこなわれる手術だ．
- 後ろの屋根をすべてとりのぞくのが**椎弓切除術**（ラミネクトミー）だ．
- 一部分だけとりのぞくのが**部分椎弓切除術**で，**開窓術**ともいう．フェネストレーション（fenestration），メデファセ（medial facetectomy）などとよばれる．
- 真ん中をタテにまっぷたつに割る方法もある（棘突起縦割）．
- 術後にセボネが変形してしまうことがある（後わん変形）．

椎弓切除術　　開窓術

江良井「**頚椎**では，脊柱管を大きく広げる**椎弓形成術**がおこなわれる．**脊柱管拡大術**ともいわれる手術じゃね．」

那須野「トンネル拡大工事みたいな手術ですね．」

冷夜里「いろいろな方法があるとききました．」

江良井「広げ方に，いろいろな工夫がほどこされている．**観音開き**や，**片開き**，とびとびに開く方法……この手術は，わが国で開発され，発展をとげた日本の誇るべき方法といっていいね．」

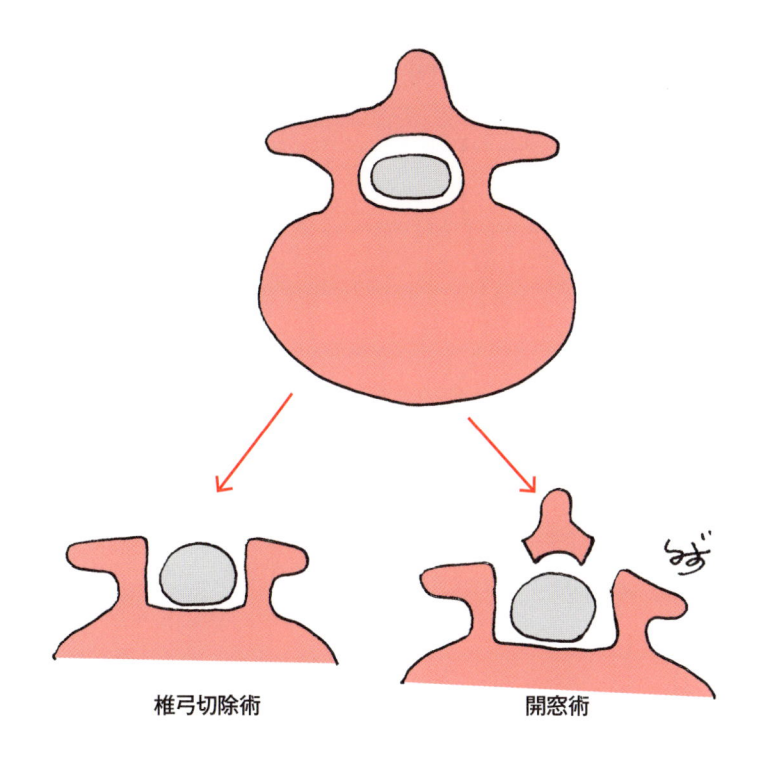

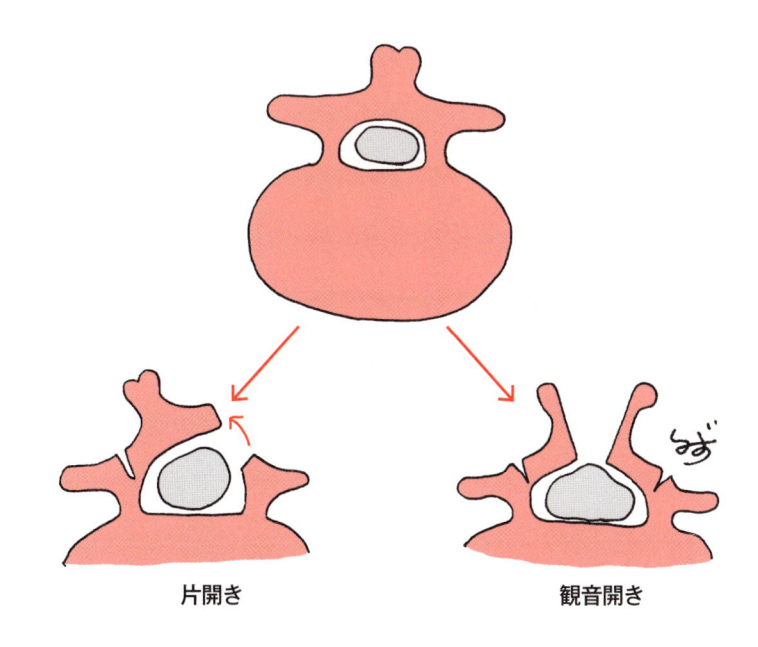

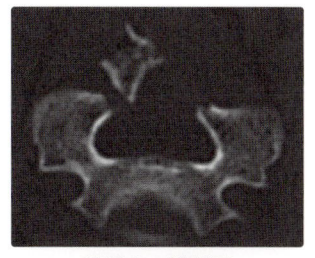

片開き　　観音開き

片開きの横断面

05　除圧術

| 第4章 脊椎

開窓術

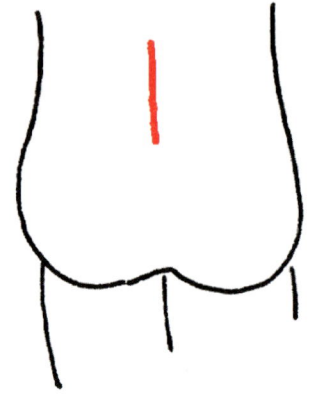

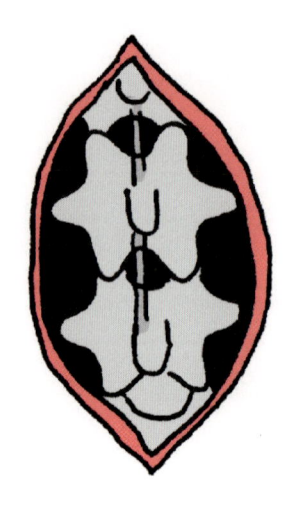

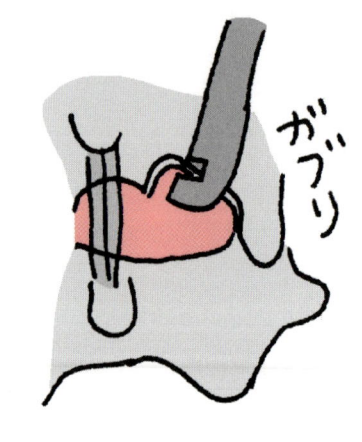

1 筋肉を開き、セボネを出す.

2 上の骨をかじる.

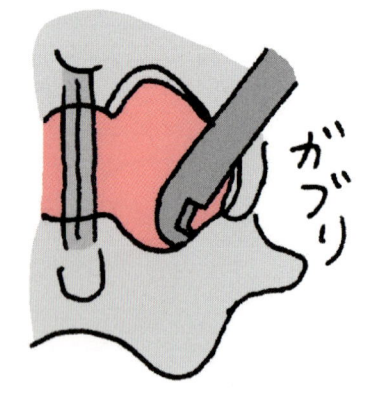

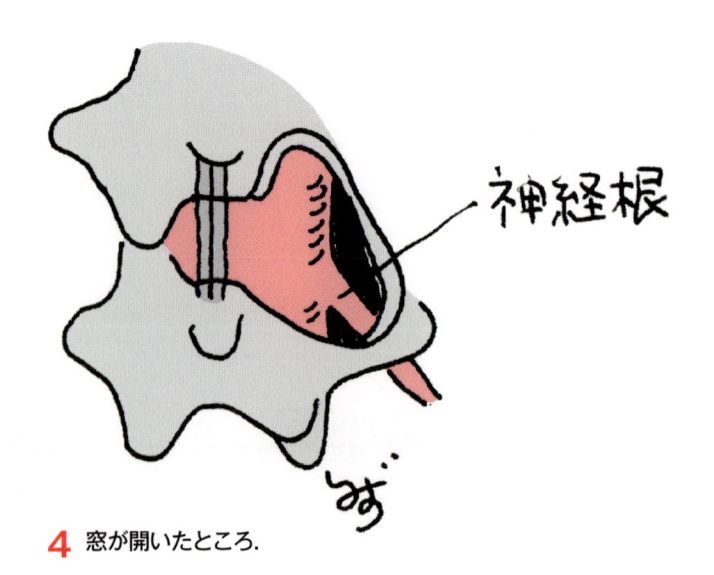

3 下の骨をかじる.

4 窓が開いたところ.

神経根

いわばトンネル拡大工事
椎弓形成術
- 頚椎の除圧術にはいろいろな方法がある（椎弓切除術もおこなわれる）.
- 腰椎とちがう点は，神経のちがい，解剖，危険性だ.
- 脊柱管を広げる方法としては，両開き式，片開き式，スキップ（とびとび）式などがある.

片開き，左を開く場合

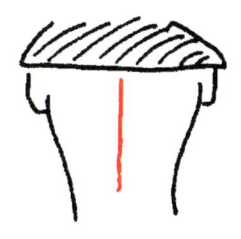

1 患者をうつぶせにして，背中のヒフを切る．皮切は首の正中．

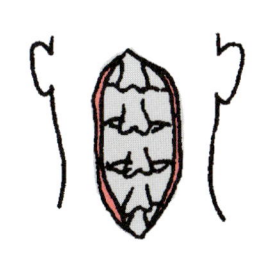

2 正中の突起から筋肉をはがし，展開する．

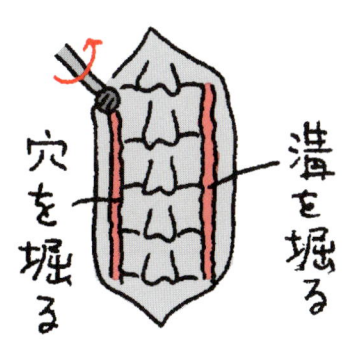

3 ハイスピードで回転するドリルをつかって，椎弓に溝を掘り，左側だけ，椎弓がなくなるまで掘りすすめる．逆（右）側の椎弓に溝を掘り，こちらは，椎弓の底をすこし残しておく．

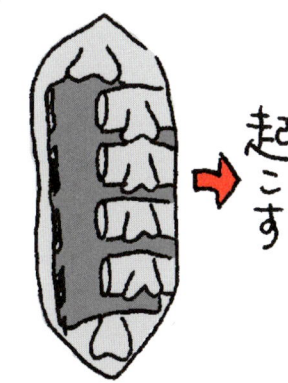

穴を掘る／溝を掘る

4 椎弓を左から右へ起こして広げ，再落ち込みを防ぐために，壁に固定する（糸などで）．

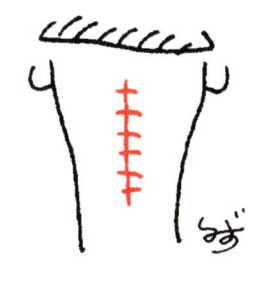

5 手術終了！

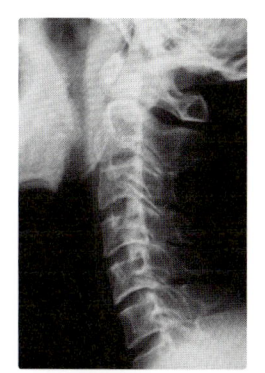

術前（X線） 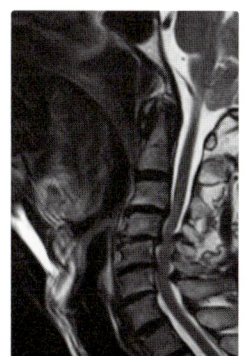 術前（MRI） 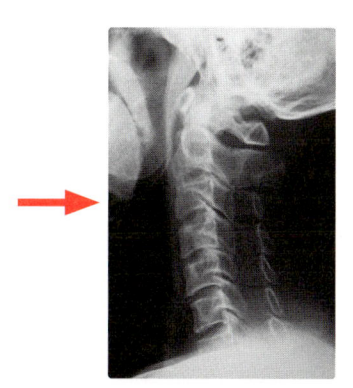 → 術後（X線） 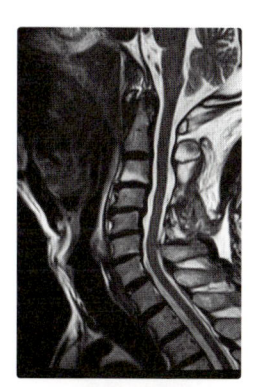 術後（MRI）

05 除圧術

第4章 脊椎

06 危険の多い脊椎手術に必須
脊椎の検査

脊椎では，X線などの一般検査だけでなく，いろいろな特殊検査がおこなわれている．脊椎手術にのぞむにあたり，画像の情報はすこしでも多いほうがいい．なかには，入院しておこなうものや侵襲性のものもあるが，手技がこまかく，危険の多い脊椎の手術には必須な検査といえる．

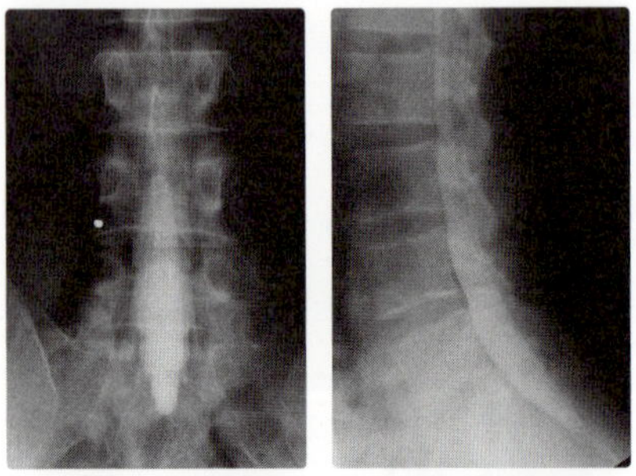

正常（正面）　正常（側面）

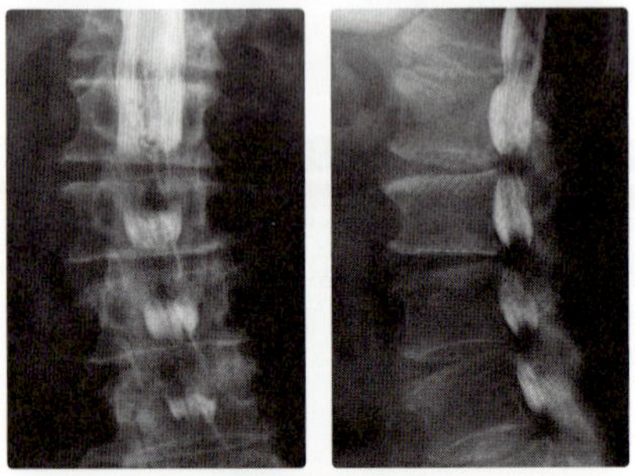

脊柱管狭窄症

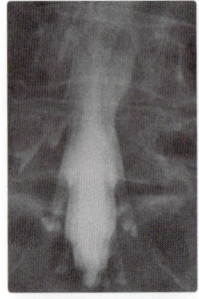

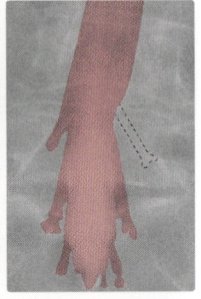

神経根が1つ染まっていない（正面）．
椎間板ヘルニア

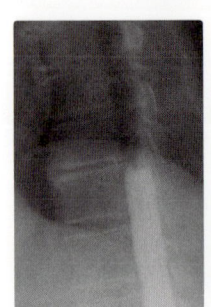

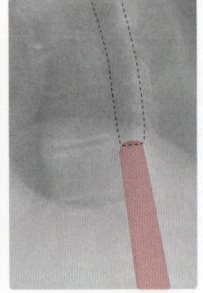

流れが完全に止まった（側面）．腫瘍

江良井「脊椎の検査としては，まず脊髄造影をやる場合が多いな．」
冷夜里「腰に針を刺す，あの痛い検査ですね．」
江良井「そんなことないよ．骨に刺すんじゃない．腰椎麻酔とおなじだ．もちろん，下手くそな医者が何度もやれば痛いけど．」
那須野「危険は？」
江良井「安全な検査だよ．でも入院が必要だ．」
冷夜里「造影というのは？」
江良井「染めることだね．血管造影は血管，消化管造影は消化管を染める．でもこれは，神経を染めるんじゃなくて，髄液を染めるんだ．」
那須野「まるで，水に絵の具をまぜるみたい．」
江良井「ビンゴ！」

> 脊髄への圧迫状況をしらべる
> ## 脊髄造影（ミエログラフィー）

- 神経の圧迫状態をしらべる検査だ．
- ミエログラフィーともいう．
- 髄液のたまった部分（くも膜下腔という）に造影剤（＝絵の具のようなもの）を注射する．
- 合併症として，アレルギー，頭痛，感染，などがある．とくに感染は脳まで及ぶと髄膜炎となるおそれがある．

①患者さんには横向きで膝をかかえてもらう（背中を丸くすると，骨と骨のすき間が広がるので針が刺しやすい）．
②消毒
③針（スパイナル針）を刺し†，すすめていくと，髄液が，注射器からポタポタしたたり落ちてくる（くも膜下腔に針先が入った）．

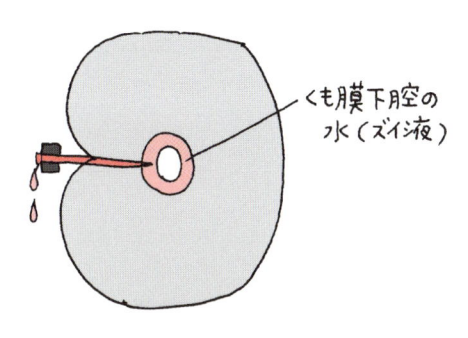

†MEMO 針を刺す目印は？ ●腸骨の端を通る線が第4，第5腰椎のあいだを通るので，刺す場所の目安になる．ジャコビー線という．よごびーラインと覚えよう．

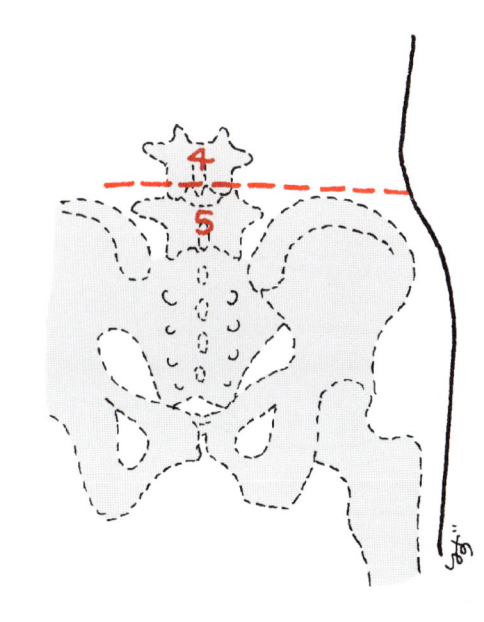

くも膜下腔の水（ズイ液）

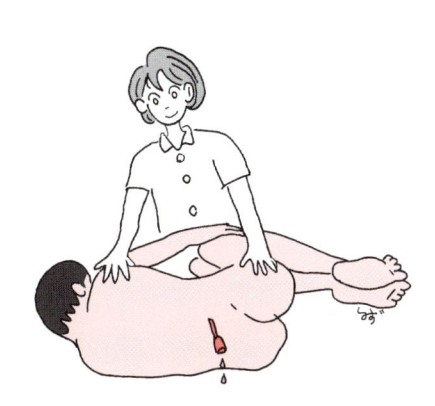

④造影剤（イソビスト，オムニパーク）を10mL注射する．
⑤そのままX線を撮影する．
⑥そのままCTを撮影する．

ミエログラフィー後のCT

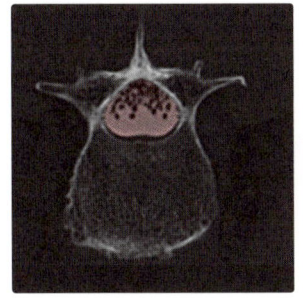

正常は丸い． 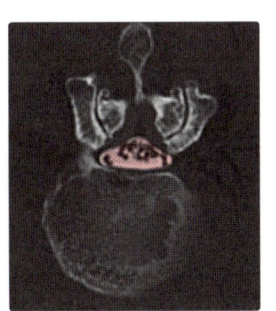　　狭窄症はぺしゃんこ． 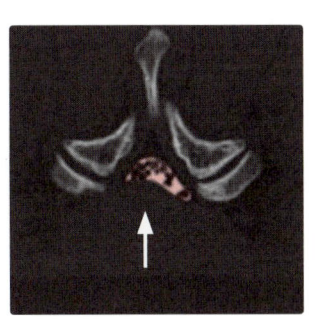　　ヘルニアはぐにゃり．

那須野「ほかに椎間板造影，神経根造影もあるそうですが．」
冷夜里「みんな痛そうな検査ですね．」
江良井「まあ，これらはもともと痛みをわざと出す検査なんじゃよ．」
冷夜里「ええっ．わざと？」
那須野「医者が患者さんを痛めつけるなんて．」
江良井「人聞きの悪いことを言うでない．その痛みが診断の助けになるんじゃ．」

06 脊椎の検査

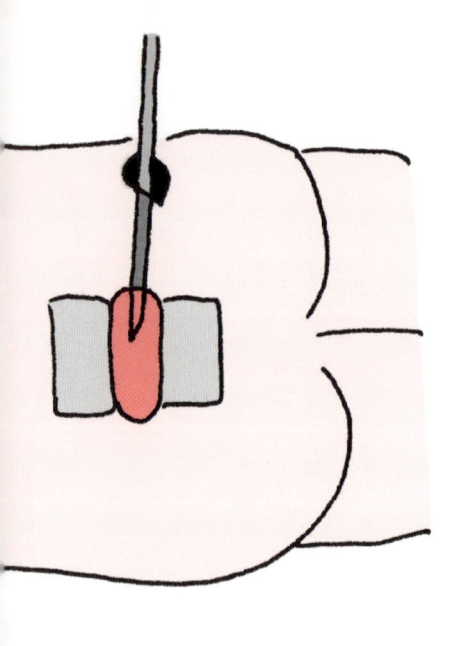

第4章
脊椎

造影剤でふくらませる
椎間板造影

- 椎間板に針を刺し，造影剤でふくらませる検査だ．
- 椎間板ヘルニアが多数ある場合どれが原因なのかをしらべたり，ヘルニアが脊柱管の外側に飛び出す特殊なヘルニアなどに適応がある．
- ヘルニアがあると，造影剤でさらに大きくヘルニアがふくらむので，当然痛みが出る（再現痛）．
- その痛みの場所と強さを確認する（いつも悩んでいる痛みかどうか？）．
- ディスコグラフィーともいう．

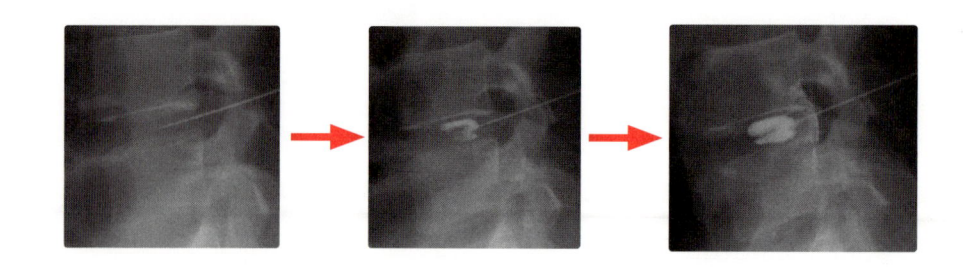

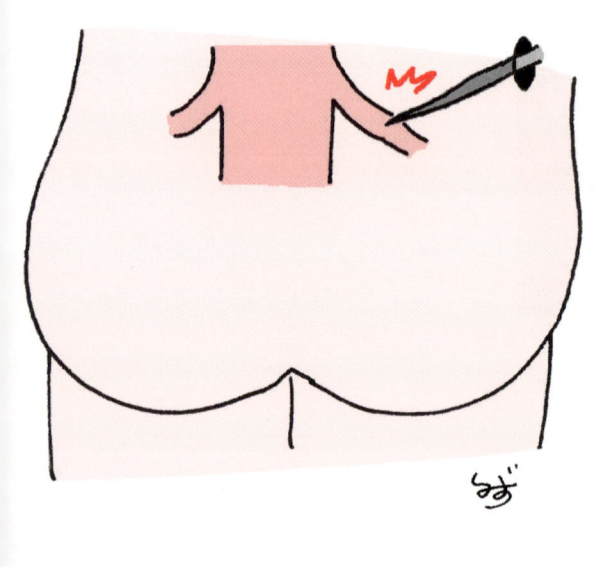

神経根を染める
神経根造影

- 神経根を染める検査だ．
- 神経根に針を刺すと，痛みが下肢に走る．
- その痛みの場所と強さを確認する（いつも悩んでいる痛みかどうか？）．
- 神経根ブロックといっしょにおこなうことが多い（造影剤の代わりに痛み止めのくすりを注射するのが，神経根ブロック）．

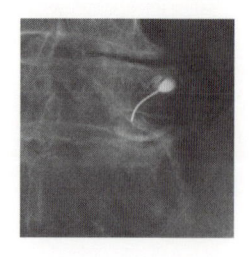

コラム 5 神様のいたずら

冷夜里 「**脊髄損傷**……ホントウに悲劇です.」
江良井 「若い患者さんが多いのもやりきれないね.」
那須野 「たった一度の事故で,半身不随になってしまうなんて[†].」
冷夜里 「頭脳がちゃんとしているから,よけい悲劇だ.」
江良井 「たしかに,わしも,首だけは〈神様の設計ミス〉としか思えん.そもそも,脊髄は脳にくらべてあまりに細すぎると思うし,首には肋骨みたいな補強がないから,ケガをすると,ダメージを受けやすいんじゃ.」
那須野 「わずか1センチそこそこの管に全神経が通ってるなんて,だれも知らないわ.」
冷夜里 「学校や会社の定期健診でも,首なんか検査しないしなあ.」
江良井 「でも,脊髄というのは,不思議なんじゃ.一撃でダメになるかと思うと,もっとぺちゃんこでも何十年も平気な老人がいる.」

[†] **MEMO スーパーマンの悲劇**
● クリストファー・リーヴ (Christopher Reeve).スーパーマン映画の主演俳優.1995年,落馬事故で脊髄損傷.首から下がまひした.私費を投じて支援センターを開設するなど,52年の生涯を通じて,まひに苦しむ患者さんのため活躍した.

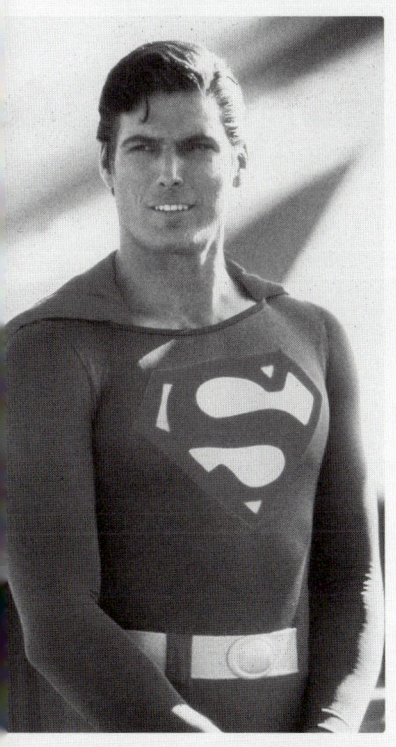

[写真:アフロ]

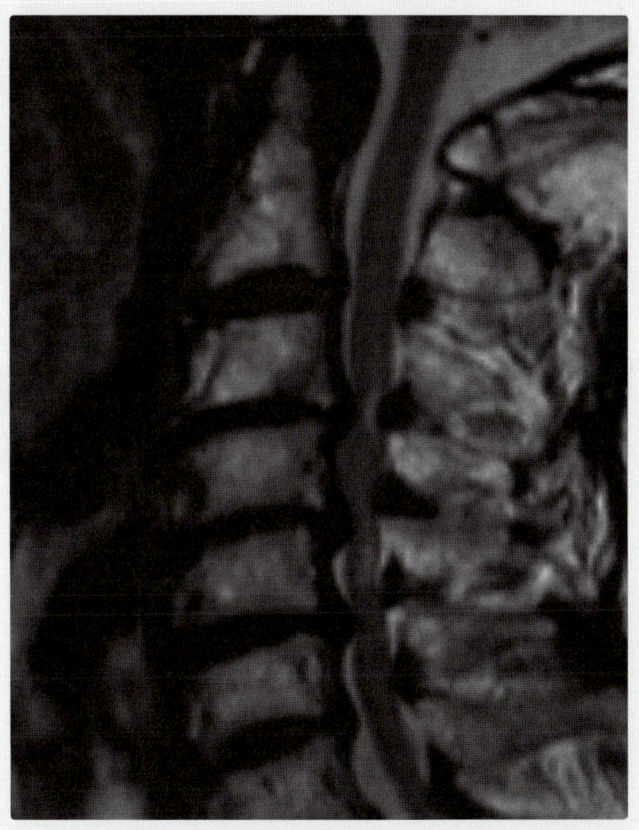

90歳.こんなにせまくても,しびれだけだ.

冷夜里「不思議ですね.」
江良井「ケガがひどすぎて逆に助かるひともいるんじゃ.」
冷夜里「どんなメカニズムですか？」
江良井「ふつう頚椎の骨が脱臼したら，脊髄がはさまれてしまう．ところが，後ろの屋根の骨が壊れたおかげでハサミ撃ちを逃れる.」
冷夜里「なんてラッキーな.」
那須野「それこそ，神様のいたずらですね.」
江良井「まだまだわからんことが多い脊髄じゃが，いま世界中で研究がおこなわれている．いつか脊髄損傷に人類が打ち克つことを期待したいね.」

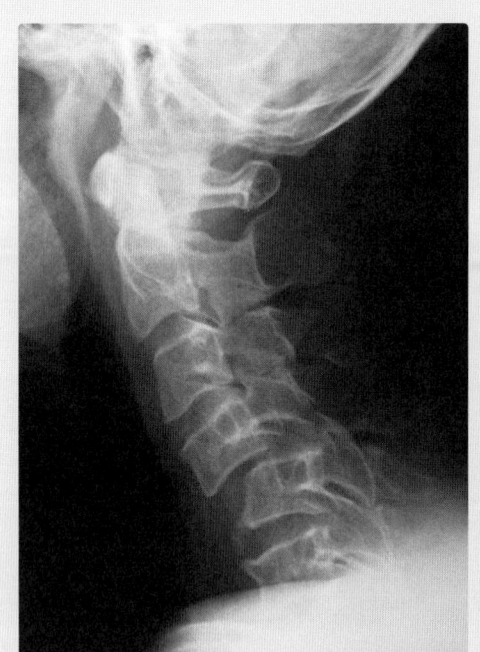

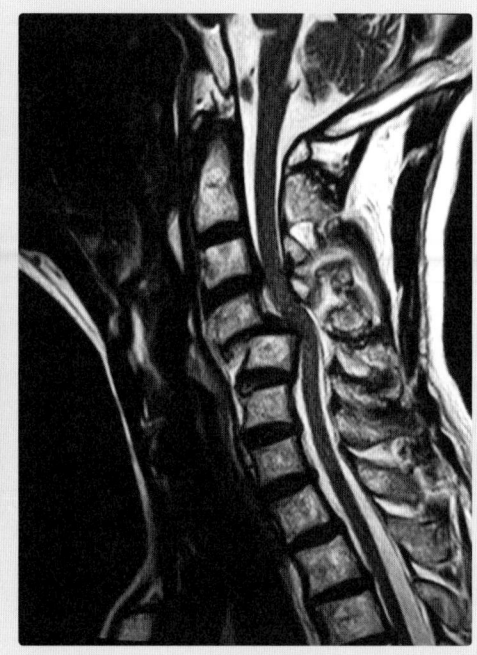

頚椎脱臼なのに奇跡的にまひなし！！

大きく分けて「ギューギュー」と「ぐらぐら」
脊椎の病気

第4章
脊椎
07

脊椎には，ヘルニアや狭窄症以外にもいろいろな病気がある．ひとくちに腰痛や坐骨神経痛といっても，病態は多彩だ．ここでは，それらをまとめてみよう．

江良井「脊椎の病気は2つに分かれるんじゃ．」
冷夜里「重い病気と軽い病気ですか．」
那須野「痛い病気と痛くない病気かな．」
江良井「アホ！ 痛くなかったら，病院に来んじゃろが！」
冷＆那「いっぱいあって，まとまりません．」
江良井「まあ，ひとことで言うと，"**ギューギューの病気**" と "**ぐらぐらの病気**" じゃ．つまりだな．ヘルニアや狭窄症のように神経の道がせまくなる病気と，骨が不安定で動く病気というわけだ．」

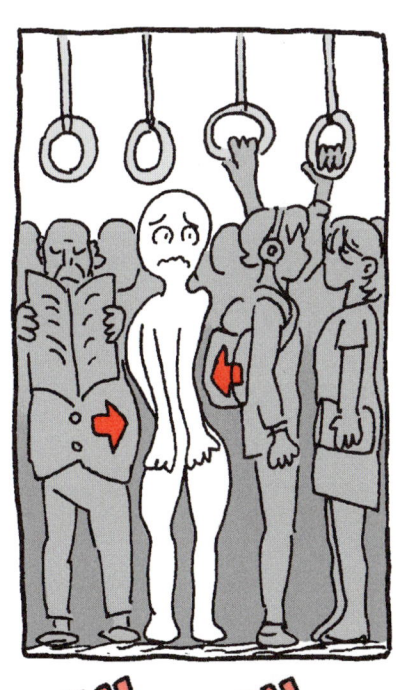

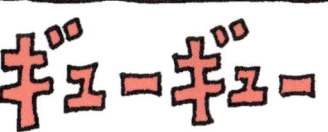

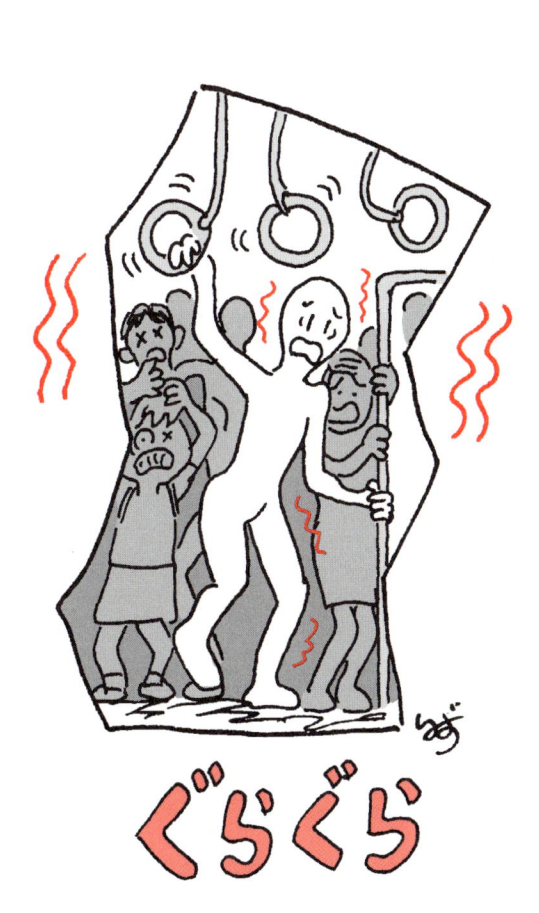

ギューギュー　　　ぐらぐら

07 脊椎の病気　127

第4章 脊椎

脊髄を刺激し締めつける
ギューギューの病気

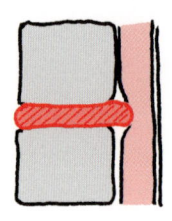

椎間板ヘルニア
神経のトンネルに椎間板が飛び出す．

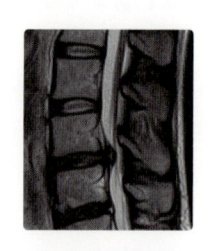

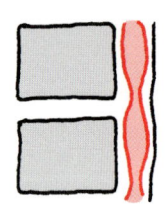

脊柱管狭窄症
神経のトンネルがせまくなる．

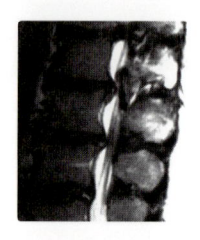

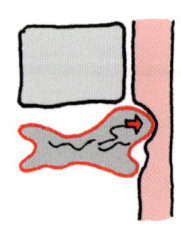

破裂骨折
神経のトンネルに骨が飛び出す．

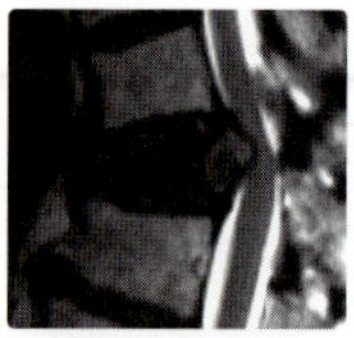

脊髄を圧迫している

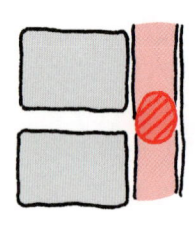

脊髄腫瘍
神経のトンネルに腫瘍ができる．

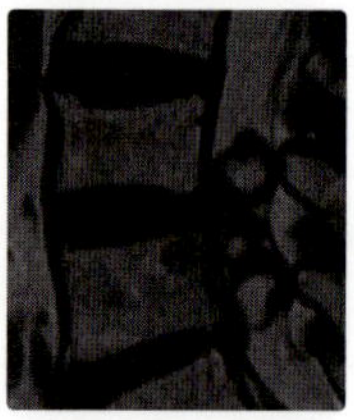

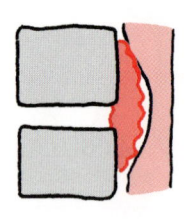

髄膜腫，神経鞘腫

後縦靱帯骨化症
脊椎をつなぐ靱帯が骨になってしまう（あまりに名前が長いので，ふつうOPLLと略してよぶ）．

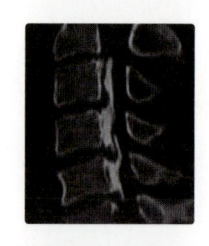

連続型

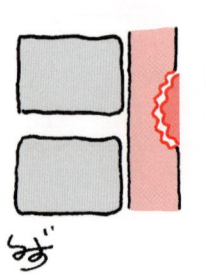

黄色靱帯骨化症
脊髄の後ろの靱帯が骨になってしまう．

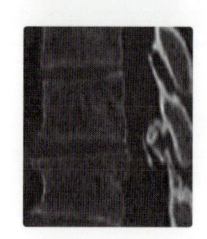

骨がずれる・離れる
ぐらぐらの病気

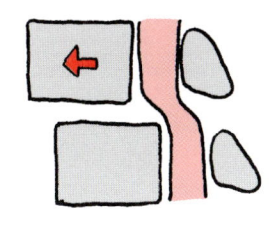

すべり症
骨が前後にずれる.

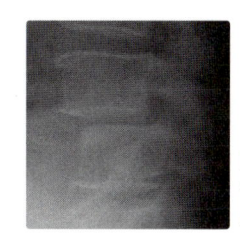

L4とL5の骨が不安定（ぐらぐら）になる（前後屈のX線）

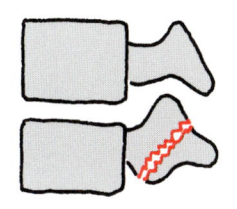

分離症
骨に亀裂が入る.

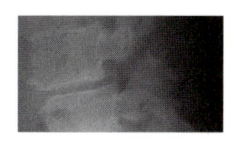

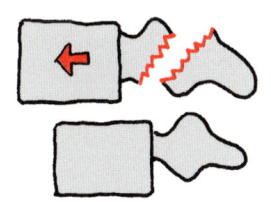

分離すべり症
分離症＋すべり症.

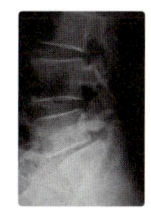

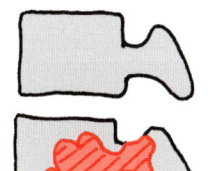

脊椎腫瘍（せきついしゅよう）
骨に腫瘍ができてもろくなってしまう.

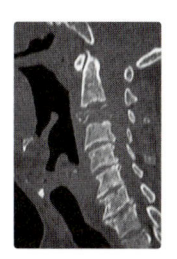

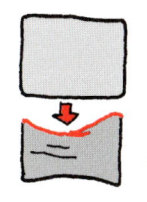

圧迫骨折
骨がつぶれてしまう.

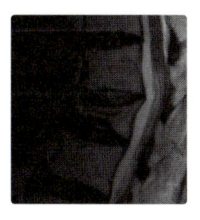

第4章 脊椎

08 脊椎の手術 その2
固定術

脊椎の手術のもうひとつの基本は，ぐらぐらになった脊椎をしっかり補強する"固定"である．やはり後方からの固定が一般的になってきている．

江良井「セボネの手術には，もうひとつ固定という考えがある．」
冷夜里「これ，とっても苦手．」
那須野「わたしも．PLIF（プリフ）とかPLFとか，なんだかもうチンプンカンプン．」
冷夜里「先生，そもそもなぜ固定しないといけないんです？」
那須野「そうね．動くものを固定したらマズいんじゃないかしら？」
江良井「なかなか鋭いクエスチョンじゃね．もちろん，なんでも固定すりゃいいというもんじゃない．脊椎（せきつい）の固定術は，整形外科のなかでも侵襲（しんしゅう）が大きく，大変な手術じゃしね．」
那須野「むずかしさとリスクがともなうわけですね．」

固定術の適応

外傷・奇形・腫瘍
固定術の適応は限られる

- まず**外傷**だ．バラバラになったセボネを立て直すには，固定が必要になる．
- つぎに**奇形**（きけい）だ．たとえば，側（そく）わん症や後（こう）わん症は，セボネをまっすぐにするために，固定術が必要だ．

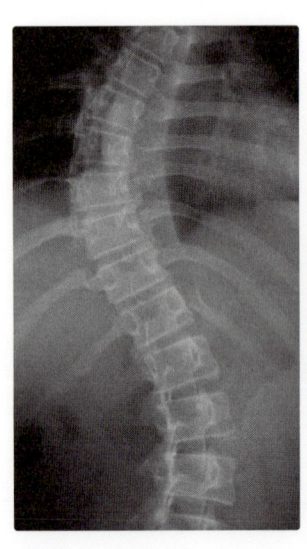

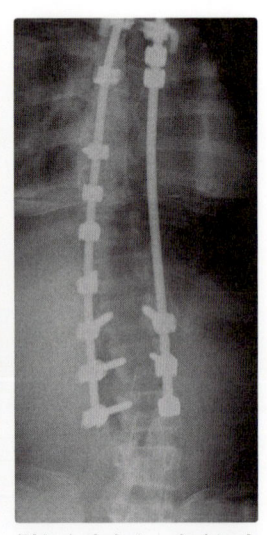

側わん症をまっすぐにする手術

- そして**腫瘍**だ．がんにつぶされると，セボネはグラグラになってしまう．がん細胞は成長をやめないから，いずれは上下に広がってくる．だから，腫瘍のときは，長めに固定しないといけない．
- それ以外にも，すべり症とか，分離症など，もともと不安定性のある病気も固定が必要だ．

> ただし例外もあって……
椎間板ヘルニアや，脊柱管狭窄症でも，固定が必要なときがある

- 椎弓切除術，ヘルニア摘出術など，除圧術のとき，もし骨をけずりすぎると，骨がぐらぐらになってしまう．そういうときには固定が必要だ．

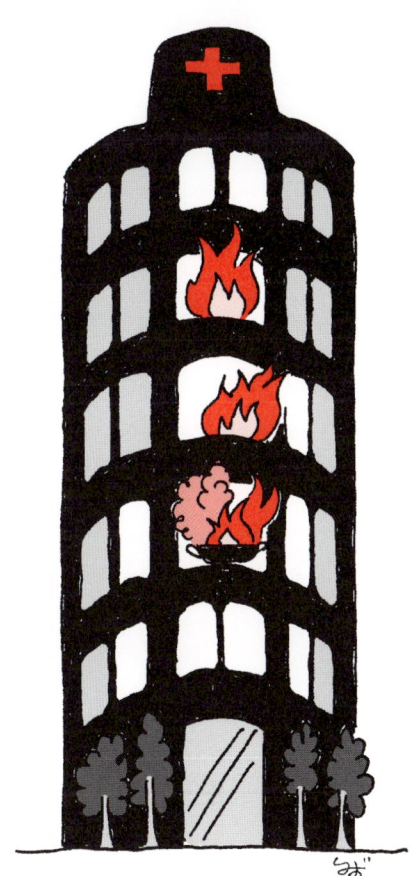

セボネにできたがん細胞は
上下に広がっていく．
まるで火事のように……

江良井「ぶっちゃけた話，脊椎の手術には，除圧と固定しかないんじゃ．」
冷夜里「どちらをやればいいんです？」
江良井「まず除圧．でも除圧しすぎると，こんどは固定．脊椎の手術は，このジレンマにいつも悩まされるんじゃ．どちらを選ぶかについては，諸説フンプンで，なかなか結論が出ておらん．脊椎の医者には，固定オタクもいれば，除圧オタクもいるよ．」
冷夜里「ところで，固定って，どうやるんだろ？ 想像できないんだけど．」
那須野「プラモデルみたいに糊づけするのかしら？」
江良井「固定の接着剤は，骨じゃ．」
冷夜里「金属（インストゥルメンテーション）じゃないんですか？」
江良井「ちがう！ 金属なぞはしょせん骨がつくまでのあいだ，ささえる役目をするだけじゃ．」
那須野「じゃあ，金属は，建築現場の足場のようなものですね．」
冷夜里「骨はどこから？」
江良井「自分の骨じゃよ．それをけずったり，コナゴナに砕いて，かたちを整えてつかうんじゃ．」

第4章
脊椎

固定術の骨はどこからとるの？

- 固定術には，骨を準備しなければならない．
- 当然，大きな骨からとるべきで，もっともつかわれるのは骨盤(こつばん)だ．そのほか，肋骨や，けずった脊椎(せきつい)もつかうことがある．
- 脊椎の手術はうつぶせが多い．うつぶせの場合は，背中の骨盤からとる．あおむけの場合は，逆に，前の骨盤から骨をとる．
- 骨盤のなかでいちばん骨をとりやすい場所は，ヒフからもふれる腸骨(ちょうこつ)の突出部だ（腸骨稜(りょう)という．稜(りょう)は山の稜線(りょうせん)の稜(りょう)で，とがったところという意味）．

| 固定術のための
採骨の方法

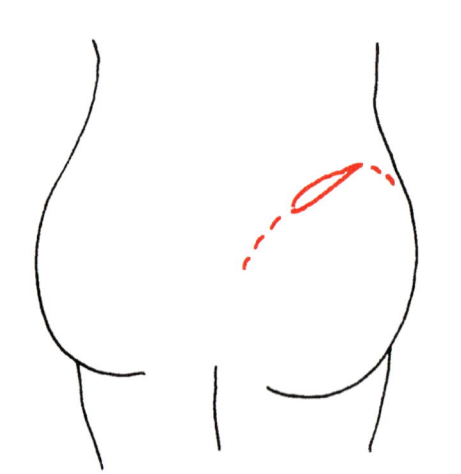

1 腸骨稜の上を切る．

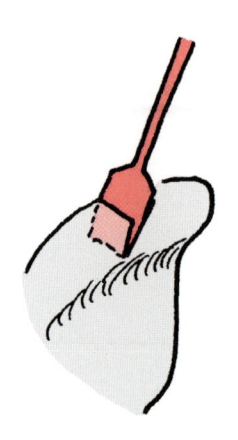

2 ノミ，ガウジ（さじみたいなもの），パンチなどをつかう．

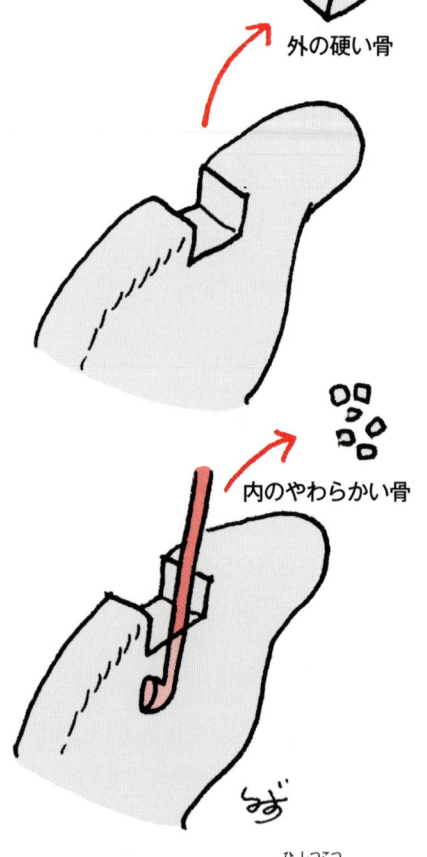

外の硬い骨

内のやわらかい骨

3 腸骨の外側の硬い骨（皮質骨(ひしつこつ)）と，内部のやわらかい骨（海綿骨(かいめんこつ)）をあわせてとる．

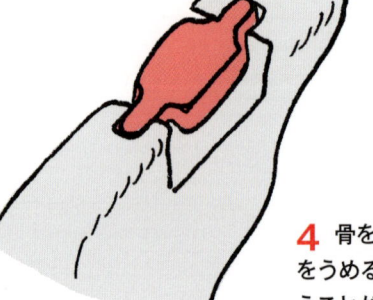

4 骨をとったあとの凹(へこ)みができたら，そのスペースをうめるために，スペーサーという人工骨をあてがうことがある．採骨終了！

後方固定

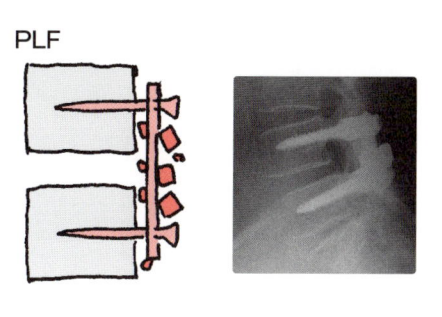

江良井「さあ，骨はとったと．そろそろ本題にはいるとしよう．」
冷&那（拍手）
江良井「まずPLIF，PLFから学ぼうか．」
冷&那（ため息）
江良井「そうプリプリした顔すんな．」
冷&那「それ．また親父ギャグですか．」

どうちがう？
PLIFとPLF

- 後方固定にはPLIF（椎体間固定）とPLF（後側方固定）がある．
- どちらもposterior（後方）から進入して，骨を移植する術式だ．
- PLFは，骨と骨のまわりに骨をおく．
  PLIFは，骨と骨のあいだに骨をはさむ．
  つまり，
- PLFは，後ろだけとめる手術
  PLIFは，前も固める手術
  といっていい．

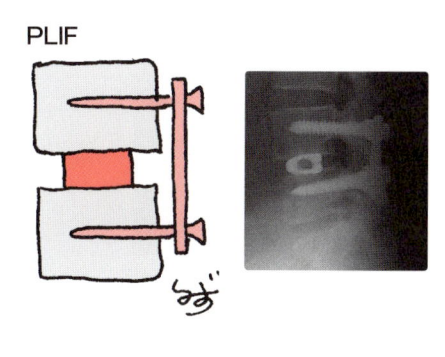

PLIF：posterior lumbar interbody fusion
PLF：posterolateral fusion

江良井「PLIFのIは，(inter + body) のIなんじゃ．」
冷夜里「サンドイッチみたいに椎体と椎体のあいだにはさむ方法というわけですね．」
那須野「どちらが強い固定なんです？」
江良井「最終的に骨がつけば，固定術は成功じゃ．でも，どちらかというと，やはりPLIFのほうが強い固定だ．PLIFとPLFをいっしょにおこなうと，さらに強くなるね．」
冷夜里「TLIFという手術があるとききましたが．」
江良井「これもPLIFとおなじく，(inter + body) の手術じゃ．ちがうのは，進入の方法じゃ．TLIFは片方だけをあけて骨をはさむ．だから，PLIFよりも侵襲が少ないとされるね．」

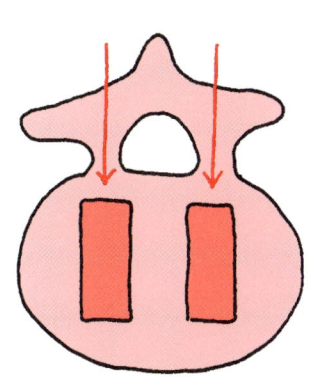

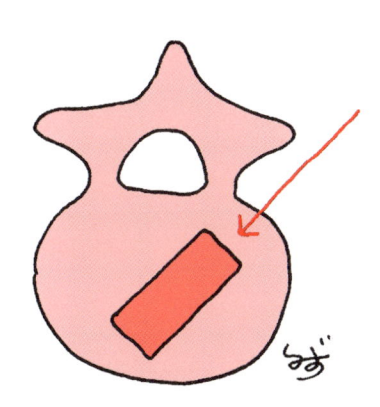

PLIF

TLIF（斜めからいれる）

TLIF：transforaminal lumbar interbody fusion

08 固定術　133

第4章

脊椎

後方固定の金属　インストゥルメンテーション

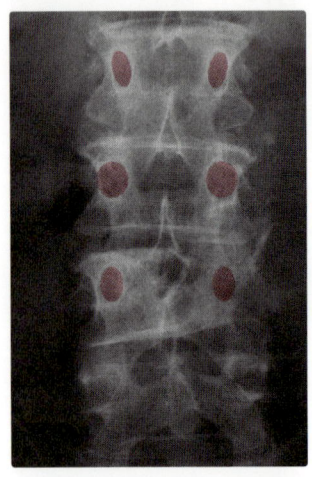

ふくろうの目にみえる椎弓根（ペディクル）．

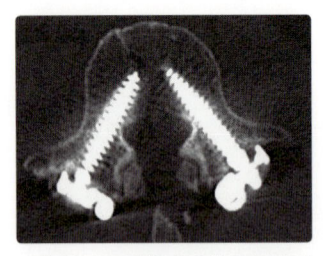

スクリューはふくろうの目（ペディクル）から打つ．

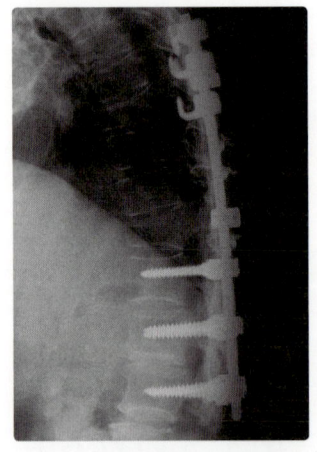

フック（かぎづめ），ワイヤリング（しばる）もよくつかう．

江良井「後方固定の基本手技にペディクル・スクリューというのがある．」
冷夜里「スクリューはどこに打つんですか？」
江良井「**椎弓根（ペディクル）**だ．」
冷夜里「脊椎の解剖図を改めてみなおすと，もうココしかない，という場所ですね．」
那須野「でも，はじめてこのスクリューを発表したセンセイは勇気があるわねえ．」
江良井「ちなみに，ペディクルは，英語で茎という意味がある．」
冷夜里「レントゲンでみると，**ふくろうの目玉**みたい．」
那須野「あらま，ほんとうだ．椎弓が鼻だとすると，顔そっくりだわ．」
江良井「ちなみに，脊椎にがんが転移すると，まずココがつぶれてくるんじゃ（ふくろうのウインク・サイン）．」

脊椎の固定術でよくつかう
ペディクル・スクリュー

- 脊椎の固定術には，スクリューが，よくつかわれる．スクリューは椎弓根に刺す．
- スクリューには，棒をつなげることができる．この棒をロッドという．
- 圧迫させる方向，または，伸展させる方向に，ちからを加えて，ロッド上で，スクリューを頭側や尾側にすべらせながら動かすことができる．こうして，サンドイッチの骨を強く固定したり，側わんのカーブを修正する．
- 脊椎のインストゥルメンテーションには，ほかに，鉤のようなかたちをしたフックや，しばって補強するワイヤー（テープ）もつかわれる．
- 大切なのは骨をじゅうぶんに移植することだ．金属はあくまで補強にすぎない．

後方固定の方法

後側方固定
PLFの術式

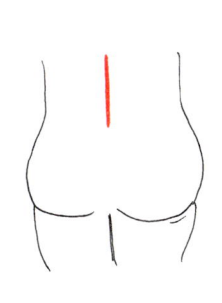

1 皮切は正中（一般に，長い皮切になることが多い）．

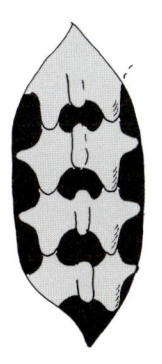

2 筋肉をはがして，左右に広げて展開．

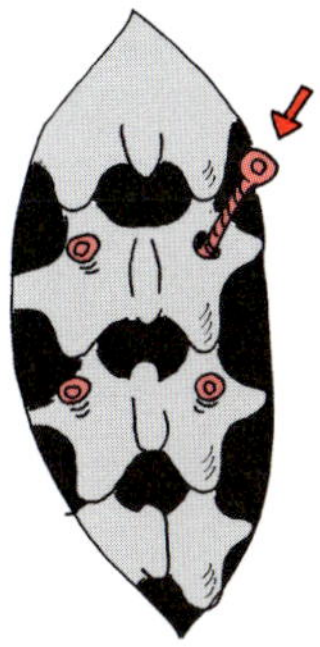

3 スクリューを椎弓根に打つ．

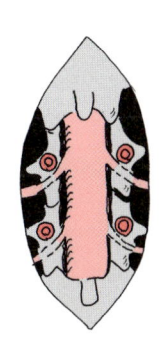

4 神経を除圧する．

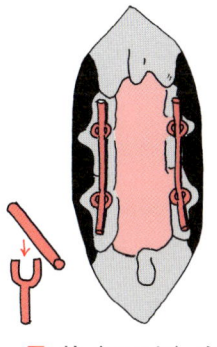

5 棒（ロッド）を組み立てる．

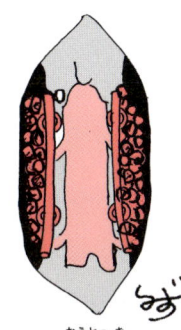

6 骨を横突起や，スクリューのまわりに置く．

椎体間固定
PLIFの術式

1〜3 PLFとおなじ．

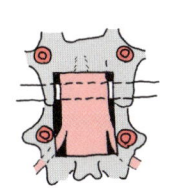

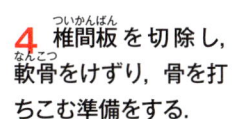

4 椎間板を切除し，軟骨をけずり，骨を打ちこむ準備をする．

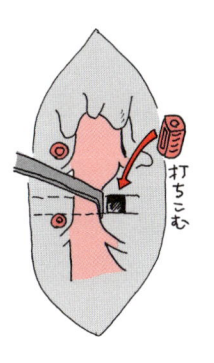

5 両方の骨のすき間に骨を打ちこむ（骨がつぶれないように金属のカゴに骨をつめてつかうことが多い）．

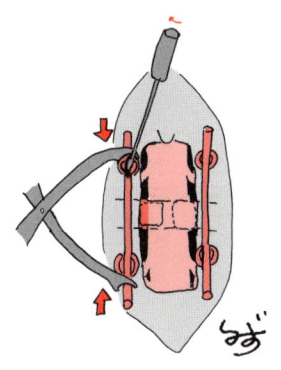

6 移植した骨に圧迫のちからを加え，棒（ロッド）を組み立てる．

08 固定術 135

第4章 脊椎

前方固定

江良井「固定には，まだあるんじゃ．」
冷夜里「前方法ですね．」
那須野「身体の前からせめる手術，むずかしそうだわ．」
江良井「前方法が活躍するのは，たとえばヘルニアだ．ヘルニアは前から押している．病気の原因が前にあるのだから，前からとるのが理にかなっているわけじゃ．とくに，頚椎のヘルニアは前方固定のいい適応じゃ．」
那須野「Love法じゃだめなの？」
江良井「腰は，神経を横に押し退けて後ろからとることができるけど，頚椎ではそんな危険なマネができんじゃろ．」
那須野「あ，そうだった．」

①頚椎

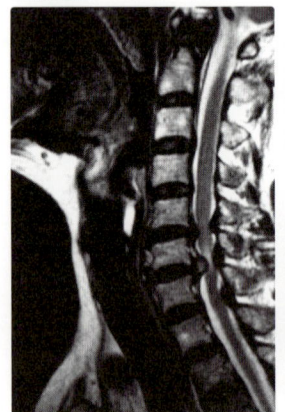

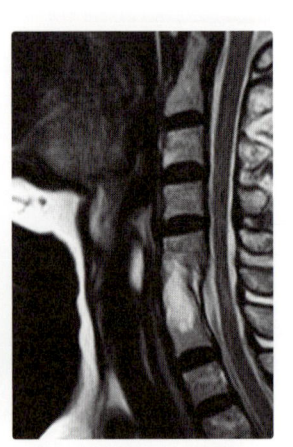

ダブルヘルニア発生　　前から骨を入れて固定．

②腰椎

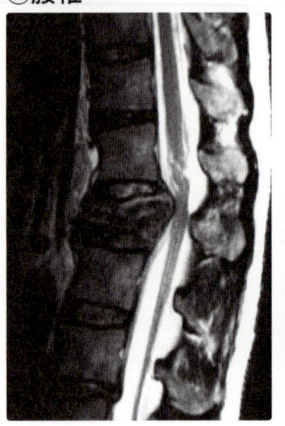

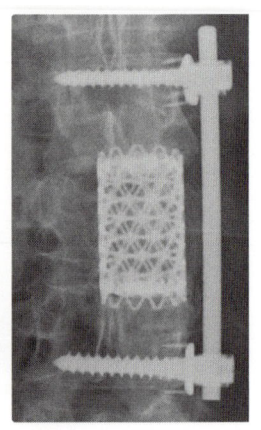

金属のカゴをつかうことも多い．

> **そもそも**
> ## 前方固定とは
> - 前方（腹側）から骨を移植するのが，前方固定だ．
> - **頚椎**は，頚の前方
>   **胸椎**は，わきばら（肋骨に沿う部分）
>   **腰椎**は，おなかの真ん中
>   を切って進入する．
> - いずれも，anterior（前方）から骨を移植する術式だ．
> - **胸椎**は，肋骨をはずし，胸膜（肺）の外側から脊椎へ達する．
> - **腰椎**は，腹膜（おなか）をよけて，正中から脊椎に達する．

頚椎の
前方固定法の術式

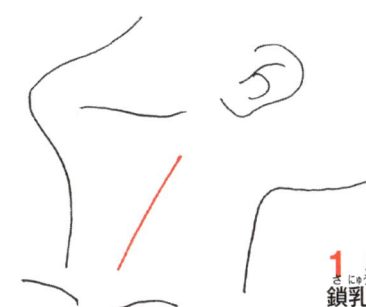

1 皮切は頚の前方（胸鎖乳突筋のわき）．

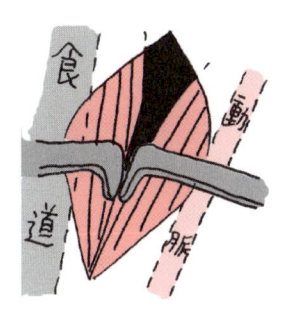

2 動脈（外）と気管，食道（内）のあいだを分けてすすむ．

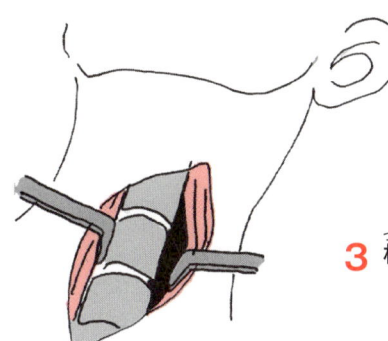

3 椎体前面に達する．

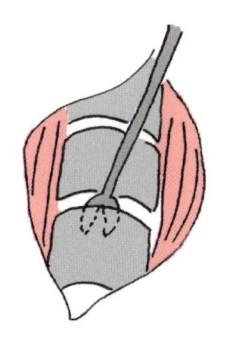

4 椎間板をメスやパンチで切除する．

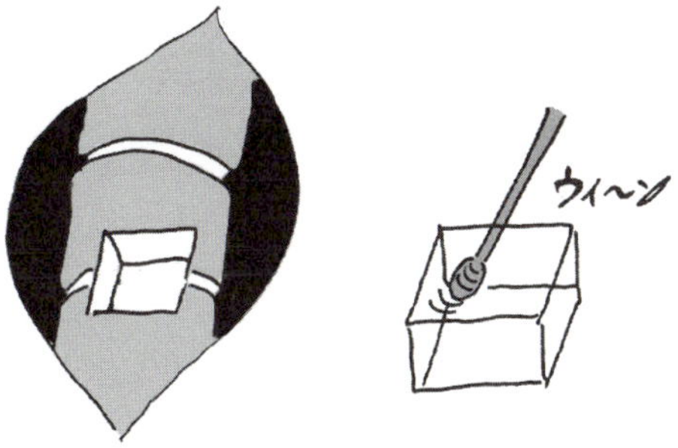

5 高速ドリルで，上下の椎体ごと掘りすすめ，ヘルニアを前からつまみだし，脊髄を除圧する．

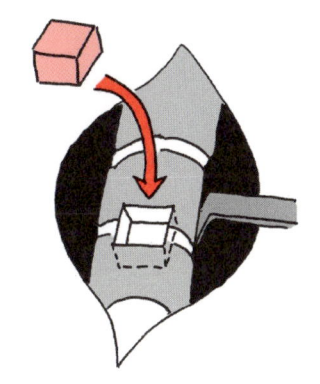

6 腸骨からとった骨を打ちこむ．

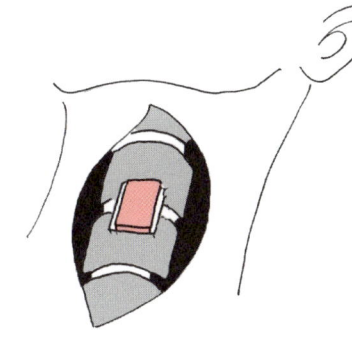

7 骨が脱転しないように，プレートとスクリューで補強することもある．

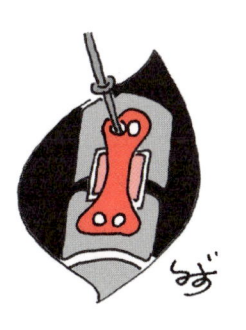

8 手術終了！

第4章

脊椎

冷夜里「前方と後方，どっちがいいんですか？」
江良井「だんだん前方法は少なくなっているね．」
那須野「どうしてですか？」
江良井「いろいろな理由がある．まず前方法は脊髄だけじゃなく，内臓が術野にあらわれる．食道損傷，気胸，腹部血管損傷といったリスクも少なくない．また，後方法の利点，たとえば，脊髄に達する距離が近い，術後のベッド上安静が短い，それから，何より，手術器材の進歩で，後方法がより安全にできるようになったことなども理由にあげられるじゃろう．」
那須野「むかしは亀の甲らみたいなギプスベッドをつくって，長く寝ていないとだめだったそうですね．」
冷夜里「先生の言い分だと，前方法はダメな方法にきこえますが？」
江良井「とんでもない！（と首をふり）わしがむかし大学病院にいたころ，脊椎の術後外来に来る前方固定の患者は，みなさん，ホボ満点の成績じゃったぞ．だいたい骨は，ハンバーガーのように大きくはさむのがいちばんいいにきまっとる．後方では脊髄が視野をジャマするが，前方法では脊髄に出合うことなく，大きな骨がぶちこめる．それから，背中の筋肉を傷つけないという利点もあるんじゃ．」
冷夜里「とにかく，脊椎外科医は，頸椎，胸椎，腰椎の前後であわせて6タイプの手術がこなせないとイカンのですね．」
那須野「ケッコウ，タフだわあ．」

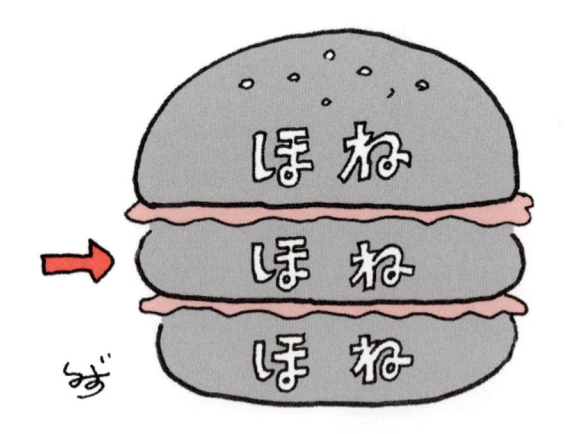

骨量の減少 骨強度の低下
骨粗しょう症

第4章
脊椎
09

骨粗しょう症は，骨量の減少，骨強度の減少を特徴とする，全身性の骨の病気である．骨がもろくなる結果，大腿骨頸部骨折や，腰椎圧迫骨折などをおこしやすくなり，寝たきり老人のおもな原因となっている．

江良井「高齢者社会になり，ニワカに注目を集めているのが，この病気じゃ．」
冷夜里「骨がスカスカになるってよくたとえるよね．」
那須野「それにしても，ヘンテコな名前ですね．どういう意味かしら．」
江良井「大根に"ス"がはいったという言い方がある．その"ス"がしょう（鬆）という言葉なのじゃよ．」
那須野「知らないなあ．」
冷夜里「うちのオカンなら，たぶん知ってると思います．けっこう料理人なもんで．」

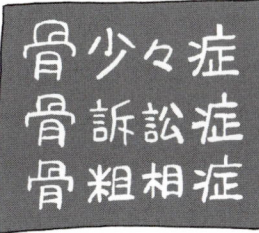

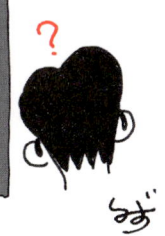

骨少々症
骨訴訟症
骨粗相症

健康な骨と骨粗しょう症の骨とのちがいは……

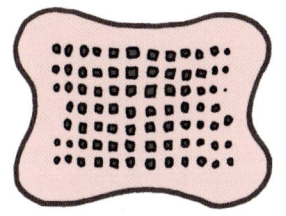

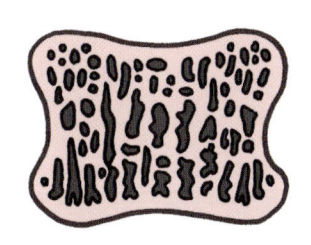

健康な骨　　骨粗しょう症の骨

ちょうど，ふつうの大根と"ス"の入った大根とのちがいに似ている．

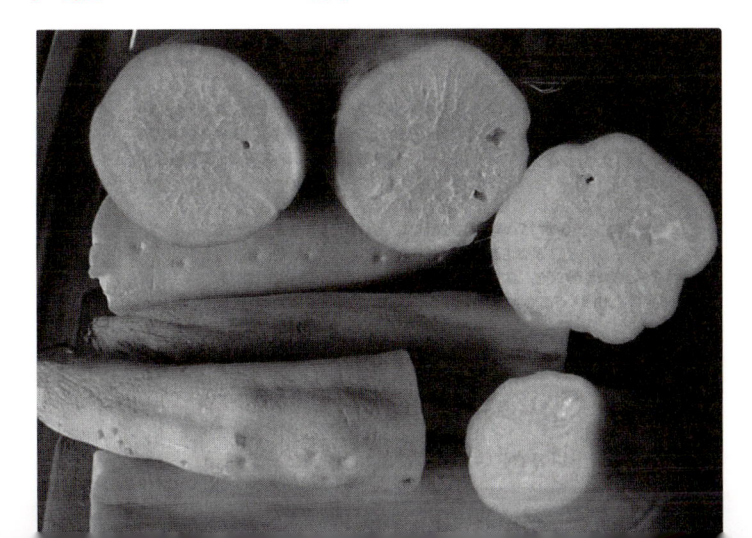

第4章

脊椎

なぜ骨強度が減少するの？
骨粗しょう症の原因

- 骨は，骨をつくる細胞（**骨芽細胞**）による骨形成と壊す細胞（**破骨細胞**）による骨吸収によってバランスがたもたれている．
- しかし，骨吸収が骨形成を上回ると，バランスがくずれて骨量が減少し，骨粗しょう症となる．
- 女性は閉経後，女性ホルモン（エストロゲン）が減ると，骨粗しょう症が増加してくる．
- 50歳以上の女性に圧倒的に多い（セボネの曲がったおばあさんはよくみるが，男性にはホトンドいない）．
- そのほか，甲状腺機能亢進症，クッシング症候群などの内分泌疾患や遺伝性疾患，低栄養などでも骨粗しょう症になる（二次性とよばれる）．

那須野「そもそも，どうして骨をつくる細胞と壊す細胞が必要なのかしら？」
冷夜里「たしかに，つくるほうだけあればいいじゃないか．」
江良井「両方とも必要なんじゃ．たとえば，子どもの骨が成長していくと，かたちが変わっていくじゃろ．そのとき，よけいな部分（斜線の部分）を修正しなければならん．うまく2つが調整しながら，かたちをつくるのじゃ．このはたらきは一生続くんだな．」

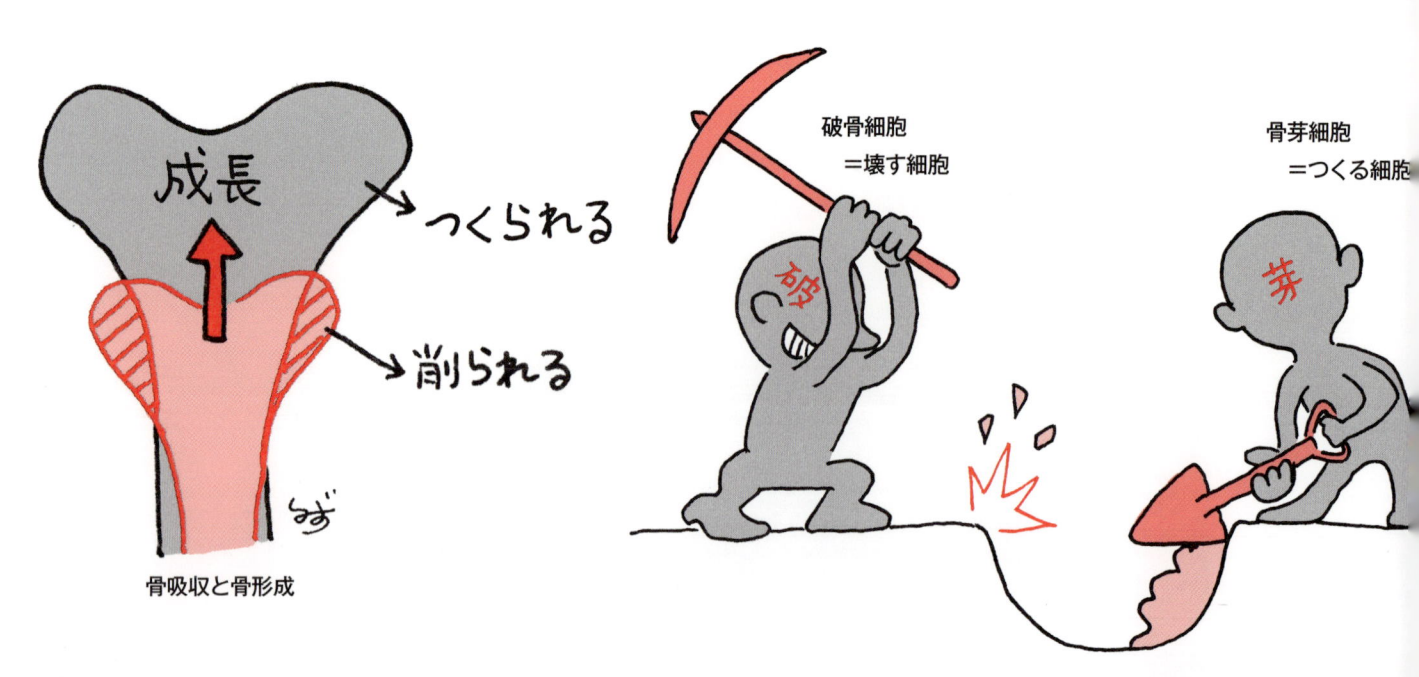

骨吸収と骨形成

骨粗しょう症の診断

- **画像検査**には，DXA法（2種類の微量X線をつかう），MD法，超音波法，CT法がある．
- 若年者の骨密度（YAM）とくらべて70％未満を骨粗しょう症，70〜80％を骨量減少と判定する．
- **血液検査**では，BAP（骨芽細胞の量），**尿検査**では，NTX（破骨細胞の量）をしらべる．

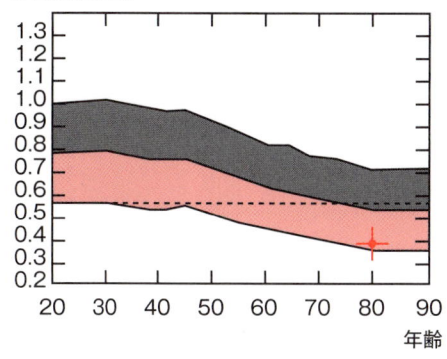

骨密度

骨の偏差値をだすようなものだ．折れ線グラフは骨密度の年齢推移をあらわす．真ん中の線が女性の平均．骨量のピークは20代後半にある．╋は，80歳女性，骨密度0.388g/cm²，YAM49％（若年者の平均の半分！）で，骨粗しょう症と診断された．

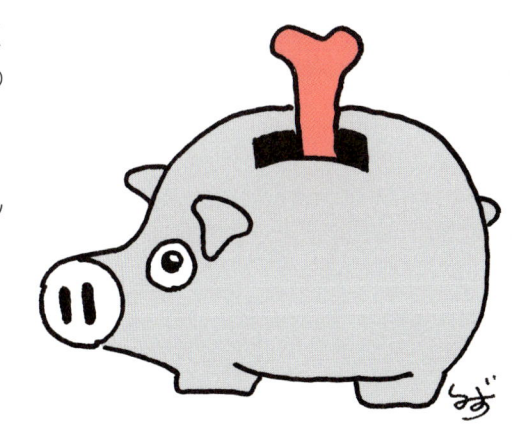

若者は骨の貯金を！

江良井「1日に必要なカルシウムは600〜800mgといわれている．だがしかし！ 残念ながら，足りているひとはすくないな．」

冷夜里「飽食の時代にもかかわらずですか？」

江良井「そうじゃ．とくに女性は若いうちに，（足りなくなる前に）骨をたくわえておくほうがよい．だが，ダイエットというやつがくせものじゃ．」

那須野「牛乳や魚がきらいなひとも多いですしね．」

江良井「とりすぎてもだめなんだな．便秘になるし，牛乳はコレステロールが高いし，魚も塩分が高い．まあいろいろムズカシイんじゃ．」

冷夜里「うちのばあちゃん骨密度検査で骨粗しょう症とされました．でも，すごく元気です．骨粗しょう症って病気でしょうか？」

江良井「病気か，うーん，ほかの病気とはちょっとニュアンスがちがうなあ．じつは骨の質も正常じゃし．」

那須野「いったい何がわるいんですか？」

冷夜里「でも，うちのばあちゃん，背が2センチほど縮んだと言っていました．」

江良井「そう．痛みがなくても，知らず知らず骨がつぶれたり，ちょっと手をついたぐらいでも骨が折れやすくなってしまう．」

冷夜里「いちばんこわいのは骨折かあ．」

那須野「寝たきりの原因としても大問題なんですね．」

第4章

脊椎

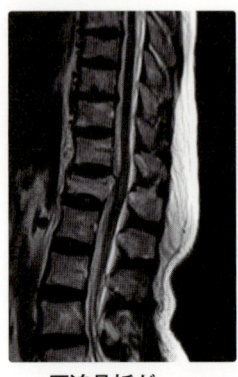

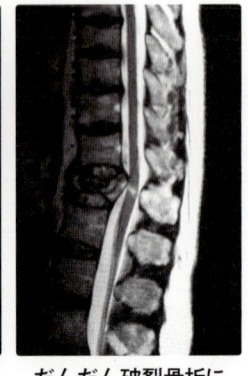

圧迫骨折が……
だんだん破裂骨折に
上腕骨近位端骨折
橈骨遠位端骨折

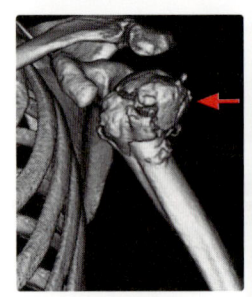

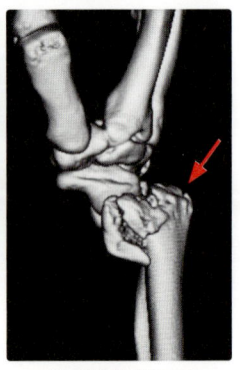

軽い転倒や外傷によっておこる
骨粗しょう症に多い骨折

- もっとも骨折しやすいのは脊椎だ（**圧迫骨折**）．
- はじめのうちは患者自身も気づかないことが多く，姿勢が悪くなる（**亀背**，**円背**）まで放置されることがある．
- 脊椎がだんだんつぶれて後ろに飛び出すと（**破裂骨折**），しびれやまひなどの神経症状がでてくる．遅発性まひという．
- 大腿のつけね（**大腿骨頚部骨折**），上腕のつけね（**上腕骨近位端骨折**），手首（**橈骨遠位端骨折**）も多い．
- これらは，自宅での転倒や，軽い外傷（ナースの体位変換，物との接触……）によっておこる．

那須野「この病気は，予防が大切だということがわかりました．」
冷夜里「運動もいいとききましたが．」
江良井「そうじゃ．つかわないと骨は弱くなる．たとえば，宇宙飛行士は，無重力空間で過ごす時間が続くと，ひどい骨粗しょう症になって，地球に帰ったときは立てなくなるそうじゃ．」

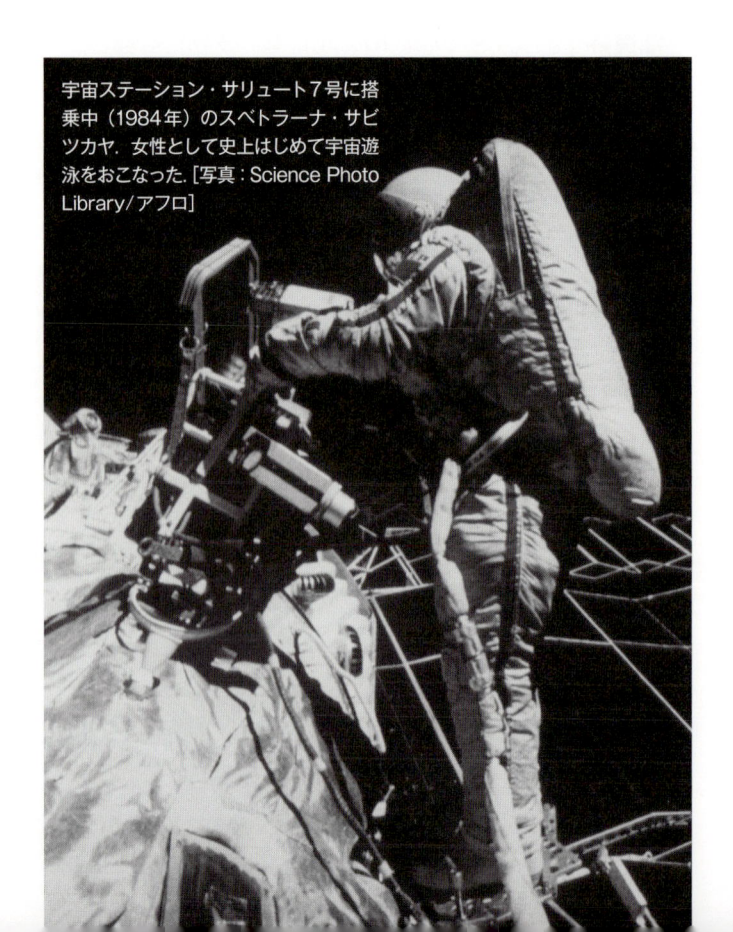

宇宙ステーション・サリュート7号に搭乗中（1984年）のスベトラーナ・サビツカヤ．女性として史上はじめて宇宙遊泳をおこなった．[写真：Science Photo Library/アフロ]

那須野「女性にとっては,深刻な病気ですね.」
江良井「いろいろな**くすり**が開発されているので,まとめておいたぞ.今後も,新しい治療法が登場してくると期待されるね.」

骨粗しょう症のおもな治療薬

	一般名(商品名)	特徴	副作用
テリパラチド薬	テリパラチド(フォルテオ,テリボン)	骨形成促進剤.骨芽細胞に直接作用して骨密度を上げる	吐き気,便秘,気力の低下,脱力感など
ビスホスホネート薬	エチドロン酸(ダイドロネル)	骨吸収を抑制して骨密度を上げる.骨折抑制効果も認められている	胃腸障害,吐き気など.歯科治療のさいなどにまれに顎骨壊死がおこる
	アレンドロン酸(フォサマック,ボナロン)		
	リセドロン酸(アクトネル,ベネット)		
	ミノドロン酸(ボノテオ,リカルボン)		
SERM(サーム/選択的エストロゲン受容体作動薬)	ラロキシフェン(エビスタ)	女性ホルモン同様のはたらきで,骨吸収を防ぎ,骨密度を上げる.女性のみに使用する	乳房のはり,ほてりなど
	バゼドキシフェン(ビビアント)		
活性型ビタミンD₃薬	アルファカルシドール(アルファロール,ワンアルファ)	カルシウム吸収を助ける.骨折抑制効果や転倒抑制効果も認められている	副作用は少なめ.まれに高カルシウム血症など
	カルシトリオール(ロカルトロール)		
	エルデカルシトール(エディロール)		
ビタミンK₂薬	メナテトレノン(ケイツー,グラケー)	骨質の悪化を防ぎ,とくにビタミンK不足に有効.骨密度上昇とは別経路の骨折抑制効果がある	副作用はほぼなし

[細井孝之:骨粗鬆症の最新治療.からころ27:11, 2012]

コラム6

セイケイはセイケツ

那須野「整形外科は外科ですよね.」
江良井「さよう.」
冷夜里「ほかの外科とのチガイは何だろう？」
那須野「まず病棟のふんい気が明るい！」
江良井「内科や外科の病棟は，どうしてもがんとか重病患者が多いから，明るいとはいえん.」
冷夜里「医者も明るいよ．学生時代，運動部をやっていた体育会系のひとが多いね.」
江良井「そうじゃ．わしも卓球部で鳴らしたもんじゃ.」
冷夜里「患者さんが，元気に家に帰る．これが整形外科の基本ですね.」
那須野「患者さんや家族から，ありがとうって言われるのはうれしいです.」

冷夜里「整形外科手術では，どんな特徴がありますか？」
江良井「なんといっても清潔に気を使う！　これがいちばんの特徴じゃ．金属をよく使うからバイ菌がつくのは最悪じゃからのう.」
冷夜里「便をいじる外科や，尿をいじる泌尿器科とくらべてたしかに清潔かもしれませんね.」
江良井「それから，整形外科のホトンドの病気はいのちの危険がない．つまり，がんみたいに必ず手術をしなくちゃ，ということはない.」
冷夜里「なるほど．患者さんの側に選択する権利があるわけですね.」
江良井「そうじゃ．わざわざそういうひとが手術台に載る以上…….」
那須野「患者さんと医者の信頼関係が大切なんですね.」
冷夜里「でも，その点，医者って，若いうちからセンセイ，センセイと呼ばれてきて，常識に欠ける人間が多いかも.」
江良井「外来で患者さんと長くおつきあいするケースも多い．手術だけではだめ，いわば無刀流の保存治療にもくわしくないといけないね.」

144

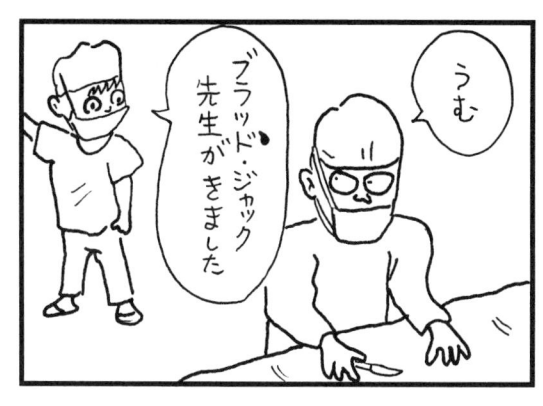

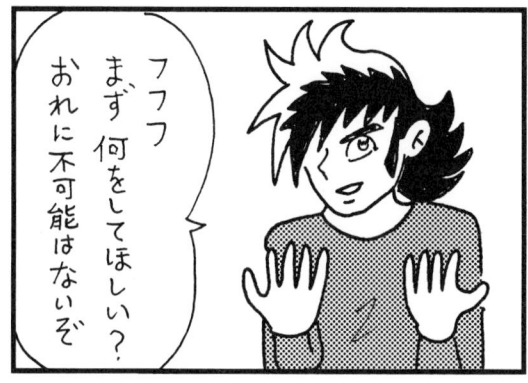

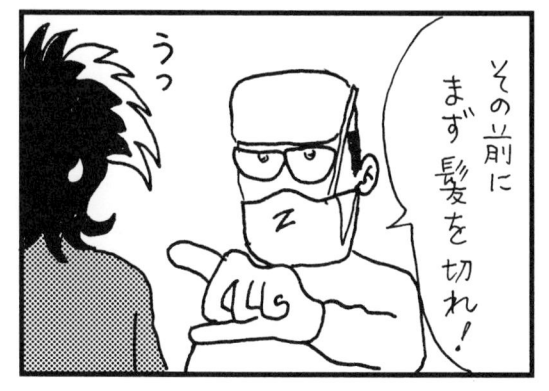

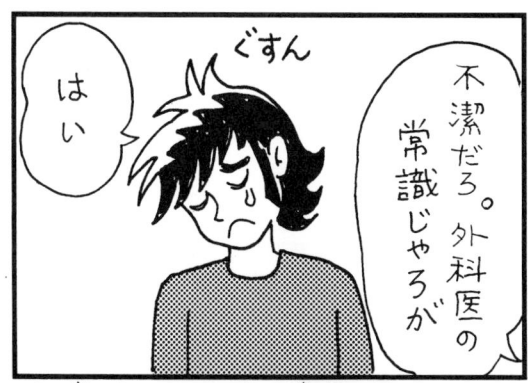

※ 整形外科は特に清潔を要求されます。

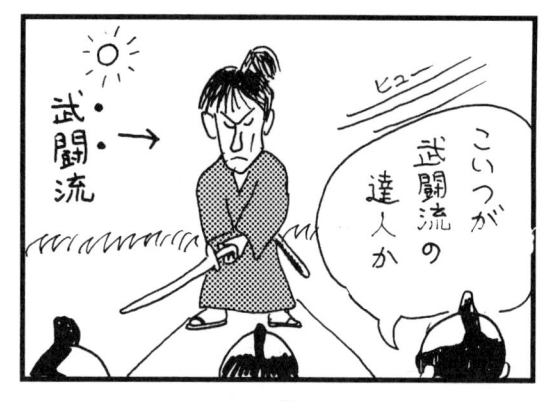

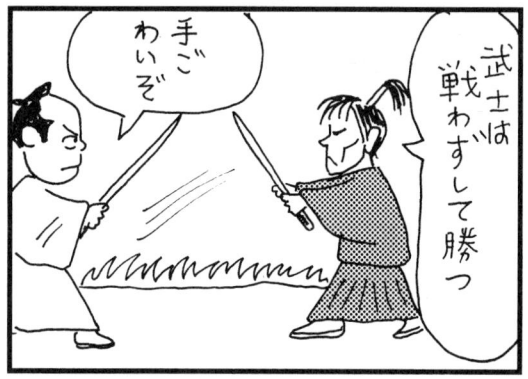

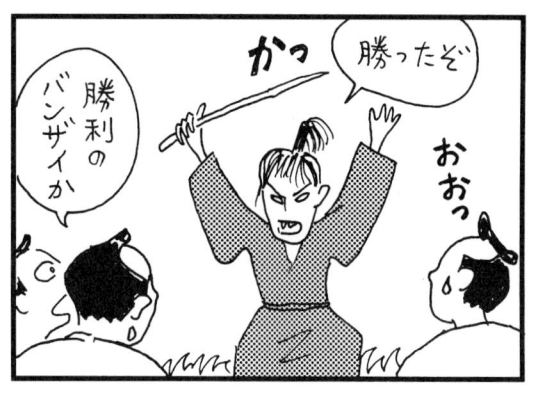

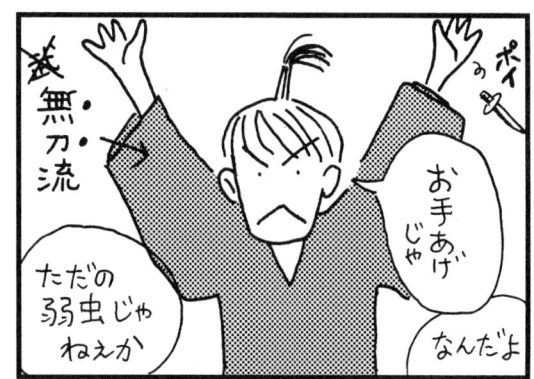

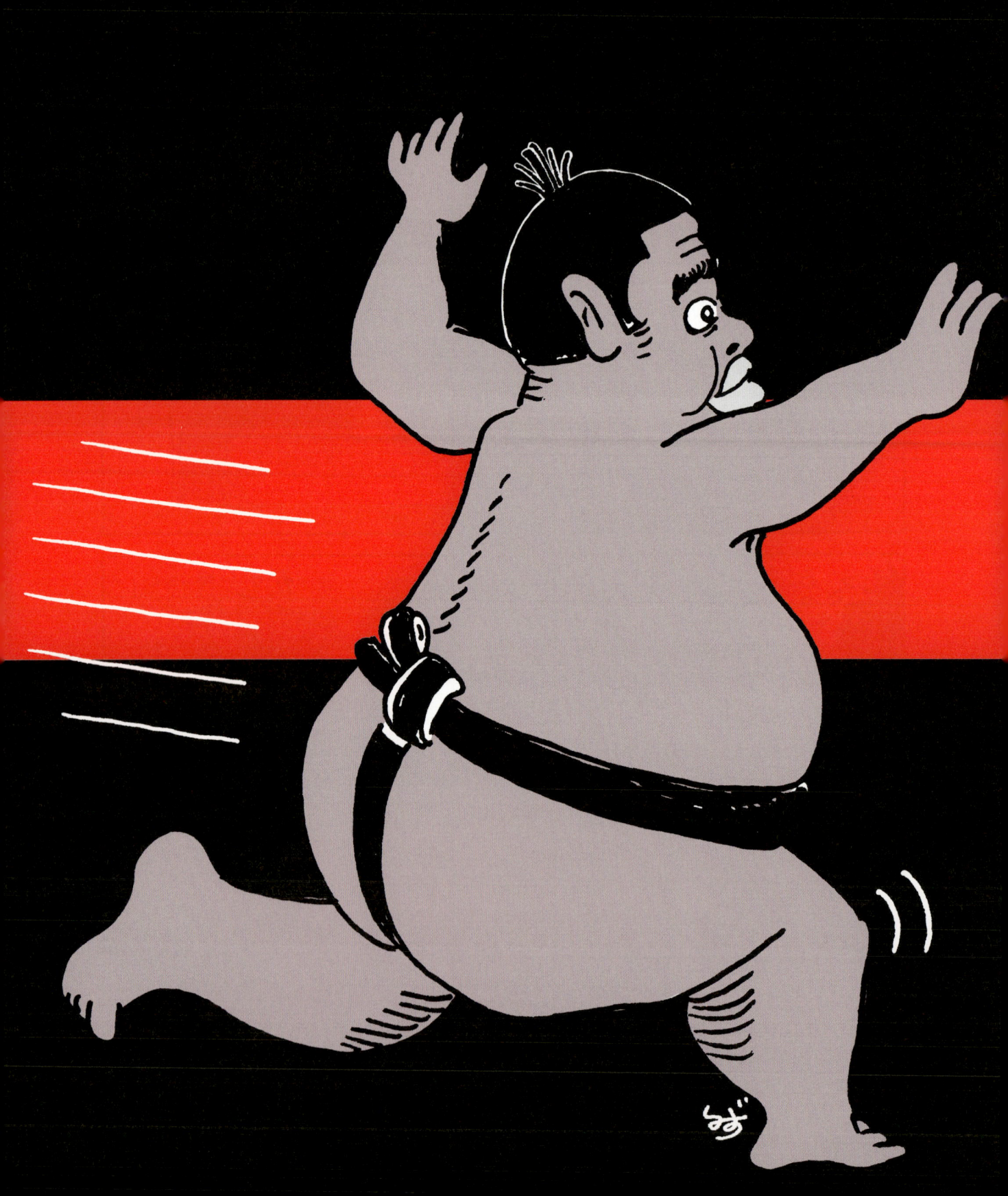

看護師必携 南江堂の看護好評書籍

ナースビギンズシリーズ

一人前をめざすナースのための明日から使える看護手技が満載

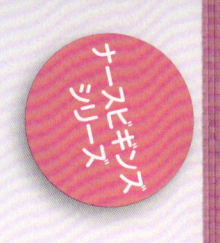

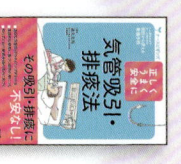

正しく・うまく・安全に 気管吸引・排痰法
その吸引・排痰法に不安なし！
- 著　道又元裕
- B5判・126頁　2012.4　定価2,310円（本体2,100円＋税）

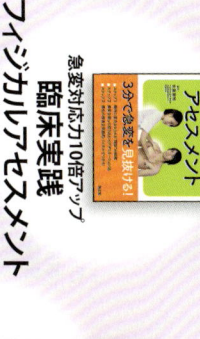

3分で急変を見抜ける！ 急変対応力10倍アップ フィジカルアセスメント 臨床実践
- 編集　佐藤憲明
- B5判・182頁　2012.5　定価2,640円（本体2,400円＋税）

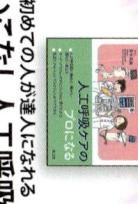

初めての人が達人になれる 使いこなし人工呼吸器（改訂第2版）
人工呼吸管理のプロになる
- 著　露木菜緒
- B5判・172頁　2016.8　定価2,530円（本体2,300円＋税）

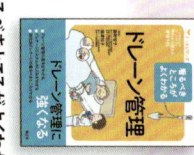

看るべきところがよくわかる ドレーン管理
- 編集　藤野智子・福澤知子
- B5判・174頁　2014.4　定価2,530円（本体2,300円＋税）

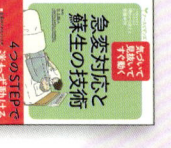

気づいて見抜いてすぐ動く 急変対応と蘇生の技術
4つのSTEPで迷わず動ける
- 編集　三上剛人
- B5判・236頁　2016.11　定価2,970円（本体2,700円＋税）

今すぐ看護ケアに活かせる 心電図のみかた
- 編集　藤野智子
- B5判・174頁　2014.9　定価2,640円（本体2,400円＋税）

かげさんのイラストで学ぶ 心電図と不整脈のもと
なんかヘン!?がわかる心電図の第一歩

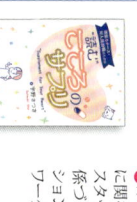

頑張るナース・対人援助職のための"読む"こころのサプリ

かげ 著
- 監修　長根大樹
- SNSで大人気！現役看護師のかげさんが、心電図と不整脈でおさえておきたい「大事なポイント」だけをイラストでまとめた。異常な心電図波形だけでなく、「A くん（心房）と V くん（心室）の世界」を通じて見えてくる「何から勉強したらいいのかわからない」と悩む医療者に向けた最適にコレな心電図の入門書。
- A5判・96頁　2021.2　定価1,980円（本体1,800円＋税）

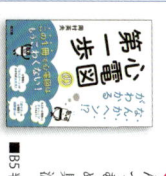

かんたん看護研究 さがす・つくる・仕上げる（改訂第2版）
- 編集　桂敏樹・星野明子
- B5判・164頁　2020.8　定価2,750円（本体2,500円＋税）

3年目ナースが知っておきたい！ ICU重症化回避のワザ83
- 編集　清村紀子・有田孝・山下亮
- B5判・148頁　2020.2　定価1,980円（本体1,800円＋税）

新装版 ナースのための Web音源による 呼吸音聴診トレーニング
- 編集　米丸亮
- 「パタパタと忙しくて疲れている」「一生懸命に関わっているのに、相手に拒否された」「部下、スタッフたちをうまく育てたい」……。よりよい人間関係づくり、ワークライフバランスの向上、モチベーションアップにもよく効くサプリメント（実践的ワーク）を紹介。

実習記録作成の強い味方

"症状別 & 疾患別" 看護過程

根拠がわかる 症状別看護過程 改訂第3版

こころとからだの69症状　事例展開と関連図

編集 関口恵子・北川さなえ

- B5判・728頁　2016.3.
- ISBN978-4-524-26119-2
- 定価5,280円（本体4,800円＋税）

身体症状に加えて心理・社会的症状を含む、69症状を収載。看護過程を事例を用いて具体的に解説。事例との関連図で、患者とその症状の全体像がアセスメントできるように配慮した。今改訂で、オールカラー化し、ケアに必要な基礎的知識は図版の追加でさらにわかりやすくなった。看護の視点から人間を捉えた「症状別看護」の決定版。

カラーイラストで症状をしっかり理解！検査・治療・看護のポイントがわかる！

看護過程を事例で理解！イメージできれば実習もこわくない！

看護学生の臨地実習時の看護実習記録作成時の参考書として大好評、病態・治療・ケア関連図、疾患の医学的理解、標準的看護過程（計画）に加え、具体的な事例の紹介で実践が手に取るようにわかる。今改訂では、疾患の発症から終わりまでが一目でわかる好評の関連図をさらに

病態生理と実践がみえる　関連図と事例展開

わくわく

流れと全体をおさえれば今後が予測できる！もう実習はこわくない！

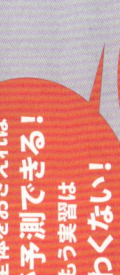

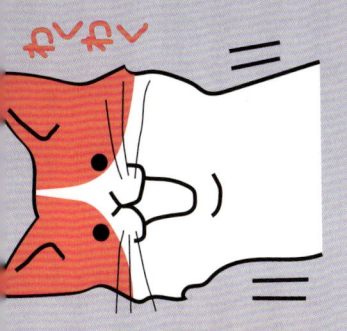

実習記録にもそのまま使える解説多数！

人と心がわかる 看護過程 改訂第2版

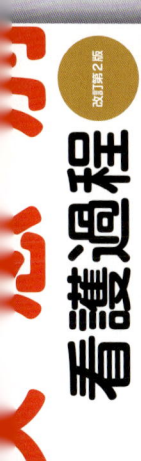

編集 新見明子

■B5判・904頁 2016.3.
ISBN978-4-524-26651-7
定価6,270円（本体5,700円＋税）

堀内成子先生（聖路加国際大学）推薦!!

病棟で実際に見てきた現象やケアの意味づけがわからない、そんな時に開いてほしい本である。

実習の強い味方

①アセスメントは表形式に見やすく整理！
②充実の関連図ですぐによく分かる！

取扱い書店

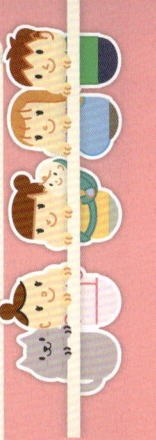

根拠がわかる 母性看護過程

事例で学ぶウェルネス志向型ケア計画

編集 中村幸代

■B5判・264頁 2018.4.
ISBN978-4-524-25513-9
定価3,080円（本体2,800円＋税）

※定価は消費税率の変更によって変動いたします。消費税は別途加算されます。

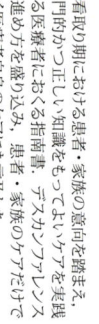

南江堂

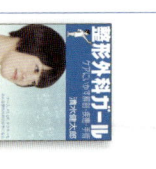

エキスパートナーシングシリーズ

実践の場で要求されるハイレベルな知識をわかりやすく解説。

循環器内科エキスパートナーシング
296頁 2020.9. ISBN978-4-524-25962-5 定価4,180円(本体3,800円+税)

心臓外科エキスパートナーシング(改訂第4版)
396頁 2019.3. ISBN978-4-524-25272-5 定価4,290円(本体3,900円+税)

皮膚科エキスパートナーシング(改訂第2版)
390頁 2018.4. ISBN978-4-524-25193-3 定価4,620円(本体4,200円+税)

耳鼻咽喉科エキスパートナーシング(改訂第2版)
526頁 2015.12. ISBN978-4-524-26125-3 定価4,620円(本体4,200円+税)

眼科エキスパートナーシング(改訂第2版)
262頁 2015.6. ISBN978-4-524-26411-7 定価4,290円(本体3,900円+税)

血液・造血器疾患エキスパートナーシング
326頁 2015.3. ISBN978-4-524-26602-9 定価4,180円(本体3,800円+税)

臨床場面でわかる！くすりの知識

ナースが出会う14の場面、134の疑問
監修 五味田 裕
編集 荒木博陽
AB判/294頁 2019.9. 定価3,080円(本体2,800円+税)

ナースが臨床場面で「困る場面の疑問」を、イラスト・要約・写真を豊富に用いて、ていねいに掘り下げやさしく解説。禁忌事項、必須知識に重要度のランク分けがあるためメリハリをつけて理解。

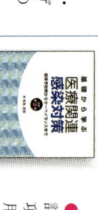

基礎から学ぶ 医療関連感染対策

標準予防策からサーベイランスまで(改訂第3版)
著 坂本史衣
B5判/192頁 2019.2. 定価3,080円(本体2,800円+税)

今改訂では、関連するガイドラインに基づく記載のアップデートに加え、輸入感染症対策の項目を新設。臨床での具体的な感染対策に活用できるチェック項目などを提示し、実用的な語分も意識して解説を加えた。

看取りケア プラクティス×エビデンス 今日から活かせる72のエッセンス

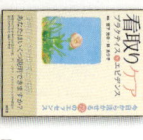

編集 宮下光令・林ゑり子
B5判/312頁 2018.2. 定価3,300円(本体3,000円+税)

看取りの時期における患者・家族の意向を踏まえ、専門的かつ正しい知識をもってよいケアを実践する医療者におくる指南書。デスカンファレンスの進め方を症例から指導、患者・家族のケアだけでなく医療者自身のケアにも言及した。

整形外科ガール ケアにいかす解剖・疾患・手術

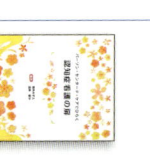

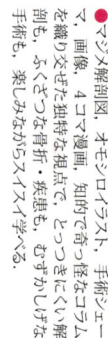

著 清水健太郎
AB判/302頁 2014.2. 定価3,520円(本体3,200円+税)

マンガ解剖図、オモシロイラスト、手術シェーマ、4コマ漫画、知的で独特な視点に、ときおり交じる独特な視点に、ときおり交じるコラム。 仰々しい医学的な記載は割くことで、ふだんどうしても骨折・疾患・もっとわかりにくい解剖も、楽しみながらスイスイ学べる。

みえる生命誕生 受胎・妊娠・出産

監訳 池ノ上 克・前原澄子
A4変型判/256頁 2013.11. 定価6,160円(本体5,600円+税)

ダイナミックなCGイラスト・写真を多用し、母性看護学、助産学、産科学の、目でみえる美しさのジュアルブック。目でみる美しさのビジュアルブック。遺伝、生殖、妊娠・分娩、受胎後の周産期から、不妊治療、生殖医療まで解説。

エキスパートナーシングでひらく認知症看護の扉

編集 鈴木みずえ・酒井郁子

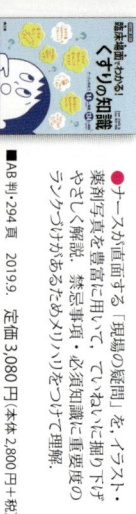

これからの認知症看護に欠かせない"パーソン・センタード・ケア"の概念を基盤に、認知症看護の視点に立ち、認知症ととも構成。認知症の人を理解したうえで、具体的なケアの方法まで展開応用をていねいに解説。認知症の人を理解したうえで、具体的なケアの方法まで展開応用をていねいに解説。
B5判/332頁 2018.1. 定価4,180円(本体3,800円+税)

〒113-8410 東京都文京区本郷三丁目42-6
(営業) TEL 03-3811-7239　FAX 03-3811-7230
www.nankodo.co.jp

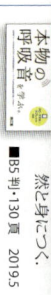

2020.12.18tsu

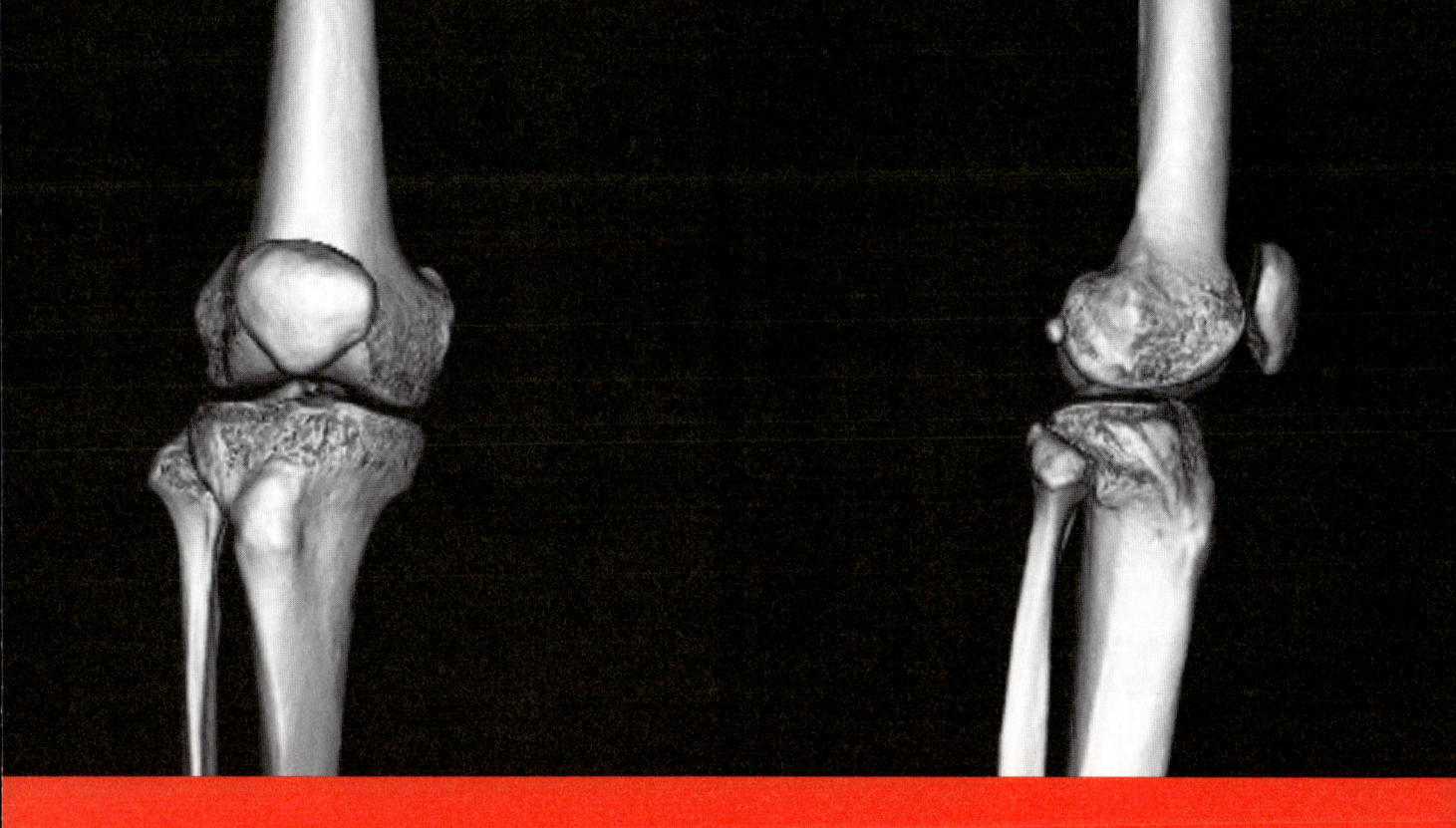

第5章

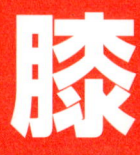

膝

Map of Anatomy

ちょっと複雑
膝関節と靭帯の解剖

膝は最大の関節だ．歩行やスポーツにとって，重要な役割をはたす．かたちのちがう大腿骨と下腿骨のあいだにあるため，不安定な関節であるが，それを補うために多くの靭帯が活躍している．

整形外科の地図 ⑤

膝関節　最大の関節，でも意外と不安定なつくり

- ふとももの骨（**大腿骨**），すね（**脛骨**），お皿（**膝蓋骨**）†からできている．
- それぞれの骨の表面はやわらかい軟骨におおわれ，衝撃を和らげている．
- 膝関節というと，ふつう，ふとももとすねのあいだをいう．
- 体重をささえる関節にもかかわらず，膝を横からみると，丸い骨が，平らな骨の上をすべる不安定なつくりだ．
- 膝を正面からみると，くの字に曲がっている（外反，FTA角）．

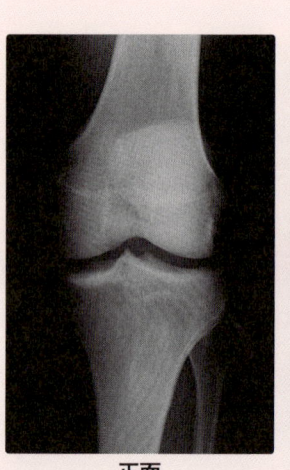

†MEMO 膝のお皿（膝蓋骨）とは？●ふとももの筋肉（大腿四頭筋）にくっついているお皿のかたちをした骨．膝を伸ばすときに，ちからをすねに伝える．もしお皿がないと，筋肉や靭帯が骨にぶつかって，すり切れてしまうおそれがある．関節の近くにあるタネのような骨なので，種子骨ともいう（お皿は最大の種子骨だ）．

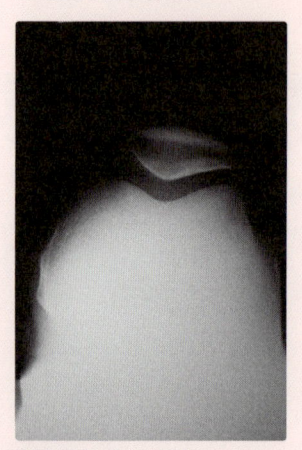

膝蓋骨は上からみるとおにぎり形だ．

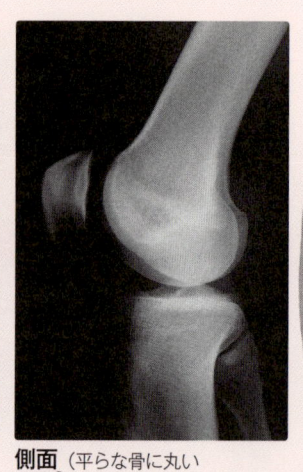

正面　　側面（平らな骨に丸い骨が載っているかたち）

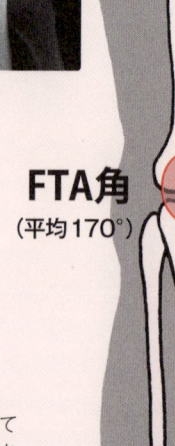

ミクリッツ線

FTA角
（平均170°）

FTA角とミクリッツ線
正常な足は，正面からみると膝が外反している（FTA角）．ちなみに大腿骨頭中心から足関節中心をむすぶ線をミクリッツ線といい，正常な場合は膝の中央を通る．

膝の靭帯　靭帯のじんは強靭のじん

江良井「不安定な膝関節を安定させているものがある．それが……．」
冷＆那「靭帯ですね．」
江良井「この帯は強い．なにしろ，じんは，"強靭な"という言葉の"じん"じゃからのう．」
冷夜里「膝には4つの靭帯があるんですね．」
那須野「なんだか名前が似ているわ．」
江良井「でも，それぞれ役目がちがう．」
冷夜里「みんな，それぞれにはたらき者なんですね．」

†MEMO 無名の靭帯とお皿の脱臼●お皿は外側（小趾のほう）へ脱臼しやすい．いままでは手術のさい，骨を切ったり動かす方法がとられてきた．ところが内側膝蓋靭帯（MPFL）というヨコに走る靭帯が注目されるようになり（それまで教科書にも載っていなかった靭帯なのだ！），現在では，この靭帯を治す方法が脱臼手術の主流となってきている．

■骨と骨とをつなぐ帯
膝の靭帯

- 膝には4つの靭帯がある．
  ACL（anterior cruciate ligament）：
  　前十字靭帯
  PCL（posterior cruciate ligament）：
  　後十字靭帯
  MCL（medial collateral ligament）：
  　内側側副靭帯
  LCL（lateral collateral ligament）：
  　外側側副靭帯
  *それぞれ"C"の意味がちがうので注意しよう．

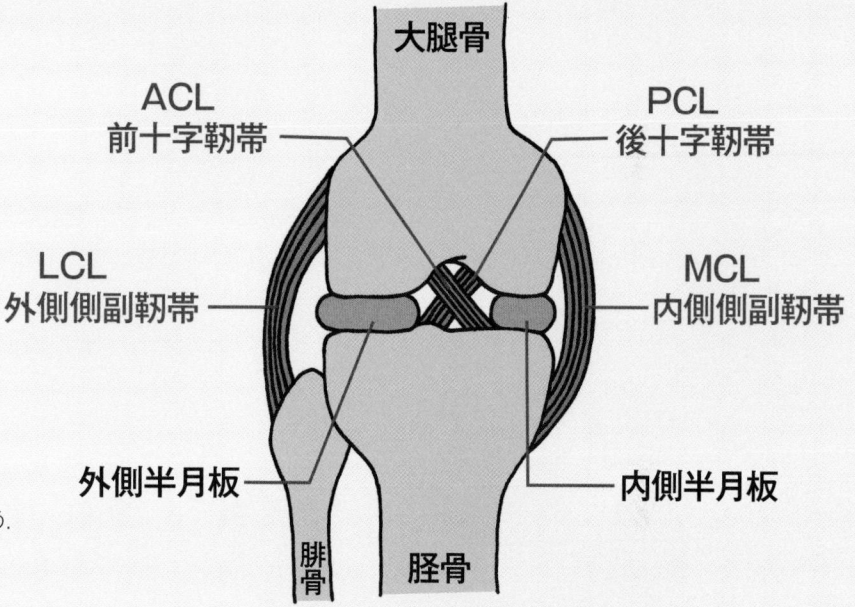

- 前十字靭帯と後十字靭帯は，Xのかたちに交差している．
- だから十字とよぶ．

- 前十字靭帯と後十字靭帯は，膝関節の中にある．
- 内側側副靭帯と外側側副靭帯は，膝関節の外にある（血行がある）．

- 前十字靭帯と後十字靭帯は，膝の前後の動きを安定させている†．
- 内側側副靭帯と外側側副靭帯は，膝の内側と外側の動きを安定させている†．

†MEMO 靭帯の動き●それぞれの靭帯は，具体的に以下のような動きをもち，膝全体の動きをささえている．
①前十字靭帯 ｝前後のぐらぐら
②後十字靭帯
③内側側副靭帯 ｝内外のぐらぐら
④外側側副靭帯

第5章 膝

01

スポーツ選手にとっては深刻な
前十字靱帯損傷

膝の靱帯断裂の場合も，ほかの傷害とおなじように，保存的治療と手術的治療がある．4つのうちどの靱帯が断裂したか，部分断裂か完全断裂か，そのひとはスポーツをするひとかしないひとか……．さまざまな要素によって，どんな治療法を選ぶかが変わってくる．どう考えるか，ここでは前十字靱帯を中心に，勉強してみよう．

†MEMO 前十字靱帯損傷の悲劇
●前十字靱帯損傷は，ほとんどがスポーツのケガだ．タックルされたり，急停止，ジャンプの着地などに，損傷することが多い．一流アスリートにとって，このケガは致命的になることが多い．ロンドン五輪選考では，金メダル確実といわれた女子柔道の浅見八瑠奈選手が，このケガを負い，出場が断たれた．

江良井「靱帯が切れるケガが，いわゆる……．」
冷夜里「ねんざですね．」
江良井「ねんざという診断でほっとする患者さんがいるが，実は骨折よりもやっかいな場合が多い．」
那須野「どうしてですか？」
江良井「骨はつけば治るけど，靱帯はただつなげるだけじゃなく，弾力が必要となる．」
那須野「そういえば，テレビのニュースで，サッカー選手が，十字靱帯を断裂して引退なんて，よくきくわ†．」
江良井「4つの靱帯のなかでも，もっとも重要なのが前十字靱帯じゃ．」

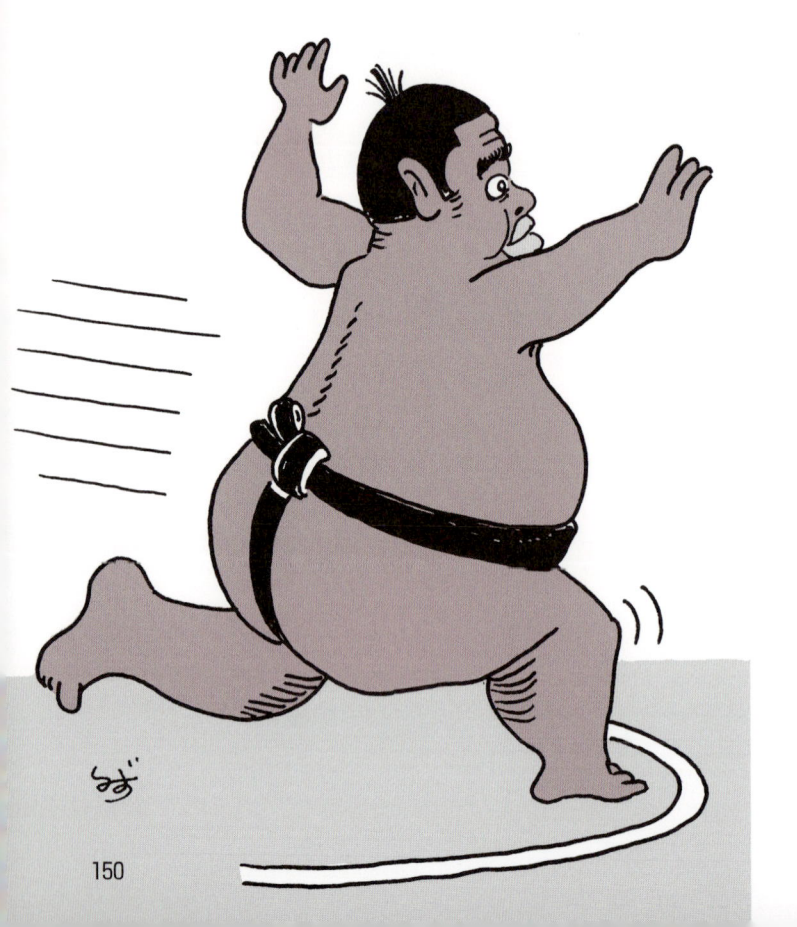

前にふんばりがきかなくなる
前十字靱帯損傷の症状

● 靱帯が切れると，ぐらぐらになる．
● 前十字靱帯が切れると，前にふんばりがきかなくなり，いわゆる"膝崩れ"をおこす．
● 膝のなかに血がたまる．
● 切れたまま運動や生活を続けていると，やがて，正常の組織（軟骨）も傷ついてしまう．

150

損傷はどう判断する？
前十字靭帯損傷の検査
- **画像検査** MRIで，切れた靭帯を確認する．X線で，脛骨の骨折を合併することがある（セゴン骨折）．
- **徒手検査** 前方ひきだしテスト，ジャークテストなど，膝を動かして，前方や回旋のゆるみをみる．
- 膝に針をさす．お水でなく血が抜けてくる．ちなみに，骨折でも血がたまるが，なかに油滴（ゆてき）がまじる．

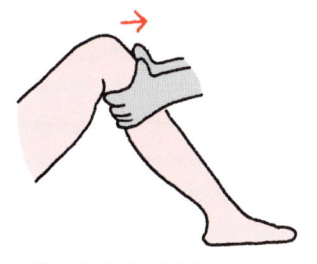

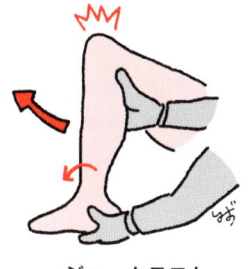

前方ひきだしテスト　　ジャークテスト

冷夜里「たった一度のケガで，スポーツ人生を棒にふるなんて．」
那須野「かわいそうだわ．先生，手術で治してあげて．」
江良井「うーん．一度切れてしまうと，なかなかムズカシイんだよ．」
那須野「どうして？」
江良井「つながらないから．」
那須野「つなげばいいじゃないですか．」
江良井「ただ糸でヌっても駄目だし，補うにも，ナカナカいい材料がないんじゃ．」
冷夜里「たしかに，骨からちぎれてしまったのを，どうやって再建（さいけん）するんだろう？」

つながる？つながらない？
靭帯が切れた場合の予後
- 前十字靭帯は切れると，自然にはつながらない（関節内には血液がないからだ）．
- 関節の外にある内側側副靭帯（ないそくそくふくじんたい），外側側副靭帯（がいそくそくふくじんたい）はつながる可能性がある．
- 前十字靭帯，内側側副靭帯，内側半月板（はんげつばん）損傷が重なったケガを，不幸な三徴候（アンハッピー・トライアッド）といい，予後が悪いとされる．
- 後十字靭帯は，おなじく関節の中にあるが，前十字靭帯ほど問題にされない．たとえ切れても，症状が重くない，また，不安定性も少ないので，気づかれず放置される場合も多い．

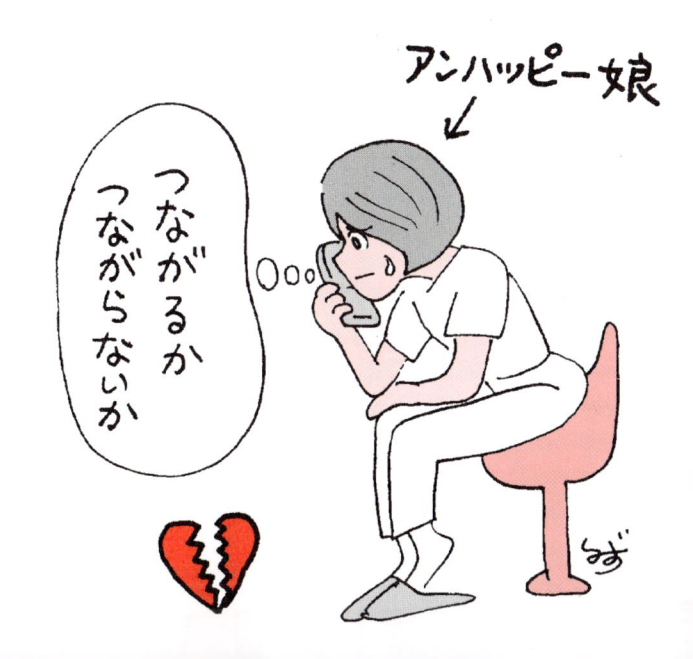

アンハッピー娘
「つながるかつながらないか」

第5章 膝 02

ただヌいあわせるだけでは治まらない
前十字靭帯損傷の手術

前十字靭帯（ぜんじゅうじじんたい）の治療がムズカシイのは，ただ糸でヌっただけでは，手術成績がよくないからだ．そのため，靭帯を再建（さいけん）する手術が主流である．よその部位から採取した自家組織が多くつかわれる．

† **MEMO　ハムストリングとは** ●半腱様筋など，ふとももの後ろにある筋肉をまとめてこうよぶ．膝を曲（け）げる，つまり，後ろへ足を蹴る動作でつかう筋肉で，よく肉離れをおこすことで知られる．名前の由来は，ハムをつくるとき，肉をぶらさげるために，これらの筋の束がつかわれたことによる．

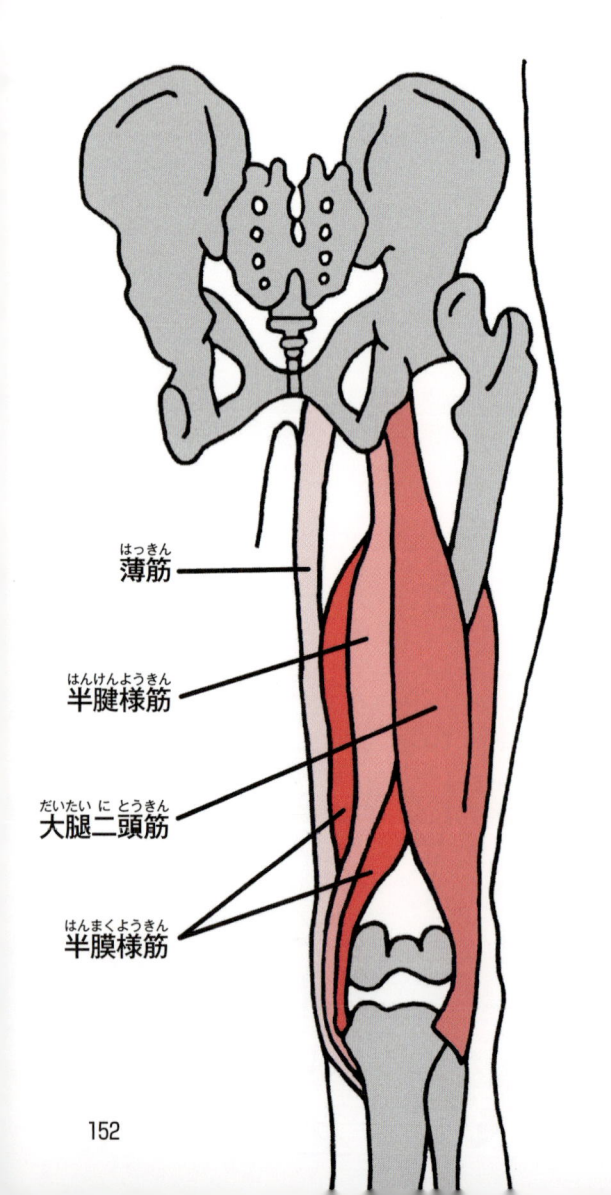

- 薄筋（はっきん）
- 半腱様筋（はんけんようきん）
- 大腿二頭筋（だいたいにとうきん）
- 半膜様筋（はんまくようきん）

那須野「前十字靭帯が切れると，手術ですか？」
江良井「日常生活はできるんじゃ．だから，たとえ切れても，全員が手術というわけではないがね．」
冷夜里「サポーターもあるようですが．」
江良井「有効じゃが，ヒフの外から包んでも，靭帯は切れたままじゃなあ．」
冷夜里「スポーツ選手は，休んでいるうちに，レギュラーをとられてしまうから，早めに手術を希望するひともいるでしょうね．」
江良井「靭帯はつきにくい．手術も，ただ糸でヌうのではなく，靭帯の代わりになるものをつかう方法がとられるんじゃ．」

靭帯を新しくつくる
靭帯再建術

- 切れた前十字靭帯をヌうと，また切れる（成績が悪い）．
- 靭帯を新しくつくらなければならない．
- よその場所から，生きた材料をとる場合が多い．
- 筋肉をつかうSTG法，骨つきの腱をつかうBTB法などがある．
- **STG法**は，半腱様筋（はんけんようきん）（semi-tendinousus），薄筋（はっきん）（gracilis）から材料をとる（これらの筋肉をハムストリング†という）．
- **BTB法**は，お皿とすねをつなぐ，膝蓋腱（しつがいけん）（膝の膝蓋腱反射でたたくところ）をとる．
- これらの材料を骨につなぐさいは，骨にトンネルを掘り，骨のなかを通す．
- いずれの手術も，関節鏡をのぞきながらおこなうことが多い．

江良井「そもそも，靭帯は伸び縮みするものじゃ．」
冷夜里「くつひもじゃなくて，ゴムひもですね．」
江良井「靭帯を適切な張力で再建するのはとてもムズカシイのじゃ．手術のときも，組織をそのままつかうんじゃなく，すこし手を加えなければならん．」
那須野「料理のひと手間みたいなものですね．」
江良井「大切な食材だから，採るのも，つかうのもひと苦労といったところじゃな．」

ACL再建術

- 手術のおおまかな流れはこうだ．
  ①組織をとる．
  ②骨のトンネルを掘る．
  ③トンネルに靭帯を通す．
  ④靭帯の端を固定する．

筋肉をつかうACL再建術
STG法

1 靭帯の代わりとして，半腱様筋と薄筋がつかわれる．テンドン・ストリッパーという道具で，腱をガリガリ切り裂くようにとりだす．腱は重ね折りしてつかう．

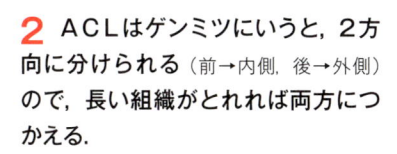

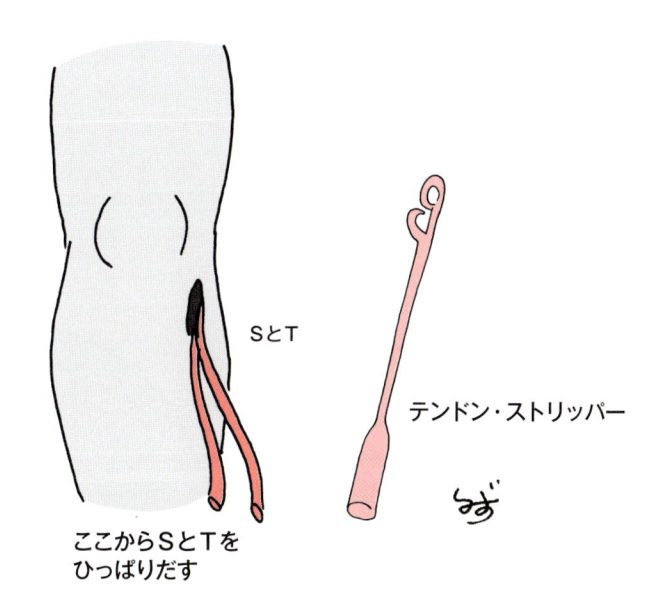

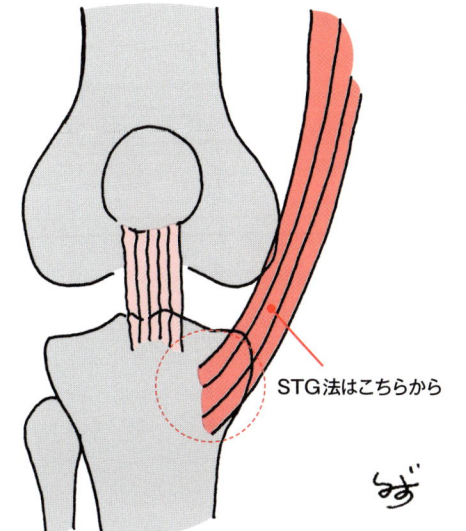

SとT

テンドン・ストリッパー

ここからSとTをひっぱりだす

2 ACLはゲンミツにいうと，2方向に分けられる（前→内側，後→外側）ので，長い組織がとれれば両方につかえる．

STG法はこちらから

†MEMO **鵞足**ともいう●腱のついている部分は鵞鳥の足に似ていることから鵞足とよぶ．

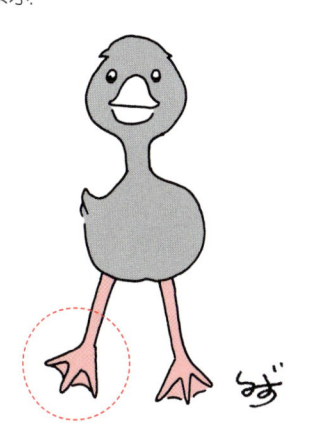

02 前十字靭帯損傷の手術 153

第5章
膝

3 採取した組織は，いったん器械で引き伸ばして加工し，それから移植される．

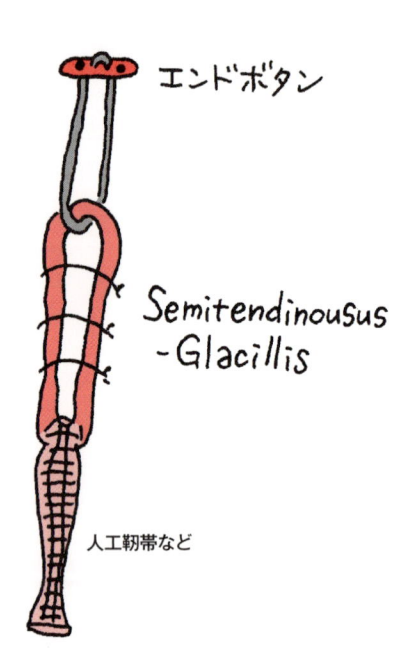

エンドボタン

Semitendinousus -Glacillis

人工靭帯など

STGの材料

4 脛骨側，大腿骨側の順番で穴を開け，骨のトンネルを掘る．

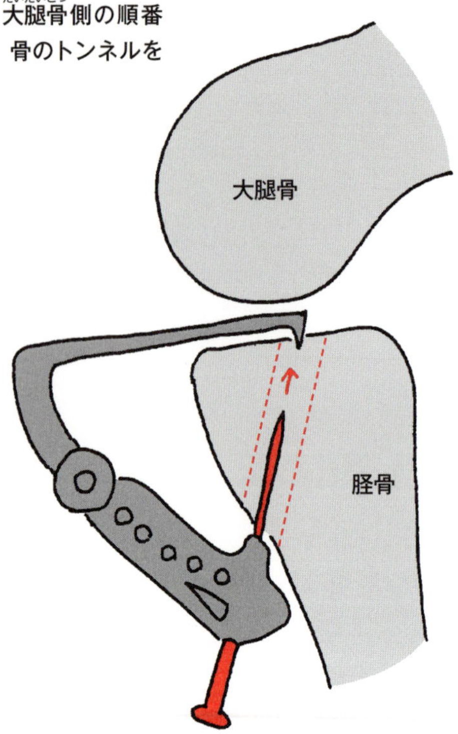

大腿骨

脛骨

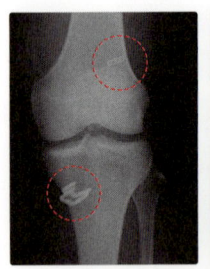

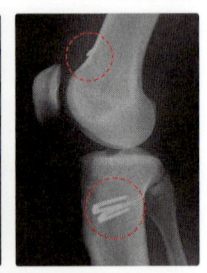

X線なので靭帯はうつらない．

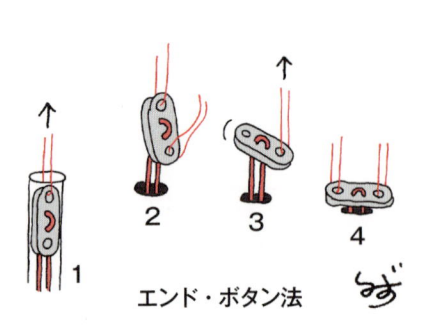

エンド・ボタン法

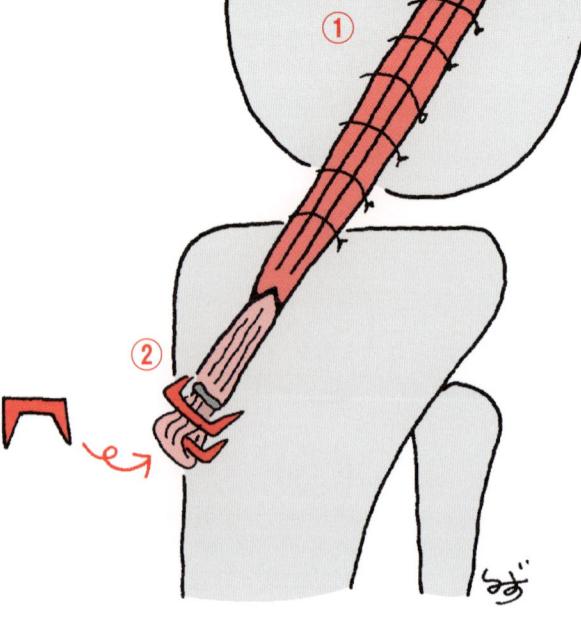

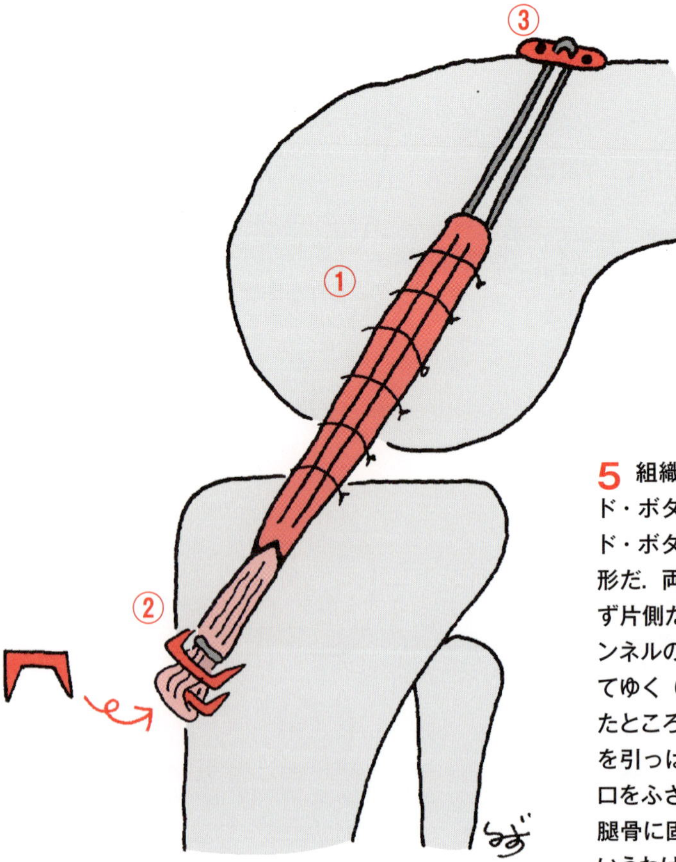

5 組織の端っこに，エンド・ボタンをつける．エンド・ボタンは，細長い楕円形だ．両側に糸を通し，まず片側だけ引っぱると，トンネルの中をボタンが通ってゆく（**1**）．トンネルを出たところで，もう片側の糸を引っぱる（**2,3**）と，出口をふさいで，しっかり大腿骨に固定される（**4**）というわけだ．

骨つきの腱をつかうACL再建手術
BTB法

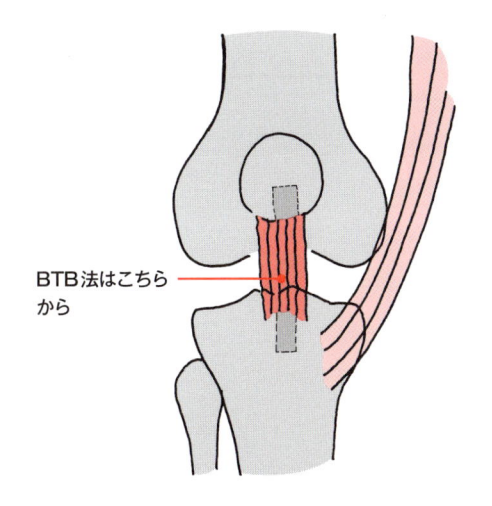

BTB法はこちらから

BTBの材料

1 靱帯の代わりとして，膝蓋腱がつかわれる．膝蓋腱は膝のお皿と脛骨をつないでいる．

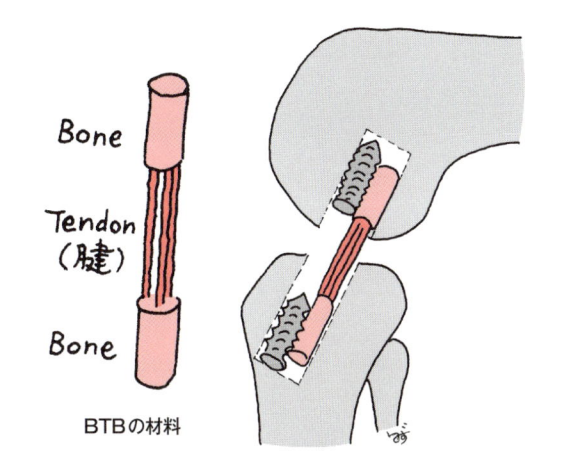

2 骨-腱-骨のかたまりがとれる．トンネルに貫通させたあと，スクリューで動かないように固定する．

冷夜里「2つの方法はどうちがうんですか？」
江良井「まずSTG法じゃが，筋肉のほうが，長く，太い材料がとれる．いっぽう，骨つき腱の手術のBTB法では，骨と骨がくっつき強い固定がえられる．それぞれいい方法じゃね．」
那須野「逆に欠点はなんですか？」
江良井「筋肉をとると，膝を曲げるちからが弱くなること．それがSTG法の短所じゃ．骨つき腱のBTB法では，真ん中のキズがめだつこと，それにやや痛みが残りやすいことじゃな．」
冷夜里「**エンド・ボタン**はおもしろい方法ですね．」
那須野「手品みたい！」
江良井「トンネルの出口（ふともも）をメスで切ってしまうと，スポーツマンの大事な筋肉を傷つける．それを防ぐことができるんじゃよ．」
那須野「手術のあとに，靱帯がまた断裂したり，ゆるむ危険性はないんでしょうか．」
江良井「おおいにあるよ．だからスポーツ復帰のタイミングはムズカシイんじゃ．」
冷夜里「靱帯の弾力や，長さを決めるのも，ムズカシそうだなあ．」
那須野「糸じゃなくてゴムのようなものですものね．」
江良井「穴を開ける場所もムズカシイ．レントゲンをみながら手術をするんじゃが，最後は医者の熟練がモノを言うんじゃ．」
那須野「ねんざが骨折よりもやっかいという理由がよくわかりました．」

Map of Anatomy

人体をささえる
長いひものまとめ

患者さんは，よく「スジが痛い！」という．だが，「スジ」というのは正しい解剖学用語ではない．手術でキズを開けると，長い骨のまわりにスジのような組織がたくさん走っているのがみえてくる．ここでは，それらをまとめてみることにしよう．

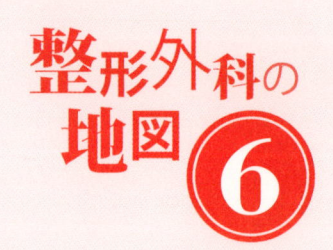

整形外科の地図 ❻

冷夜里「患者さんはよくスジが痛いと言いますよね．」
那須野「スジは正しい言葉なんですか？」
江良井「（首を振り）それは筋(スジ)ちがいというもんじゃ！」
那＆冷「また駄(だ)ジャレですね．」
江良井「駄菓子菓子(だがしかし)！スジとよびたくなるものが多くて，まぎらわしいのも事実じゃね．大むかしのレントゲンしかなかった時代，整形外科医はホネ医者で，骨だけみていればよかったかもしれん．じゃが，いまは時代が変わった．MRIなどの検査が進歩したおかげであつかう範囲が広がったんじゃ．一度，そういう細長いひものようなものを図でまとめておくとしよう．」

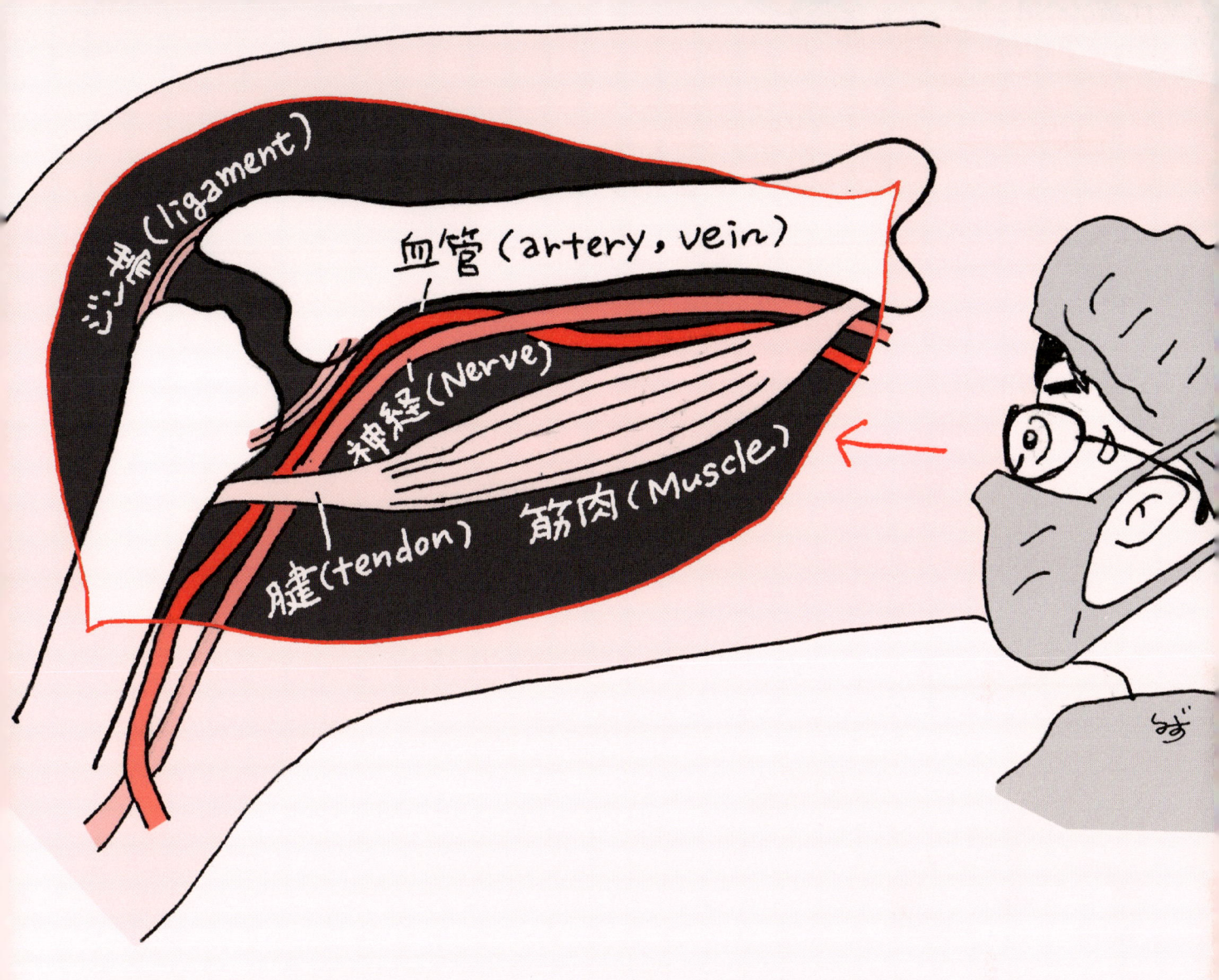

- **靭帯**は，骨と骨をつなぎ，関節を安定させる．
- **血管**は，動脈（A）と静脈（V）がある．
- 筋肉の端は，**腱**となり，骨を動かす．
- **神経**は，運動枝と知覚枝がある．

Map of Anatomy

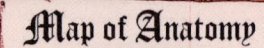

その正体は軟骨だ
膝の半月板の解剖

整形外科の地図 ⑦

大腿骨と脛骨は，表面が軟骨におおわれているが，半月板とは，そのあいだにあるもうひとつの軟骨だ．とても小さな組織だが，膝にかかる体重を分散するクッションの役目をしていて，下肢の安定のために欠かせないパーツである．

那須野「半月板って，何ですか？」
冷夜里「板というからには，椎間板とおなじようなものじゃないかな．」
江良井「そう．これは，膝のクッションじゃな．レントゲンにはうつらないが，大切な役目をしているんじゃ．」

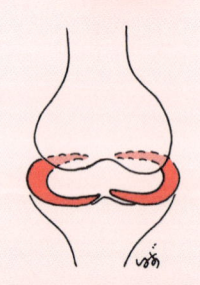

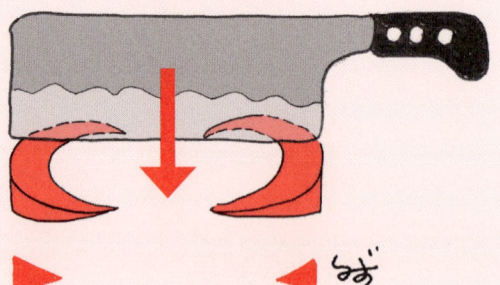

膝への衝撃を吸収・分散する
半月板

- 半月板は内側と外側に1つずつある軟骨†だ．
- 座布団のようなものだ．
- C形をしている．
- 膝にかかる衝撃を吸収，分散する役目がある（歩くとき，膝には体重の2〜3倍の重さがかかる）．

冷夜里「半月というより，三日月板ですね．」
江良井「カマボコのようなのもあるんじゃ．円板状半月といって，これは日本人に多い．」
那須野「大きくなると．当然，傷つきやすいわけですね．」

C形をしていて，ふちにいくにつれて厚くなる．だから，MRIでは▶◀にみえる．

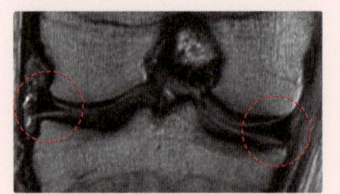

半月板のMRI

†MEMO 軟骨とは？ ●焼肉でおなじみの軟骨は，骨とちがい，骨よりも水分が豊富な結合組織だ．
ヒトには3種類の軟骨がある．場所はちがうが，それぞれ大事なはたらきをしている．
- 線維軟骨＝半月板，椎間板など
- 硝子軟骨＝関節の表面など
- 弾性軟骨＝耳など

カマボコのような
円板状半月

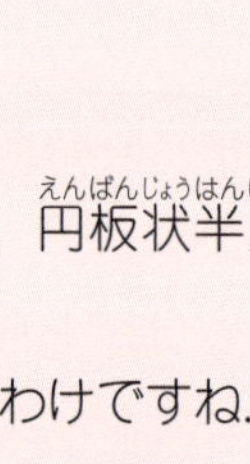

- カマボコのような半月板がある．
- 生まれつき円板状になる．
- 外側に多い．
- 日本人に多い．
- ふつうの半月板よりも，ひっかかって切れやすい（大きいから）．
- したがって手術になりやすい．

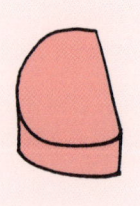

ひびの入り方はさまざま
半月板損傷

膝に衝撃やねじれが加わると，半月板（はんげつばん）に亀裂（ひび）が生じてくる．切れ方はさまざまだが，進行すると，痛みや，引っかかりを感じ，ひどい場合には膝がまったく動かなくなることもある．また，将来，骨も変形してくるおそれがある．スポーツ選手にとっては，やはり面倒なケガだ．

那須野「半月板のケガと，靭帯のケガは，どうちがうんですか？」
江良井「駅伝やマラソンのとちゅう，選手が急に走れなくなってリタイアするじゃろ．あんなふうに，半月板は，はさまれて痛たっ，という感じ．いっぽう，靭帯は，ゆるんでグラグラという感じじゃな．」
冷夜里「どっちも膝にとっては痛手ですね．」
江良井「靭帯が悪くなると，半月板が悪くなり，関節の軟骨（なんこつ）も悪くなる．」
那須野「これらは三兄弟のような関係なんですね．」

膝に引っかかる
半月板損傷の症状
- 半月板損傷の症状は，痛い．曲がらない．
- また，ロッキング（嵌頓（かんとん））といって，半月板が骨にはさまって膝が動かなくなるときがある．

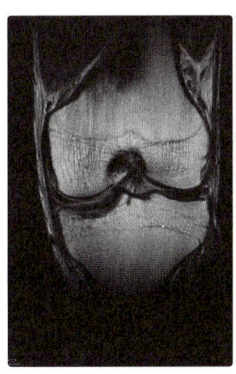

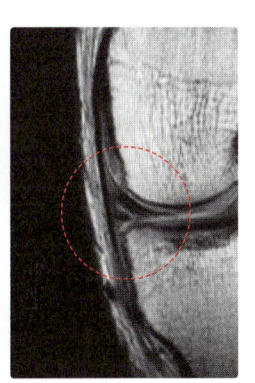

▶の一部が切れてみえる．

いろいろな
半月板の切れ方（損傷）
- 半月板の切れ方にはいろいろある．

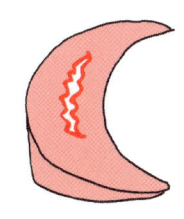

1　タテのキズ
タテに切れたもの．内側に多い．

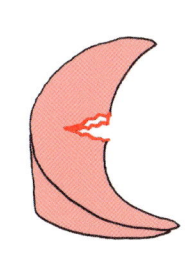

2　ヨコのキズ
ヨコに切れたもの．外側に多い．

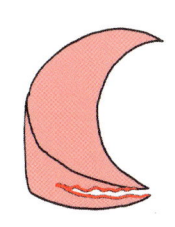

3　水平のキズ
水平に切れたもの．

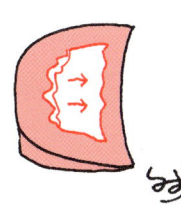

4　バケツの柄（え）みたいなキズ
タテの亀裂が広がったもの．ロッキングしやすい．

第5章 膝 04

小さくてみにくい半月板を正確に治す方法
半月板損傷の手術＝関節鏡

半月板は，とても小さい．そこにできたキズをよく観察し，よく治療するためには，特殊な器具が必要となる．それが関節鏡である．日本で開発された関節鏡が，今日も世界中で，おおいに活躍している．

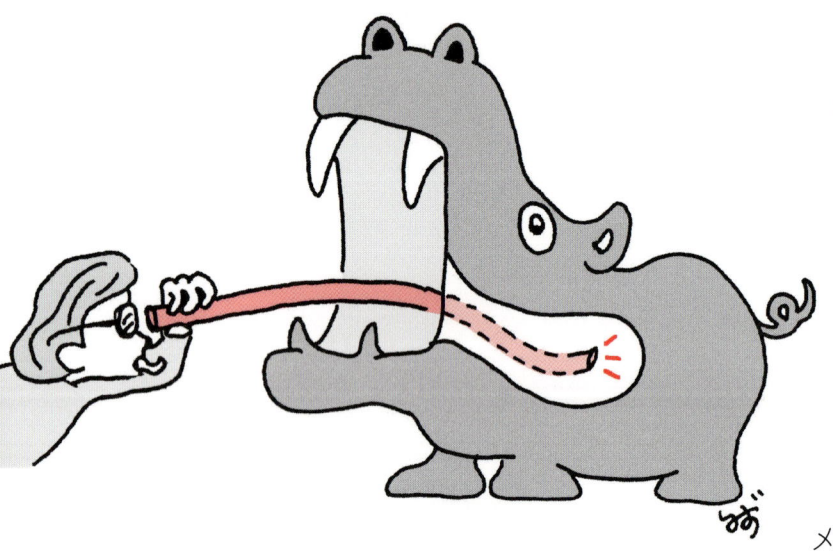

江良井「むかしは膝を大きく切ってキズを開ける手術をやっていたけど，いま，半月板の手術はほとんどが関節鏡だね．」

那須野「内視鏡は，いま，いろんな科でおこなわれていますね．」

冷夜里「きくところによると，胃カメラは，剣を飲みこむ大道芸人でためしたのが最初だそうですね．」

江良井「さよう．でも，いまでは，胃，膀胱，気管支……とからだのあちこちを，安全に，カメラでのぞくことができるようになった．」

冷夜里「関節鏡は日本で開発されたそうですね†．」

江良井「そうじゃ．」

那須野「さすが，小さいものをつくらせたら世界一という技術国ニッポン！」（拍手）

江良井「内視鏡と，関節鏡はすこし事情がちがうんじゃ．」

冷夜里「そうか．関節鏡は胃みたいに穴で外と通じていないんだ．」

那須野「だから，カメラを飲みこむだけじゃだめ．ひと味ちがうんですね．」

江良井「改良を重ねたあげくに，ようやく完成したわけじゃ．いまでは，肩関節，肘関節，股関節，手関節，足関節……と広くつかわれておるが，いちばん歴史があるのが，膝の関節鏡じゃな．」

冷夜里「膝は，ケロイド†の好発部位ですね．」

那須野「若いスポーツ選手が多いし，できるだけキズは小さく，目立たないほうがいいですもんね．」

江良井「関節鏡は，治療だけでなく検査も兼ねている．MRIもあるけれど，半月板のキズはとても小さいから，画像ではとらえにくいことがある．その点，関節鏡は，直接みることができるから，なんといっても確実だ．」

†MEMO 関節鏡は日本がつくった！● 1922年，日本人の高木憲次が開発．それを引き継ぐように1959年，日本人の渡辺正毅が改良を重ね，1962年世界初の半月板手術に成功した（渡辺式21号として有名）．その後，関節鏡は世界中に広まっていくことになる．

†MEMO ケロイド●瘢痕（＝キズあと）が硬さや赤みを保ちながら隆起し，はじめのキズ口にくらべて大きく広がっている状態のもの．膝，肩，前胸部に多い．

関節鏡のしくみ

関節鏡のカメラの先端は斜めになっている．これを回して，いろいろな方角をみることができる（6参照）．膝のなかに水を絶えず流さなければならない．そのため給水と排水の管がついている．

■ カメラをみながら操作する
関節鏡の術式

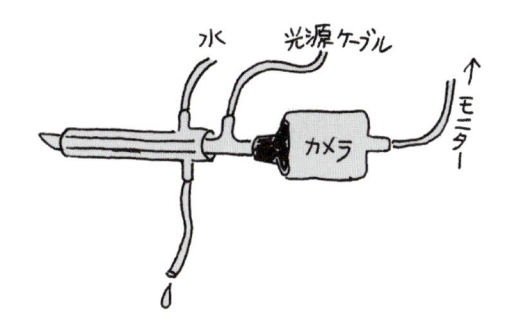

1 カメラを組み立て（電源，光源，排水管をつなぐ），モニターの画面をチェックする（ホワイトのバランスをとる）．

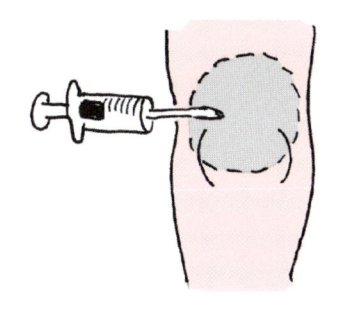

2 関節に水を注射し，関節をふくらませる．水は絶えず関節の中を流れるようにする．

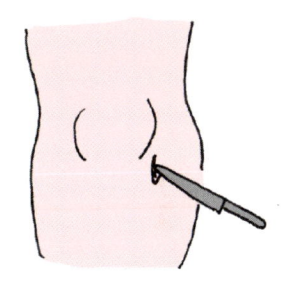

3 関節鏡を入れる穴と，はさみなどを入れる穴をヒフに開ける．

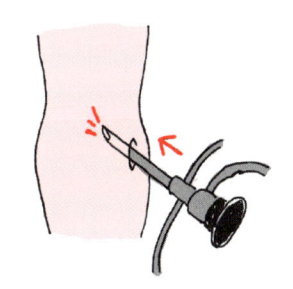

4 穴からカメラをさしこみ，関節までつらぬく．

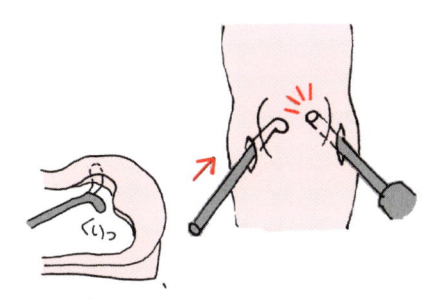

5 さぐり棒（プローベ）もさしこむ．

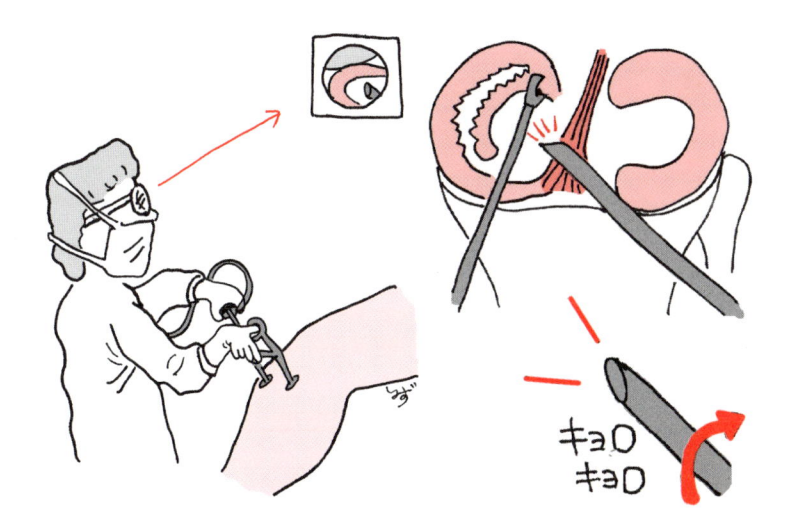

6 モニターをみながら，カメラを動かし，ハサミも操作する．

04 半月板損傷の手術＝関節鏡

第5章
膝

那須野「ところで，切れた半月板は，どうやって治すんですか？」
江良井「むかしはメスで大きく開けて，全部半月板を切りとったもんじゃ．」
冷夜里「え〜，クッションがなくなるのはマズいんじゃないですか？」
江良井「そうじゃ．だから，半月板の一部を切り抜く，というか，切りそろえる方法がおこなわれるようになった．」
那須野「バサバサ，ギザギザをトリミングするなんて，美容室で髪をカットするみたい．」
江良井「こんなこまかい芸当ができるのも，みな関節鏡のおかげなんじゃ．」

半月板切除術（半月板部分切除術）

以前は，半月板をすべて切りとってしまう手術がおこなわれていた．今日では，関節鏡をつかう手術が主流である．関節鏡のおかげで，検査（悪いところをみる），手術（悪いところをいじる）の両方を一緒にやってしまうことが可能だ．

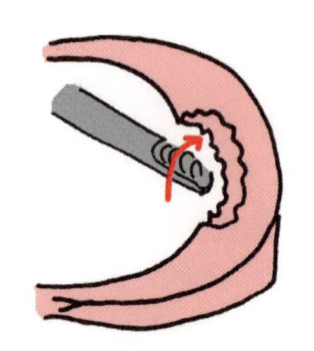

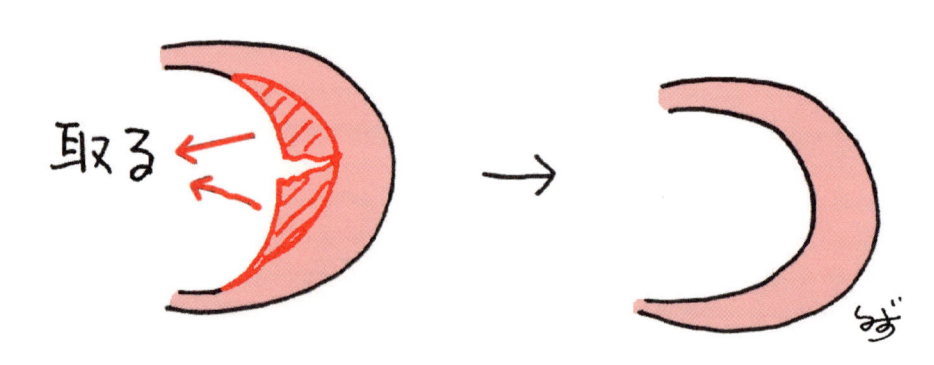

斜線の部分を切除して，きれいな三日月にする．

■ 半月板をきれいに整える
半月板部分切除術の術式
- モニターの画面をみながら，関節鏡をすすめ，関節の中を順番に観察し（靭帯，軟骨，滑膜の炎症などをチェックする），半月板をきれいに整える[†]．

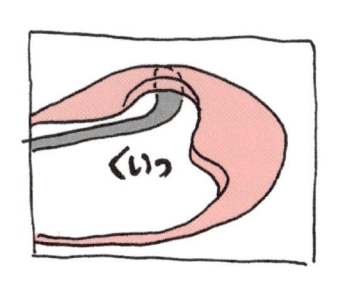

1 半月板のキズを発見．プローベで，半月板を観察する．

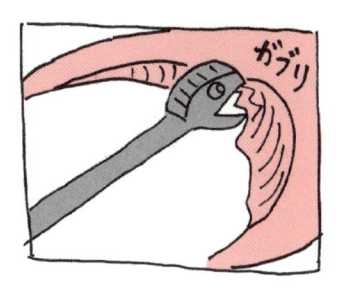

2 シェーバー（ひげそりのようなもの），ハサミ，パンチなどをつかって，半月板をきれいに切りそろえる．

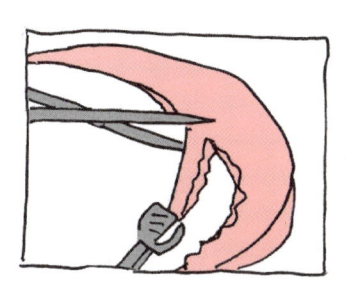

3 ハサミをつかう．

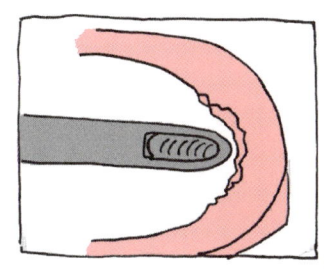

4 もしくはシェーバーをつかう．

冷夜里「キズあとはとても小さいですね．」
江良井「関節鏡の小さな穴が2，3個だけ．」
那須野「若い女性の患者さんも多いから，関節鏡をつかうのはいいことだね．」

半月板縫合術

半月板は，血液がとぼしい組織である．そのため骨のようにきれはしがくっつく可能性が少ない．したがって，糸でヌう手術は，血行の良い半月板の外側にかぎっておこなわれる．

冷夜里「ヌわないんですか？」
江良井「めったにヌわない．」
那須野「どうしてですか？」
江良井「膝関節の中は，血行が悪いからつきにくいんじゃ．」
冷夜里「大腿骨頸部も，たしか血液がないから，人工骨頭になるんでした．」
那須野「前十字靱帯がつきにくいのもでしたね．」
冷夜里「ヌうのはどういうときですか？」
江良井「血が通っている部分がひとつだけある．それは，半月板のふちじゃ！」

†MEMO 関節鏡手術の棒たち●
関節鏡の穴は小さい．その限られたスペースで，円滑，安全に手術をおこなうため，さまざまな器具が開発されている．
プローベ（さぐり棒），ハサミ，パンチのほか，shave（そる）から名づけられたシェーバー，abrade（すり減らす）から名づけられたアブレーダー，grasp（つかむ）からきたグラスパー，push（押す）からきたプッシャー……など，こまかい棒が何本も活躍する．

04 半月板損傷の手術＝関節鏡

第5章

膝

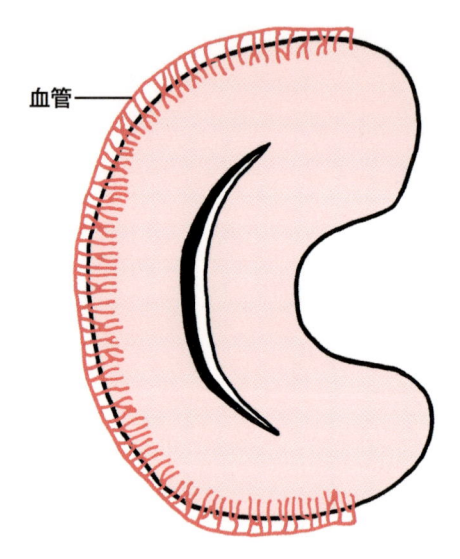

血管 ―

キズの治りやすい・治りにくいに関係する
半月板の血行

- 関節の中には，血液が通っていない．
- 血管が通っているのは，半月板(はんげつばん)の外側3分の1だけである．
- この部分は，栄養状態も良く，切れたキズも，つなげば治る可能性がある．
- ほかの部分（内側）はキズが治りにくい（部分切除がよい）．

大きく2つある
半月板縫合術

- 半月板の外側の断裂(だんれつ)におこなわれる．
- 2つの方法に大別される．
  インサイド-アウト（関節の内から外へ糸を出して，外で糸をむすぶ．）
  アウトサイド-イン（関節の外から内へ糸を出して，外で糸をむすぶ．）

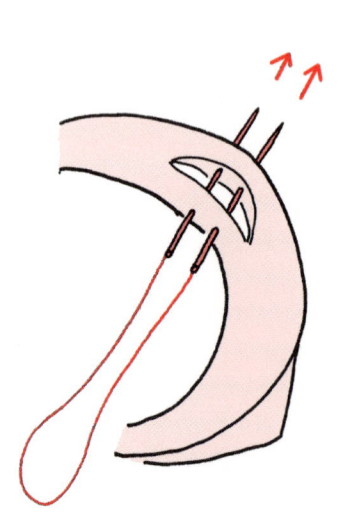

インサイド-アウト
関節の内（イン）から外（アウト）へ長い針を出し，外でしばる．

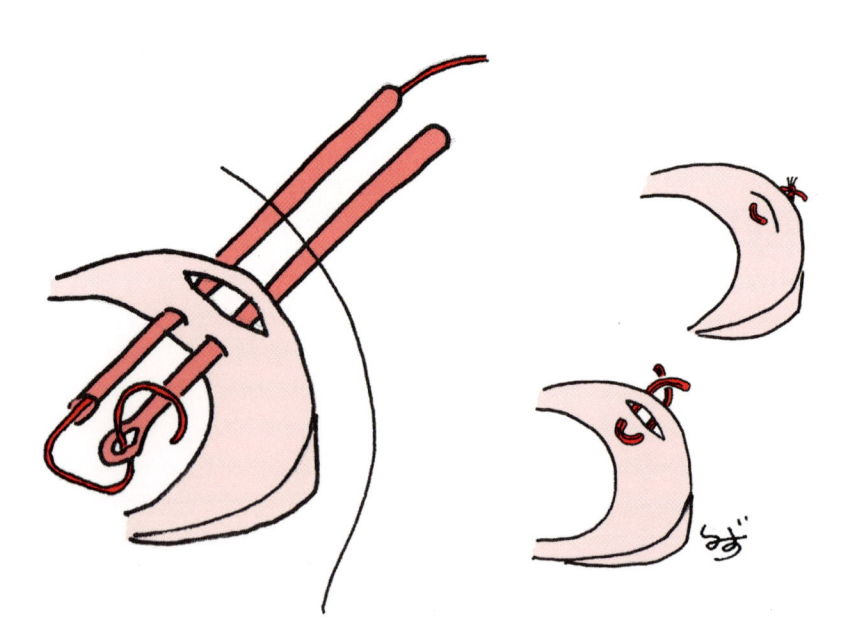

アウトサイド-イン
2本の管を外（アウト）から膝の内（イン）に通し，それをつかって糸を往復させ，引っぱりながら半月板をヌいよせる（外でしばる）．

コラム7 英語もすこしだけ

江良井 「むかしの医者はペンをつかいドイツ語でカルテを書いていたもんじゃ.」
那須野 「子どものとき,お医者さんがサラサラわからない文字を書くのは,なんとなくカッコよかったわあ.」
冷夜里 「たしか,カルテもドイツ語ですよね.」
江良井 「だが,いまは,とにかく英語の時代じゃ!」
冷夜里 「お医者さんも,英語を日本語にまぜてつかいますね.」
那須野 「でも,略語が飛び交うのは困っちゃうわ.」
江良井 「長い言葉が多いと,つい略語になりがちなんじゃ.でも,もとの意味もわからず,しゃべるのは,精神衛生上もよろしくない.」
冷夜里 「そうですとも.日本放送協会だから,NHKというぐあいにですね.」
那須野 「ええっ.NHKって,ニッポン・放送・株式会社じゃなかったんですか!」
江良井 「あのなあ…….」

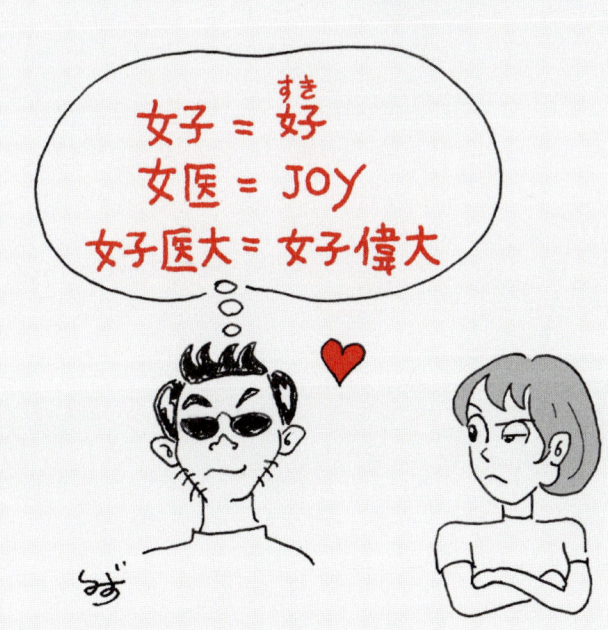

那須野 「だって,英語なんて余裕ありません.日本語だってろくにできないのに.」
江良井 「それはよくわかっとる.」
那須野 「エーン.」
冷夜里 「そもそも,カンペキな英語なんてむりだよ.外国人の友人が言うにはね,ひさしぶりだねえ,というとき,へんに気取らないで,ロング・タイム・ノー・シー・ユーと叫んだほうがバッチリ伝わるそうだ.」
江良井 「正直いうと,医者のつかう英語にも,うさん臭いものが多いんじゃ.たとえば,〈ムンテラ〉†なんて,ドイツ語と英語をチャンポンにした誤用なんじゃから.」
那須野 「なあんだ.お医者さんも大したことないのね.」

†MEMO ムンテラとは? ●mund therapyを縮めた言葉.mundはドイツ語で口,therapyは英語で治療のこと.口の治療,つまりインフォームド・コンセントと同じ意味である.

江良井「とにかく，自分なりに理解すればいいんじゃよ．そうだなあ．せめて……」（と黒板に文字を書く）

Anterior ＝ 前
Posterior ＝ 後

江良井「このぐらいは知っておきたいね．」
那＆冷「Booooo！」（ブーイング）
江良井「Åm/P̊m（午前と午後）のAとPなら覚えられるじゃろが．」
那須野「これのどこが大切なんですか？」
江良井「ÅCLときいたら，前のほうだな，となんとなくわかればいいし，P̊LIFやO̊PLLやPCLが出てきたら，まあとにかく後ろの意味があるんだろうと想像するわけじゃ．これだけでも，だいぶ，視界が明るくなるというものだ．」
那須野「おー，いえーす．」
江良井「もうすこし余裕があるようなら，巻末276ページの言葉も覚えておくとよいぞ．かならず役に立つときがあるから．」

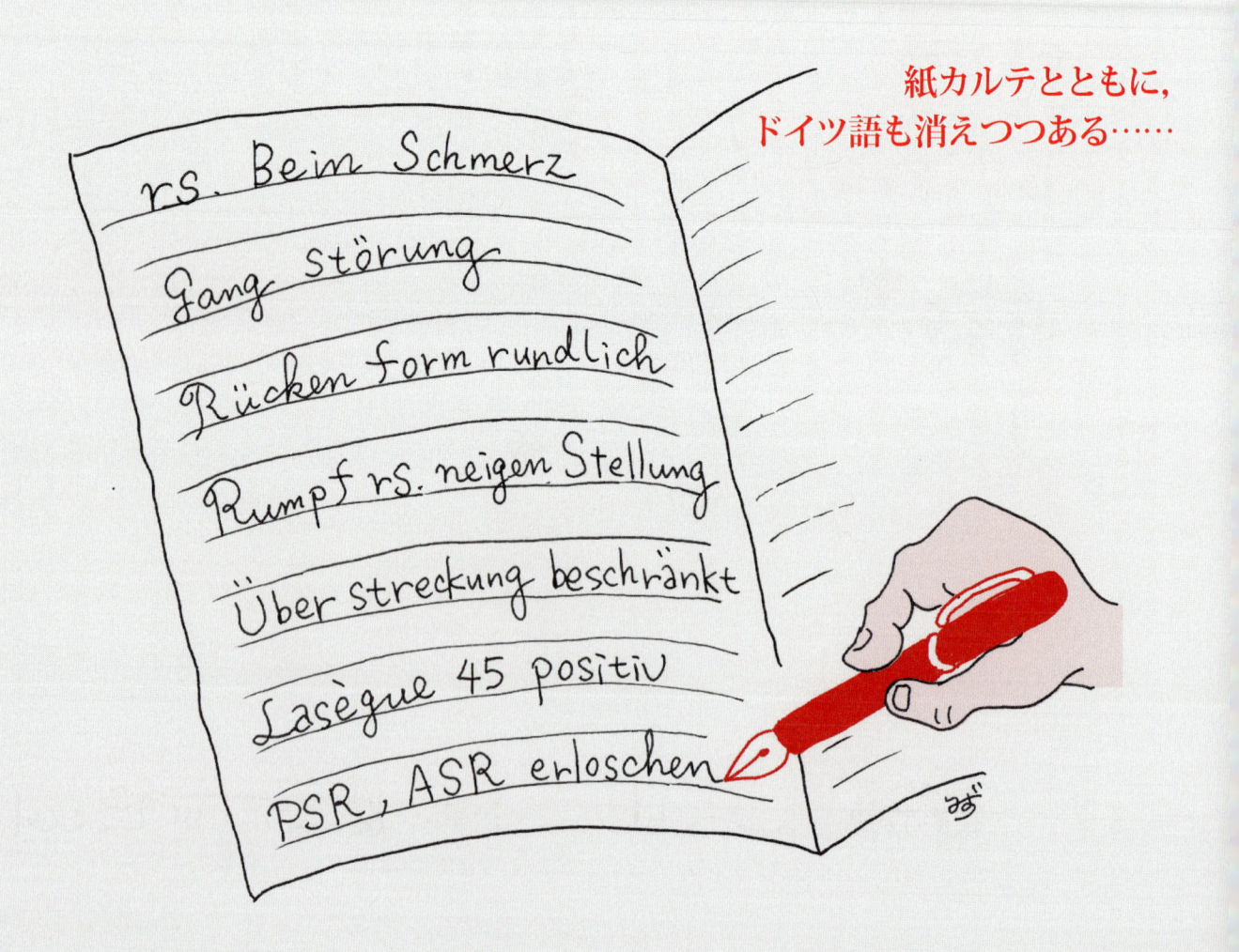

紙カルテとともに，ドイツ語も消えつつある……

rs. Bein Schmerz
Gang Störung
Rücken form rundlich
Rumpf rs. neigen Stellung
Über streckung beschränkt
Lasègue 45 positiv
PSR, ASR erloschen

167

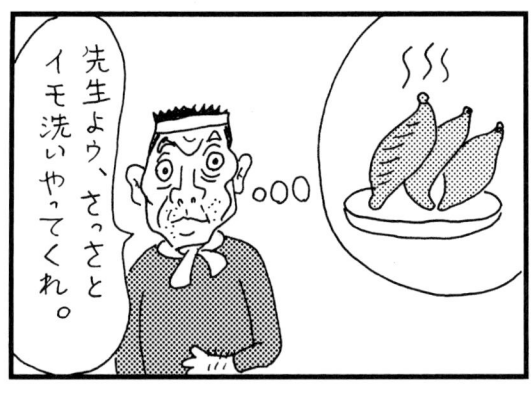

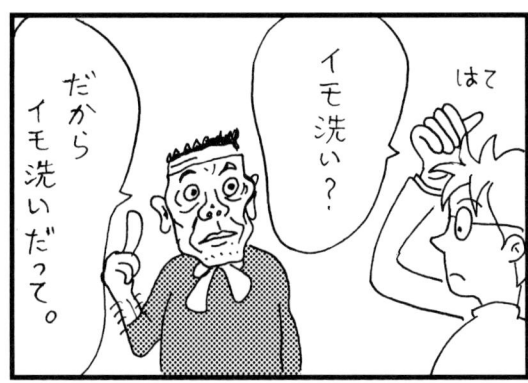

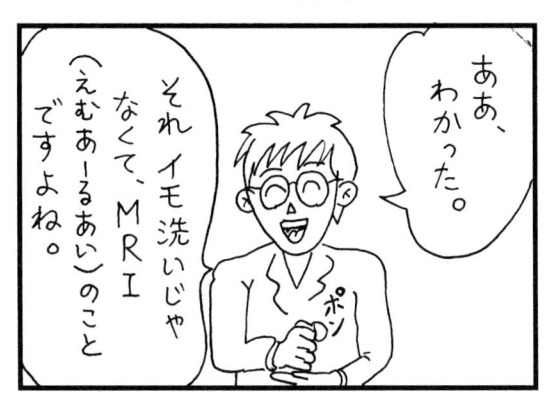

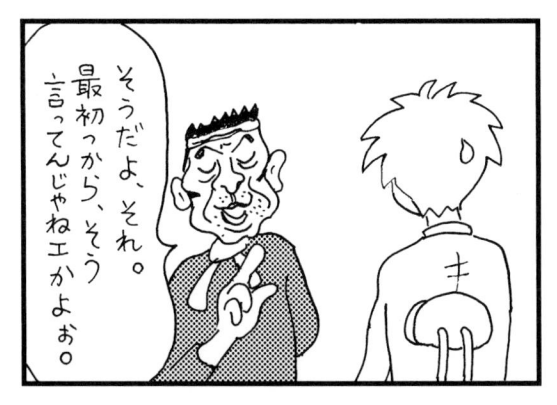

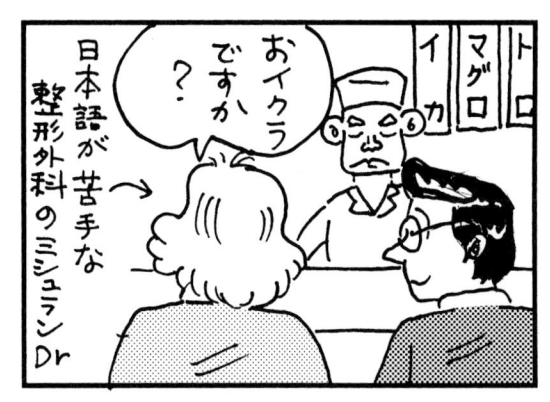

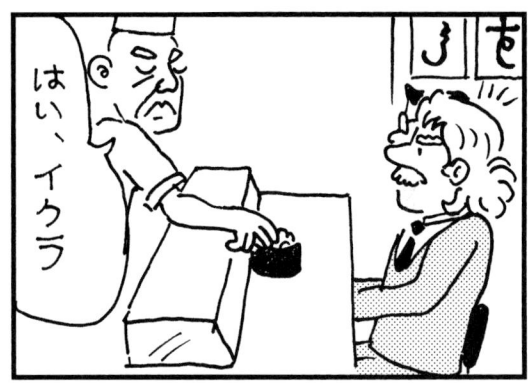

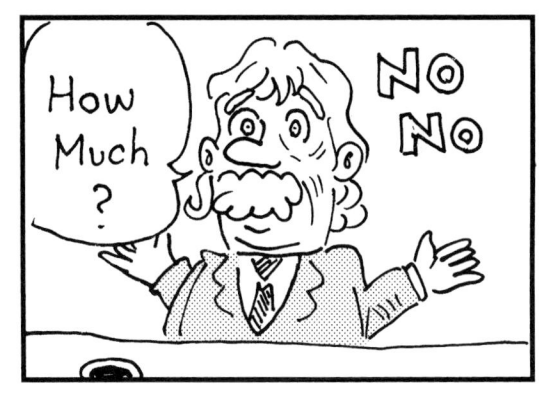

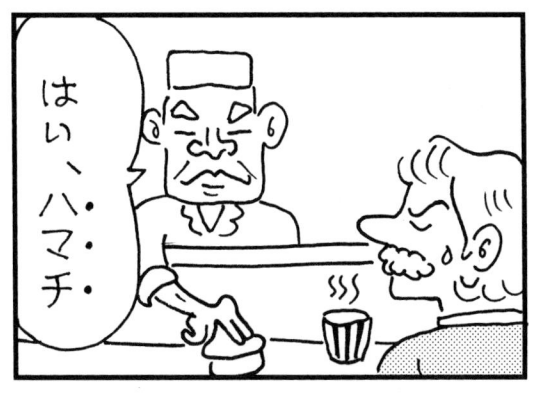

第5章 膝 05

歩くのに不自由する
変形性膝関節症

年齢とともに関節が傷んでくる病気を，変形性関節症という．全身の関節におきるが，そのうち，もっとも多く患者さんが病院にかけつける原因が，変形性膝関節症だ．水がたまったり，階段がつらくなったり，がにまた（O脚）になったり，と，主婦にとっては，とてもつらい病気だ．

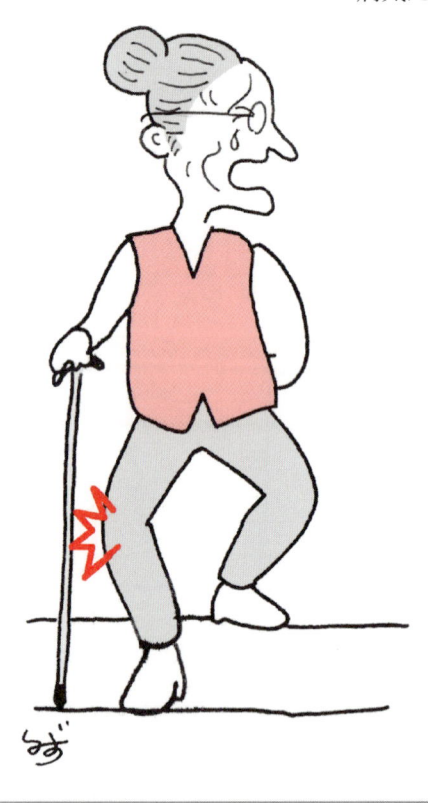

江良井「関節というのは，つなぎめだ．長くつかっていれば，だんだんガタがくる．」

冷夜里「りっぱな橋だって古くなれば，金属疲労で崩潰します．」

那須野「この病気は老化ですか？」

江良井「長年のご苦労の産物というべきじゃよ．」

冷夜里「女性に多いんですね．」

那須野「杖をついたおばさんが，がにまたでヒョコヒョコ歩いている光景はよくみかけますね．」

冷夜里「これから，ぼく，ひざ小僧じゃなくて，ひざオバさまとよびます！」

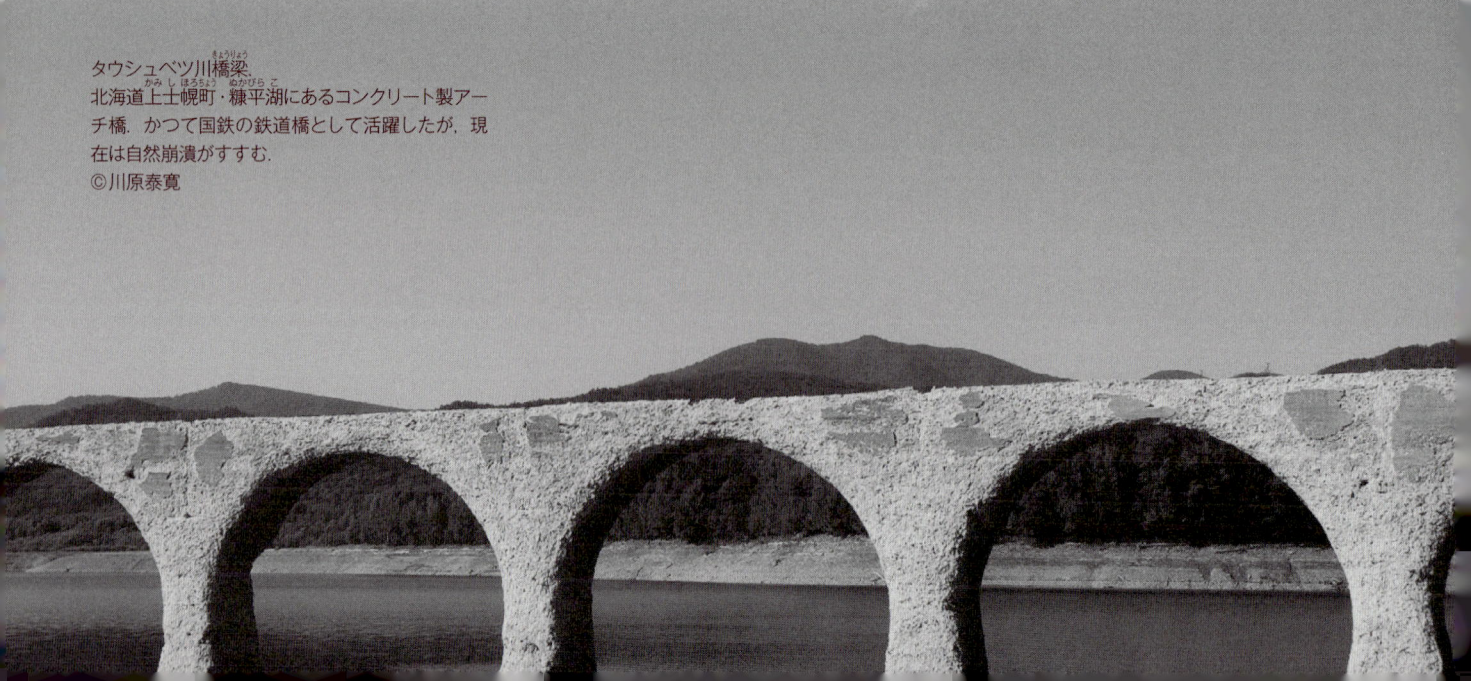

タウシュベツ川橋梁．
北海道上士幌町・糠平湖にあるコンクリート製アーチ橋．かつて国鉄の鉄道橋として活躍したが，現在は自然崩潰がすすむ．
Ⓒ川原泰寛

そもそも
変形性膝関節症とは何？
- 膝関節の軟骨が変性する病気だ.
- 傷んだ軟骨がはがれ, むき出しになった骨と骨がすれあって, 痛みを出すようになる.
- 40歳以上の女性に多い.
- 内側（親趾側）が変形することが多い.

せまい・硬い・トゲ・穴
変形性膝関節症の画像
- 関節がせまくなる.
  大腿骨と脛骨のあいだがせまくなる.
- 骨が硬くなる（**骨硬化**）. 軟骨のねばりがなくなると, 体重をうまく分散できなくなり, 代わりに, 骨が硬くなってくる.
- X線画像では, 骨が白くなる.
- 骨にトゲができる（**骨棘**）.
- 骨に穴ができる（**骨嚢胞**）.
- 軟骨はX線画像にうつらない. だが, 骨まで壊れると, X線画像でもわかるようになる.

痛い・曲がらない・水・変形
変形性膝関節症の症状
- 膝が痛い. 階段の歩行, とくに降りるのが痛む.
- 膝が曲がらない. 正座ができなくなってくる.
- 膝に水がたまる. お皿が浮いてくる.
- 膝が変形する. 日本人には, 内側の変形が多い. 変形がすすむと, 内反（O脚）になる.
- リウマチでも膝が変形するが, 変形性膝関節症とくらべると, 内側外側ともにせまくなり, 骨のトゲが少なく, むしろ外反が多い.

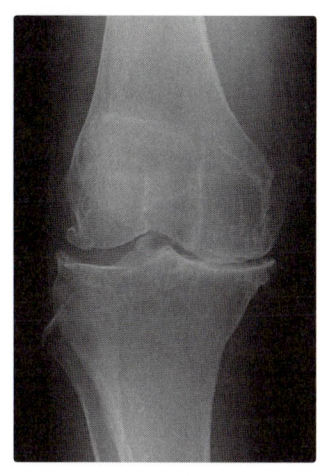

変形性膝関節症

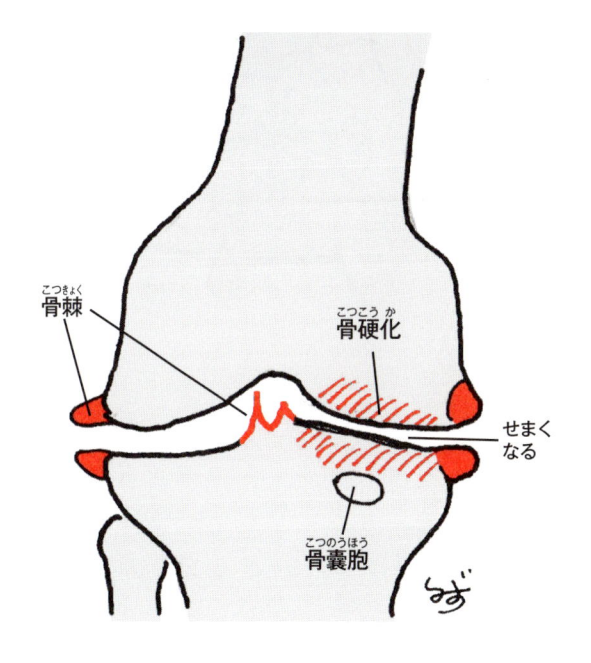

骨棘　骨硬化　せまくなる　骨嚢胞

05　変形性膝関節症　169

第5章
膝

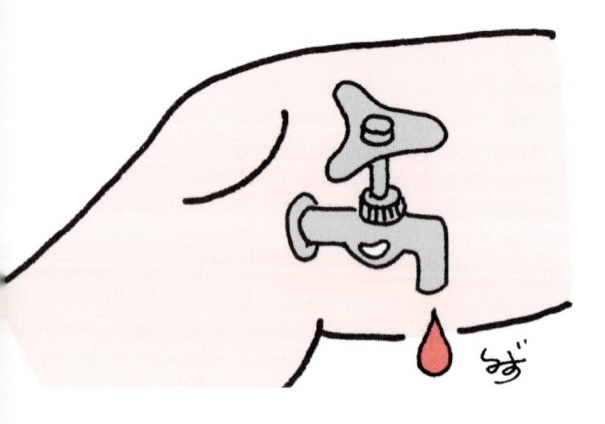

江良井「この病気は，ちょうど，軽石がぶつかるようなイメージかな．」
那須野「うるおいがなくなった感じね．」
冷夜里「でも，変だな．うるおいがないのに，水はたまりますね．」
那須野「センセイ．膝の水って，なんですか？」

膝の水
関節液

- 膝の水は，ヒアルロン酸とコンドロイチン硫酸という，ねばりのある成分からおもにできている．
- 膝の関節にはふくろ（関節包）があり，水は，その内側にある滑膜から分泌されている．
- 正常では数mLしかない．
- だが，軟骨が傷つくと，滑膜を刺激して炎症がおきる．すると，水がたくさん分泌される．それが関節に充満し，吸収が追いつかなくなる．これが，いわゆる，膝に水のたまった状態だ．
- 変形性膝関節症の場合は，ねばりのある黄色い透明の水，リウマチの場合は，サラサラのにごった水になる（白血球が多いため）．

那須野「ところで，水を抜くって，どうなんでしょ．抜くとくせになるから嫌だといって，注射を拒否する患者さんもいるけれど．」
江良井「それはマチガイ．抜こうが抜くまいが，病気が進行してしまうと，水はたまる運命なのだ．」
冷夜里「つまり，膝よ！　おまえはもう死んでいる！」
那須野「高価なサメのドリンクを飲むのはどうかしら？」
江良井「望み薄で，あんまり効果はないな．」
冷夜里「そうそう，おなじ軟骨なら，まだ，とんこつラーメン食うほうが効きそうだと思っちゃうな．」

変形性膝関節症の保存治療

- 関節にヒアルロン酸を注射すると,潤滑油となり,効果的である.しかし,効果は一時的で,軟骨は修復されない.
- 痛みが激しいときはステロイドを注射するが,ステロイドにも関節破壊という副作用がある.
- 体重を落とす,重い荷物を持たない,階段ではなくエレベーターやエスカレーターをつかう,といった,膝を楽にする生活習慣をこころがける.
- ふとももの筋肉の強化も重要だ.
- 足の底にくさび状の板をつけて,体重の軸をずらす方法がある.

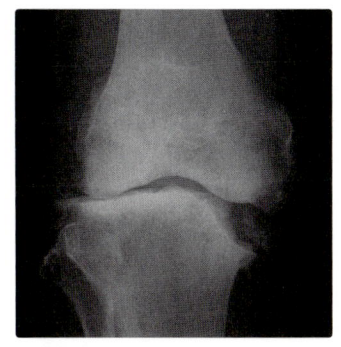

開業医のもとで何年もステロイドの注射を続けていたおばあさん.

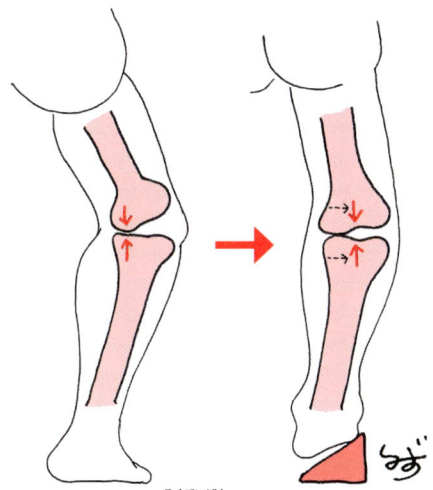

変形膝関節症の足底板(重心を移動する)

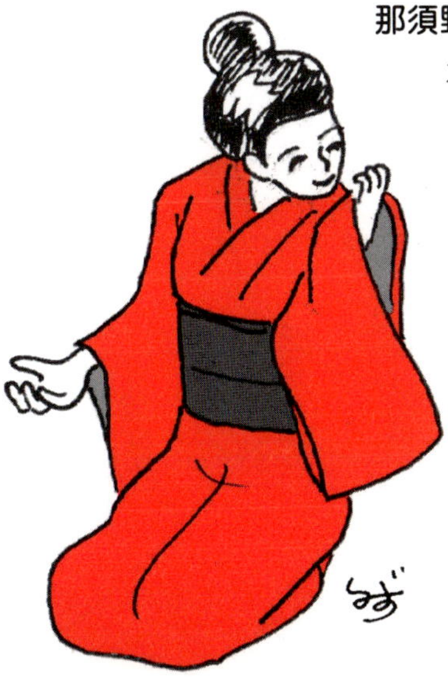

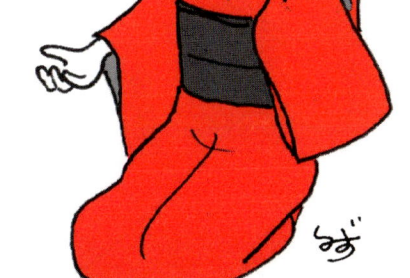

冷夜里「よく電車のなかで,わずかな空席を発見したとたん,目の色が変わり,モーレツに突進してくるおばさんがいるけど,考えると,あのひとたちは,みな,膝が痛かったんだな.」

那須野「そうよ.実は,日本の社会を陰でささえているのは,はたらき者の女性たちなんですから.」

江良井「それにしても,大和ナデシコはえらかった(シミジミ回想に耽る).電車で化粧するなんて,とーんでもない.椅子に座るときは,きちんと膝をそろえたし,笑うときは,歯をみせぬよう手で口を隠したもんじゃ.ああ,奥床しい.」

那須野「センセイご安心を! 現代の日本にも,ナースというはたらき者の女性がいますわよ.」

冷夜里「いままでは,電車のおばさんめ,図々しいぞと思ったけど,この病気を知ったら,なんだか気の毒になってきちゃった.今度は席をゆずってあげようかな.」

第5章 膝 06

悪くなった部分をとりかえる
変形性膝関節症の手術

身体の重さがかかる膝は，病気が進行しやすい．ヒアルロン酸の注射でよくならなければ，最終的には，悪くなった部分を金属にとりかえる（置換する）手術をおこなうことになる．

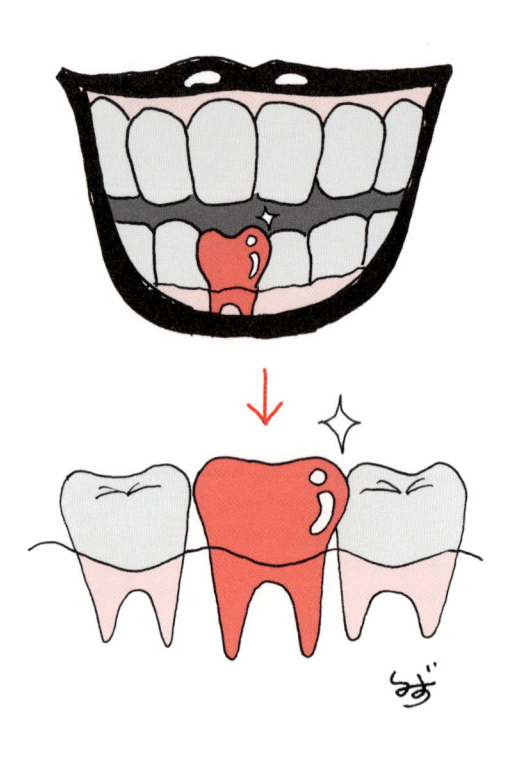

江良井「人工関節置換術も，いまでは，いろいろな関節でおこなわれるようになっている．じゃが，いちばん多いのは，やはり膝じゃね．」

那須野「この手術は，虫歯の部分に金歯をはめこむようなイメージですね．」

冷夜里「ぼくは，子どものころにつくった，プラモデルの模型を想像するな．」

江良井「模型づくりではないが，設計図はとても大切だ．」

冷夜里「設計図？」

江良井「そうじゃ．人工関節のサイズは数ミリ刻み．術前によーく作図をして，どこで切るか，どう切るかを計画しなけりゃあいかん．」

那須野「そういえば，夜，ドクターがトレーシング・ペーパーを写真にあわせて角度や長さを測定している光景をみかけますね．」

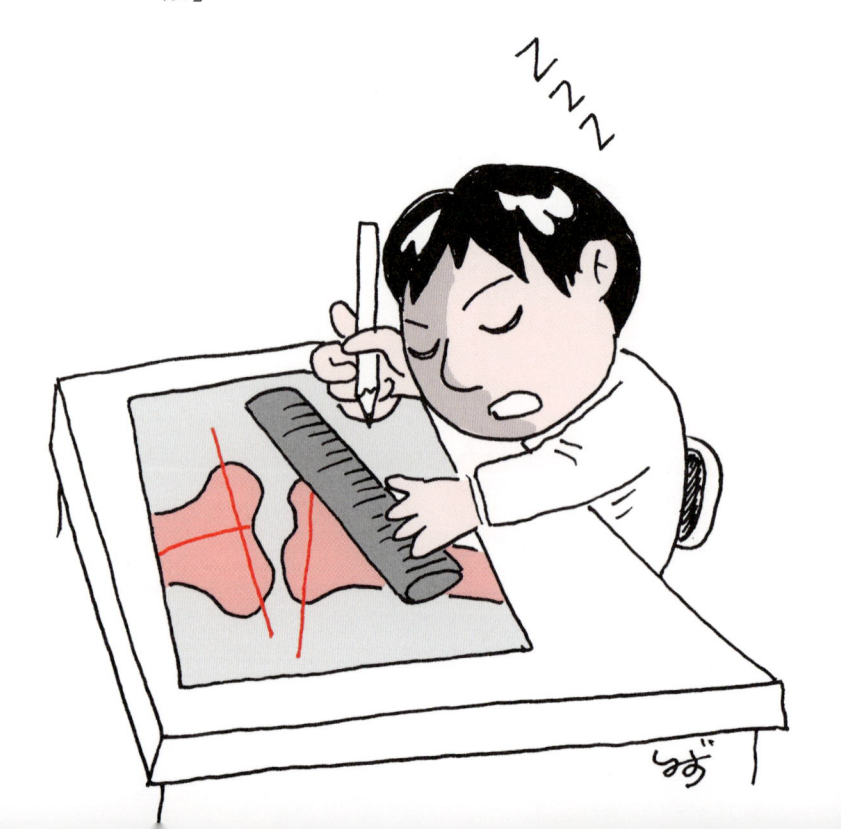

人工膝関節置換術（TKA）

- 変形した膝関節を，人工の関節にとりかえる（＝置換する）手術だ．
- ふともも（大腿骨）や，すね（脛骨），お皿（膝蓋骨）の骨や軟骨を切り落し，その大きさにピタリとあわせた金属をあてがう†．
- 金属のサイズや，骨を切る長さなどは，術前にあらかじめ計測しておく．

†**MEMO 人工膝関節を構成するもの**●大きく分けて，①大腿骨の部品（コンポーネント），②脛骨の部品（コンポーネント），③両者のあいだの部品（インサート）からできている．コンポーネントは骨，インサートは軟骨の代わりだ．

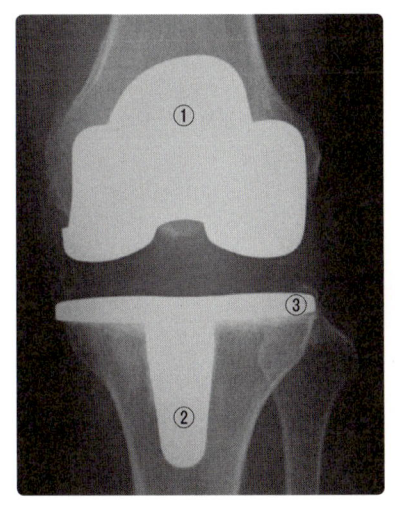

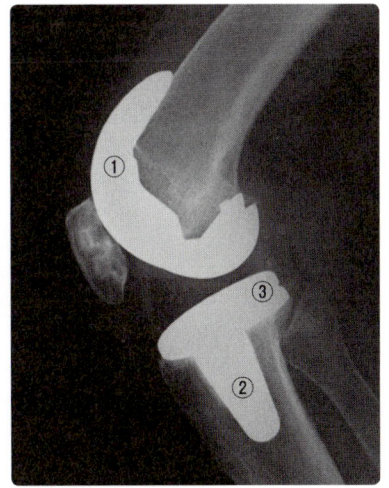

正面　　　　　側面

第5章
膝

丸も平らもとりかえる
人工膝関節置換術（TKA）の術式

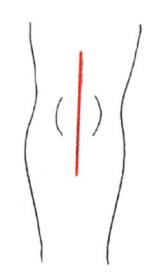

1 皮切は膝の前に．

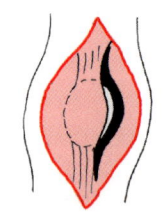

2 お皿の内側にそって，関節のふくろを切る．

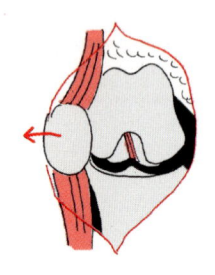

3 膝を曲げて，お皿をひっくり返して，関節を観察する．

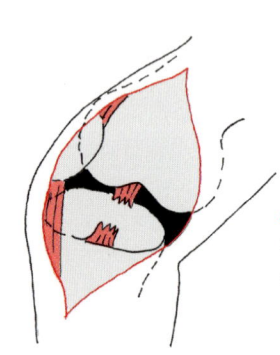

4 骨のトゲをとりのぞき，半月板や前十字靱帯もとりのぞく．

切る→

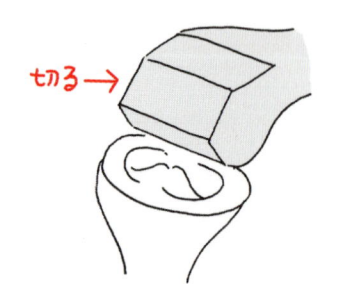

5 ふとももの骨をノコギリで金属のかたちにあわせて切り落とす．

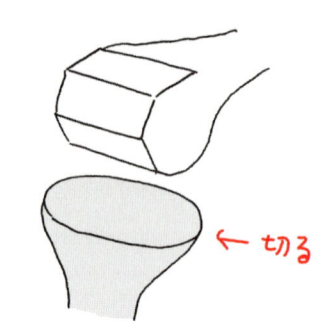

6 すねの骨をノコギリで金属のかたちにあわせて切り落とす．

←切る

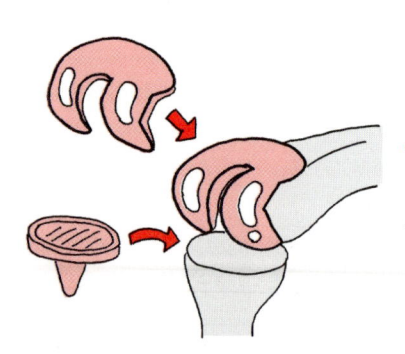

7 ふとももの骨に金属をはめこみ，すねの骨に金属をはめこむ．

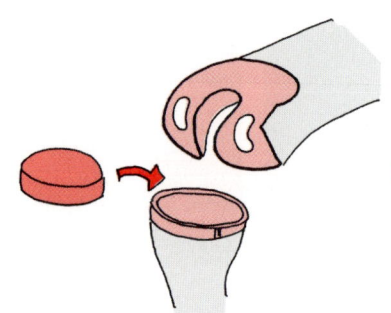

8 インサート（軟骨の代わり）をはさむ．

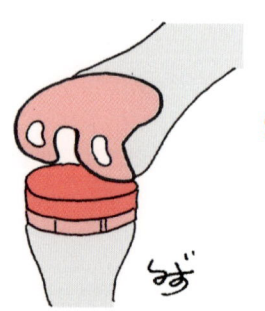

9 手術終了！

＊前十字靱帯は切る．後十字靱帯は，切る場合（PS型）と，残す場合（CR型）がある．お皿をとりかえることもある．

冷夜里「ところで，この手術の正式名，全置換術っていいますよね．」
那須野「そうね．この全って，どういう意味かしらん．」
江良井「妙なところで，目敏いのう．内側も外側もとりかえるから全置換術というんじゃ．ちなみに，TKAのTは，トータル（すべて）のTだ．」
冷夜里「全じゃない手術もあるんですか？」
江良井「ある．片方だけ，TKAをやる手術じゃ．」
那須野「片方だけですむなら，そのほうがいいわ．」

†MEMO
人工膝関節全置換術：TKA（total knee arthroplasty）
単顆型人工関節置換術：UKA（uni-compartmental knee arthroplasty）
高位脛骨骨切り術：high tibial osteotomy

単顆型人工関節置換術（UKA）

- TKAは，内側も外側もとりかえるが，どちらかが正常な場合は，悪いほうだけ（たとえば内側だけ）をとりかえる方法がある．これを，UKA（単顆型人工関節置換術）という．
- 皮切は片方だけでよい．お皿をひっくり返さずに，TKAの術式を片方だけおこなう．
- 靱帯も残す．

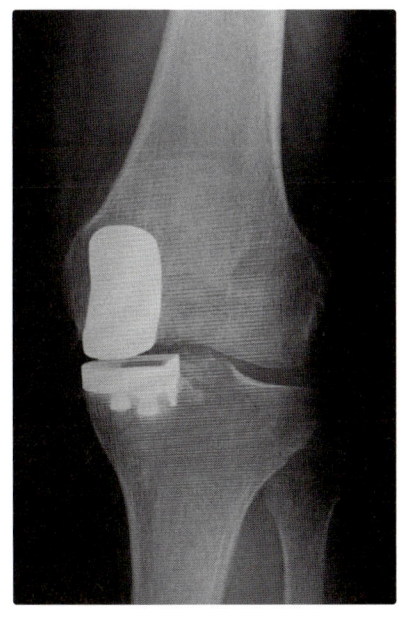

UKA（内側だけ人工関節）

江良井「そういえば，人工関節をつかわない，骨切り術もあるよ．」
冷夜里「TKAとくらべると，どうなんでしょう？」
江良井「問題点もあるけれど，適応を守り，きちんとやれば，どちらもいい方法じゃよ．」
那須野「ハイ・ティビアールっていうやつですね．」

第5章 膝

高位脛骨骨切り術 (high tibial osteotomy)

- 脛骨を切り，体重の重心をシフトさせる方法だ．
- 適応は，UKAと同様，片側のみの変形で，若くて，スポーツをさかんにするような患者さんだ．
- 人工関節と比較して，次のような**欠点**がある．
  - 骨切りの角度を決めるのがむずかしい．
  - 骨がつくまで時間がかかる．
  - したがって，入院も長くなってしまう．
  - 腓骨を切らなければならない．
  - 長期成績（10年以上）がだんだん悪くなる．
- 骨の切り方にはいろいろあり，欠点を解消する工夫がされている（内側を開く，ドーム状に切る……）．

骨を切って重心を整える
高位脛骨骨切り術の術式

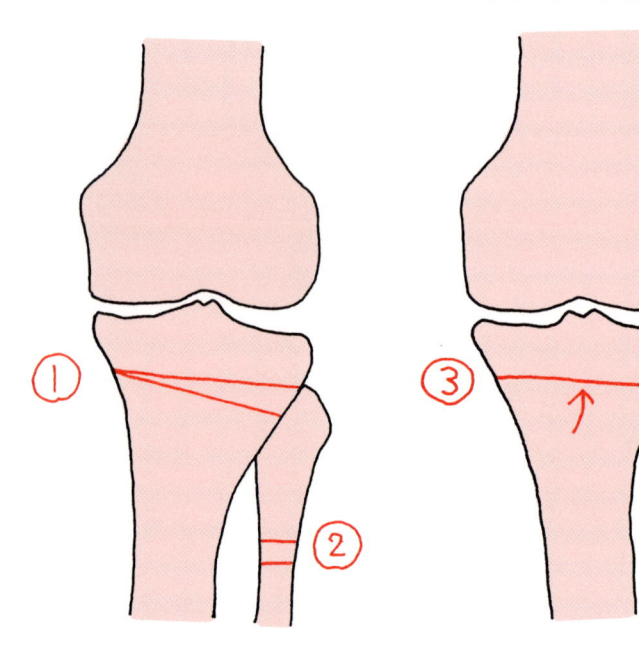

① 脛骨の近位の骨幹端で，くさび状の，もしくは，ドーム状の骨切りをおこなう．
② 腓骨の骨切りをおこなう（腓骨を切って動かす）．
③ 膝の変形を矯正する．
④ 外反にしたところで，固定する．
⑤ 手術終了！

176

コラム 8 整形外科に，今日もいろいろな人がやってくる

冷夜里「整形外科の外来はどこも繁昌していますね．」

江良井「こないだも，腰貝泰造（腰が痛い）さんとか，混良賀恵里（足がつる）さんとか，伊丹多恵（痛みが耐えられない）さんとか，いろんな常連さんがやってきてのう．長話しに花が咲き，外来は夕暮れまでかかったぞ．」

冷夜里「老若男女，整形にはいろんなひとがやってくるんだなあ．」

江良井「ときには，想像だにしないケガ人もやってくるよ．」

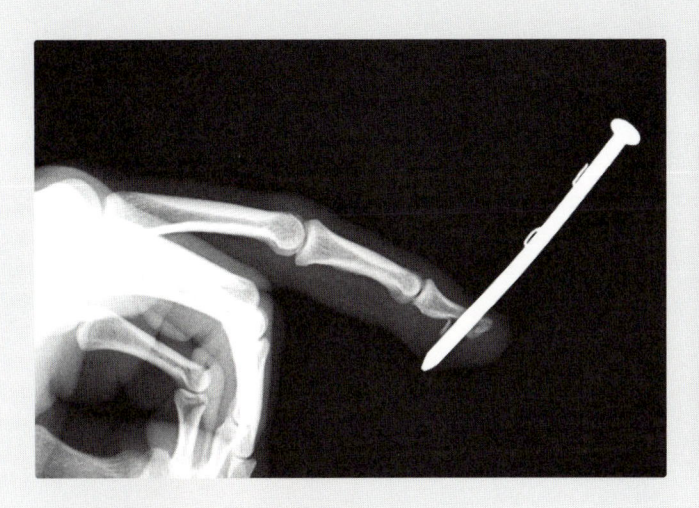

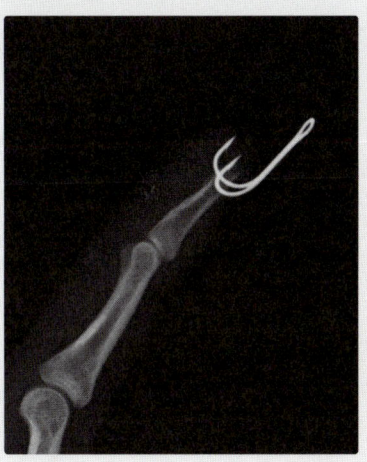

那須野「きゃー，痛そう．」

江良井「釘や，釣り針ならまだいい．拳銃の弾とか，いのししの牙とか，驚かされることが多いね．」

那須野「どんなときに災難に見舞われるかわからないんですね．注意しないと！」

冷夜里「そこで笑っている読者のみなさんも要注意ですぞ！」

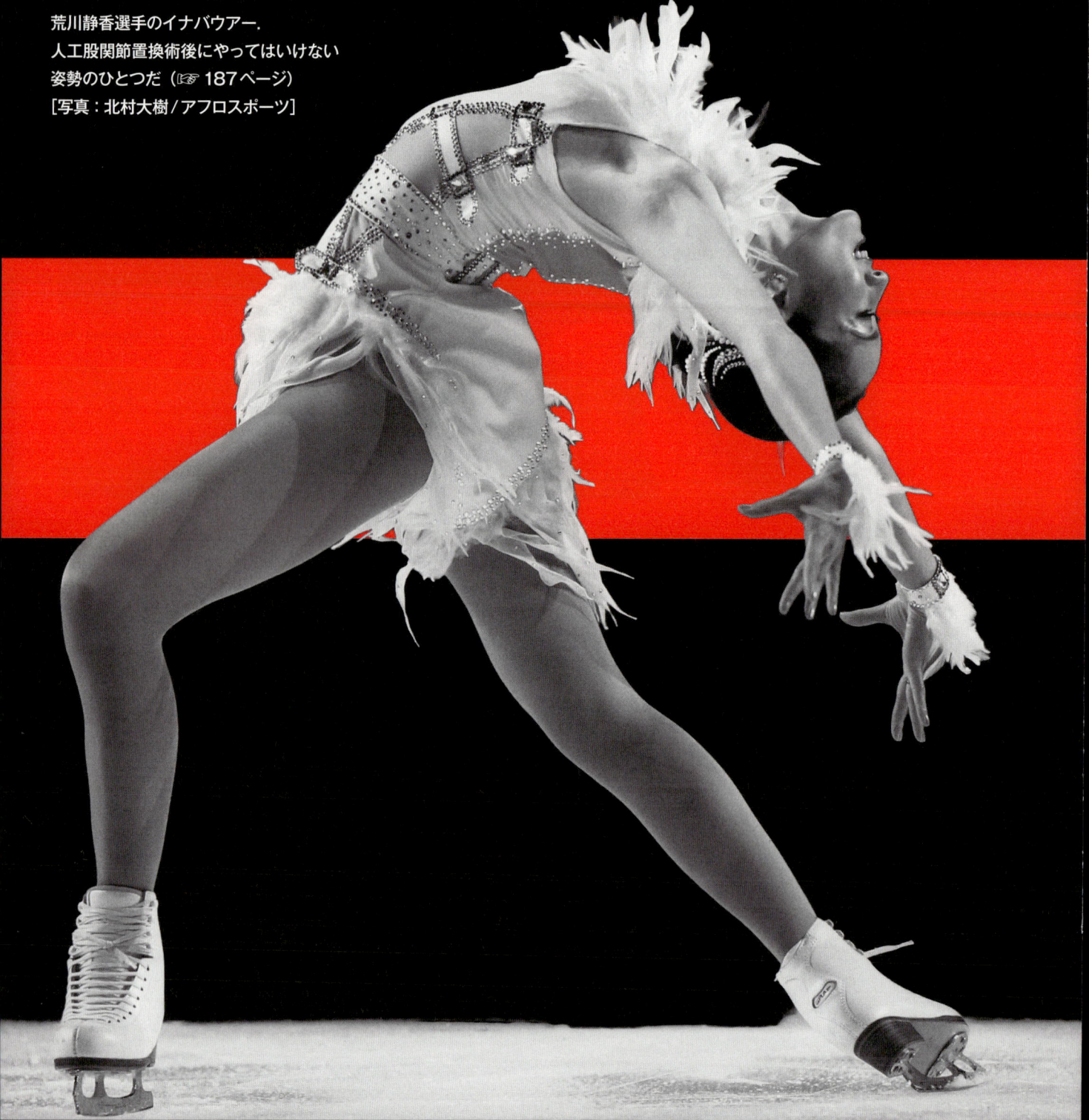

荒川静香選手のイナバウアー．人工股関節置換術後にやってはいけない姿勢のひとつだ（☞187ページ）
［写真：北村大樹／アフロスポーツ］

第6章

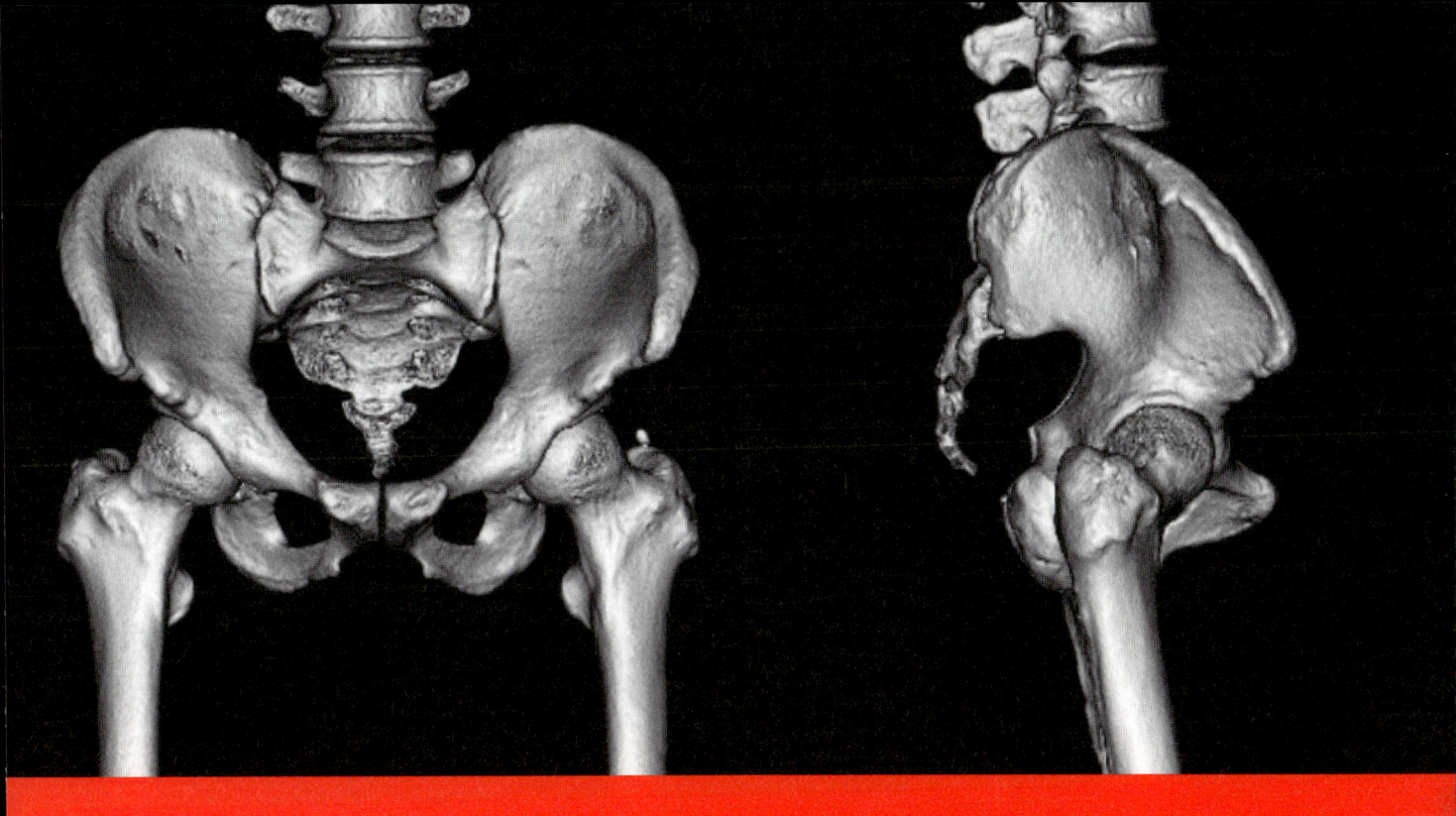

股関節

股関節は，ふとももものつけねにあって，歩行のささえとなる動きの大きな関節である．となりの膝とは，解剖もだいぶちがう．大腿骨のまあるい頭を，まあるい穴がささえていて，安定した構造になっているのだ．

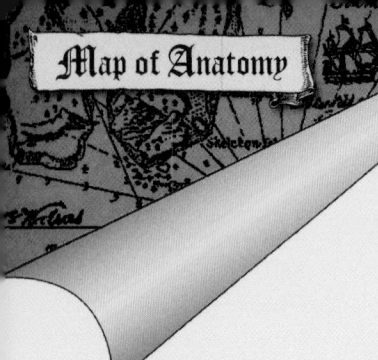

Map of Anatomy

丸いボールと丸い受け皿
股関節の解剖

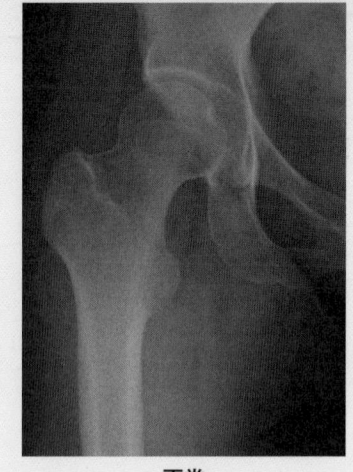

正常

整形外科の地図 ❽

江良井「今回は，大腿骨頚部骨折よりも，ちょっと上の話になるぞ．」
冷夜里「股関節，つまり股のつけねですね．」
那須野「膝とはだいぶチガうんですね．」
冷夜里「まず深い．だから注射もとどきにくいだろうな．」
江良井「でも，膝とちがい，あらゆる方向に動かせるんじゃ．」
冷夜里「解剖も膝とはチガうね．丸いボールと，丸い受け皿．」
那須野「とても安定したつくりになっていますね．」

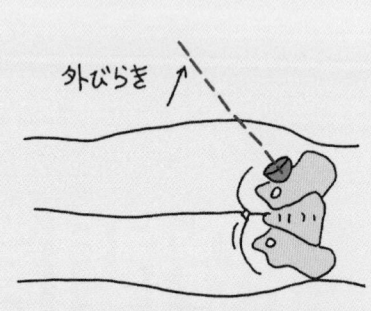

- 股関節はふとももものつけねにある関節である．
- **大腿骨**（ふともも），**骨盤**（お尻の骨）からできている．
- 骨盤には，丸いくぼみがある．隕石が落ちた穴（クレーター）のような，半球の穴だ．これを**臼蓋**という（臼＝うす，蓋＝ふた）．
- 臼蓋と大腿骨の頚部は，からだの軸からすこしかたむいている．この角度が，手術のとき大切な情報となる．

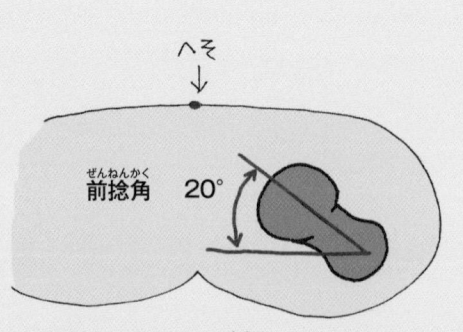

臼蓋（クレーター）は，前からみると……外にかたむいている．

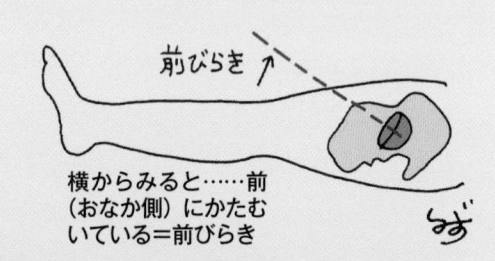

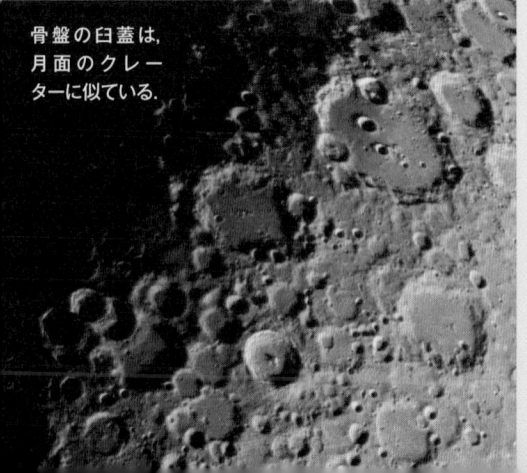

横からみると……前（おなか側）にかたむいている＝前びらき

骨盤の臼蓋は，月面のクレーターに似ている．

へそ
前捻角 20°

頭側からみると……頚はへそ（前）を向いている＝前捻角

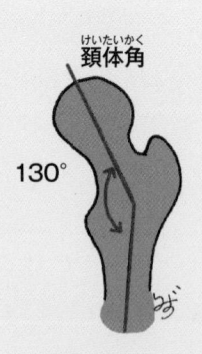

頚体角
130°

大腿骨の頚部は，前からみると……内にかたむいている＝頚体角

©上越清里 星のふる里館 細谷一

タマゴがつぶれてカラが傷つく
変形性股関節症

第6章 股関節 01

股関節は安定したつくりになっているが，いったん脱臼や変形をおこして，そのまま放置すると，中年以降に変形性股関節症へとすすんでしまう．初期には症状がとぼしく，早期発見と予防が大切な病気といえよう．

那須野「膝とおなじように，おとなりの股関節も変形してくるんですね．」
江良井「2本足動物の宿命じゃ．ヒトは毎日，いや，一生歩き続けないといけない．」
冷夜里「下肢の関節には，たえず重さが加わるわけだ．」
江良井「とくに，股関節は，体重よりも大きなちからがかかるといわれているんじゃよ．」

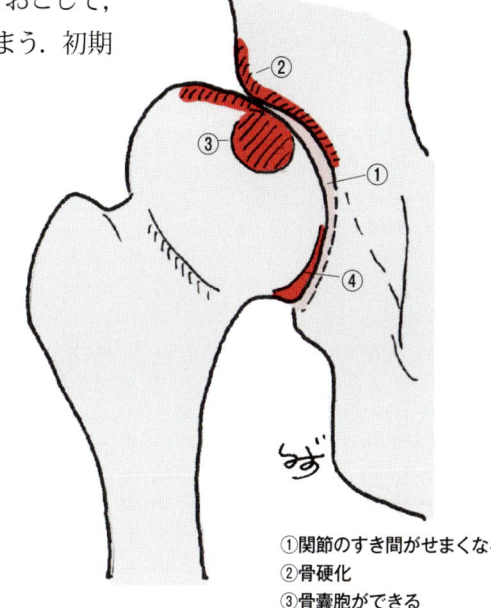

① 関節のすき間がせまくなる
② 骨硬化
③ 骨嚢胞ができる
④ 骨堤ができる

そもそも
変形性股関節症とは何？

- 股関節の軟骨が変性する病気だ．
- 40歳以上の女性に多い．
- 大腿骨頭をタマゴ，屋根の臼蓋がカラだとしよう．なめらかに動いていた両者がしだいに傷つき，さらに変形がすすむ．

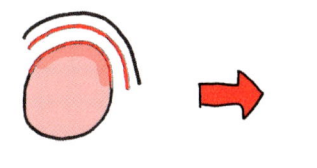

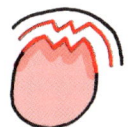

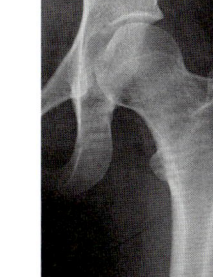

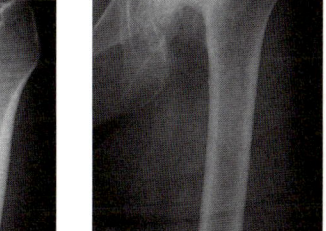

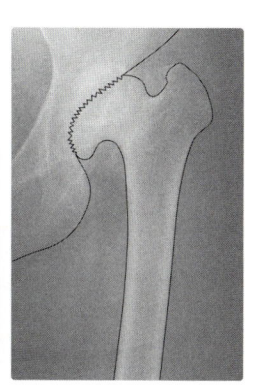

せまい・つぶれる・硬い・トゲ・穴
変形性股関節症の画像

- 関節がせまくなる．
- 大腿骨と骨盤のあいだがせまくなる．
- 大腿骨の骨頭がつぶれてくる（扁平化）．
- 骨が硬くなる（骨硬化）．
- X線では，骨が白くなる．
- 骨にトゲができる（骨棘）．
- 骨に穴ができる（骨嚢胞）．

正常　　　　　　変形性股関節症
骨頭（タマゴ）も臼蓋（屋根）も変形している．

第6章

股関節

> 痛い・動かない・変形する
> ## 変形性股関節症の症状

- 股関節が痛い．
- 股関節が動かない．
- 正座ができなくなってくる．
- 股関節が変形する．
- 脚が短くなる．
- ふとももやお尻の筋肉がやせてくる．

> 多くは赤ちゃんのとき
> ## 変形性股関節症の原因

- 原因がはっきりしない一次性の変形性股関節症と，なんらかの原因で生じる二次性の変形性股関節症がある．
- 80％以上が二次性で，大半は，赤ちゃん（子ども）のときの股関節障害（先天性股関節脱臼，臼蓋形成不全，ペルテス病，大腿骨頭すべり症……）の後遺症だ．

なぜ脱臼すると，変形がすすむのか？

- 股関節には，ふだんから，体重の3倍近い重さがかかっているといわれる．
- 脱臼や，臼蓋（屋根）のかぶりが浅いとき，タマゴとカラの接触面積が小さくなる．すると，体重（＝受けるちから）がよけいにかかる．
- また，臼蓋の傾斜が急になると，関節面に不規則なちから（＝剪断力）がかかる．
- こうして，骨頭がつぶれてしまう．

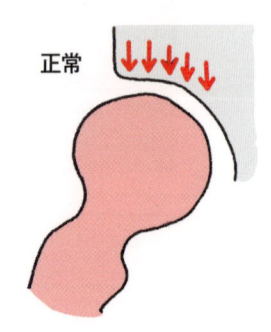

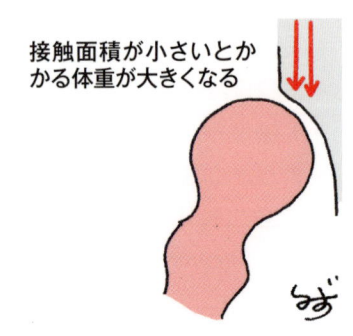

正常

接触面積が小さいとかかる体重が大きくなる

冷夜里「骨の変形というのは，こわいですね．初期の，症状がないころから，洞窟（どうくつ）の水滴が岩を穿（うが）つように，すこしずつ変化していくものなんですね．」

那須野「嗚呼（ああ），わたしの美貌（びぼう）もすこしずつ失われてゆくんだわ．（涙）」

江良井「勉強も，コツコツやれば，いずれは実をむすぶはずじゃ．それを信じて，まあ，がんばることじゃ．」

那須野「不思議なのよね．あたしの場合，テストが終わると，知識が遠のいてゆくの．水滴なんかじゃなくて，すーっと波がひくように．」

江良井「やれやれ．」

■ 赤ちゃんの病気といえば……
先天性股関節脱臼（発育性股関節形成不全）

- 変形性股関節症の多くは，赤ちゃんのころの脱臼や変形にはじまるとされている．先天性（生まれつき）ではなく，生後まちがったポーズ（足を伸ばすいわゆる巻きオムツ）をとることで発症するので発育性股関節形成不全ともよばれる．
- 装具をつかった治療が基本となるが，まれに手術となる．
- 見落されないように，乳幼児健診がおこなわれている．

冷夜里「かつて，股関節といえば，整形の花形（はながた）分野だったそうですね．」

江良井「さよう．整形外科 orthopaedic（オーソペディック）という言葉の語源も，小児の変形を矯正（きょうせい）する，という意味なのじゃ．言うなれば，小児の骨の病気こそ，整形外科の中心，先股脱（せんこだつ）はそのなかでも代表的な病気だったわけじゃね．」

那須野「いまは，健診（けんしん）のおかげで，先天性の病気は，早期発見が可能になったんですね．」

江良井「でも，うっかり見落されたり，進行してしまった股関節の病気は，やはりとても治療がむずかしい．大きな関節だから，手術も大きいし……．」

冷夜里「赤ちゃんのときにアミにひっかからないと，何十年も放置されてしまうのか．」

那須野「赤ちゃん健診は責任重大なんですね．」

第6章

股関節

†**MEMO** リーメンビューゲルは人名ではない！●日本でも広くつかわれているこの装具の名前は，実は人名ではない．ドイツ語のリーメン＝革ひも，ビューゲル＝あぶみ（馬にまたがるとき足を載せる），からつけられた．欧米では，開発者の名前をとって，パヴリックのバンドとよばれている．

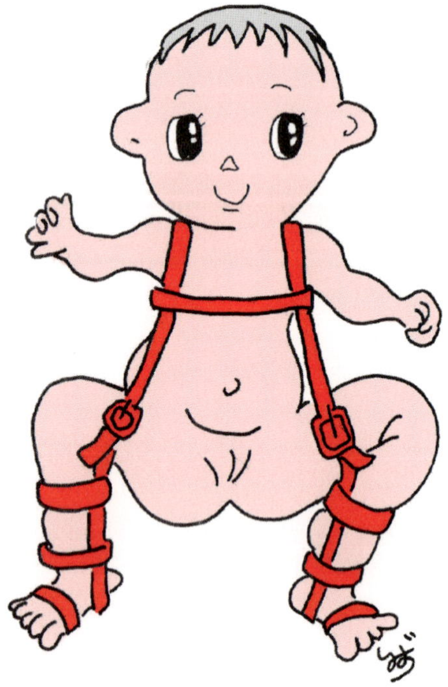

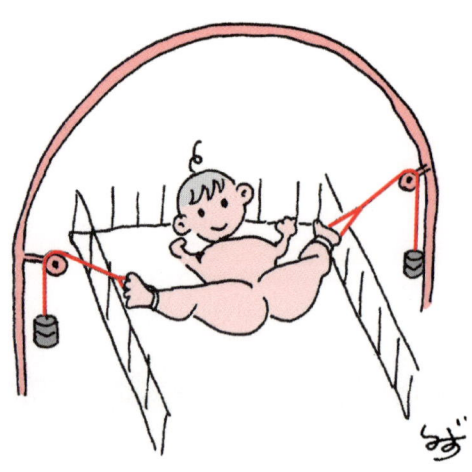

早期発見・早期治療が大切
先天性股関節脱臼の診断と治療

- 乳幼児健診（1ヵ月，3ヵ月）で，発見されるケースが多い．
- X線では，骨頭のもとになる骨がよい場所にあるか（脱臼していないか），屋根のかぶりがよいか（臼蓋形成不全がないか）を診断する．

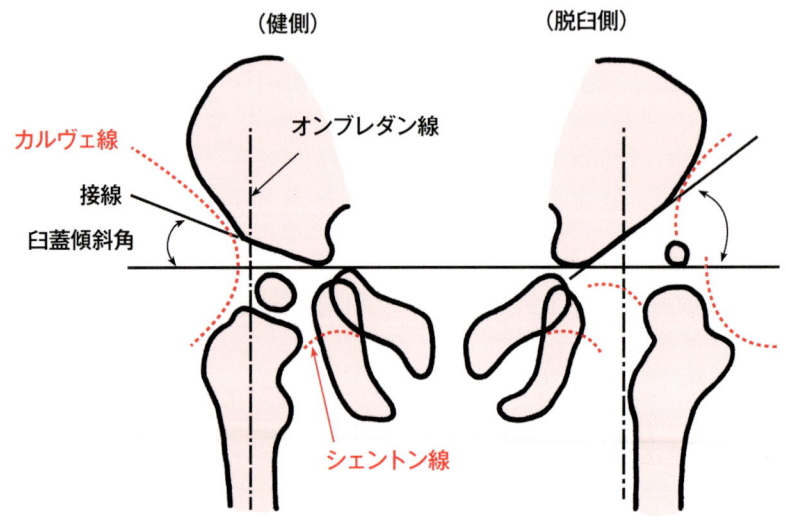

（健側）　　　（脱臼側）

カルヴェ線　オンブレダン線
接線
臼蓋傾斜角
シェントン線

先天性股関節脱臼のX線像での見分け方のポイント
脱臼すると，カルヴェ線，シェントン線が乱れてくる（一筆描きできなくなる）．

- 脱臼した股関節には，クリック（動かしたとき，外れる音がする）がみられる．
- **治療**は，装具（リーメンビューゲル装具†）をまずつかう．
- 外転（がばっと開く）が脱臼しにくい．そのポーズを維持させるのが目的だ．
- 脱臼して時間がたってしまった場合は入院し，**オーバー・ヘッドけん引**をおこなう．

オーバー・ヘッドけん引

悪くなった部分をとりかえる
変形性股関節症の手術

第6章 股関節 02

股関節の変形は，骨頭（あたま）だけでなく，臼蓋（かつら）にも及ぶ．最終的には，膝とおなじように，悪くなった骨の部分を，両方，金属にとりかえる（置換する）手術をおこなうことになる．

冷夜里「ええと．**人工股関節と，人工骨頭は，どうチガウんですか？**」
江良井「大腿骨頸部骨折は屋根とは関係ないが，この病気は屋根もとりかえなくちゃならない．そのチガイじゃ．」
那須野「だから，これも全置換術（トータル・ヒップ）というんだわ．」
冷夜里「骨折でも，屋根をついでにとりかえてしまうことがあるそうですね．」
江良井「若いひと，つまり，人工骨頭をながーく入れておかなくちゃならない患者さんは，人工骨頭によって，屋根が傷んでしまうおそれがあるからじゃ．だから，人工股関節置換術がおこなわれるんじゃよ．」

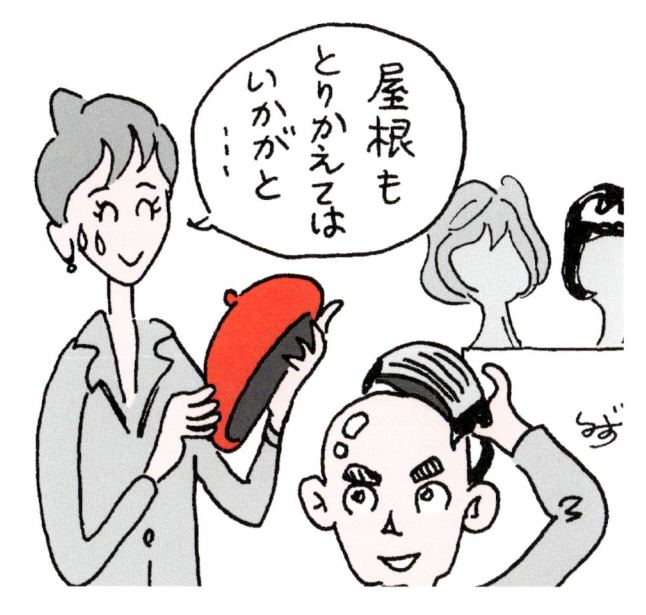

人工股関節置換術（THA）

- 変形した股関節を，人工の関節にとりかえる（＝置換する）手術だ．
- 金属のサイズや，骨を切る長さなどは，術前にあらかじめ計測しておく．
- 人工股関節の構造は大きくわけて，
①カップ（臼蓋の代わりになる屋根）
②ステム（大腿骨の芯棒の部分）
③骨頭（ステムにかぶせるボール）
④インサート（骨頭とカップのすき間に入れるもの）からできている．

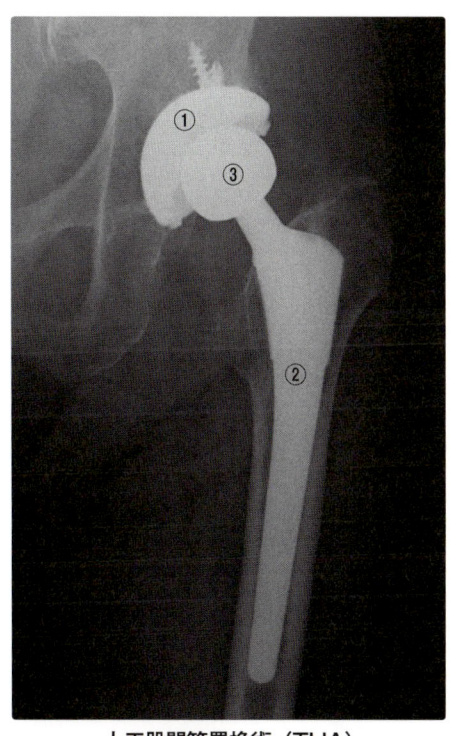

人工股関節置換術（THA）

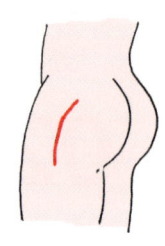

1 患者を横向きにして，お尻からふとももにかけてのヒフを切る．

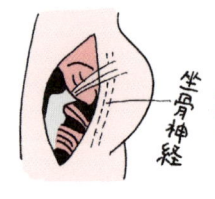

2 筋膜，筋肉などを切りわけ，関節を出す．

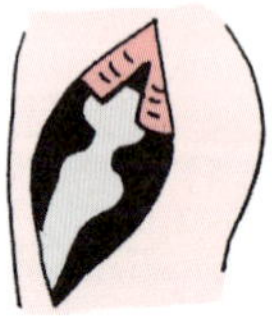

3 関節のふくろ（関節包）を切ると，大腿骨の骨頭がみえる．

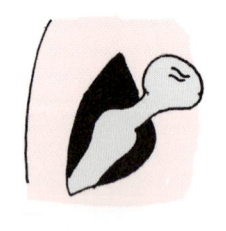

4 大腿骨を脱臼させてとりだす．

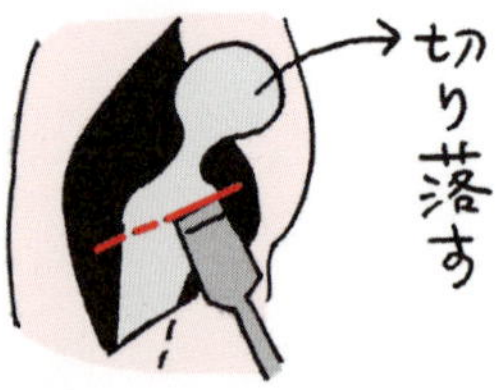

5 大腿骨の頚部（くび）と骨頭（あたま）を切り落とす．

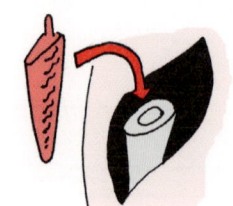

6 ステムを，残りの大腿骨の中心をつらぬくように打ちこみます．

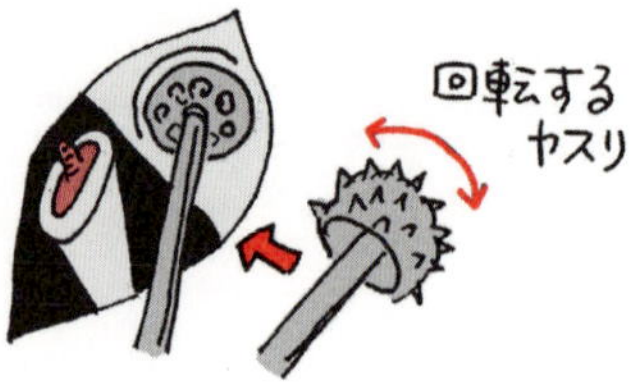

7 変形した臼蓋を丸いかたちにけずる．

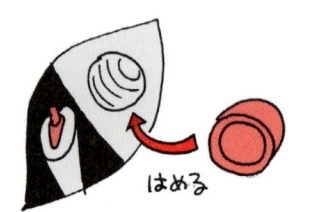

8 金属のカラをはめる．

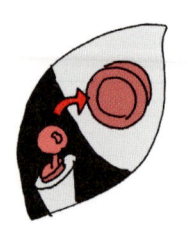

9 金属の頚部をはめる．

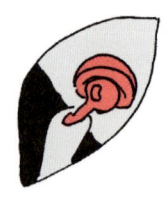

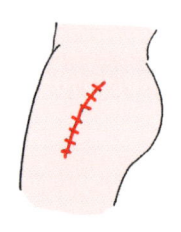

10 手術終了．

股関節の手術進入法にはいろいろある

冷夜里「THAのあとも外転枕をつかいますね．人工骨頭の術後みたいに．」
那須野「とちゅうまではおなじ進入ですものね．」
江良井「じつは**外転枕のいらないTHA**もあるんじゃよ．」
那須野「それは楽ですね．」
江良井「**前方から進入する方法**（DAAなど）じゃよ．筋肉を切らない，したがって，脱臼の危険もすくないのじゃ．」
冷夜里「股関節は深いので，いろんな方向から到達しようと考えるんだろうな．」
那須野「こんなにいろいろあるとすると，手術後に混乱しちゃうわ．」
江良井「だから，どの患者さんに，どういう手術をおこなったか，ナースはきちんと把握しておかないといけないね．」

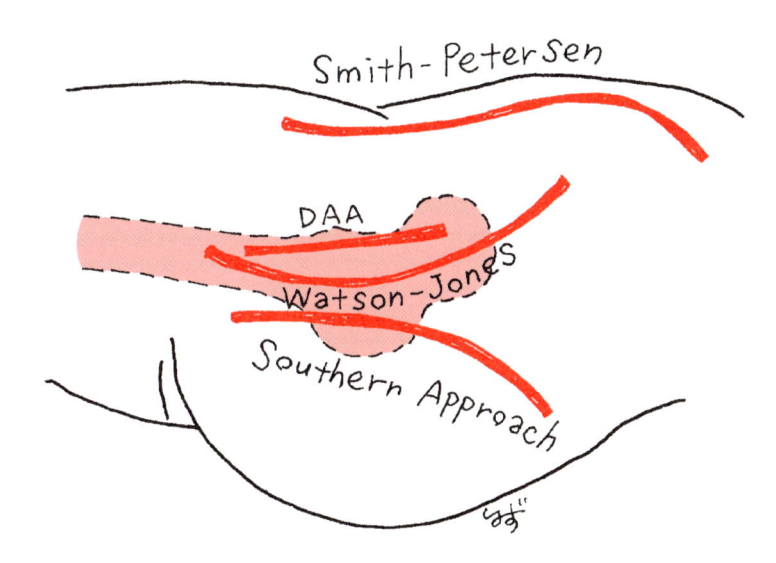

進入法いろいろ
一般的な後方から進入する方法（southern approach）のほかにいろいろな皮切がある．前方から進入する方法としてSmith-Petersen，DAA（direct anterior approach），真横から進入する方法としてWatson-Jonesがある．

那須野「**後方から進入する方法**では，たしか，屈曲させると脱臼するからダメで，マリリン・モンローのポーズ（☞68ページ）が禁だったけど．」
江良井「そうじゃ．**前方から進入する方法**（DAAなど）では，逆に伸展させてはイカン．」
冷夜里「ボーリングの投げ終わったポーズは股関節を伸展させるから禁ですね．」
那須野「フィギュア・スケートの荒川選手のイナバウアーも禁止ですね．」

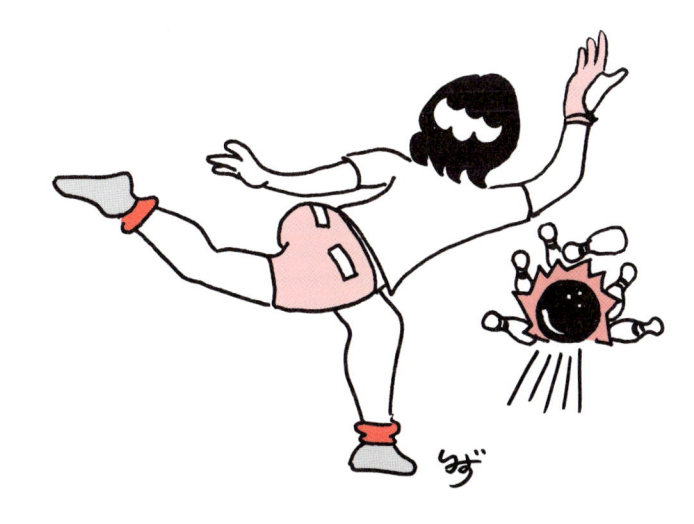

第6章 股関節

03

アイデアいろいろ
股関節の骨切り術

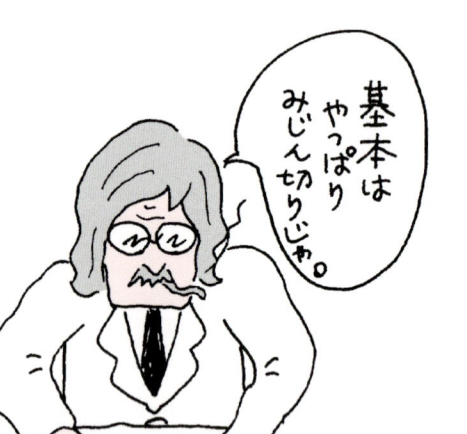

那須野「膝には，骨切り術がありました．股関節ではどうでしょう？」
江良井「もちろんあるとも．いろいろな骨切り術が考え出されているんじゃ．いくつかの手術をまとめておこう．」
那須野「いつもながら，創意工夫にあふれたアイデアには，頭が下がりますね．」

基本はやっぱりみじん切りじゃ．

股関節にはいろいろな骨切り術がある

● いずれも，臼蓋と骨頭との良い関係をつくるためにおこなわれる．

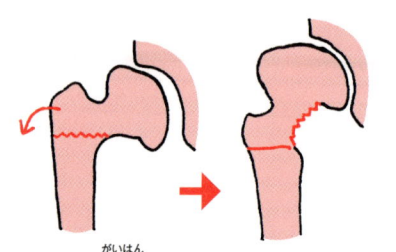

外反骨切り
骨頭を外側にずらす．

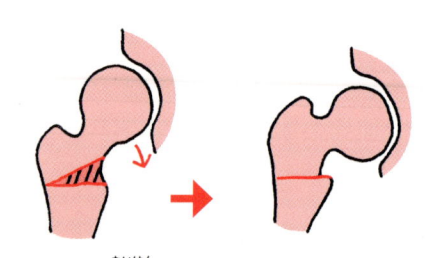

内反骨切り
骨頭を内側にずらす．

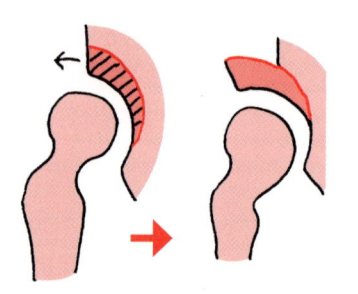

RAO（寛骨臼回転骨切り）
臼蓋を回転させて屋根をつくる．

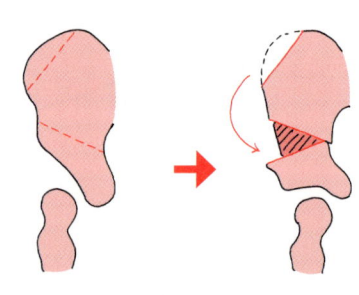

ソルター
屋根を下げる．

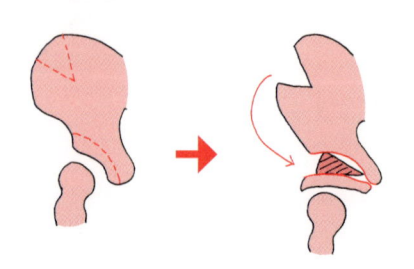

ペンバートン
屋根を下げる．

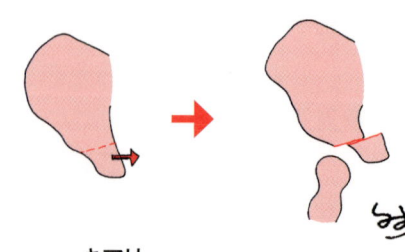

キアリ
骨を横にずらす．

188

コラム9 人工関節のあれこれ

冷夜里「金属を入れた関節は,まるで,サイボーグみたいですね.」

那須野「でも,問題はないのかしら?」

冷夜里「そもそも,こういう金属って,何からできているんですか?」

江良井「素材は,セラミック,コバルトクロムやチタン合金(ごうきん),プラスチック(超高分子(ちょうこうぶんし)ポリエチレン)などじゃ.また,表面に骨がつきやすいよう,ハイドロキシアパタイトで加工されていたりするね.」

那須野「ずっと入れておいて危険はないんですか?」

江良井「ないわけじゃない.たとえば,プラスチックは,スリ減った粉が骨を壊す.金属は,スリ減らないが,割れるおそれがある.合金は割れにくいが,金属が溶けて,からだに悪影響を及ぼす.そういう問題があるな.」

冷夜里「金属って,どのくらい長持ちするんですか?」

江良井「もちろん,動かしているうちに,ゆるみが出る.骨より金属のほうが強いからな.人工関節の寿命は10〜20年程度といわれているよ.」

那須野「そんなもんなんだー.」

冷夜里「セメントでゆるみをおさえることができるってききましたが.」

那須野「セメント? まー,いよいよビルの工事みたい.」

江良井「歯医者さんもつかっているね.関節リウマチや骨粗しょう症のように骨がスカスカの場合に金属や骨に塗(ぬ)り重ねて補強するんじゃ.その結果,初期の固定力が強まり……」

冷夜里「早くからリハビリができますね.」

江良井「それでも,ゆるみは避けられない.寿命の80歳から,人工関節の寿命20年をひくとすると,まあ,人工関節の手術は60歳を過ぎてからおこなうというのが,一般的な考えじゃ.ただ,患者のQOL†を考えて,すこし年齢が若くても,人工関節をやる傾向になってきているな.」

那須野「そうよ.痛みをガマンして,おばあちゃんまで待つなんてむり.若いうちに,もっと運動や旅行をしたいもん.」

†MEMO QOL ● quality of life,生活の質

冷夜里「手術で注意する点はなんですか？」
江良井「まず，**感染**じゃ．金属にバイキンがつくと，そこが住家(すみか)になってしまうからのう．糖尿病患者や，アトピー性皮膚(ひふ)炎，不潔な患者や，汗っかきなどにも注意が必要じゃ．虫歯治療をすませておくことも大切じゃぞ．」
那須野「どうしてですか？」
江良井「口のなかのバイキンが人工関節に飛(と)び火(ひ)するおそれがあるからのう．それから，人工関節の手術は，バイオクリーン・ルームといって，ホコリのすくない清潔な部屋で手術をすることが多いね．」
那須野「医者やナースの手洗いも大切なのね．」
江良井「白衣(はくい)だってじつはバイキンだらけじゃ．医者もナースも，歩く〈感染まきちらし人〉みたいなもんじゃからな．」
冷夜里「ナース・キャップも不潔だから廃止されつつあるんでしたね．」

江良井「あと思った以上に，**出血**することが多いよ．なにしろ，ノコギリで骨を切るんじゃからね．血管からの出血とちがい，切った骨は電気メスで焼いたり，糸でしばって止めるというわけにはイカンし．」
冷夜里「術前に，自己血貯血(じこけつちょけつ)をやることも多いですね．」
那須野「女は貧血．いまから，レバーとか，色つき野菜とか，鉄分をとっておこうっと．」

右段（上から）

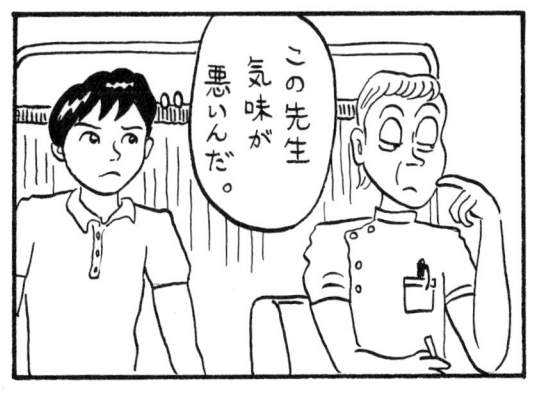

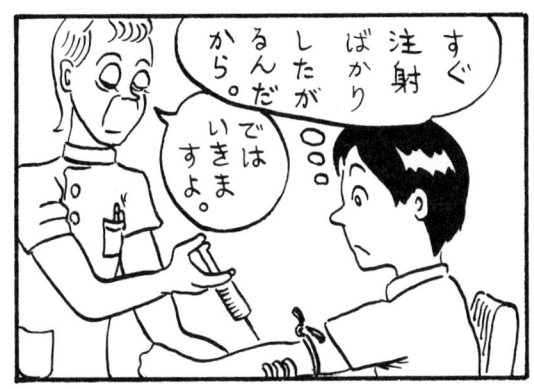

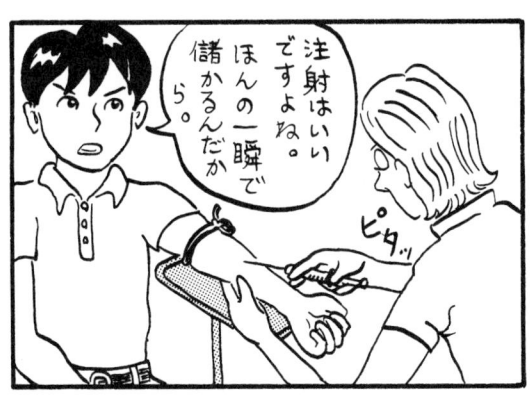

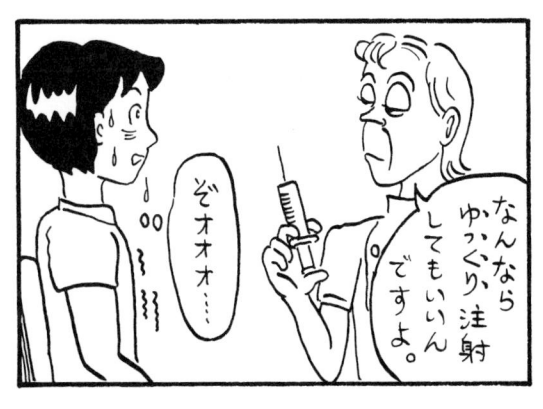

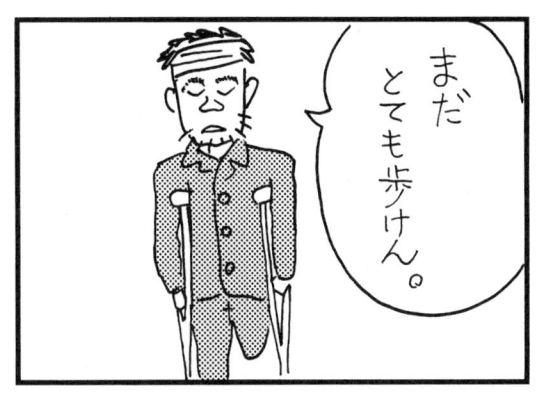

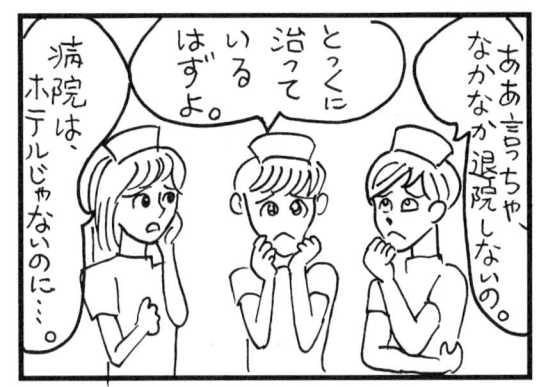

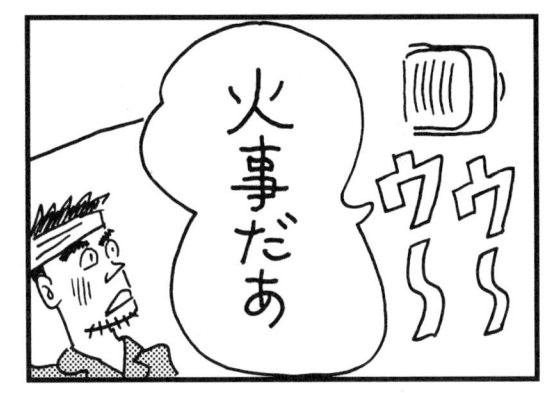

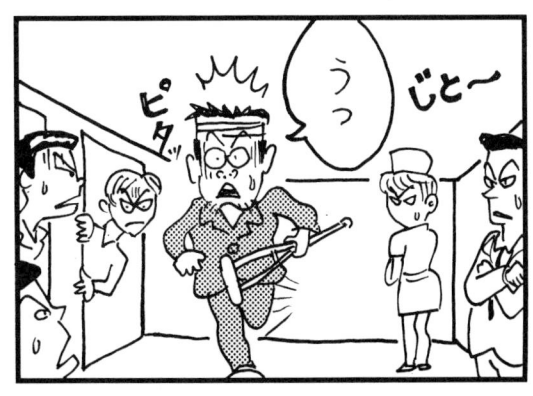

1コマ目:
まだとても歩けん。

2コマ目:
ああ言っちゃなかなか退院しないの。
とっくに治っているはずよ。
病院は、ホテルじゃないのに…。

3コマ目:
ロウウウ
火事だぁ

4コマ目:
うっ
じとー
ピタッ

左段（上から）

1コマ目:
この先生気味が悪いんだ。

2コマ目:
すぐ注射ばかりしたがるんだから。
ではいきますよ。

3コマ目:
注射はいいですよね。ほんの一瞬で儲かるんだから。
ピタッ

4コマ目:
なんならゆっくり注射してもいいんですよ。
ぞオォォ…

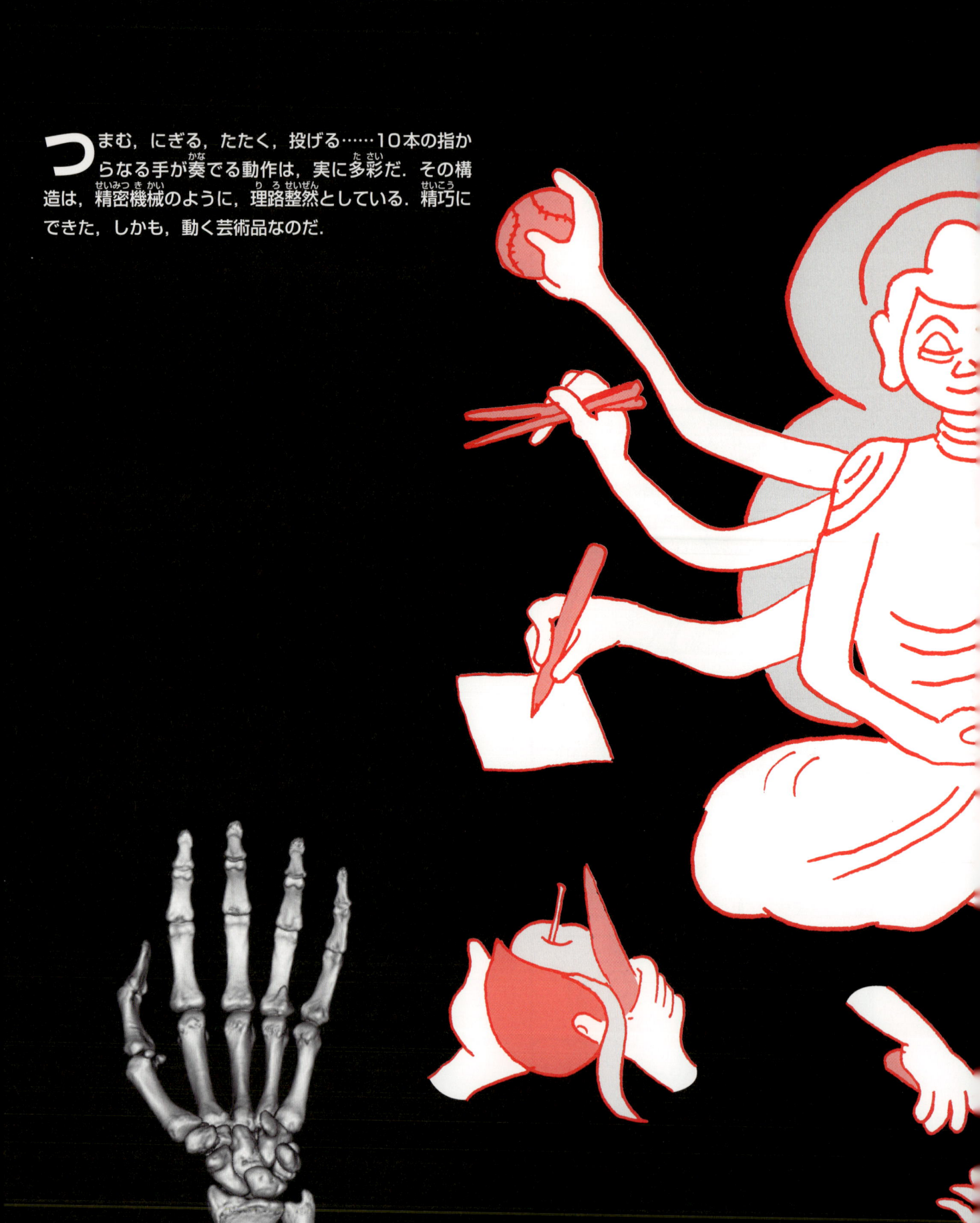

つまむ，にぎる，たたく，投げる……10本の指からなる手が奏でる動作は，実に多彩だ．その構造は，精密機械のように，理路整然としている．精巧にできた，しかも，動く芸術品なのだ．

第7章 手

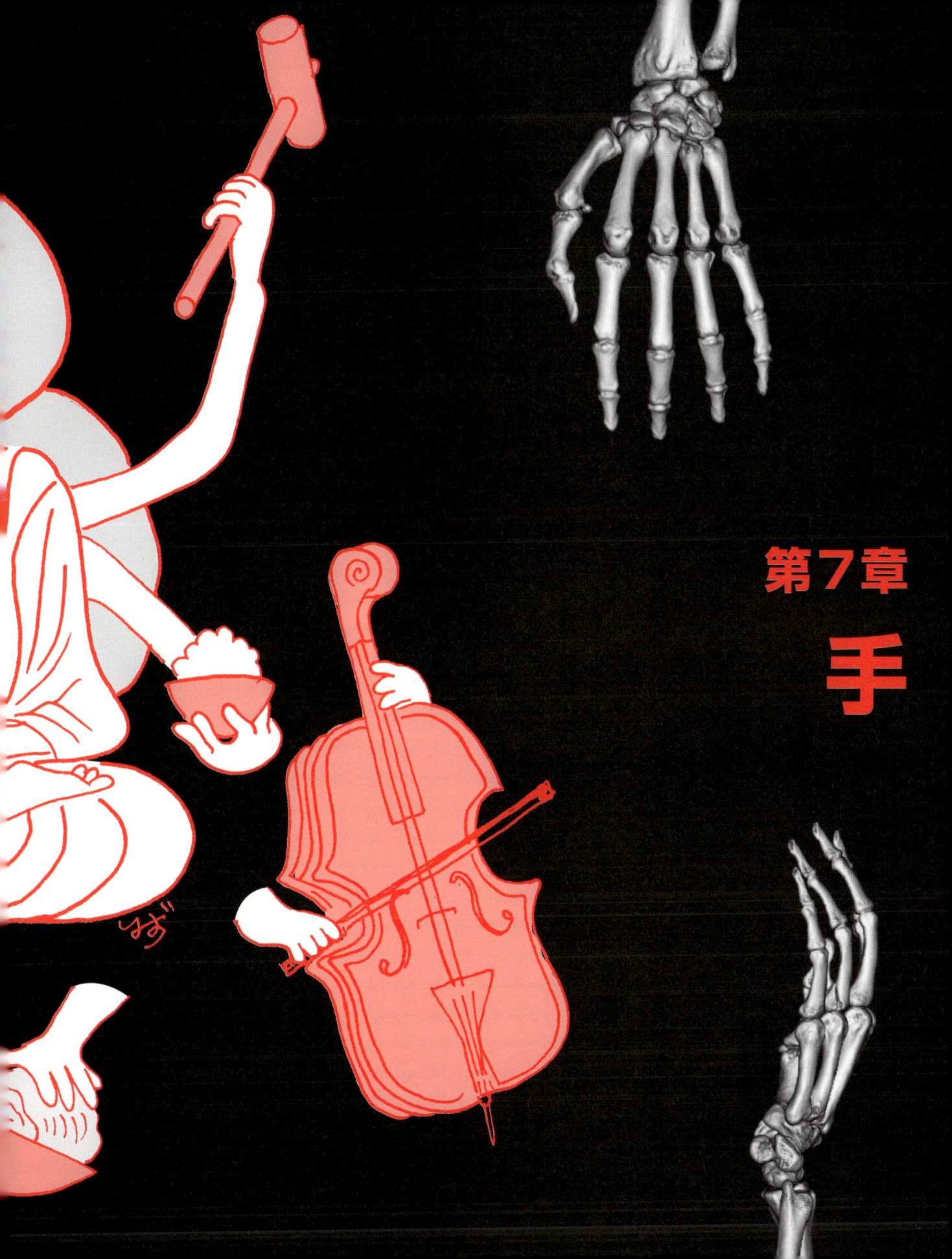

Map of Anatomy

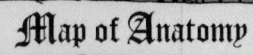

多彩な動きの源
手の骨の解剖

整形外科の地図 ⑨

江良井「手はホントウに精密機械といっていい．」
那須野「精密機械といっても，わたしは不器用です．」
冷夜里「わたしは杜撰です．」
江良井「基本的な解剖はだれでもおなじだから安心せい．まず骨の名前から覚えよう．」

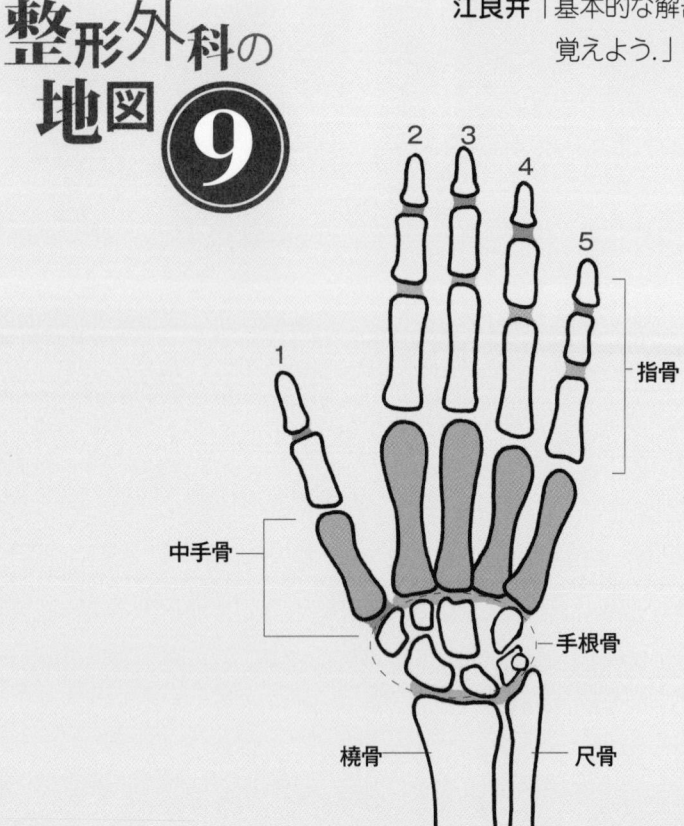

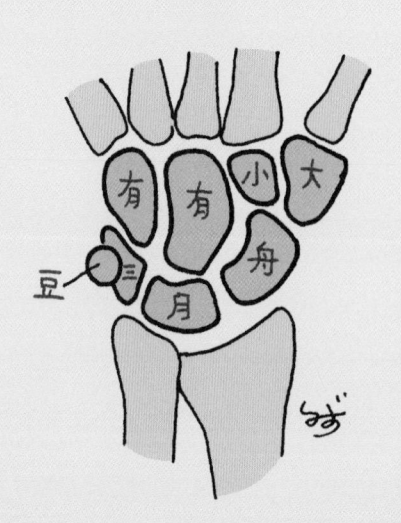

図中ラベル：指骨，中手骨，手根骨，橈骨，尺骨（1〜5の指番号）

■ どうなっている？
手の骨

- 手は，長い骨（**指骨，中手骨**）と，そのねもとにある**手根骨**からなる．
  第1指＝母指（親指，お父さん指といってもいいのだが）
  第2指＝示指（物をさし示す指）
  第3指＝中指
  第4指＝環指（指環をはめる指）
  第5指＝小指
  である．

大小有り有り
・豆食って
・三日月舟

図：手根骨（大，小，有，有，豆，三，月，舟）

冷夜里「手根骨は8個もあるんですね．面倒だなあ．」
江良井「手がかかるな．おまえらは．」
那須野「いい覚え方ないかしら．」
江良井「**大小有り有り，豆食って三日月舟†．**どうじゃ．」
那＆冷「……．」

†手根骨は，大菱形骨（だいりょうけいこつ），小菱形骨（しょうりょうけいこつ），有頭骨（ゆうとうこつ，中央），有鉤骨（ゆうこうこつ，尺側），豆状骨（とうじょうこつ），三角骨（さんかくこつ），月状骨（げつじょうこつ），舟状骨（しゅうじょうこつ）からなる．

DIP？ PIP？
指の骨と関節

- 指には**末節骨**，**中節骨**，**基節骨**の3つがある．
- 母指だけは，末節骨，基節骨の2つしかない．
- 指の第1関節を**DIP**
  指の第2関節を**PIP**
  指の第3関節を**MP**
  とよぶ．

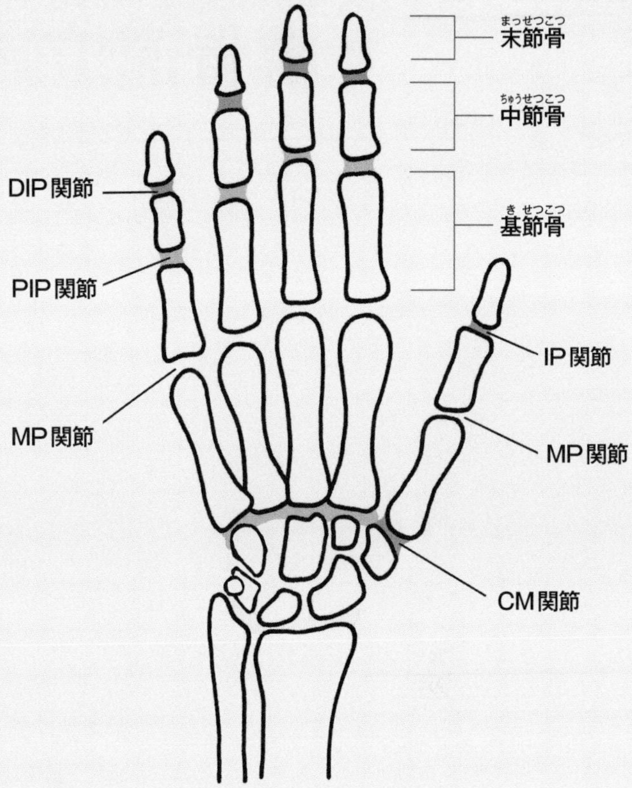

冷夜里「このアルファベットも面倒だなあ．」
江良井「手の施しようがないな．おまえらは．」
那須野「いい覚え方ないかしら．」
江良井「これはどうじゃろう．ドクター（医者）とペイシャント（患者）をつかって．」
冷夜里「モンスター・ペイシャントのペイシャントですね．」
江良井「**医者もいずれは患者になる（d→p）**ということで．」
那&冷「……．」

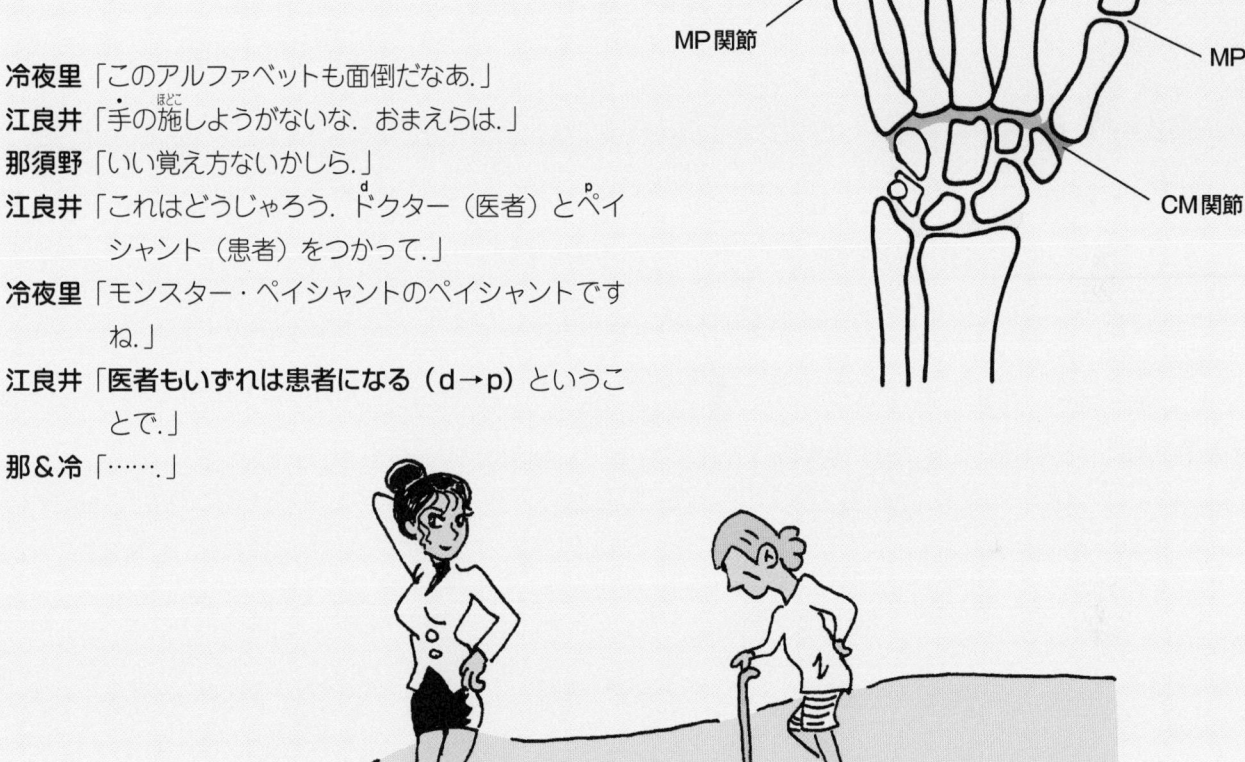

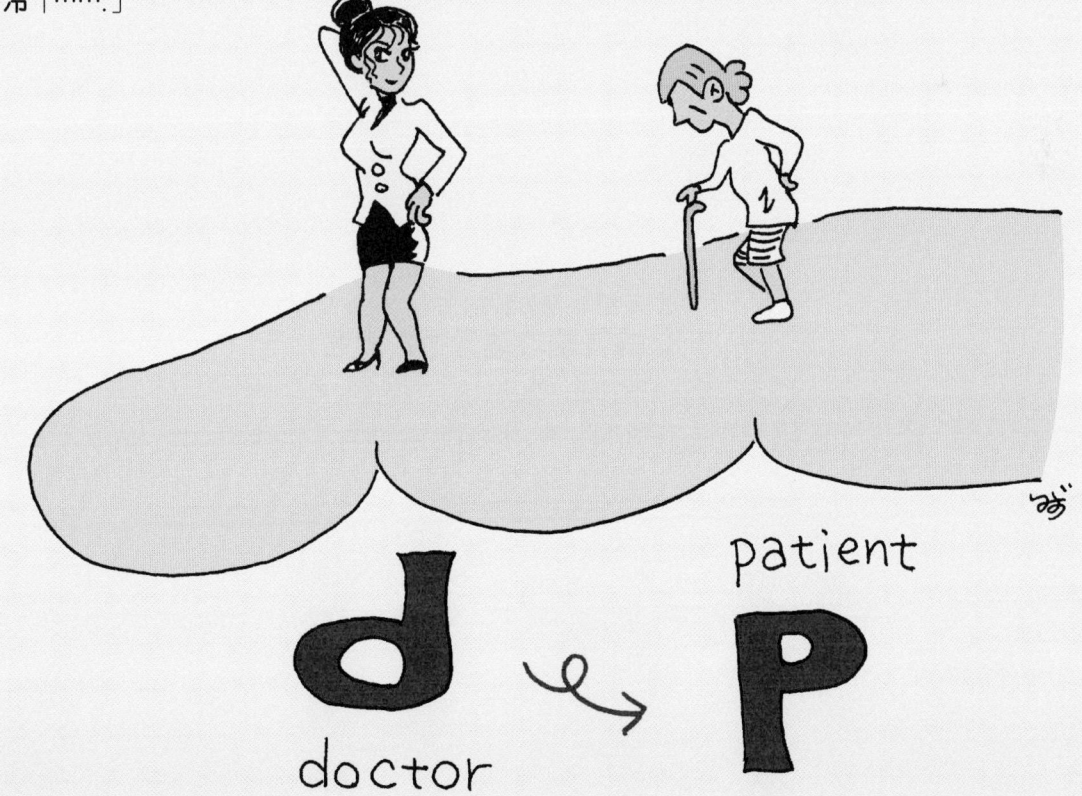

d doctor → p patient

整形外科の地図 9 手の骨の解剖

第7章 手

01 転んだときにおきやすい
橈骨遠位端骨折

ひとは転ぶと，反射的に，地面に手をつく．そのとき折れやすいのが，前腕の骨である．とくに，橈骨の端っこ（遠位端）骨折は，しばしば救急外来で目にする骨折だ．骨粗しょう症の患者さんに多く，高齢化によってますます多くなる骨折のひとつといえよう．

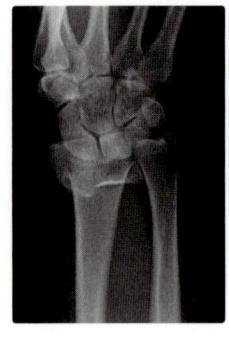

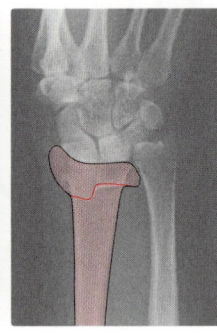

江良井「前腕の骨には2つある．」
冷夜里「橈骨と尺骨ですね．」
那須野「どちらも細長いから手をついたら折れちゃいそう．」
江良井「骨粗しょう症の骨折が多い．寝たきりにはならないが．」
那須野「この骨，どっちがどっちか迷っちゃうな．」
江良井「親指つまりおトウさんのあるほうが，橈骨と覚えるとよいぞ．」

転んだときに折れやすい
橈骨はおトウさん側の骨

- 前腕には，橈骨，尺骨の2つの骨がある．
- 手をついて転んだときにおきやすいのが，橈骨遠位端骨折だ．
- 橈骨骨折はほとんどが遠位，つまり手首の近くでおきるので，このようにいっしょにした名でよばれるのだ．

医者は自分の名前をつけたがる？
橈骨遠位端骨折の別名

- 橈骨遠位端骨折には，いろいろな別名がある．コレス骨折，スミス骨折，バートン骨折，ショイファー骨折……．場所と折れ方によって差があるとはいえ，こんなにたくさんあるのは，やや面倒である．

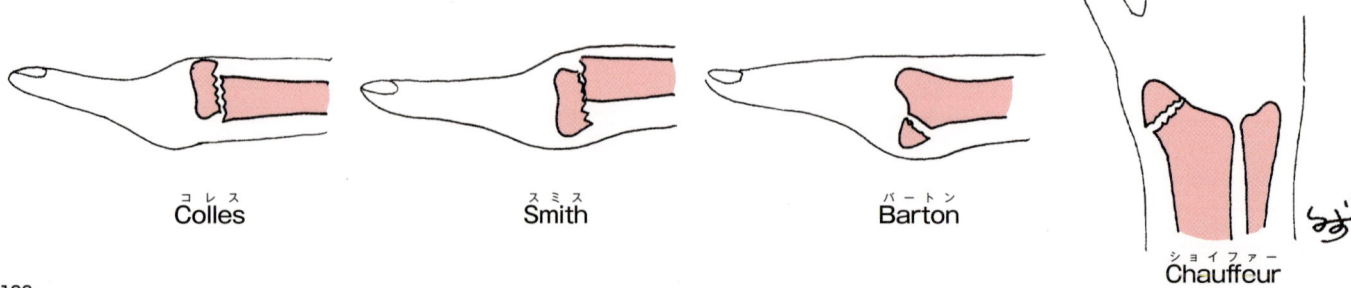

コレス Colles　スミス Smith　バートン Barton　ショイファー Chauffeur

江良井「ほかにも,モンテジア骨折(尺骨の骨折と橈骨の脱臼),ガレアッチ骨折(橈骨の骨折と尺骨の脱臼)なんかがあるぞ.」
那須野「やっかいだわあ.」
江良井「医者はプライドが高い生き物なんじゃ.」
那須野「とかく名づけ親になりたがるんでしょうね.(納得)」

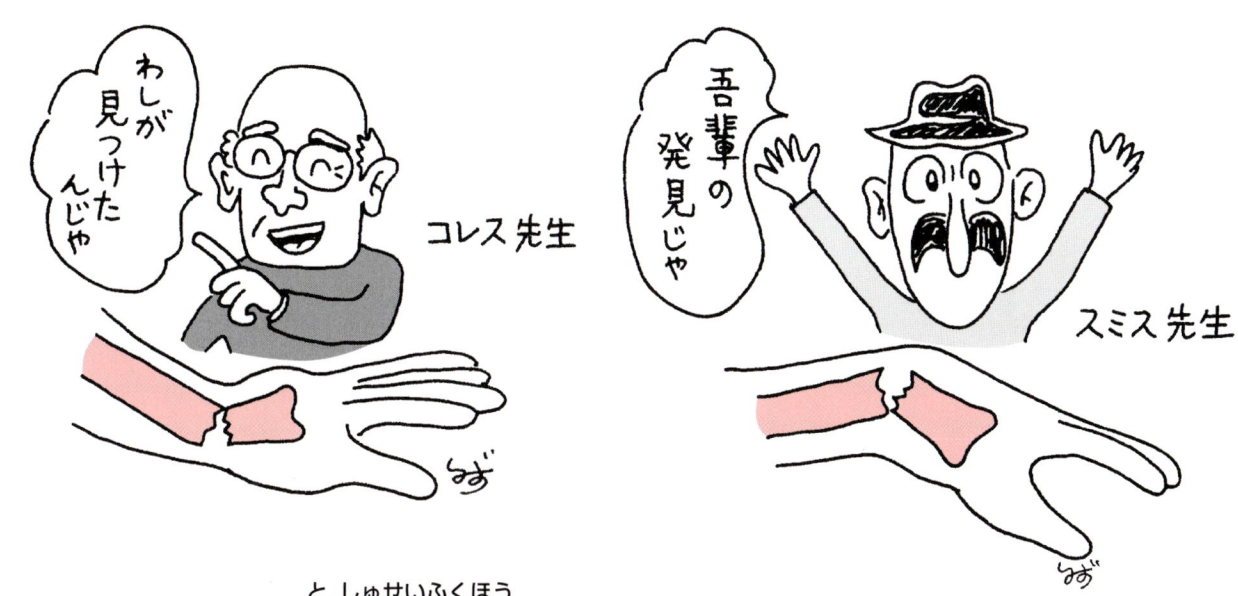

（わしが見つけたんじゃ）コレス先生

（吾輩の発見じゃ）スミス先生

橈骨遠位端骨折の徒手整復法
チャイニーズ・フィンガー・トラップ

- 患者さんは図のようにベッドの端に寝る.
- 指の先にチャイニーズ・フィンガー・トラップをはめる.
- 引っぱると指が締めつけられる.
- 肘を直角に曲げ,上腕におもり(3kg)をぶらさげる.
- しばらく待ってから,医者が指で骨折を「ぐいっ」と整復する.
- ギプス・シーネを巻いて固定する.シュガー・トング(砂糖バサミ)という.
- X線で整復されたか否か確認する.

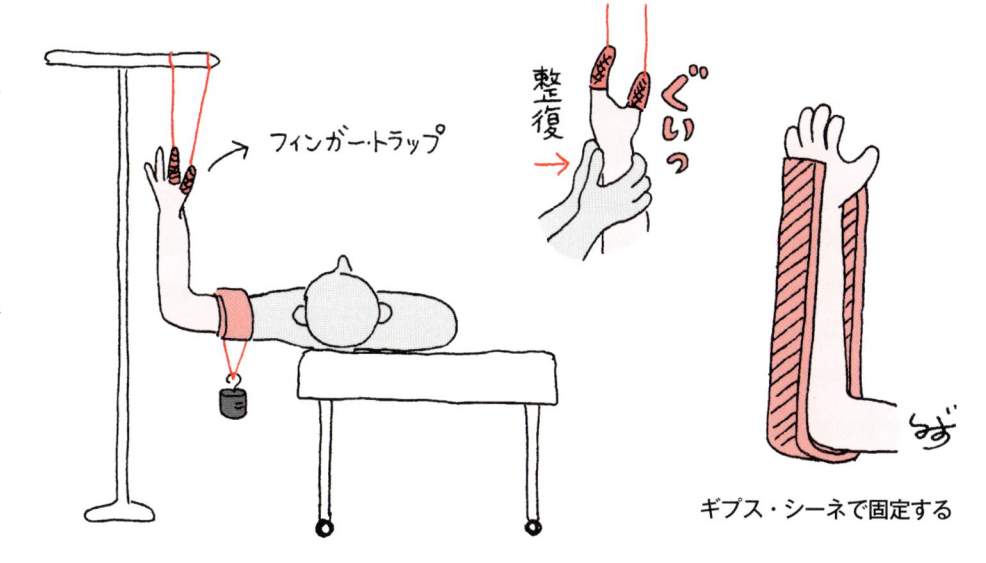

フィンガー・トラップ

整復 ぐいっ

ギプス・シーネで固定する

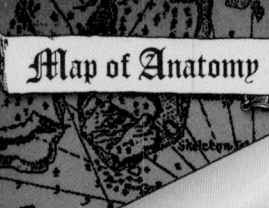

大きく3つに分かれる
手の末梢神経の解剖

末梢神経は，腋の下を出ると，上腕→前腕→手とつながっていくが，おもに3つの神経に分かれて，指先へと向かう．橈骨神経，尺骨神経，正中神経だ．これらは，手の筋肉を動かすのに，きわめて重要な役目をはたしている．

整形外科の地図 ⑩

江良井「手はヒトがもっともよくつかう器官だと思う．」

冷夜里「動物といちばんチガうところかも．指の動きはホントウに複雑ですよね．」

江良井「**橈骨神経**，**尺骨神経**，**正中神経**，この3つが，わずかなスペースのすき間をデリケートに，絶妙に絡みあいながら，くねくね走っているわけじゃ．」

那須野「頭がこんがらがりそう．」

冷夜里「おれんちのパソコンまわりのけしきみたい．コードがとぐろを巻いている感じ．」

江良井「まさに，手はコンピューターなのじゃよ．」

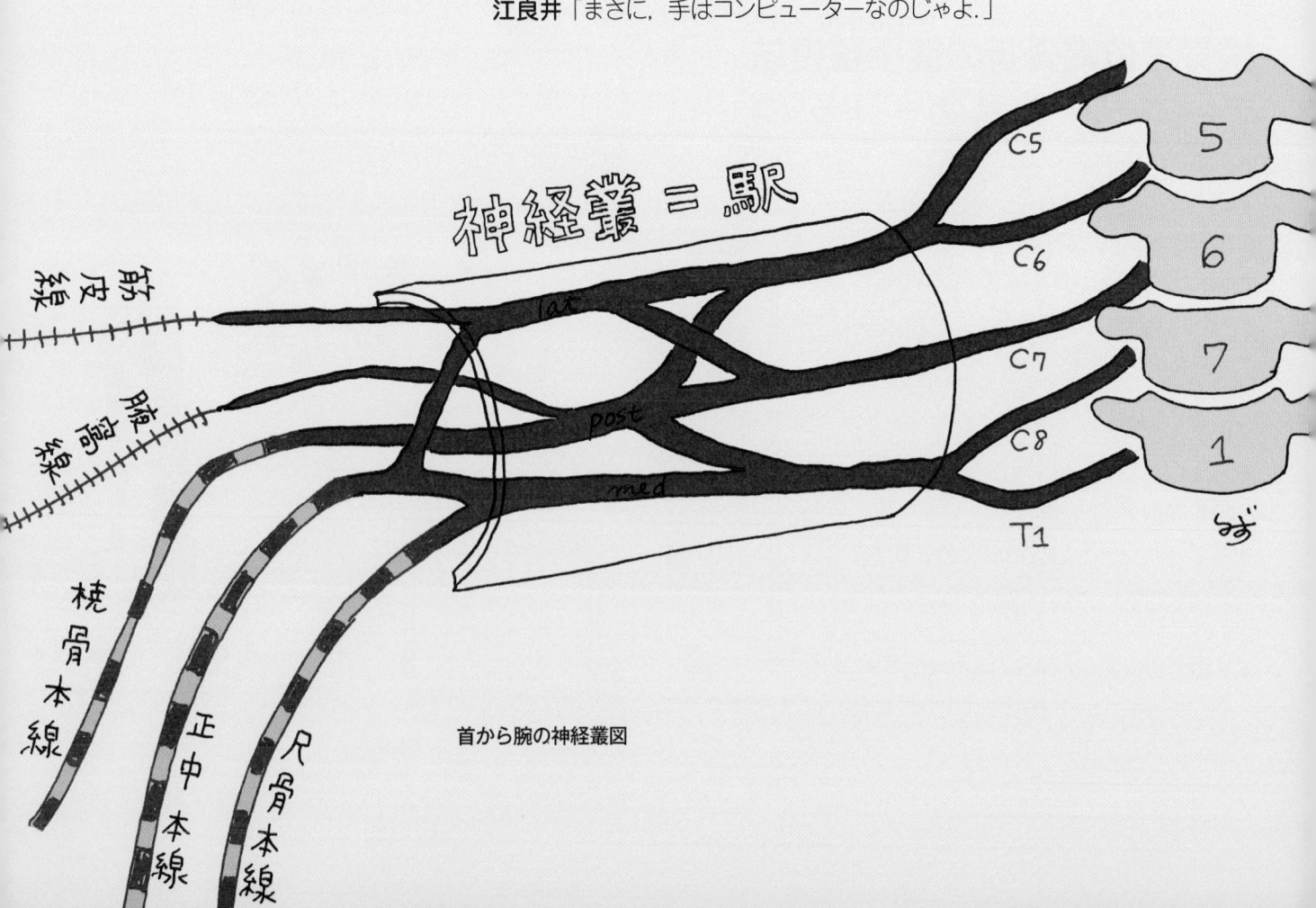

首から腕の神経叢図

神経叢は乗り換え駅

江良井「脳から首，それから手へ，神経は流れていくわけじゃが，ところどころでカタマリをつくっておるんじゃ．」

冷夜里「たしかに図をみると，ごちゃごちゃからまっている感じ．」

江良井「こういうカタマリを神経叢という．叢はくさむらという意味じゃな．」

那須野「大きな駅みたいなものですね．」

江良井「そうじゃな．首から腕へ乗り換える駅が，**腕神経叢**というわけじゃ．」

冷夜里「ここを損傷すると，大変そうですね．」

江良井「さよう．赤ちゃんが生まれてくるときに産道に引っかかって神経まひをおこすことがあるんじゃ．」

那須野「駅と考えると，神経はナンダカ電車の路線図に似ていますね[†]．」

江良井「手の電車路線図をもっと追ってみよう．」

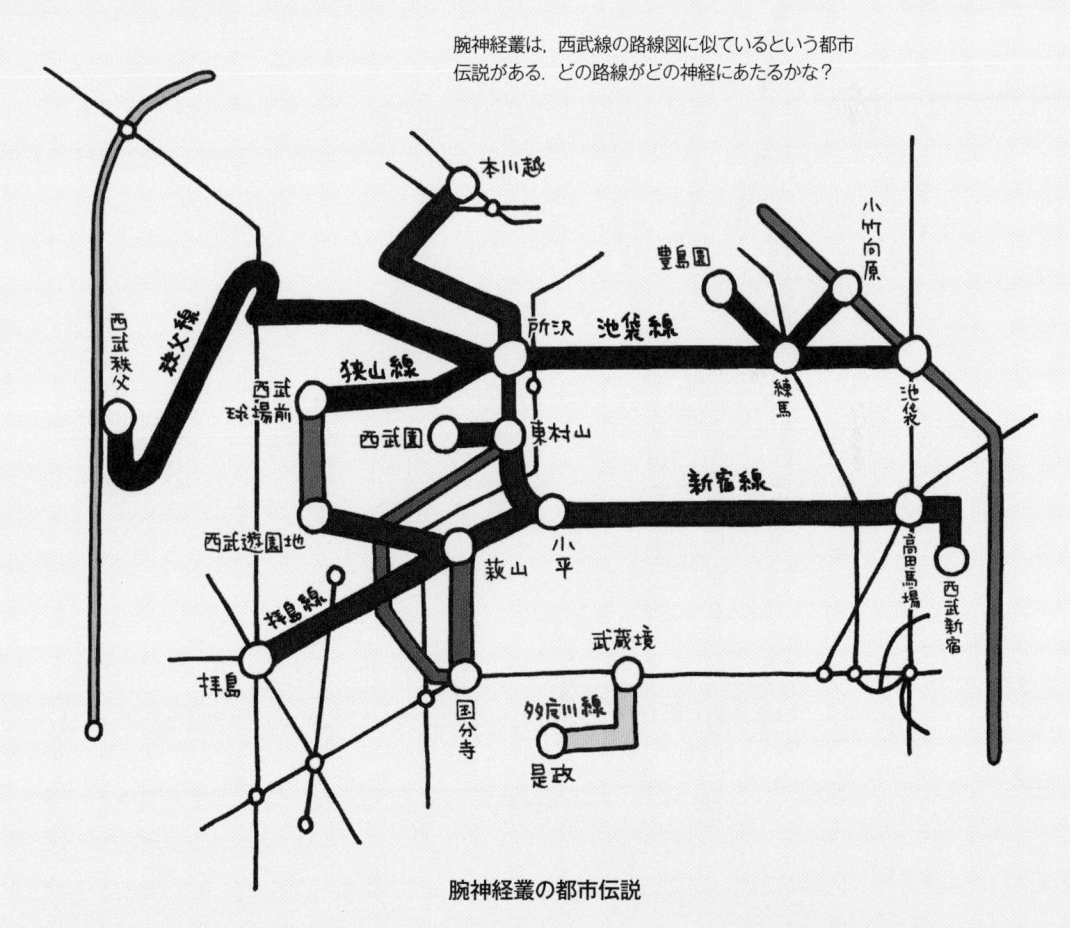

腕神経叢は，西武線の路線図に似ているという都市伝説がある．どの路線がどの神経にあたるかな？

腕神経叢の都市伝説

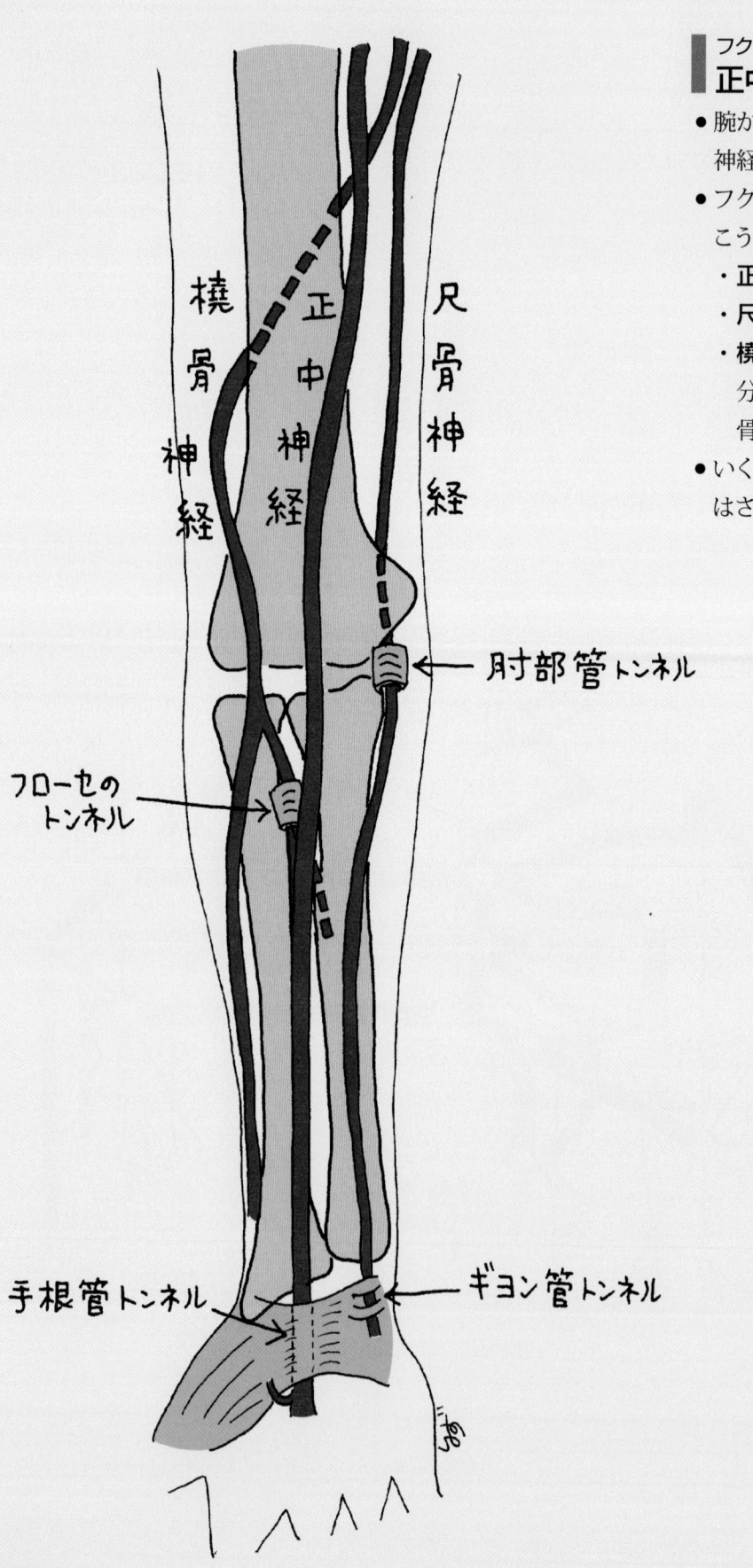

フクザツなのをいかにカンタンに覚えるか
正中神経，尺骨神経，橈骨神経

- 腕から手にかけては，おもに，正中神経，橈骨神経，尺骨神経が走っている．
- フクザツな迷路みたいだが，だいたいの道筋はこうだ．
  - **正中神経**は，前を走る．
  - **尺骨神経**は，内を走る．
  - **橈骨神経**は，内から外へ移動し，肘で2つに分かれる．（1つは浅い枝．1つは深い枝＝後骨間神経）
- いくつかのトンネルがあり，神経がトンネルにはさまれるとしびれなどの症状をおこす．

橈骨神経
正中神経
尺骨神経
肘部管トンネル
フローセのトンネル
手根管トンネル
ギヨン管トンネル

冷夜里「これ，罰ゲームですよね？」
那須野「もう，泣きそうです．」
江良井「もうすこしがんばらんか，根性なしめ！」
那須野「えーん．」（もう泣いている）
江良井「わかった．もう途中は省略じゃ．**道の駅はいいから，終着駅を覚えよ**．つまり，どこのヒフを支配しているかっちゅう話じゃ．」

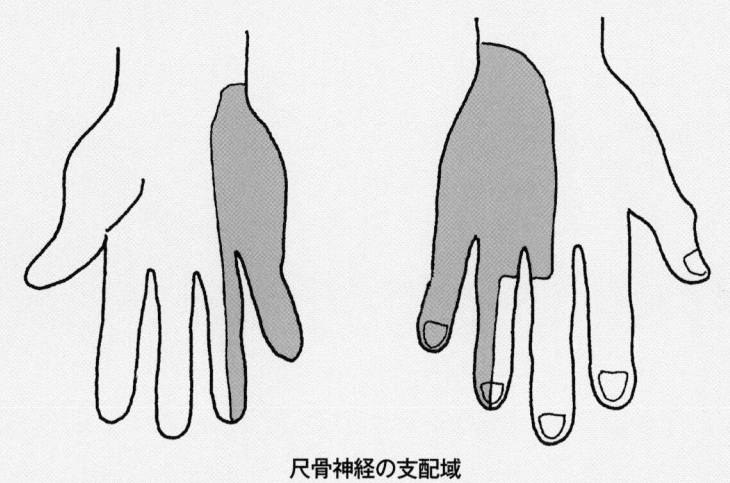

トンネルにはさまれると
ここがしびれる
末梢神経の終着駅

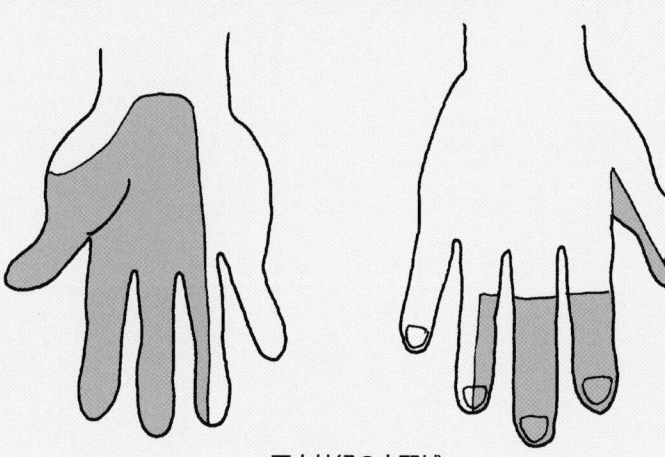

尺骨神経の支配域

正中神経の支配域

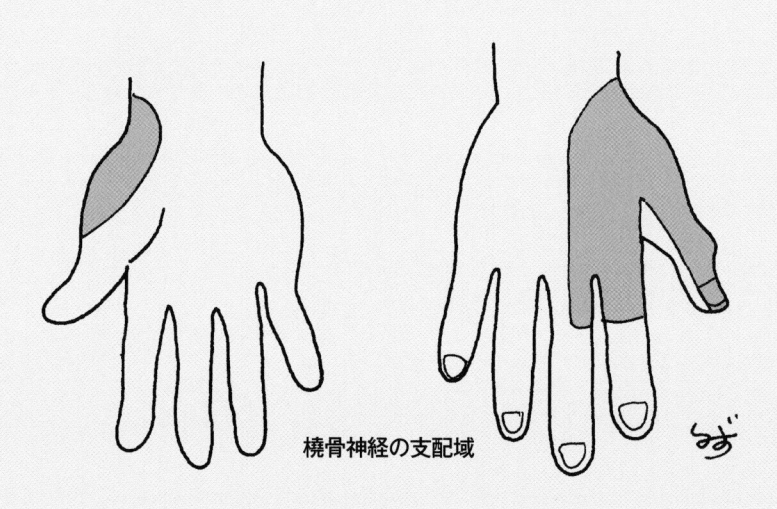

橈骨神経の支配域

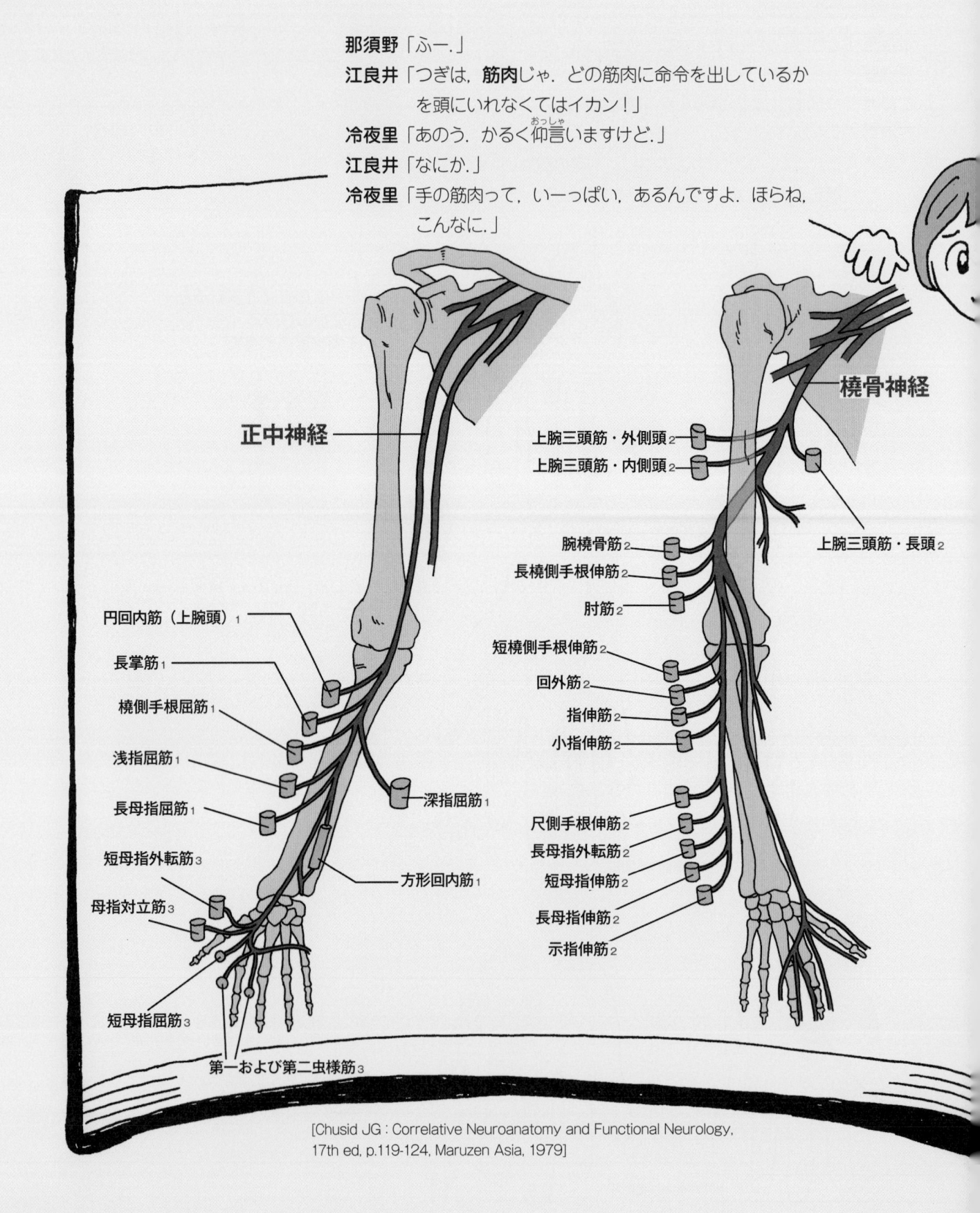

那須野「ふー.」
江良井「つぎは, **筋肉**じゃ. どの筋肉に命令を出しているか
　　　　を頭にいれなくてはイカン!」
冷夜里「あのう. かるく仰言(おっしゃ)いますけど.」
江良井「なにか.」
冷夜里「手の筋肉って, いーっぱい, あるんですよ. ほらね,
　　　　こんなに.」

正中神経

橈骨神経

上腕三頭筋・外側頭 2
上腕三頭筋・内側頭 2

腕橈骨筋 2
長橈側手根伸筋 2
肘筋 2

短橈側手根伸筋 2
回外筋 2
指伸筋 2
小指伸筋 2

円回内筋（上腕頭）1
長掌筋 1
橈側手根屈筋 1
浅指屈筋 1
長母指屈筋 1

深指屈筋 1

短母指外転筋 3
母指対立筋 3

方形回内筋 1

上腕三頭筋・長頭 2

尺側手根伸筋 2
長母指外転筋 2
短母指伸筋 2
長母指伸筋 2
示指伸筋 2

短母指屈筋 3
第一および第二虫様筋 3

[Chusid JG : Correlative Neuroanatomy and Functional Neurology,
17th ed, p.119-124, Maruzen Asia, 1979]

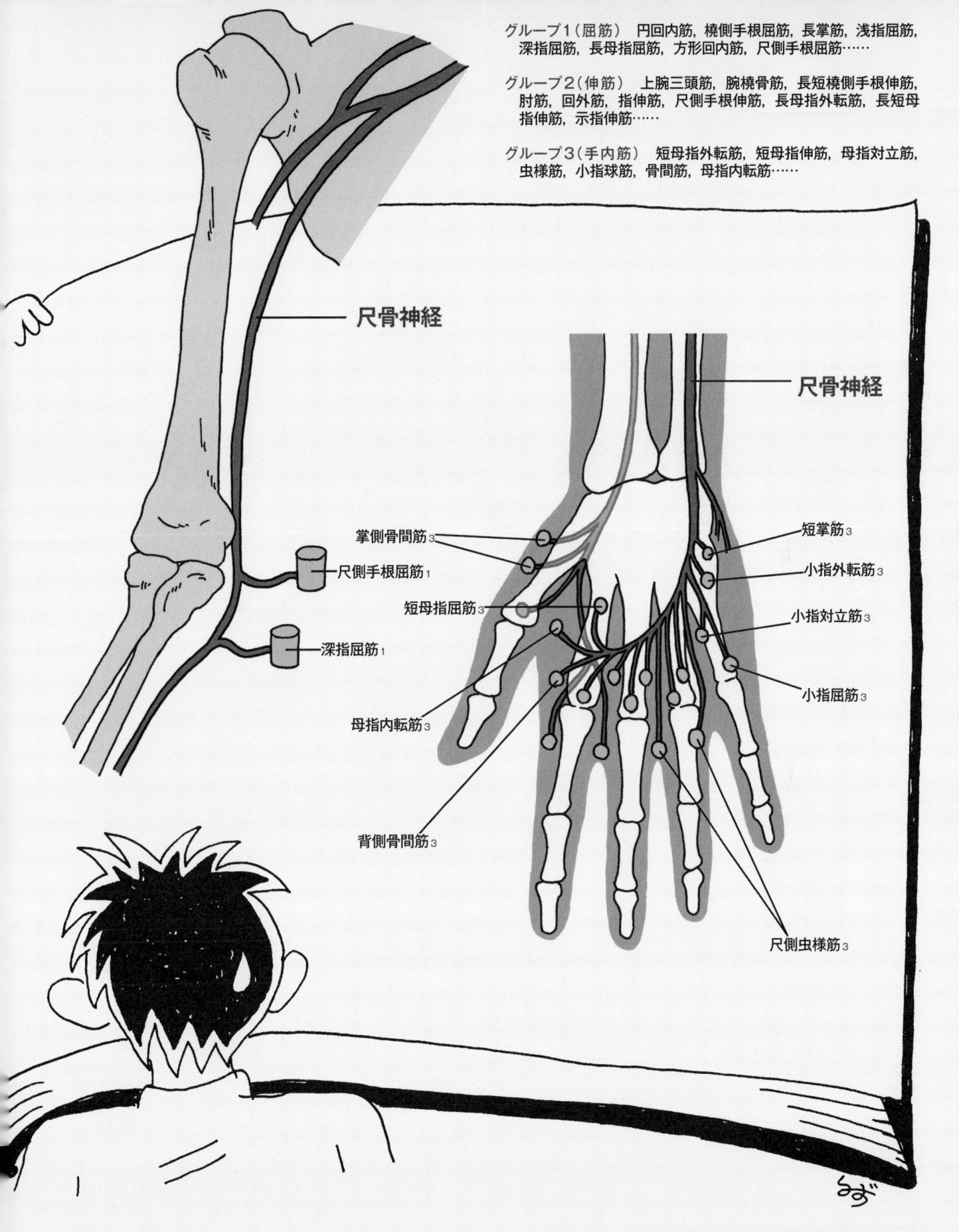

グループ1（屈筋）　円回内筋，橈側手根屈筋，長掌筋，浅指屈筋，深指屈筋，長母指屈筋，方形回内筋，尺側手根屈筋……

グループ2（伸筋）　上腕三頭筋，腕橈骨筋，長短橈側手根伸筋，肘筋，回外筋，指伸筋，尺側手根伸筋，長母指外転筋，長短母指伸筋，示指伸筋……

グループ3（手内筋）　短母指外転筋，短母指伸筋，母指対立筋，虫様筋，小指球筋，骨間筋，母指内転筋……

尺骨神経

尺骨神経

掌側骨間筋3
尺側手根屈筋1
短母指屈筋3
深指屈筋1
母指内転筋3
背側骨間筋3

短掌筋3
小指外転筋3
小指対立筋3
小指屈筋3
尺側虫様筋3

整形外科の地図 10　手の末梢神経の解剖　　203

冷夜里「(ため息ついて) 手を抜きたくなります.」
那須野「おしっこチビリそう…….」(女の子なので,心でつぶやく)
江良井「前のページの図で,1は屈筋,2は伸筋のグループじゃ.」

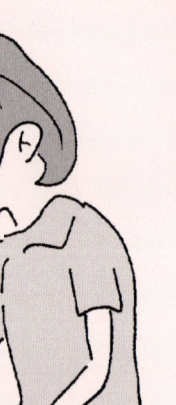

冷夜里「ええと,屈曲は……」
江良井「ボールを投げる運動じゃ.手首を手のひらのほうに返す.」
那須野「それじゃ,伸展は……」
江良井「グローブでボールをつかむ運動じゃ.」
那須野「なるほど,手首をそらす動作ですね.」

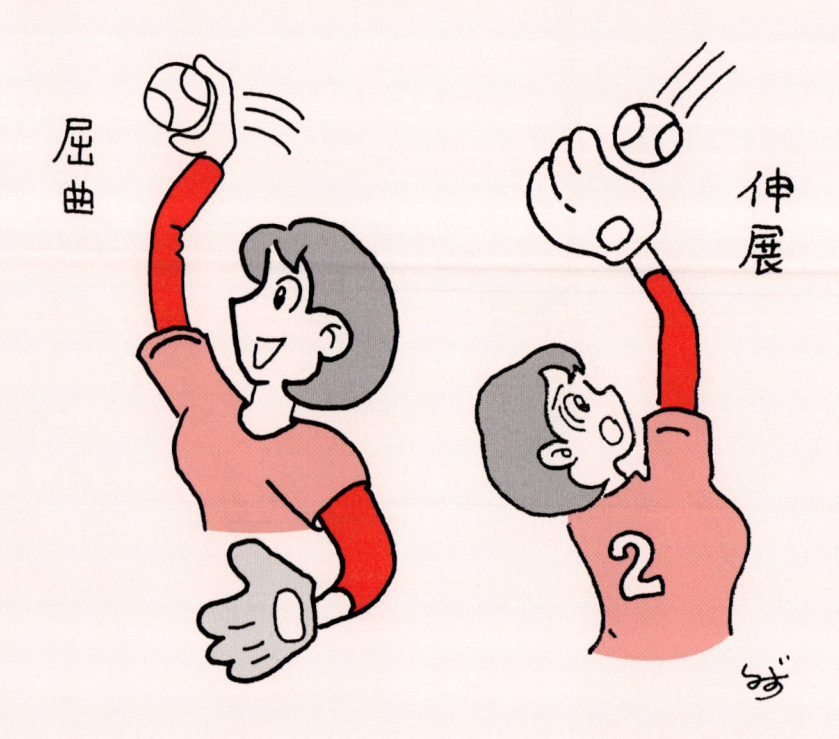

江良井「手のひらを空に向けてごらん.」
那&冷「(しぶしぶ) ハイ.」
江良井「このとき天井を向いているのが屈筋.ちなみに,この動作を回外というんじゃ.」
那須野「回内は手のひらを地面に向けるんですね.」
冷夜里「そもそも背屈=伸展なのが,ややこしいんだよな.」

江良井「もともと,ヒトは獲物を捕るために,屈筋が優位に発達してきた.だから屈筋のほうが体積も多いし,筋力も強いんじゃ.」
那須野「はあ,そうなんですかあ…….」(厚さをみくらべている)

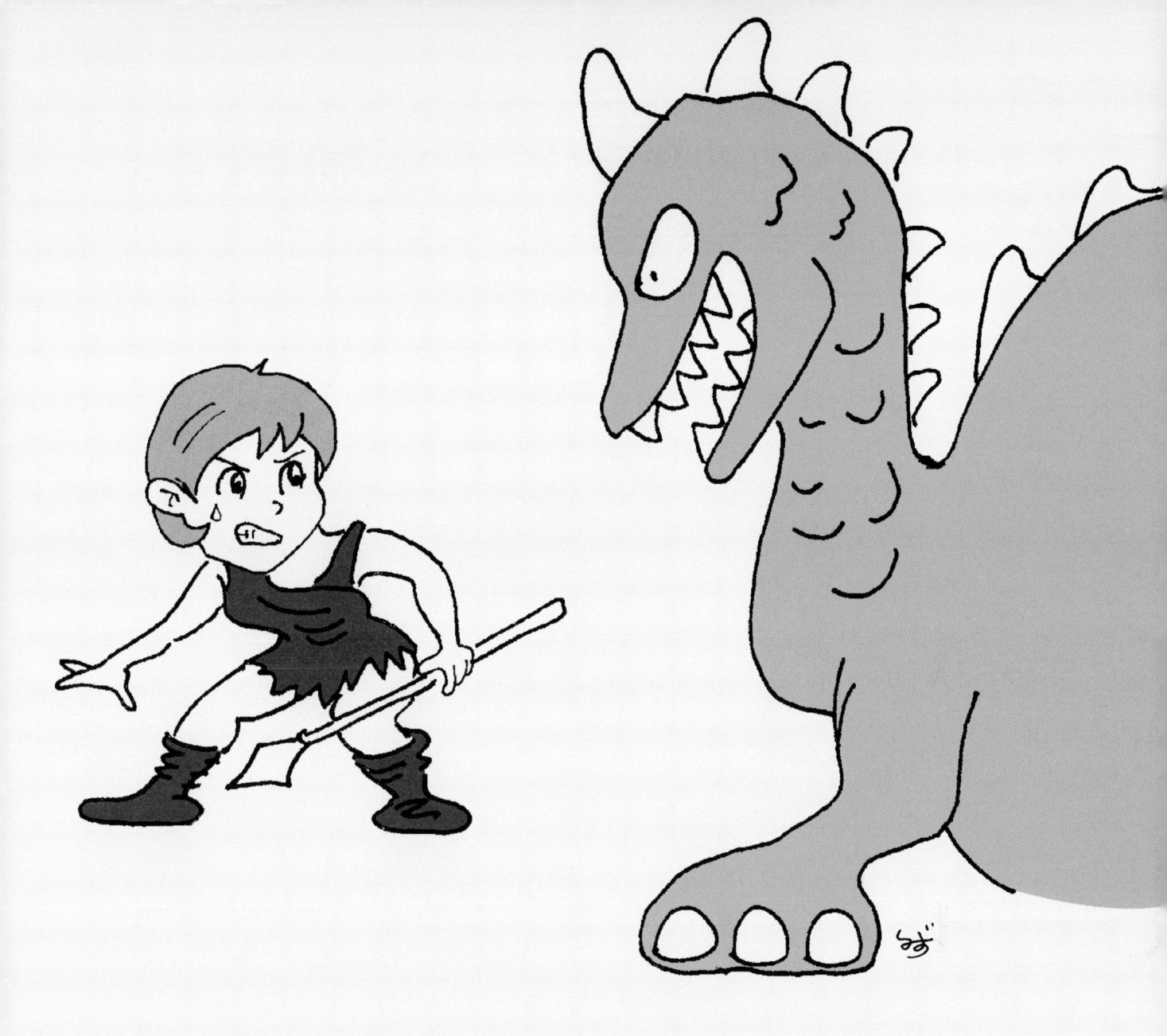

冷夜里「先生，3のグループはなんです？」
江良井「ああ，忘れとった．手のなかにある筋（手内筋）
じゃ．親指で物をつまんだり，ジャンケンのパーを
つくる．これは，さらにミニ・サイズで……」
那須野「もっと小さいですって！もうわたし，だめかも．」
江良井「じゃあ，できるだけオオマカに言うとな，1と3は，
正中神経と尺骨神経が命令を出しておる．いっぽう，
2は橈骨神経だけじゃ．それから，そうそう，おな
じ虫様筋でも橈側が正中神経，尺側が尺骨神経
で……あれ？玉子クンは？」
冷夜里「トイレに行きましたけど……．」

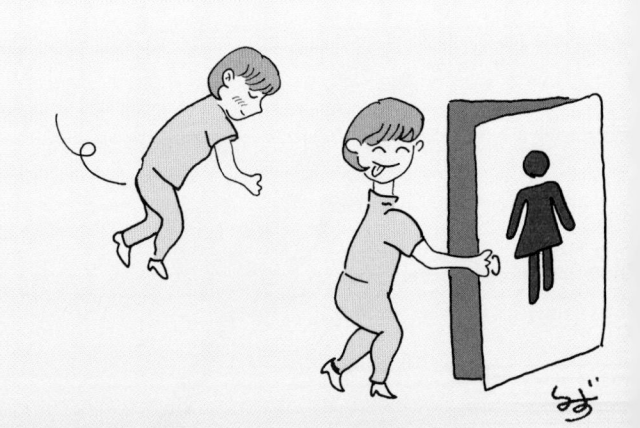

第7章 手 02

神経がやられるとどうなる？
正中神経まひ，尺骨神経まひ，橈骨神経まひ

橈骨神経，尺骨神経，正中神経は，走行と作用がそれぞれちがう．したがって，神経が傷ついたり，まひしたときも，症状がちがってくる．3つの神経それぞれとくゆうの手のかたちをつくるので，覚えておくと便利である．

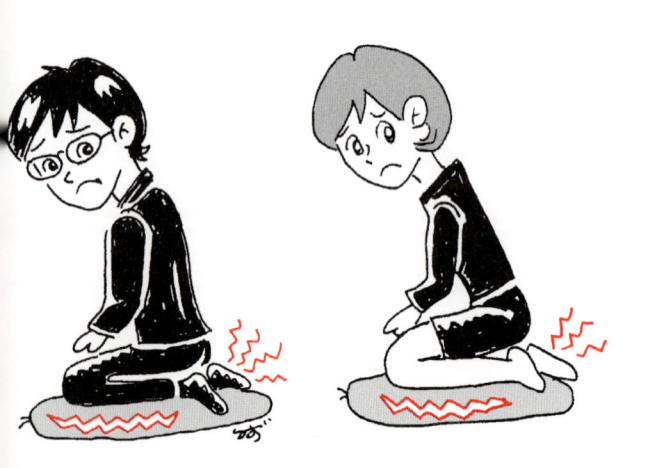

冷夜里「ところで，先生，神経がやられると，どんな症状が出るんですか？」
江良井「知覚神経がやられると，ヒフがしびれたり，さわったときに変な感じがする．運動神経がやられると，筋肉の動きが悪くなり，筋肉がやせてくる．前項で苦労した解剖がモノをいうわけじゃ．」
那須野「お葬式で正座していて，ビリビリしびれるのも，末梢神経まひですか？」（←トイレから戻ってきた）
江良井「そうじゃ．」
冷夜里「友達がハネムーンで，腕枕して寝たら，翌朝，手が動かなくなったのも？」
江良井「それもりっぱな神経損傷じゃ．」
那須野「りっぱじゃなく，恥ずかしい神経損傷です．」

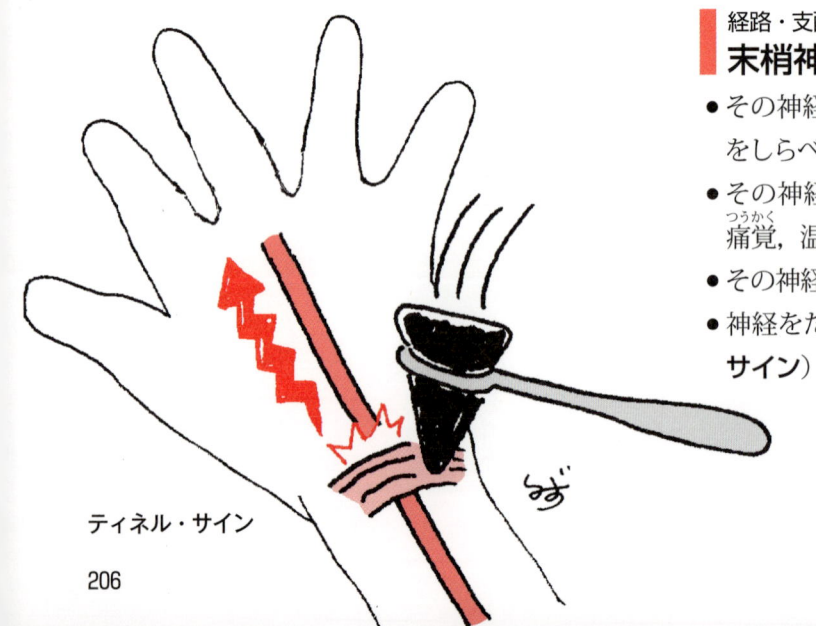

経路・支配するヒフ・痛みでしらべる
末梢神経の診断法

- その神経が命令を出している筋肉の，筋力，筋萎縮（やせ）をしらべる．
- その神経が命令を出しているヒフの，感覚（しびれ，触覚，痛覚，温度覚，振動覚，発汗）をしらべる．
- その神経のはたらきを測定する（筋電図）．
- 神経をたたくと痛みが終着駅のほうに放散する（**ティネル・サイン**）

ティネル・サイン

206

冷夜里「レントゲンにはうつらないし，ヒフの上から透き見もできない．考えてみると，末梢神経って面倒だよなあ．」

那須野「抹消したくなります．」

江良井「筋肉がまひするようなギャグを言うな．」

冷夜里「末梢神経が悪いと思ったら，実は，脊髄が原因だったり，というケースもあるようですね．」

江良井「さいわい，手の神経まひには，とくゆうの症状や，とくゆうの変形が出やすい．まず，これを知っておくと，便利じゃよ．」

おもに屈曲ができなくなる
正中神経まひ

- 正中神経は手にとってもっとも重要な神経だ．
- 回内，手首の屈曲，指の屈曲，さらに，母指のつけね（母指球）の筋肉を支配している．
- 知覚は図の部分がしびれる．

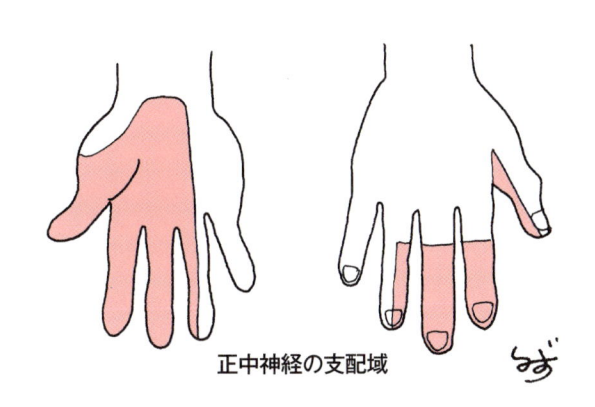

正中神経の支配域

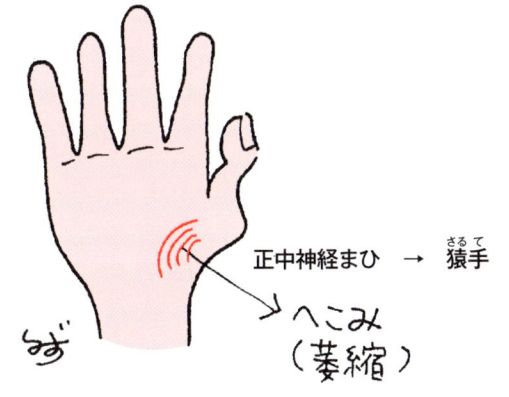

正中神経まひ → 猿手
へこみ（萎縮）

- とくゆうの症状として，
- 親指のつけねの筋肉（母指球）がやせてくる．
- 親指の対立ができない．こういう手を，**猿手**という†．

- 正中神経が手根管というトンネルで正中神経がまひするものを，**手根管症候群**という．
- 手首を直角に曲げて手の甲をあわせると症状が悪化する（**ファレン・テスト**）．
- そのほか骨折（上腕骨顆上骨折）や外傷，腫瘍などが原因となる．

†**MEMO 前骨間神経まひ**●正中神経は肘で2つに分かれる．その枝がまひをおこすことがある．知覚は正常だが，母指と示指で○がつくれない（涙のしずくサイン）．第1関節の屈曲ができないため．

02 正中神経まひ，尺骨神経まひ，橈骨神経まひ

第7章

手

尺骨神経の支配域

こまかい作業ができなくなる
尺骨神経まひ

- 尺骨神経は手のこまかい運動（巧緻運動）に関係している．
- 手のほとんどの筋肉を支配している．
- 知覚は図の部分がしびれる．

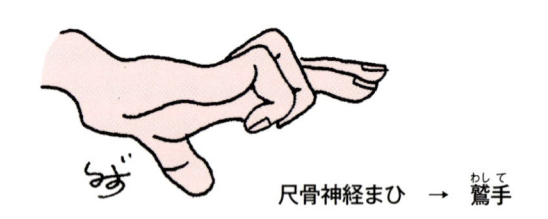

尺骨神経まひ → 鷲手

- とくゆうの症状として，
  第1関節が曲がる．
  第2関節が曲がる．
  第3関節が過伸展（伸びすぎ）．
  指と指のあいだがやせてくる（全体的に）．
  こういう手を，**鷲手（かぎづめ手）** という．
- 原因＝第3関節を屈曲，第1，第2関節を伸展する筋肉（虫様筋，骨間筋）がきかなくなるから．
- ただし，示指と中指の虫様筋は，正中神経で動く筋なので，かろうじて助かる．したがって，鷲手は，環指と小指におきやすい．

手根管

尺骨神経

ギヨン管

血管

- 尺骨神経がギヨン管というトンネルでまひするものを**ギヨン管症候群**，肘部管というトンネルでまひするものを**肘部管症候群**という．
- 上腕骨外顆骨折のあとの変形（外反変形）から尺骨神経まひをおこすことがある（**遅発性尺骨神経まひ**）．
- 母指と示指で紙をつまむと，母指が伸びないで屈曲する（**フロマン徴候**）．原因は，母指内転筋がきかなくなるから．ただし，長母指屈筋は，正中神経で動く筋なので，これを代わりにつかおうとして屈曲する．

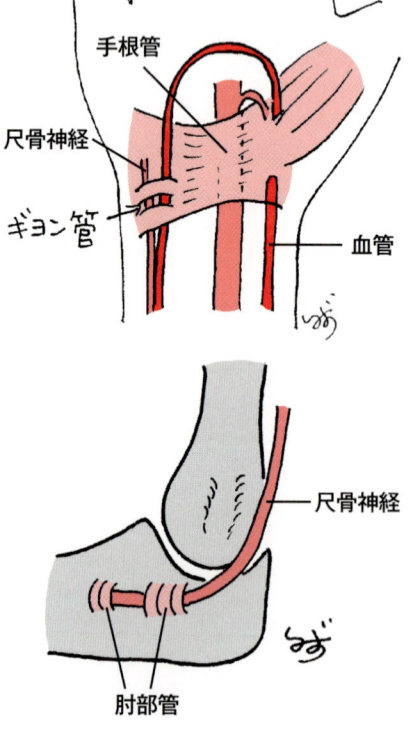

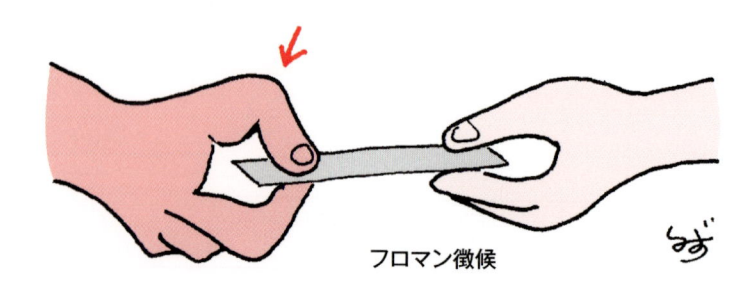

尺骨神経

肘部管

フロマン徴候

手が下に垂れてしまう
橈骨神経まひ
- 橈骨神経は上腕骨のすぐ後ろを通るので,骨折や圧迫を受けやすい.
- 手首の伸展,第3関節の伸展の筋肉を支配している.
- 知覚は図の部分がしびれる.

- とくゆうの症状として,手首と指が下がった状態の,**下垂手**になる†.
- 泥酔,睡眠薬で上腕を圧迫して,橈骨神経まひがおきることがある.ハネムーンまひ(腕枕をしたあとにおきる)も有名だ.
- 注射や,骨折の整復時にもおきるので注意.

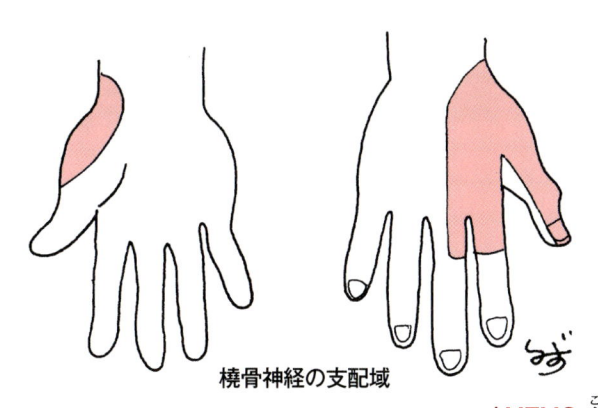

橈骨神経の支配域

橈骨神経まひ → 下垂手

†MEMO 後骨間神経まひ ● 橈骨神経が肘のトンネル(フローセのトンネル)ではさまれておきる.知覚は正常で,手首は伸ばせるので指のみが下がった状態になる.

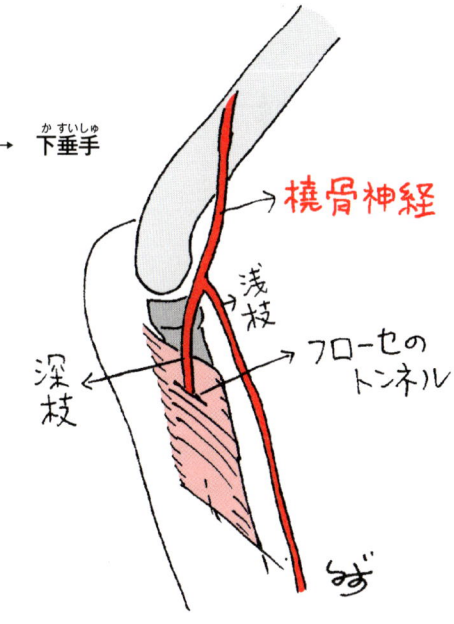

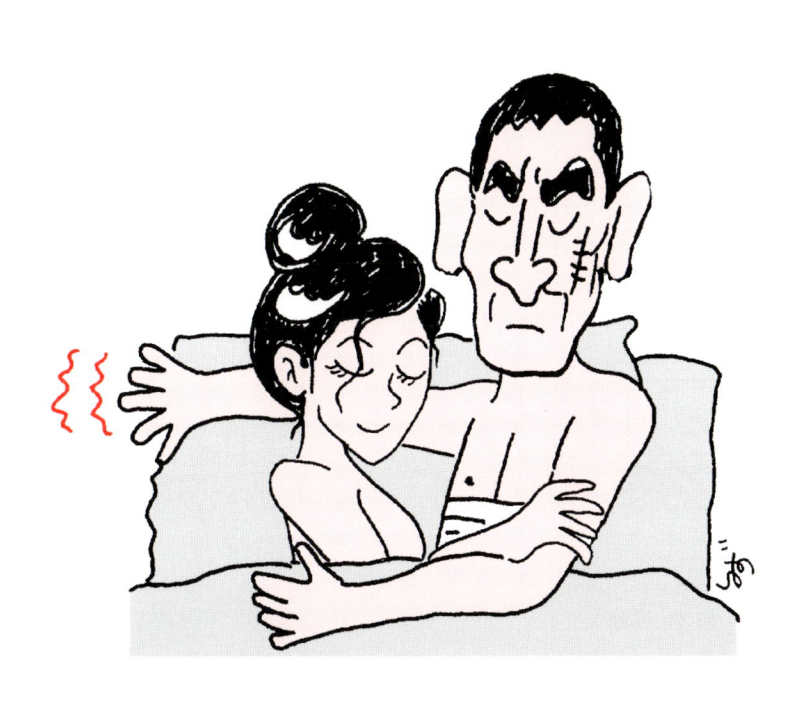

橈骨神経
浅枝
フローセのトンネル
深枝

02 正中神経まひ,尺骨神経まひ,橈骨神経まひ

第7章 手

03

広げる・道を変える・ヌう
末梢神経の手術

末梢神経の手術は，神経を助けるのが目的となる．せまい部分を広げたり，道をつくってあげたり，といった方法がとられる．こまかい作業になるので，顕微鏡をつかったマイクロ・サージャリーがおこなわれることもある．

†MEMO 手根管の周囲の解剖
①カプランのcardinal line（基本線）母指のつけねの線の尺骨端から有鉤骨の鉤（hook）まで．
②母指のつけねの線の尺骨端から手のひらの遠位皮線の尺骨端までの線→（浅掌）動脈弓に一致する．
③環指の尺骨線を延ばした線と①が交わるのが有鉤骨の鉤．

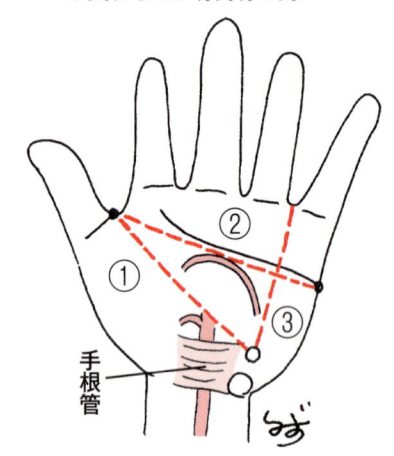

江良井「手の手術をみたことがあるかい？　医者も椅子に座ってやるんじゃよ．」
冷夜里「へえ，そうなんだあ．」
那須野「手術がこまかくて，長時間に及ぶこともあるからですね．」
江良井「医者も神経をつかうということじゃ．」
冷夜里「まさに手（て）術ってとこですね．」

正中神経まひの手術
せまい部分を広げる（手根管†開放術）

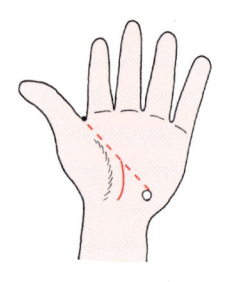

1 皮切は手のひら．上端は基本線まで．下端は手首をこえないようにする．

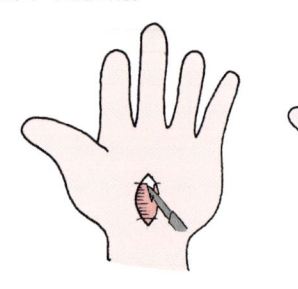

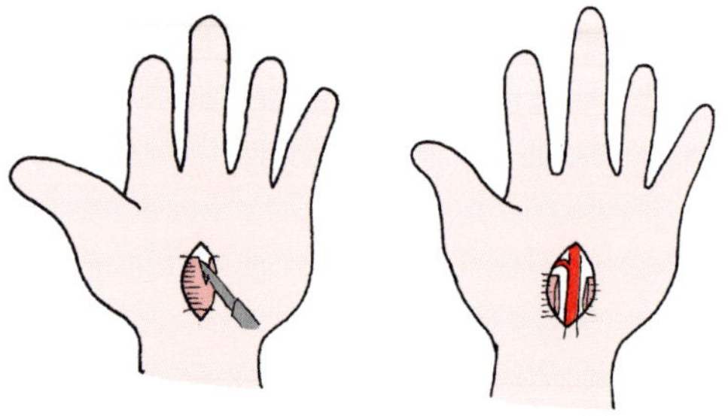

2 腱膜を切り，靭帯を切る．正中神経がみえる（＝開放されている）．

＊手の手術では，皮線と直交する皮切をしない．拘縮や瘢痕がおきる．

尺骨神経まひの手術
神経の道筋を変える（前方移行術，キング法）

● 皮切は肘の内側．尺骨神経を展開する．

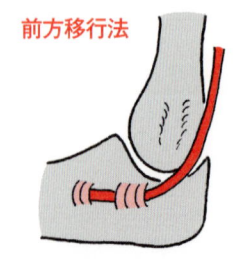

前方移行法

1 神経の緊張が強いときは……

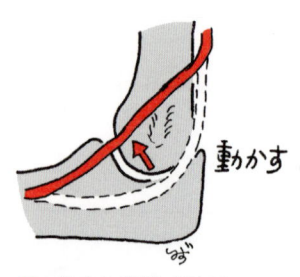

2 前方に移動させて，ゆるませる．

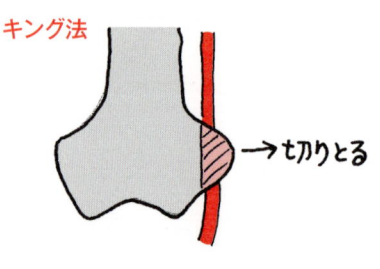

キング法

尺骨神経をつぶしている靭帯を切る．

末梢神経が切れると？

冷夜里「正座をやめると，じきに，しびれは消えますね.」
江良井「末梢神経には，回復するちからがあるからじゃ.」
冷夜里「脊髄とはちがうんですね.」
那須野「完全にまっぷたつに切れることはないんですか？」
江良井「あるよ．刃物や包丁のケガや，大きな事故を受けると，もちろん神経は切れてしまう.」
那須野「それも回復を待っていればいい？」
江良井「ひどければ待っても戻らない．神経をヌわなくちゃいけない.」
那須野「ひゃー，こまかそう.」
江良井「すごく小さい作業になるから，顕微鏡をつかうことが多いね.」

- 末梢神経の損傷には，ケガの程度によっていろいろなタイプがある．
- 神経がつぶされたような**不全断裂**（neurapraxia，axonotmesis）であれば，神経が再生してくる可能性がある．
- 再生のスピードは，1日1ミリといわれる（1センチ10日の勘定）．
- しかし，**完全断裂**（neurotmesis → にゅーろだめ死す）になると，自然回復はない．神経縫合や，神経移植がおこなわれる．

> 切れた神経をヌう
神経縫合

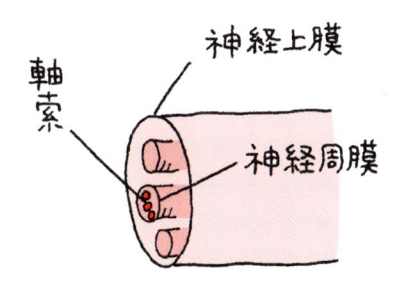

1 神経を展開し，神経のきれはしをきれいに切りなおす（新鮮化という）．

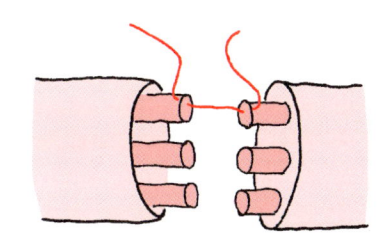

2 顕微鏡をみながら，神経を糸でヌいよせる．

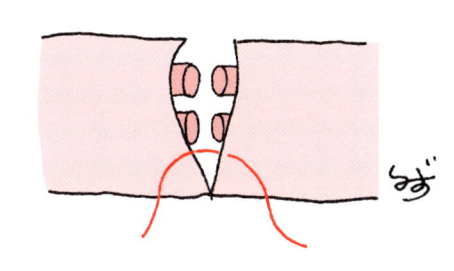

こまかい神経と神経をあわせるのが不可能なときは，膜だけをヌうこともある．

第7章 手 04

フクザツでムズカシイ
指の腱の損傷と手術

指を動かす腱には2種類ある，曲げる腱と伸ばす腱．ふたつが重なる場所は，従来，手術がムズカシイとされてきた．腱は癒着すると，たちまち動かなくなるからだ．したがって腱の損傷では，手術以上に，リハビリテーションが重要なカギを握っている．治す側，患者側の共同作業が必要なのだ．

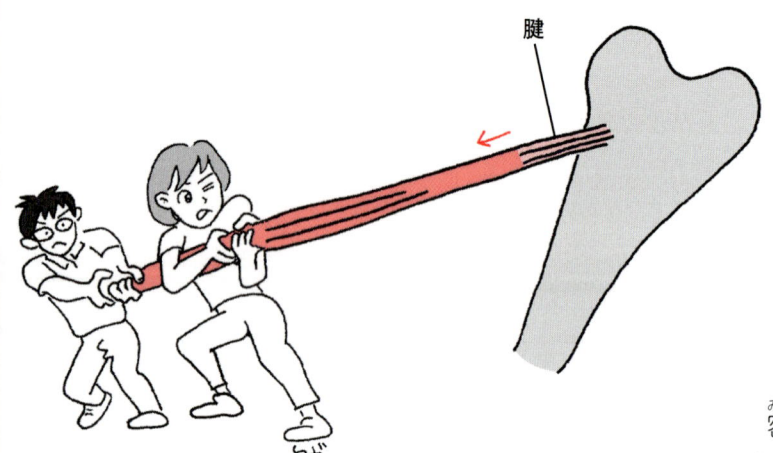

江良井「さて，指は，どうやって動くと思う？」
冷夜里「（自信なさげに）筋肉が引っぱるから？」
江良井「うーん，△．正しくは，筋肉の一部である腱が引っぱるんじゃ．」
那須野「腱？」
江良井「ゆうめいなのはアキレス腱じゃ．あれも脹ら脛の筋がアキレス腱に移行したものじゃ．」
冷夜里「それで，かかとを引っぱるんですね．」
那須野「でも，やっぱり，足より手の腱のほうが，精密だと思うな．」
冷夜里「文字を書いたり，歯をみがいたり……」
那須野「ピアノをひいたり，料理をつくったり……」
江良井「そう，殴ったり，つねったり，さわったり，もんだり……」
那&冷「…….」（侮蔑のまなざし）
江良井「ゴホン！　まあ，とにかく腱がないと，指は動かんのじゃ．」

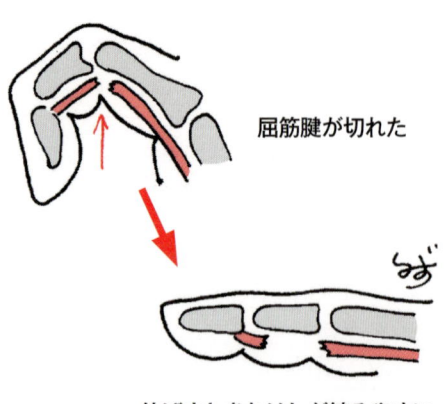

2種類ある
指の腱

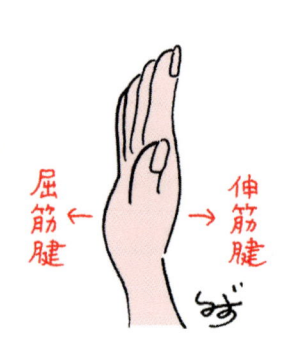

- 指を動かす腱には二種類ある．
- 屈曲させるのが**屈筋腱**，伸展させるのが**伸筋腱**だ．
- 屈筋腱は，手掌（てのひら）にある．
- 伸筋腱は，手背（てのうら）にある．
- 屈筋腱は，伸筋腱より太い（伸筋腱は扁平）．
- 屈筋腱は，伸筋腱よりよく動く（グーはつくれても，逆のグーはつくれない）．したがって，屈筋腱が切れると，きれはしが動いて，切れたキズ口からみえなくなってしまうことがある．

屈筋腱が切れた
伸ばすときれはしが縮みやすい

屈筋腱 ← → 伸筋腱

那須野「整形外科としては，**どっちが重症なんでしょう？**」
江良井「どっちもじゃ．ただ屈筋腱とちがい伸筋腱は切れた腱がズレにくいからヌいやすい．でもじつは伸筋腱のほうがフクザツでむずかしいんじゃよ．」

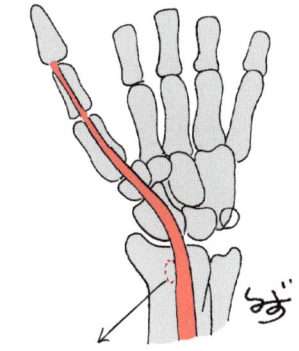

伸筋腱の走行（手指）

リスター結節

長母指伸筋（EPL）はリスター結節で方向を変えて走る．

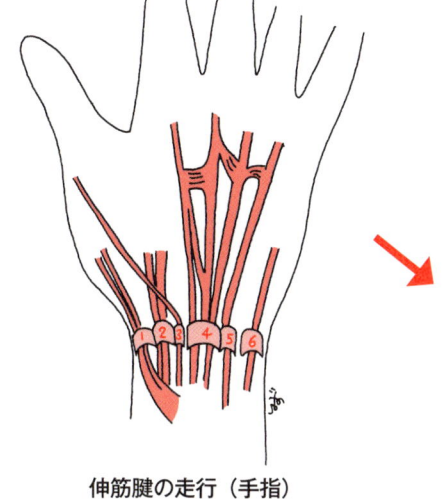

リスター結節
総指伸筋
長母指伸筋
短橈側手根伸筋
示指伸筋
長橈側手根伸筋
小指伸筋
短母指伸筋
尺側手根伸筋
長母指外転筋

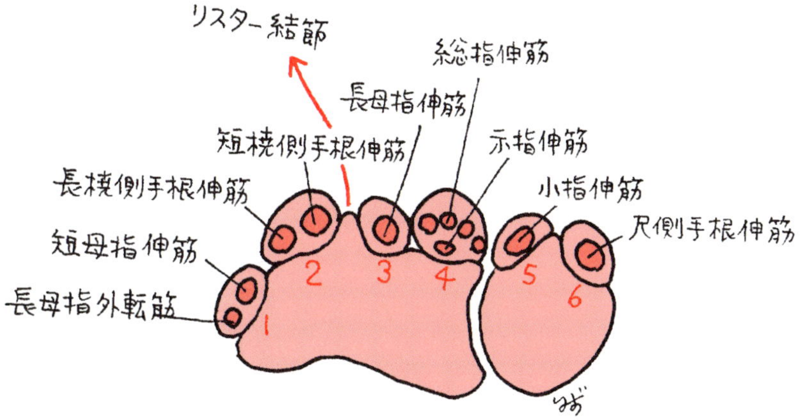

6つのトンネル区画（手首の断面）
伸筋腱は手首で6つのトンネルに分かれて走っている．

終止伸筋腱 terminal tendon
中央索 Central band

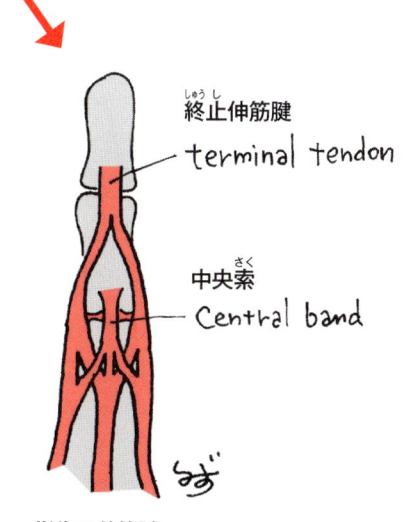

指先の伸筋腱
指先はさらにややこしいつくりである．

冷夜里「何が手術の成績を悪くするんでしょう？」
江良井「切れた腱がまわりとくっついてしまうことじゃ．」
那須野「くっつくと？」
江良井「指が動かなくなるんじゃよ！」
冷夜里「とくにくっつきやすい場所があるそうですね．」

04 指の腱の損傷と手術　213

第7章

手

重なっている

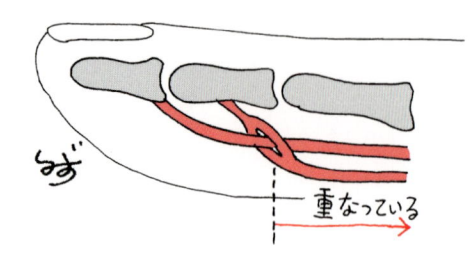

▌アンタッチャブルな領域
ノーマンズ・ランドとは？

- **屈筋腱**には，第1関節を曲げる**深指屈筋腱**と，第2関節を曲げる**浅指屈筋腱**がある．
- 両者は交差している．
- 重なっている部分は，治療がムズカシイ．なぜなら，手術のあと，腱がまわりとくっつき（**癒着**），指の動きが悪く（**拘縮**）なりやすいからだ．
- このムズカシイ部分は，第2関節から，手のひらの中央のしわまでだ．かつては，**ノーマンズ・ランド**（無人地帯，つまり手術をしても，よくならないから，だれも近づくな！ ということ）とよばれた．
- リハビリテーションなどの進歩により，最近は積極的に手術をするようになってきている．ノーマンズ・ランドでも手術成績が向上している．

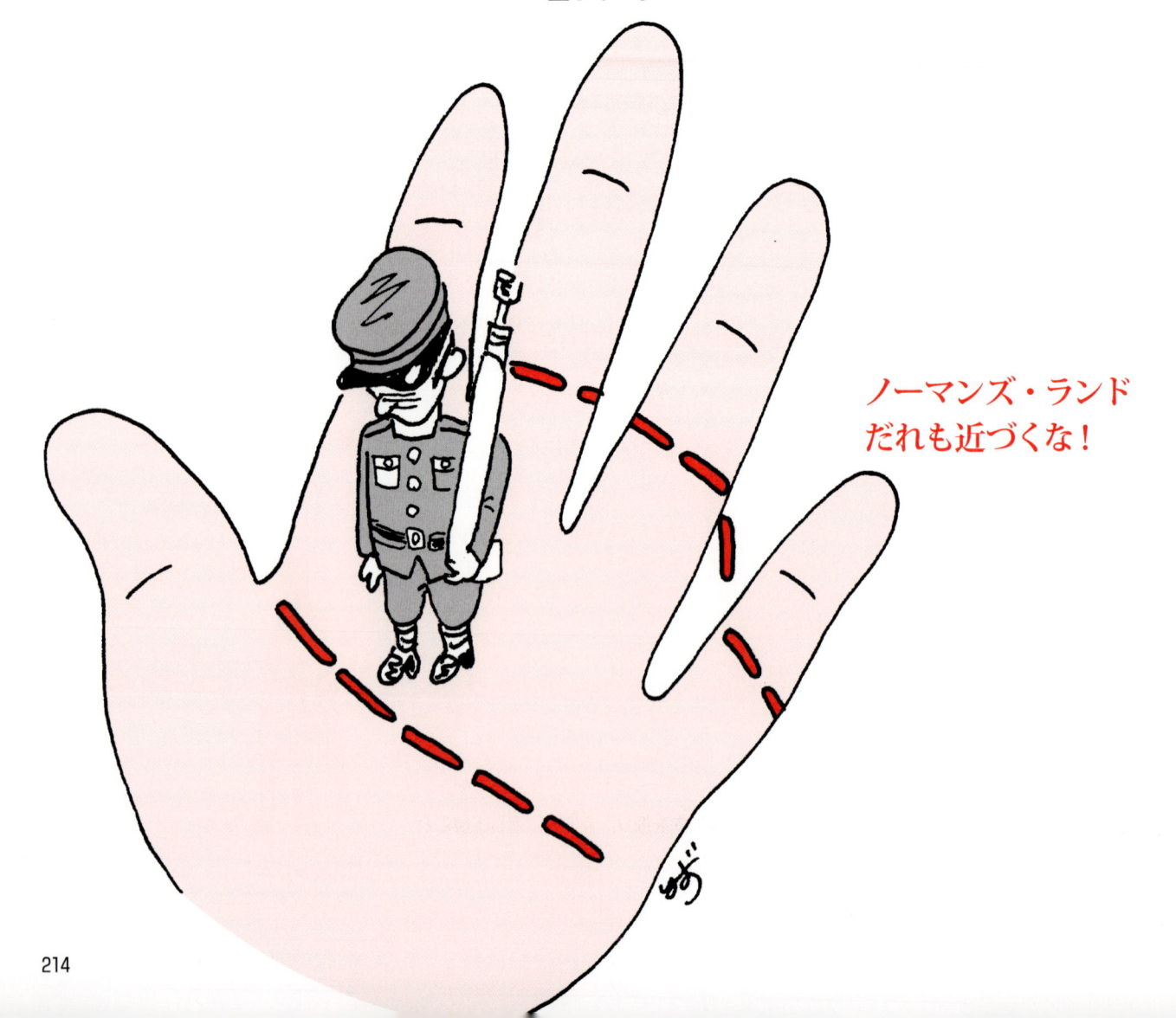

ノーマンズ・ランド
だれも近づくな！

214

腱断裂の手術

- 伸筋腱はそのまま古典的に，端と端をヌうだけの場合が多い．
- 屈筋腱をつなぐ手術はいろいろある（キルヒメイヤー法，ツゲ法）．
- 腱が骨からちぎれて，ヌうスペース（ぬいしろ）が残されていないときは，腱のきれはしを前進させる方法や，糸のついた金属（アンカー）を骨に打ちこむ方法がある．
- 手術は早いほうがよい（受傷当日が原則）．
- キズが汚れていたり，ズタズタでヌえない場合は，いったんキズを閉じ，後日，腱を移植したり，いったん人工の腱を入れ，まわりの状態がおちついてから，再度，腱を移植する方法がとられる．

▌腱をヌう
ツゲ法

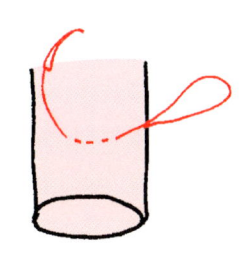

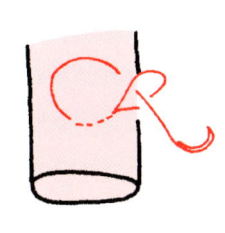

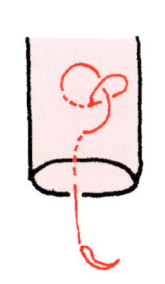

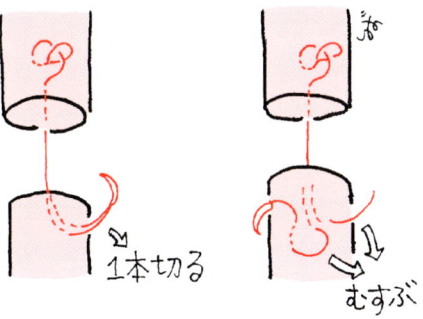

1 糸を二重にしてループをつくる．

2 通して出した糸をループに通す．

3 きれはしから出す．

4 もう一方に通し，糸を切る．

5 腱を寄せてから糸をむすぶ．

▌腱のきれはしを前進させる
プル・アウト法

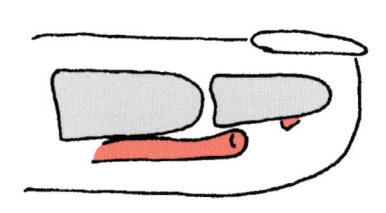

1 腱の端っこに糸をつける．

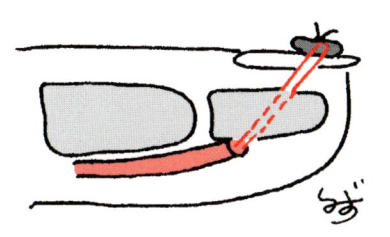

2 骨に穴を掘り，骨の穴に通して腱ごと引っぱり，反対側の穴の出口で固定する（ボタンなどにヌいつける）．

第7章

手

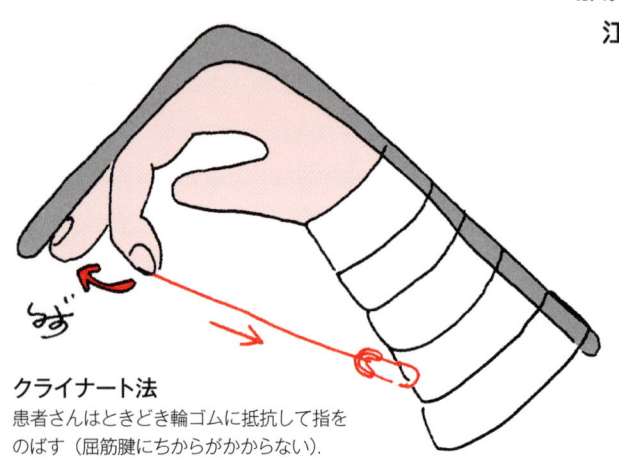

クライナート法
患者さんはときどき輪ゴムに抵抗して指を
のばす（屈筋腱にちからがかからない）．

冷夜里「手は，**リハビリ**もむずかしそうですね．」
那須野「くっつかないように，よく動かさないと．」
江良井「動かしすぎてもイカン．」
那須野「どうして？」
江良井「動かすと，切れやすくなるだろ．両刃の剣という
　　　　わけじゃな．」
那須野「大変だわあ．」
江良井「屈筋腱の術後は，爪に輪ゴムをつけて，指を，
　　　　自動的に伸ばす運動（**クライナート法**）なんかがおこな
　　　　われるが，ナカナカこれも，ちから加減がむずかしいん
　　　　じゃ．」

冷夜里「リハビリは，手のしくみをキチンと理解している理学療法
　　　　士が指導するといいんですね．」
那須野「手術も，リハビリも，専門家がやってくれるなんて，なん
　　　　だか，ふんだりけったりですね．」
江良井「いたれりつくせりじゃろが！」

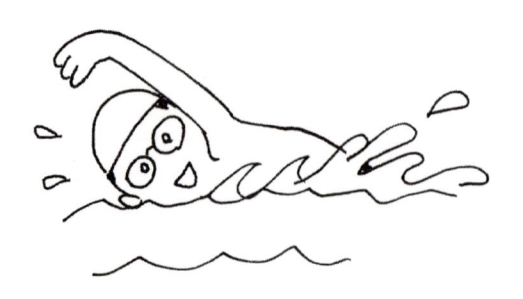

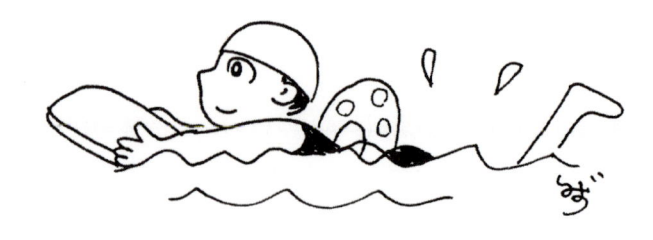

ばね指が代表的
腱鞘炎

第7章 手 05

腱鞘とは，腱のトンネル，腱を包む膜のことだ．腱の動きをなめらかにするために，腱鞘は滑液をふくんでいる．腱や腱鞘に炎症が生じた状態が腱鞘炎であり，その代表的なものが，指に生じるばね指である．

冷夜里「ケンショウ炎って，よく耳にしますが．」
江良井「それを学ぶ前に，おぬしら！」
冷＆那「な，何でしょう」（いきなりの古めかしい言葉にビビる）
江良井「〈鞘〉という字の意味がわかるか？」
冷夜里「知らぬ！」
那須野「存ぜぬ！」
江良井「フン，日本語を知らんヤツはこれだから困る．」
冷＆那「無念じゃ！」
江良井「もうよいわ．いいか．サヤと読むんじゃ．」
冷夜里「サヤ？」
那須野「刀とサヤのサヤ？」
江良井「そうじゃ．サヤが炎症をおこして腫れてしまう．つまり，刀をスッとおさめるはずが，サヤにひっかかってしまうという病気じゃ．」
冷＆那「恐れ入ったでござる．」

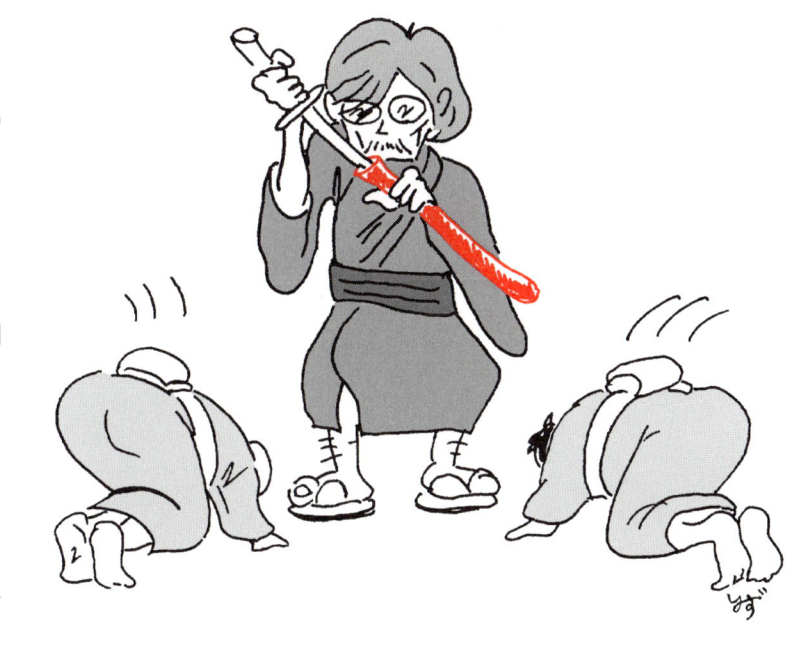

いわば
腱鞘は刀のサヤだ

- 手や足を通る長い腱は，腱鞘というサヤに包まれている．
- いわば腱のトンネルだ．
- もし，腱鞘がないと，たとえば指を曲げたとき，指から腱が浮きあがってしまう．
- 腱鞘と腱のあいだにはネバリけのある液体の包み（滑液包）があり，腱をスムーズに動きやすくしている．

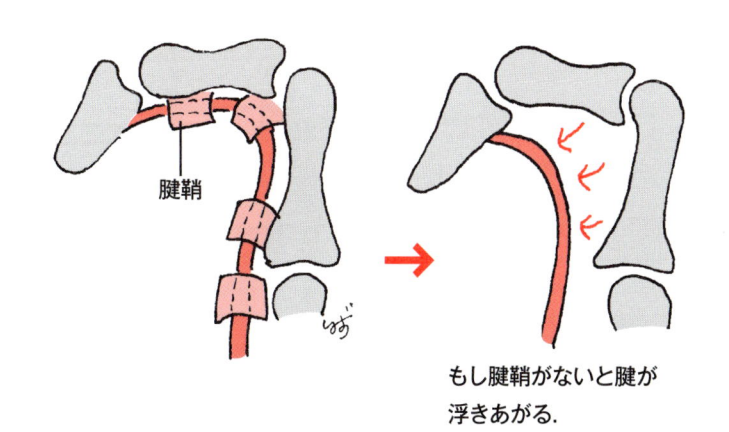

もし腱鞘がないと腱が浮きあがる．

第7章
手

> そもそも
> ## 腱鞘炎とは

- 腱のつかいすぎが原因のひとつとされる．
- 手を動かす職業（音楽家）や，主婦に多い．
- 腱とサヤのマサツがくりかえされるうちに，だんだん腱がふくらむ．すると，サヤがキュークツになり，両者がひっかかり，炎症がおきる．
- 安静や注射で効果がない場合や，手を動かす職業の患者さんには，手術もおこなわれる．
- おもな腱鞘炎には，
  ①手首の腱（長母指外転筋，短母指伸筋）が，手首でひっかかる，**ドゥ・ケルバン病**
  ②指の腱（屈筋腱）が，指のつけねでひっかかる，**ばね指**
  ③上腕二頭筋の腱が，上腕骨の溝でひっかかる，**上腕二頭筋の長頭腱炎**

などがある．

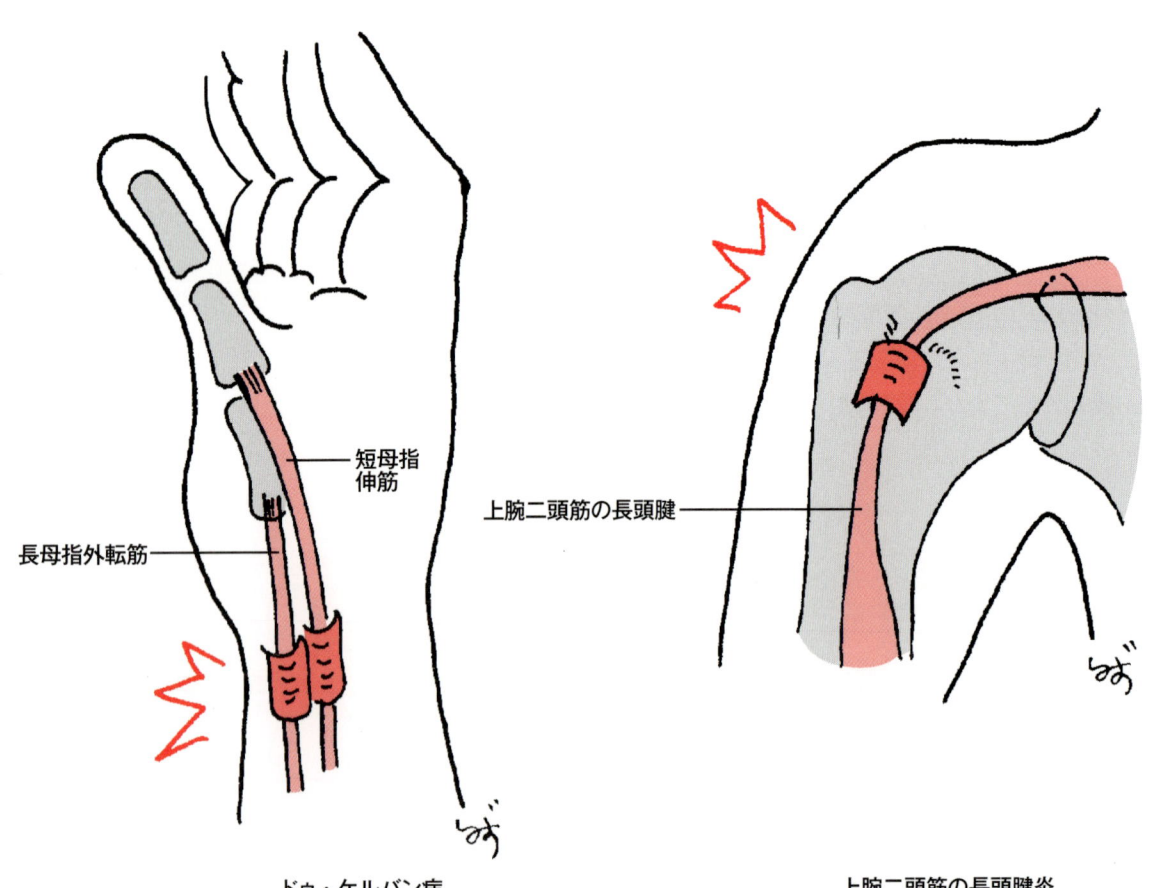

ドゥ・ケルバン病

上腕二頭筋の長頭腱炎

ばね指

- もっとも多い，指の腱鞘炎だ．
- だんだん腱がふくらんで腱鞘にひっかかる．
- 指が曲がったまま，伸びなくなる．ムリヤリ伸ばそうとすると，ばねみたいにボコンと抵抗感を感じる（弾発現象）．
- 指（屈筋腱）の腱鞘には，輪（Annular）の滑車 十字（Cruciate）の滑車があり，交互にならんでいる†．
- ばね指は，指のつけねにある，輪の滑車（プーリーともいう）でおきやすい．

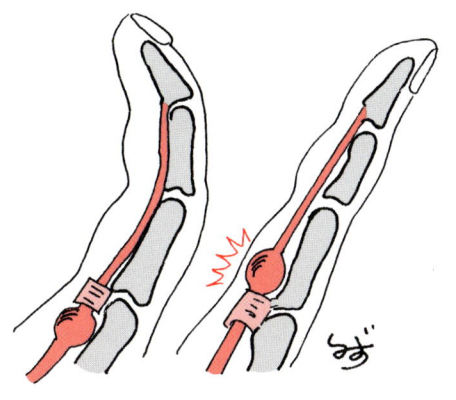

腱が通りにくくなる．

†MEMO 指の腱鞘の構造 ● 指の腱鞘はA1～4，C1～3からなっている．

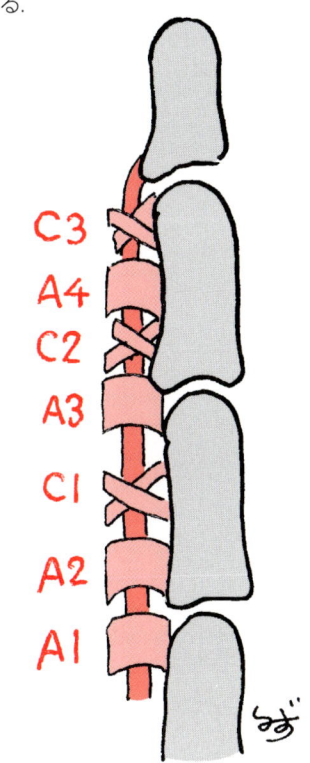

ひっかかりをとる
ばね指の手術

- 手術は，ひっかかりをとるのが目的だ．したがって，腱鞘（A1プーリー）を切ればいい．
- A2とA4は，切らずに残す（腱の浮きあがりを防ぐため）．

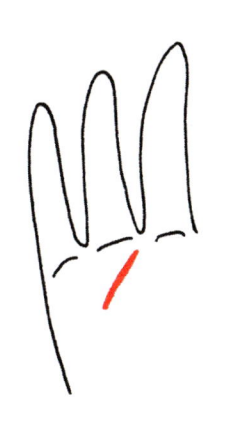

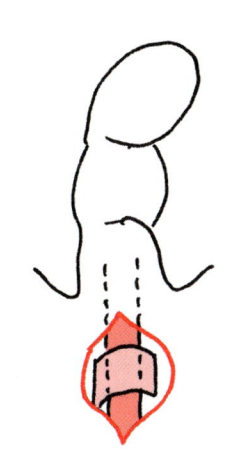

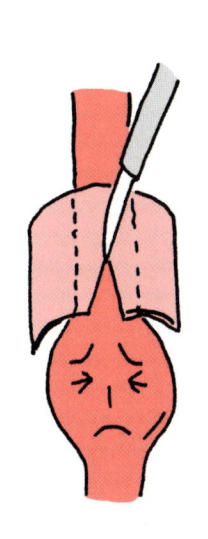

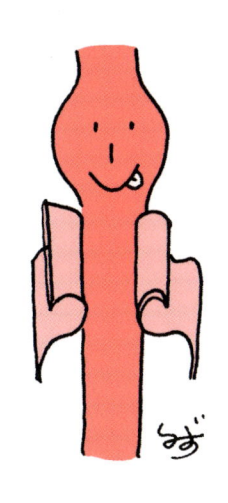

1 皮切は手のひらの指のつけね．

2 腱鞘を出す．

3 メスで腱鞘（A1プーリー）を切り開く．

4 腱が自由に動くようになったことを確かめて，閉傷する．

05 腱鞘炎 219

コラム 10

手術の未来

江良井 「3Dの映画はよく観るかい？」
那須野 「わたし大好き．」
江良井 「じゃがのう，あれを観るたんびに，なんとなく，フクザツな気分になるんじゃ．」
冷夜里 「どうしてです？」
江良井 「だって，映画というのは，3次元の日常から逃れたくて，2次元のいわば妄想の世界へ遊びに行くものじゃないかね．なんとなく逆のような気がするんじゃよ．」
那須野 「たしかにコーフンする映画ほど疲れるわあ．」
冷夜里 「おれは気分が悪くなるからあんまり好きじゃないんだな．それで，アニメ映画ならいいだろうって出かけたら，これも3Dなんだよ．（笑）」

那須野 「CGだらけで，いったい，監督は何をしているんだろう．」
冷夜里 「たしかに．エンドロールにいっぱいひとの名前が流れるけど，正直，監督なんて必要なのかと思っちゃうよ．」
那須野 「監督だけじゃないよ，ヘタすると，俳優もいらないんじゃない？」
冷夜里 「口答えしない，ギャラも要求しない，しかも，ありえないほど，美人で，ナイスバディの女優さんが登場したら……．」
江良井 「（唾汁を垂らし）そいつはいい！ もう生ま身の人間なんていらんのう．」

画面から飛びだして見える不思議な3Dアート．ついつい触れたくなりますが，実はこれ平面に描かれた画なのです．
©NAGAI HIDEYUKI

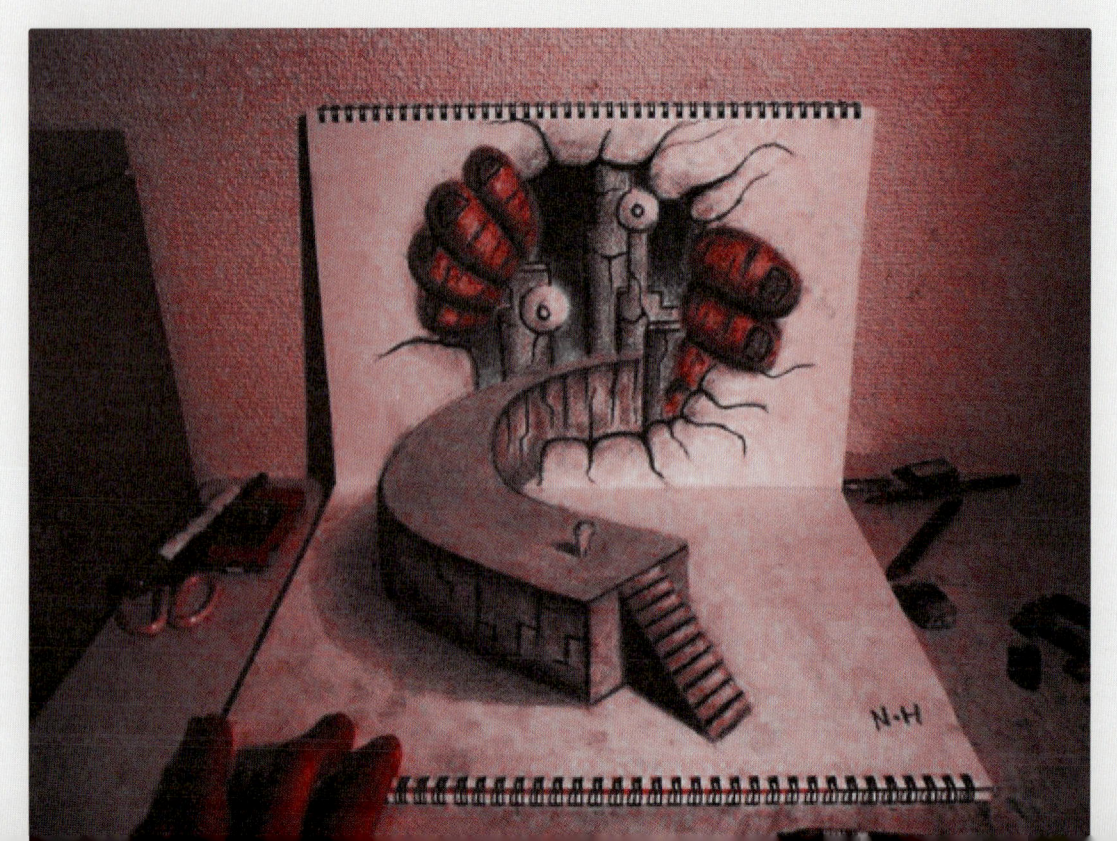

冷夜里「手術も，将来そうなるのかなあ？」
江良井「むずかしい角度に釘を打ったりするのは，機械のほうが精確かもしれんな．」
冷夜里「ロボットがやるんじゃないかな．人間は，外からボタンで操作する．そんな気がするな．」
那須野「すると，手術じゃなくて，ボタンを押すだけのボタン術になるわけですね．」
冷夜里「神の手とか，名人芸とか，秘伝というほうが，なんとなく，親しみがあるけどなあ．」
那須野「医学の進歩なのか，退行なのか，わからなくなっちゃうわね．」

冷夜里「でもさ，故障したり，停電したらどうするんだ？」
那須野「たしかに．」
江良井「そのときは，やっぱり人間が優位に立たなきゃイカンのじゃ．芸術もロボットにはまだまだ．感動させる音楽や小説を創るのもまだ人間にしかできん．そもそも，人間の勘というものがロボットにはない．」
冷夜里「手術に勘をつかうことなんてあるんですか．」
江良井「おおいにあるよ．」
那須野「一日中，予想外の出来事や，コミュニケーションをくりかえすナースの仕事も，人間じゃなきゃできませんもの．」
江＆冷（拍手）

コラム10　手術の未来

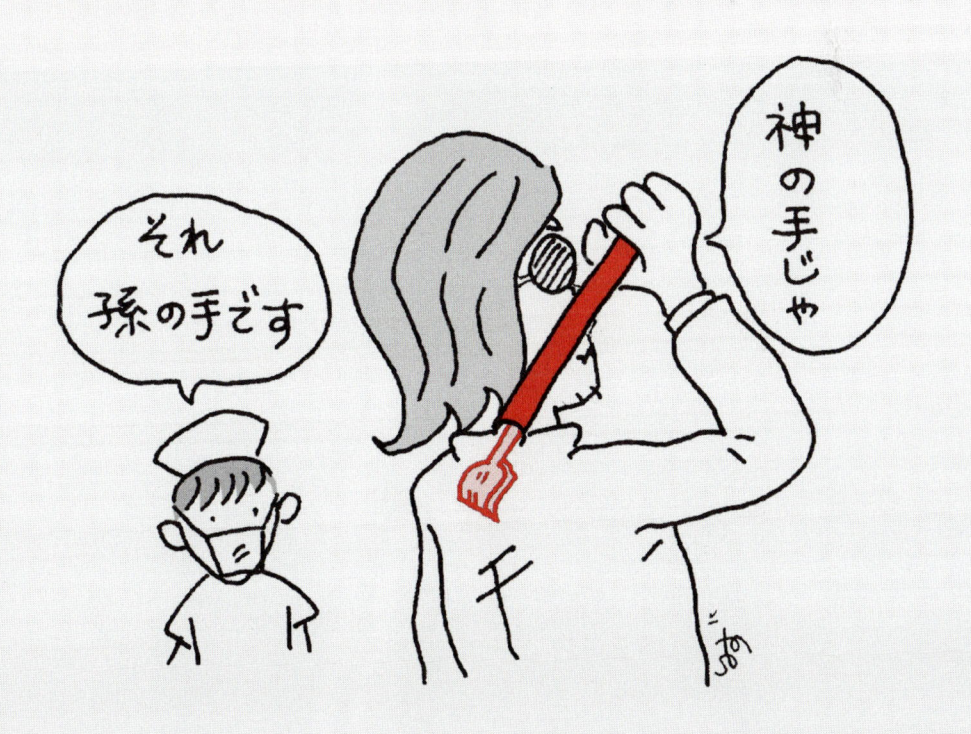

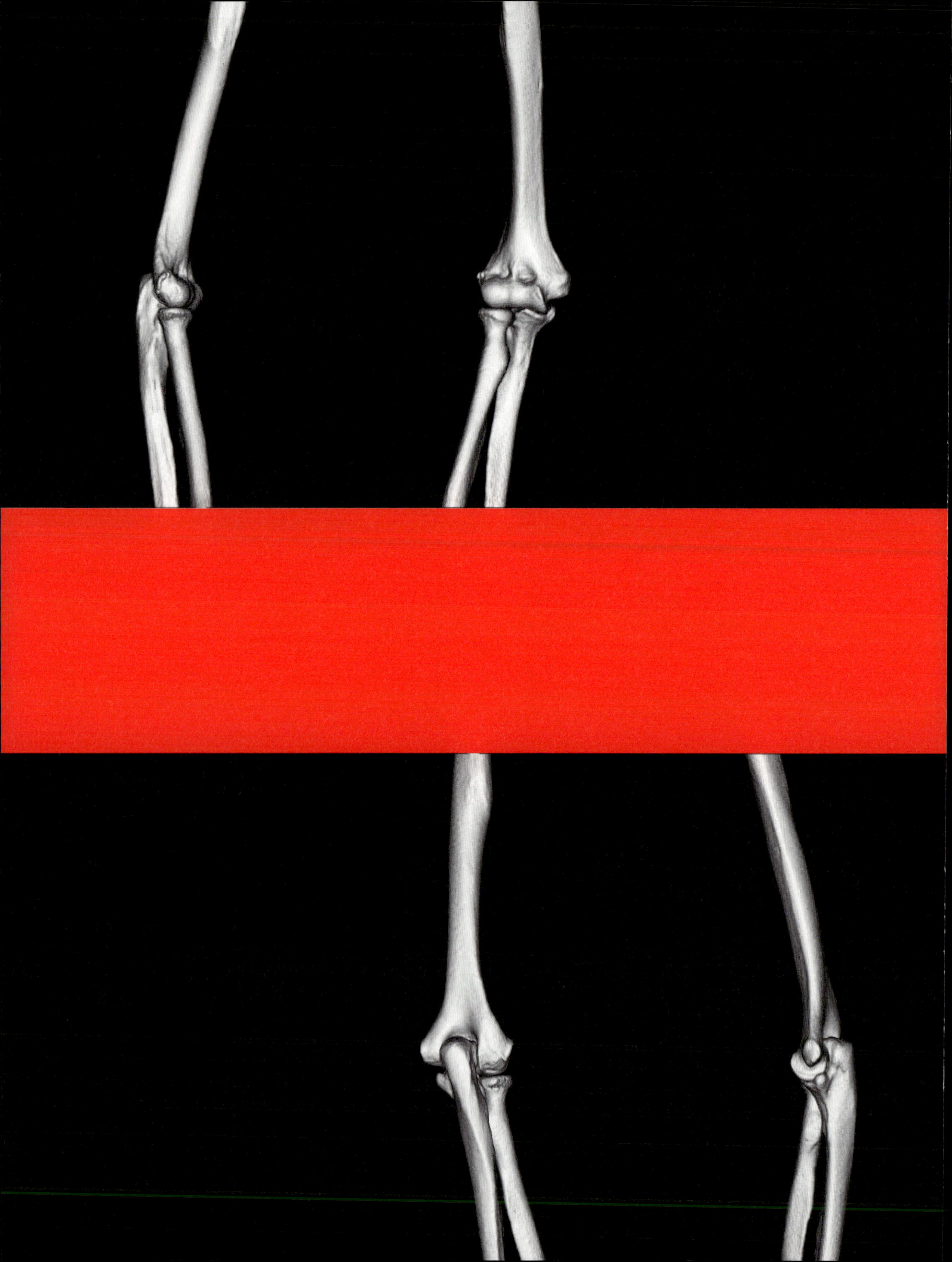

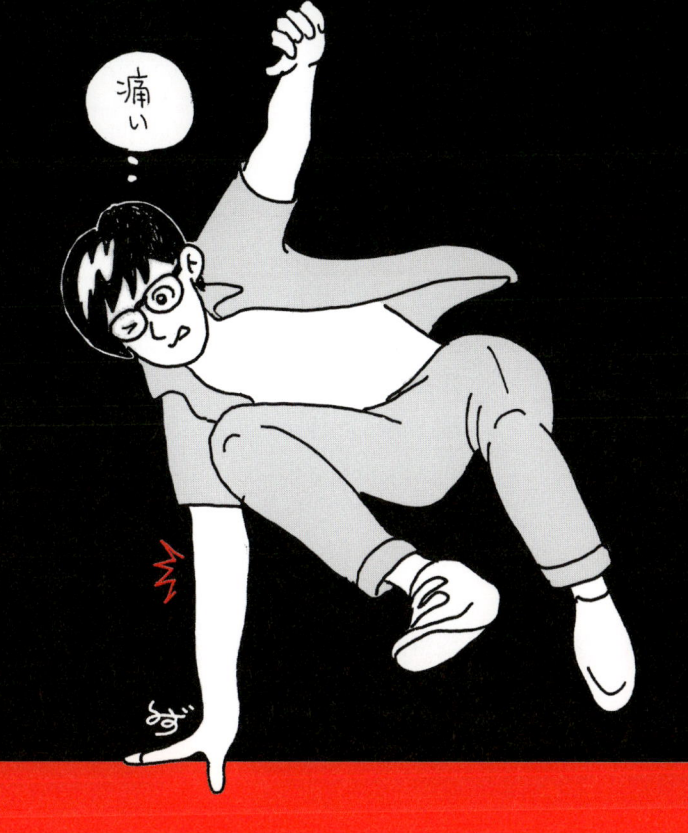

第8章

肘

Map of Anatomy

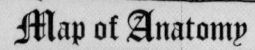

イガイと知らない 肘の解剖

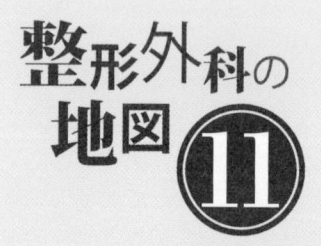

整形外科の地図⑪

那須野「肘は注射するところね.」
冷夜里「肘鉄を食らわすところだ.」
那須野「上腕骨,橈骨,尺骨,みんな肘のあたりはヘンテコなかたちですね.」
江良井「たしかに,肘の解剖は,医者でも苦手なひとが多いんじゃ.」
冷夜里「上腕がとくにヘンテコなかたちだなあ.」
那須野「糸巻きのリールといったところかしら？」
江良井「そんな古めかしい言葉をよく知っておるな.」
那須野「母とよく裁縫したの.」

肘は3つの骨
上腕骨,橈骨,尺骨からなる

- 上腕骨は,正面では,正面ではうすく左右に富士山のように広がっている.
- 内側上顆,外側上顆というでっぱりがあり,前腕からの筋肉がそれぞれついている.また,骨折の部位の目印になる.
- 上腕骨のいちばん端は,**小頭**（ボール）と**滑車**（糸巻きのリール）となっている.

- 橈骨のいちばん端は,**橈骨頭**
- 尺骨のいちばん端は,**肘頭**である.

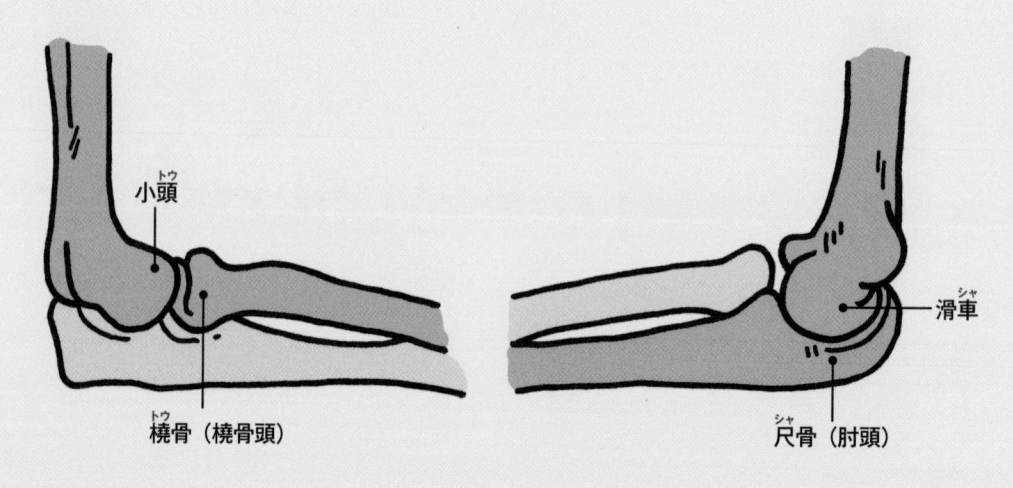

†MEMO まとめ●はしっこがどこにつながっているかは,トウはトウに,シャはシャにと覚えよう.
橈骨 ⇔ 小頭
尺骨 ⇔ 滑車

横からみると……
伸ばすとき・曲げるとき，どうなっているか
肘の屈曲・伸展

- ①肘を曲げたときは，上腕骨の前のくぼみに，尺骨のとがった部分（鉤状突起）がはまり，②肘を伸ばしたときは，上腕骨の後ろのくぼみに，肘頭がはまる．

正面からみると……
外反が正常です
肘の内反・外反

- 上腕と前腕は直線ではない．
- 肘を伸ばしたとき，肘より手のひらが外にある（やや外反）．
- ほとんどの場合，外見が問題となるだけだが，まれに，肘の変形が原因で，神経（尺骨神経）が圧迫されて，しびれなどの神経症状が出る（遅発性尺骨神経まひ）．

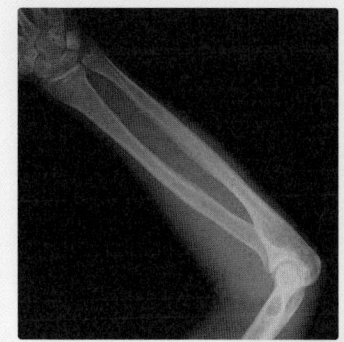

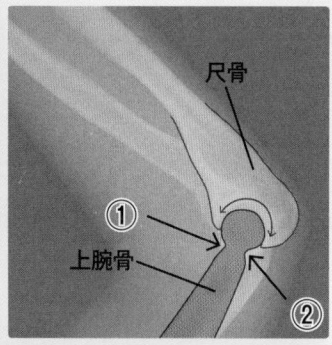

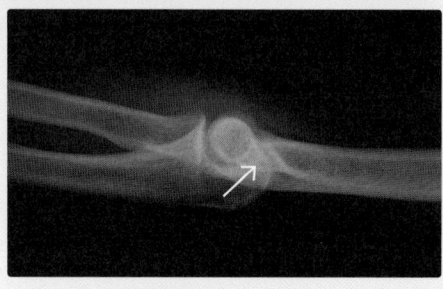

伸ばしたところ
②．上腕骨の後ろのくぼみに肘頭がはまっている．

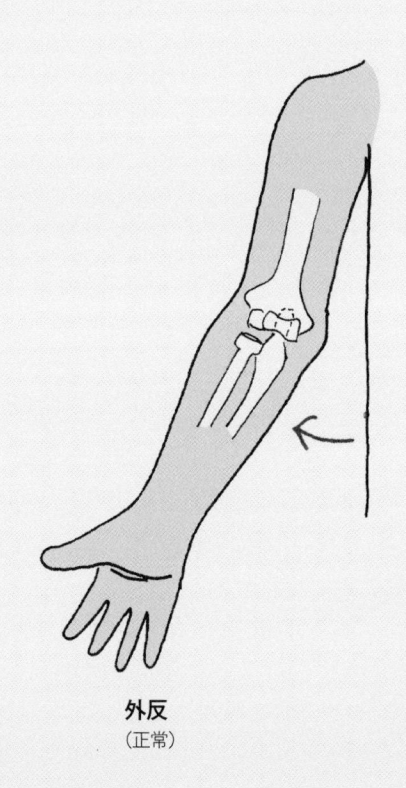

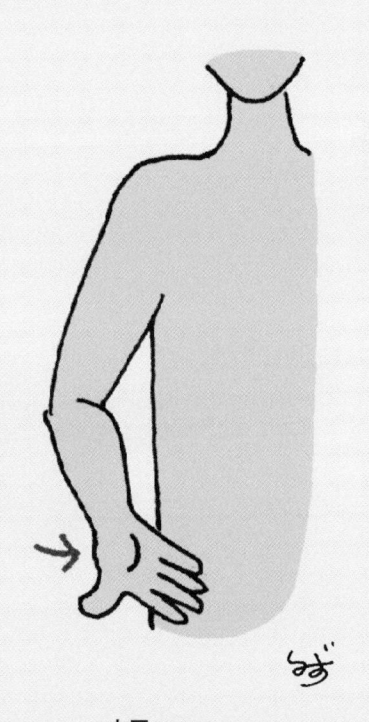

外反
（正常）

内反
内側に向くのは異常で，内反肘という．

ネズミが悪さする　野球肘

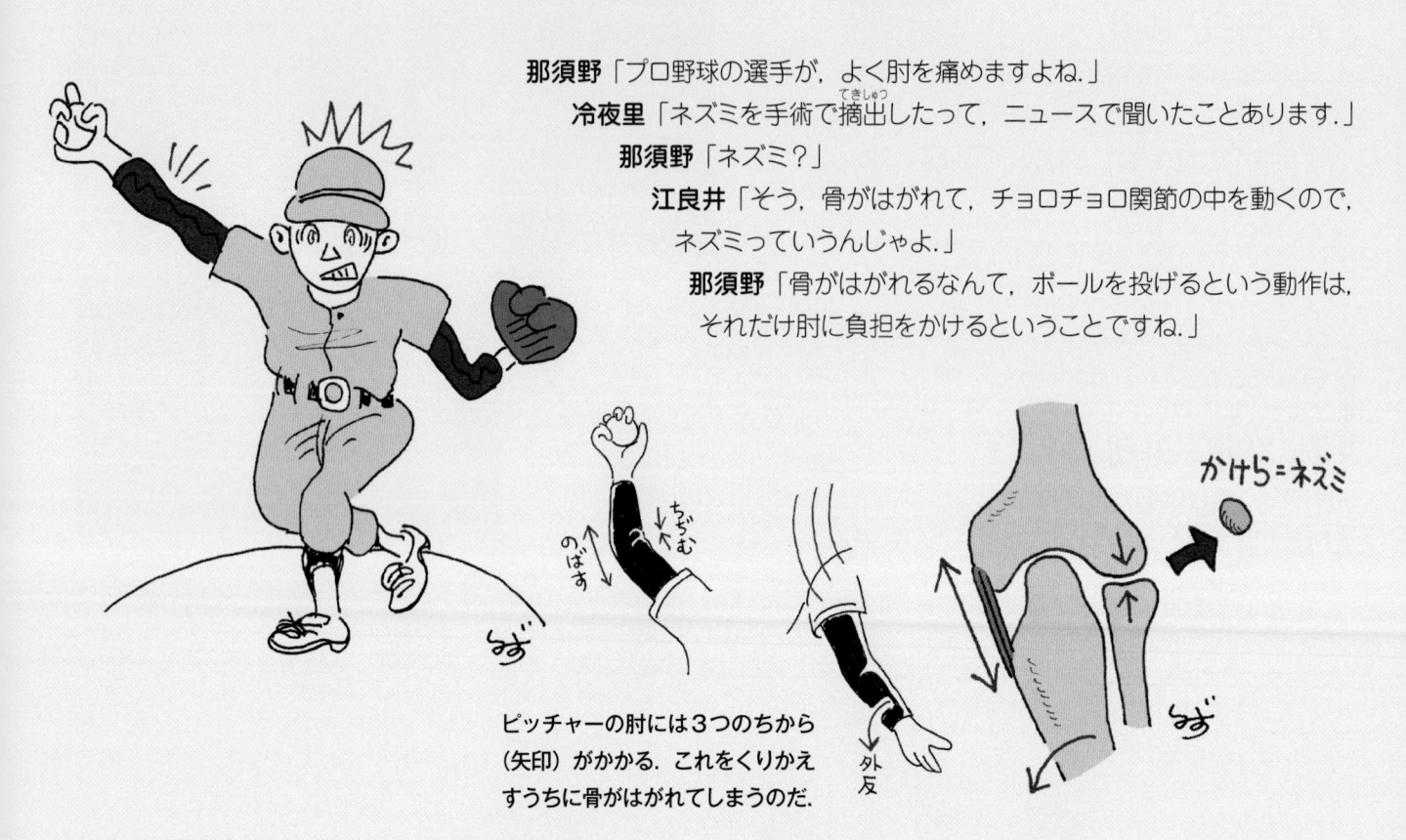

那須野「プロ野球の選手が，よく肘を痛めますよね.」
冷夜里「ネズミを手術で摘出したって，ニュースで聞いたことあります.」
那須野「ネズミ？」
江良井「そう，骨がはがれて，チョロチョロ関節の中を動くので，ネズミっていうんじゃよ.」
那須野「骨がはがれるなんて，ボールを投げるという動作は，それだけ肘に負担をかけるということですね.」

ピッチャーの肘には3つのちから（矢印）がかかる．これをくりかえすうちに骨がはがれてしまうのだ．

かけら＝ネズミ

バック・ハンドで痛める　テニス肘

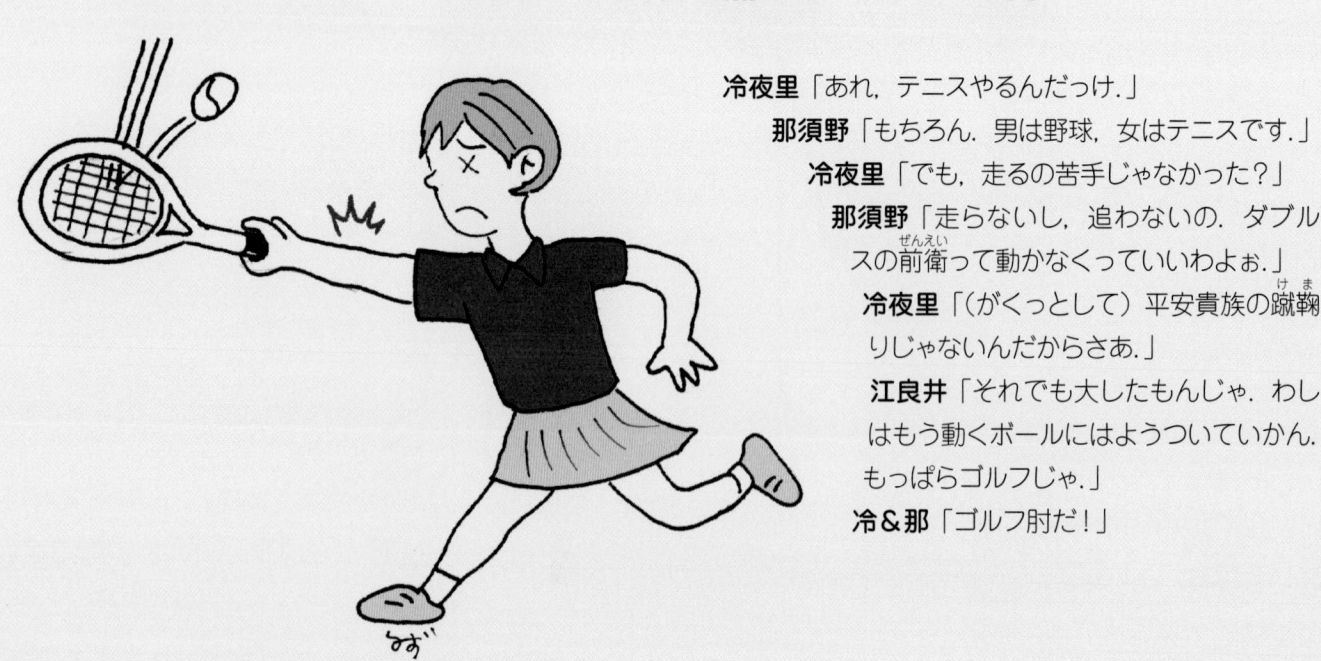

冷夜里「あれ，テニスやるんだっけ.」
那須野「もちろん．男は野球，女はテニスです.」
冷夜里「でも，走るの苦手じゃなかった？」
那須野「走らないし，追わないの．ダブルスの前衛って動かなくっていいわよぉ.」
冷夜里「（がくっとして）平安貴族の蹴鞠りじゃないんだからさあ.」
江良井「それでも大したもんじゃ．わしはもう動くボールにはようついていかん．もっぱらゴルフじゃ.」
冷＆那「ゴルフ肘だ！」

- テニスのバックハンドでおきる．
- 上腕骨の外上顆炎ともいう．
- 外上顆につく筋肉が引っぱられておきる．
- 治療は専用のバンドが使われる．

ここは動かない

ここで動くようにする

治療のバンド
筋肉の中を押さえつけてブロックし，引っぱるちからが骨に加わらないようにする．

子どもは肘を骨折しやすい！
上腕骨顆上骨折，上腕骨外顆骨折など

冷夜里「これらの患者さんは，よく救急センターに駈けこんできます．」
那須野「小児に多い骨折ですね．」
江良井「子どもは転びやすい．そのとき，手を地面につくから，肘の骨折が多くなるわけじゃ．」
那須野「ただでさえ，レントゲンでわかりにくいのに，ますます診断がむずかしくなっちゃうわ．」
江良井「肘の骨折をきちんと診断するのは，手の専門医でもムズカシイ．つまり，見落としやすいヤッカイな骨折なのじゃ．だから，折れていない反対側のレントゲン写真や，CTを追加して，よく観察することが大切じゃ．」

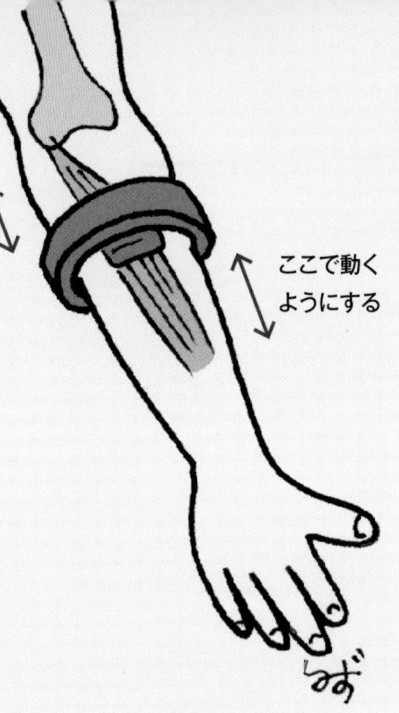

正常　脱臼　外顆骨折　骨端線離開　顆上骨折

骨端核

†MEMO いろいろな肘の骨折●

肘の外傷は，いろいろなタイプがある．子どもが多いので，骨端線や骨端核（やがて骨になるもとの核になる部分）を注意深く観察して，X線写真をよまなくてはいけない．

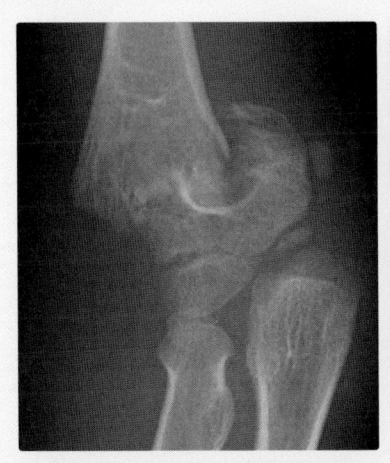

小児を代表する骨折―上腕骨顆上骨折
（正面）

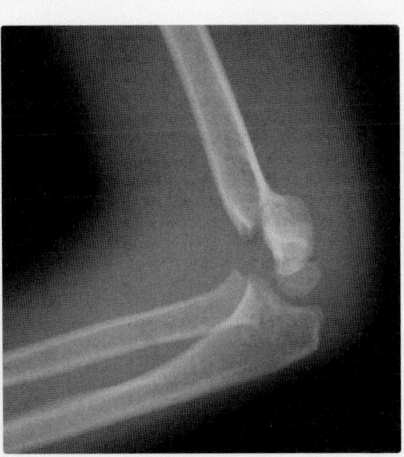

（側面）

整形外科の地図 11　肘の解剖　227

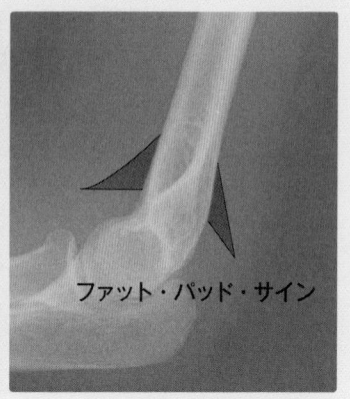

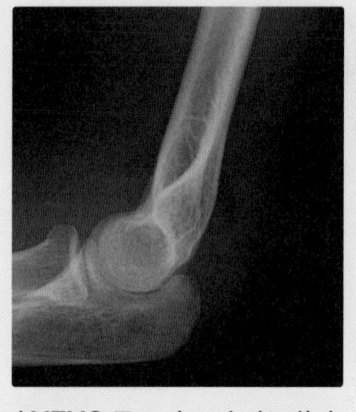

- X線での判別はムズカシイので，必ず正常側と比べる（ファット・パッド・サイン†なども参考にする）．
- 上腕骨顆上骨折の治療としては，腕を垂直にけん引する方法（入院），手術が行われる．
- 上腕骨外顆骨折は，ソルター・ハリスⅣ型（☞21ページ）で手術をしなければならない骨折のひとつだ．そのまま放置すると，変形や障害をきたすおそれがある．

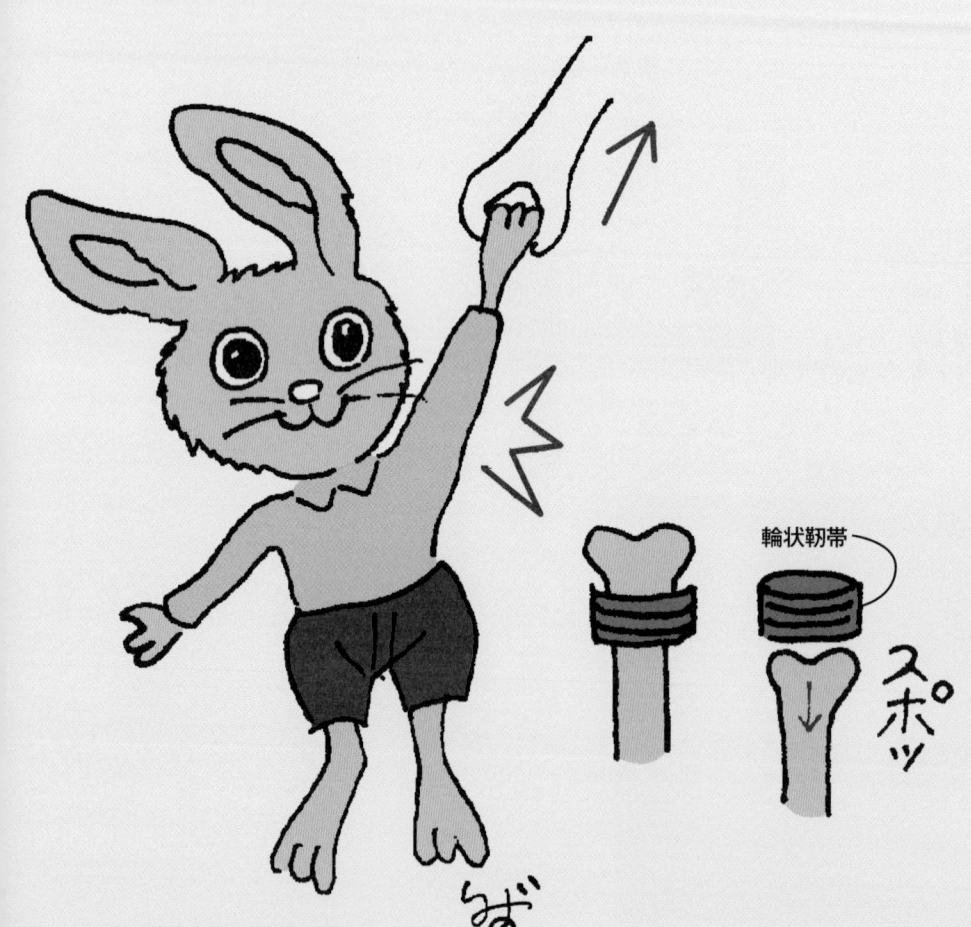

ファット・パッド・サイン

†MEMO ファット・パッド・サイン●骨折したとき，血腫などが脂肪を押しあげてできる△の部分．

骨折ではないが
肘内障

輪状靱帯

スポッ

ずる

- 子どもの手を引っぱりあげると，肘の痛みで，手があがらなくなることがある．
- 救急センターでみかけることが多いが，これは骨折ではない！ 肘内障だ．
- 骨折が手をついておきるのとは逆に，手が引っぱられ肘を包みこむ靱帯（輪状靱帯）がはずれておきる．外来で戻すと，たいてい一瞬で治る（手があがるようになる）．

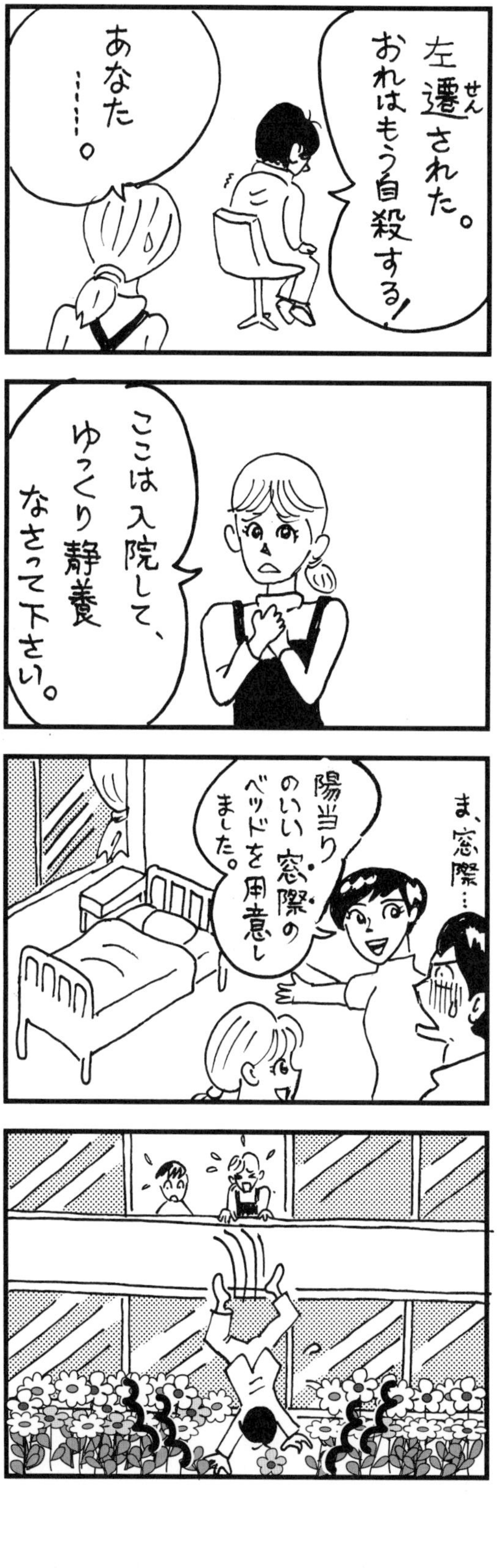
左遷(せん)された。おれはもう自殺する!
あなた……。
ここは入院して、ゆっくり静養なさって下さい。
陽当りのいい窓際のベッドを用意しました。
ま、窓際…

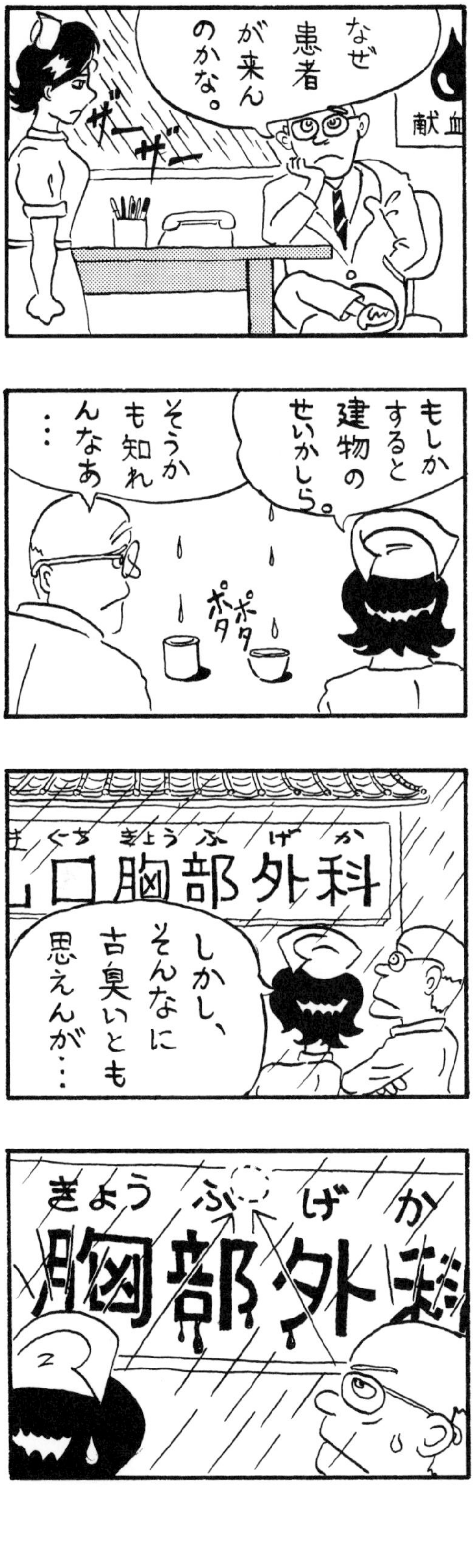
献血
なぜ患者が来んのかな。
ザーザー
もしかすると建物のせいかしら。
そうかも知れんなあ…
ポタポタ
まぐち きょうぶげか
口胸部外科
しかし、そんなに古臭いとも思えんが…
きょう ふ げ か
胸部外科

肩で風切る

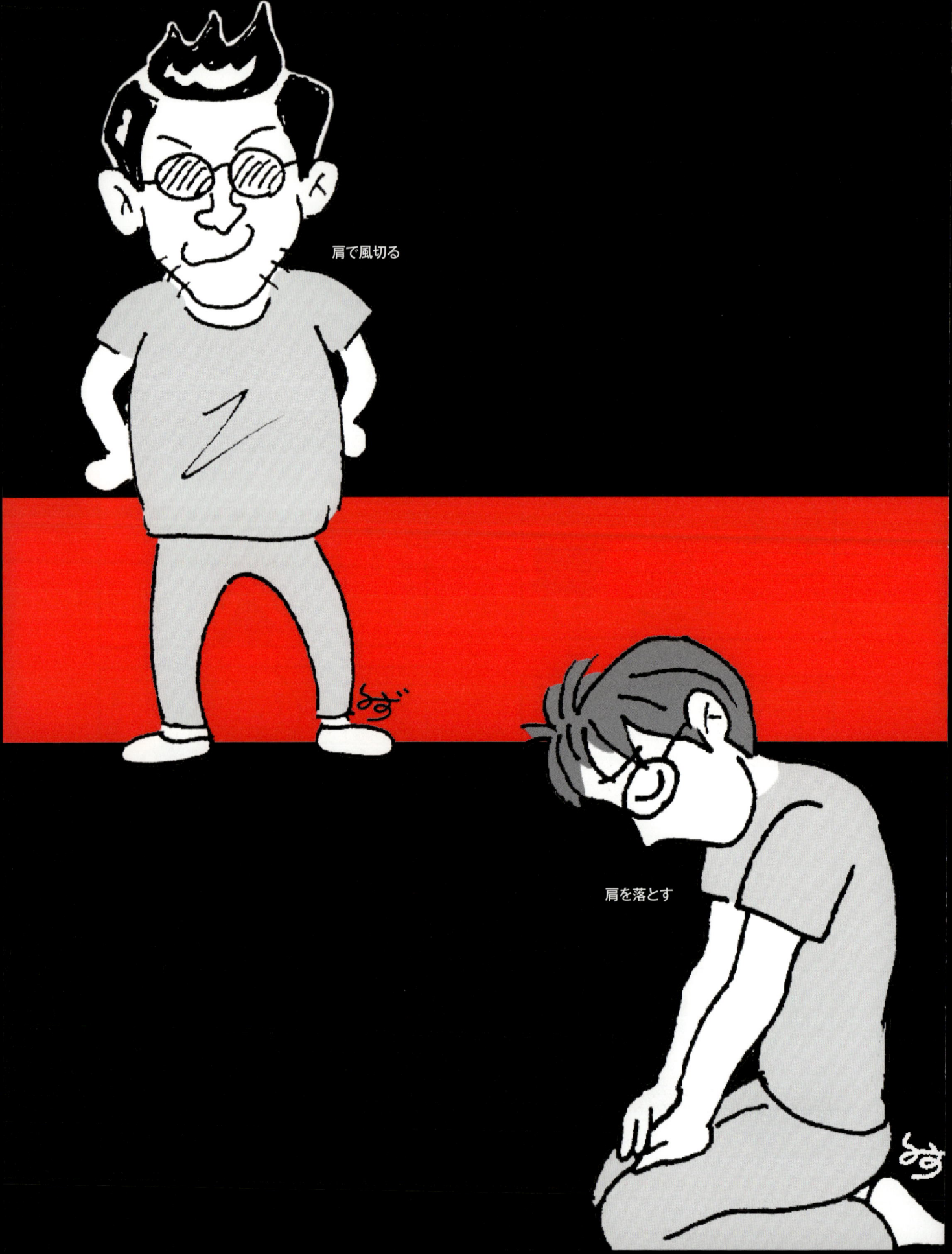

肩を落とす

第9章
肩

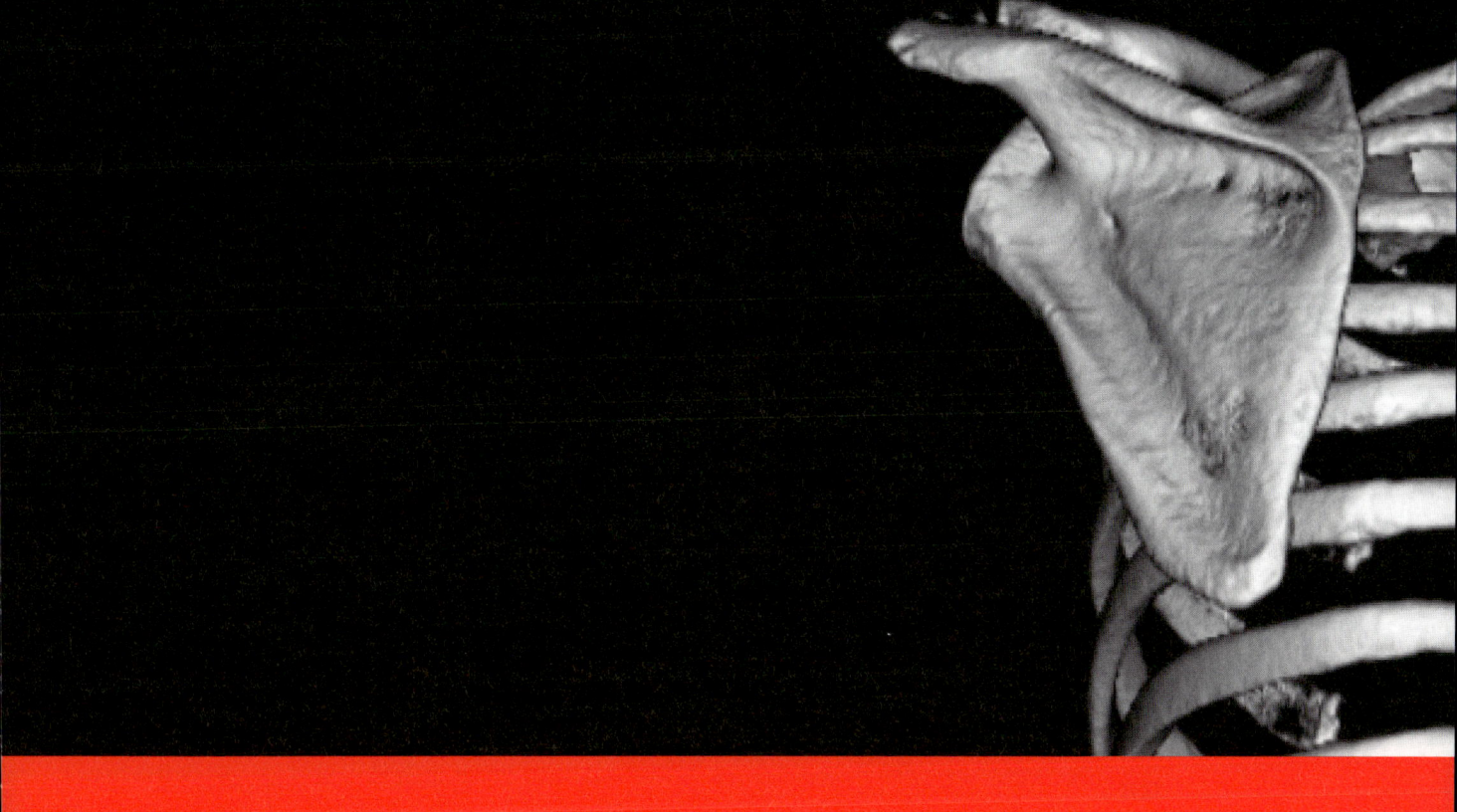

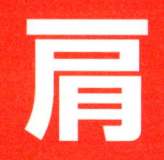

Map of Anatomy

ウシと洋ナシにみえる
肩の解剖

肩はもっとも動きの大きい関節だ．ウシの顔そっくりな肩甲骨と，上腕骨からなり，両者は洋ナシのような受け皿（グレノイド）の部分でつながっている．筋肉と骨がぶつからないようクッションとして，肩峰下滑液包というふくろが存在する．

整形外科の地図 ⑫

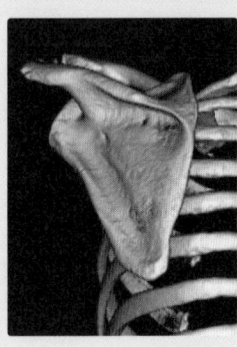

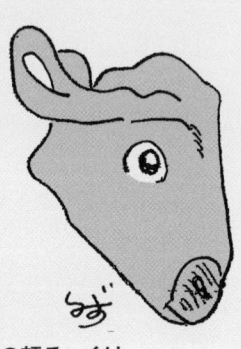

肩甲骨はウシの顔そっくり．

グレノイドは洋ナシのかたち．

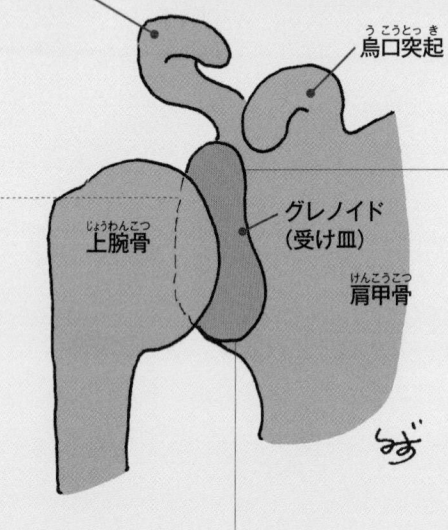

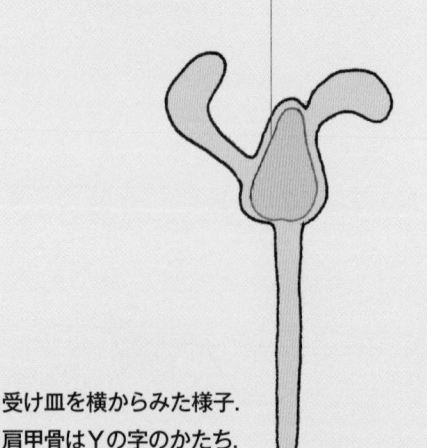

肩峰
烏口突起
グレノイド（受け皿）
上腕骨
肩甲骨

受け皿を横からみた様子．
肩甲骨はYの字のかたち．

- 肩はいちばん動きが大きい関節だ．
- 肩関節は，**肩甲骨**，**上腕骨**からなる．
- 肩甲骨はウシの顔そっくりだ．
- 2つのでっぱり（肩峰と烏口突起）がある．
- 上腕骨の受け皿（切り口の断面）は，洋ナシのかたちをしている（グレノイドという）．
- 受け皿のまわりを関節唇や靱帯といった組織が包みこみ，上腕骨の脱臼を防いでいる．

潤滑油をためる
肩峰下滑液包

- 肩峰の下に，潤滑油をためるふくろがある（関節包とは別）．ここを肩峰下滑液包（SAB）という．
- 慢性の圧迫が続くと，このふくろが炎症をおこし，痛みの原因になる．
- よくステロイドを注射する場所だ．

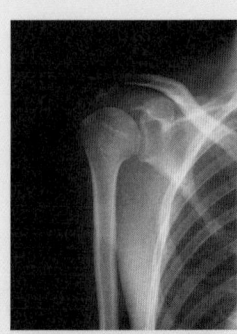

正常の肩正面X線像
（18歳）

第9章 肩

なぜくせになる？
肩の脱臼

01

ヒトは2本足歩行なので，ぶらさげている肩には重さがかからない．そのくせ，肩はとても脱臼しやすい関節だ．なかには，脱臼をくりかえすうちにくせになってしまう患者さんもいる．どうして肩の脱臼が多いのだろう？

那須野「脱臼といえば肩！」
冷夜里「横綱の千代の富士が始終，脱臼していました．」
江良井「くせになるんじゃよ．」
那須野「いちばん動きが大きいぶん，いちばん脱臼するのね．」
冷夜里「受け皿が悪いんだと思います．」
江良井「おっ．いいところに気がついたのう．」
那須野「わかったあ．**肩関節は受け皿が横を向いている**んだわ．股関節は屋根（天井）だったもの．」
江良井「そうじゃね．肩は不安定ではずれやすい．脱臼までいかないが，亜脱臼している（＝ゆるんでいる）場合もよくみかけるね．」

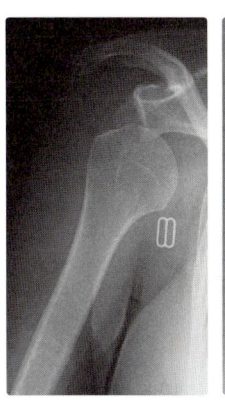

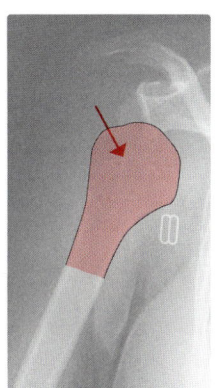

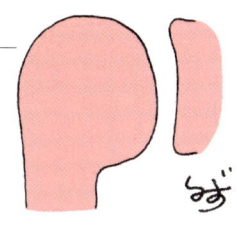

肩は横についている

とくに
肩は脱臼しやすい
- 上腕骨の骨頭と，受け皿（グレノイド）は，横についていて接する面積が小さい．
- ゴルフ・ボールとティーのような関係といってもよい．

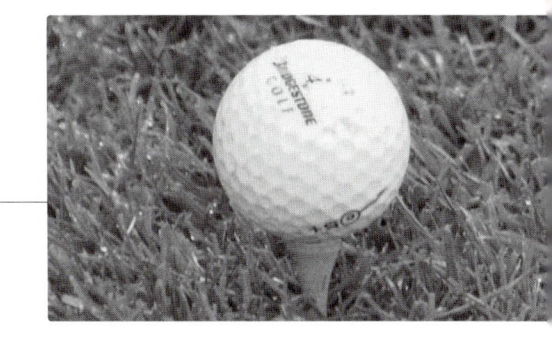

脱臼をくりかえす
反復性肩関節脱臼とは
- 何度も脱臼をくりかえすうちに，筋肉がはがれたり，腱が伸びたり，関節のふくろや関節唇がゆるむ．こうなってしまうと，さらに脱臼しやすくなる．これを反復性肩関節脱臼という．
- 反復性肩関節脱臼には，画像上，①上腕骨の骨頭が壊れる**ヒル・サックス損傷**（骨がヘルサックス！），②関節唇が壊れる**バンカート損傷**といった特徴的な所見がみられる．

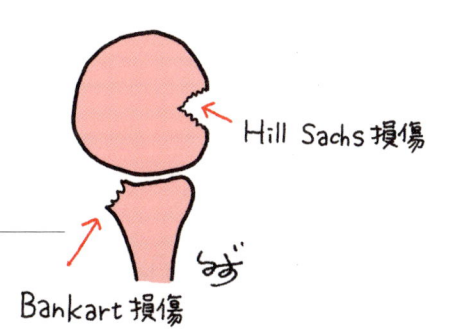

Hill Sachs 損傷
Bankart 損傷

01 肩の脱臼 233

第9章
肩

肩関節脱臼の整復

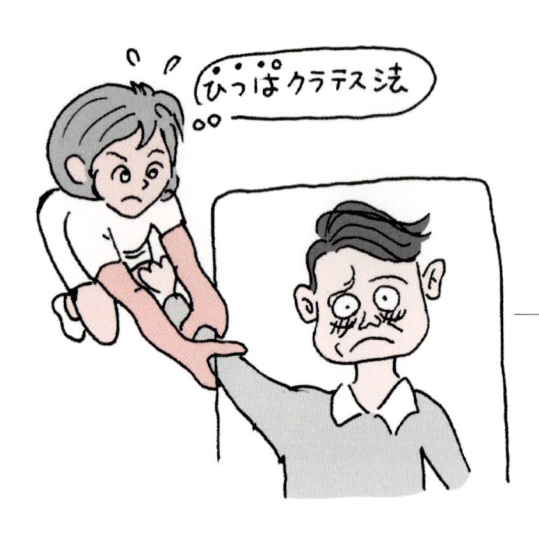

- まずは脱臼を整復しなければならない.
- 外来でおこなうが,麻酔をし,痛みと筋肉の緊張をゆるめないと失敗しやすい.
- いっしょに骨折をおこしているとき,脱臼が戻れば,たいていは整復される.
- 大きく骨片が離れてしまったら,手術(整復固定)をおこなう.

整復法その1
ヒポクラテス法

- 肩を外転させて整復する方法. 肩を外転させ,ヒポクラテス法(引っぱる)で挙上していくと,整復される.

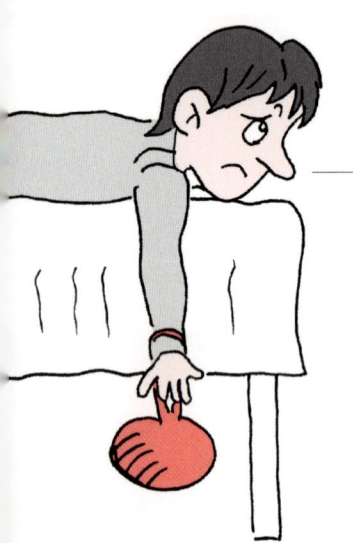

整復法その2
スティムソン法

- 腕におもりをつけてうつぶせにすると,重力で自然に整復される.
- 筋力の弱い高齢者によい方法だ.

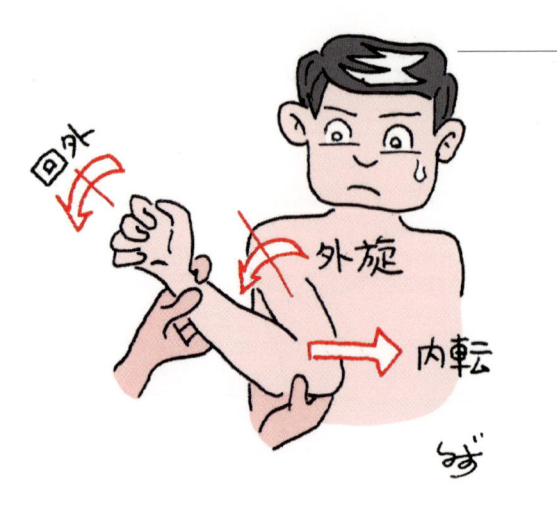

整復法その3
コッヘル法

- 肩を外旋,前腕を回外してから,肩を内転させる.
- 骨折をひきおこすおそれもある.

反復性肩関節脱臼の手術

- いくつかあるが，代表的なものは，
  受け皿にはがれた組織をヌいつける（バンカート法）
  受け皿に骨と筋肉をいっしょにヌいつける（ブリストウ法）
  ゆるんだ組織をヌいちぢめる（プチ・プラット法）．
- いずれも，関節鏡をみながらおこなうことが多い．

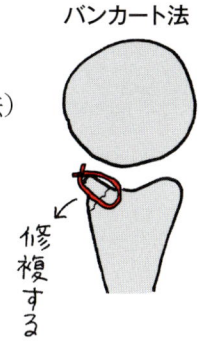

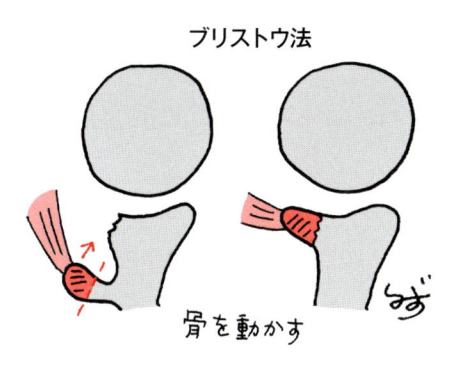

バンカート法　　ブリストウ法

修復する　　骨を動かす

はがれた組織をヌいつける
バンカート法の術式

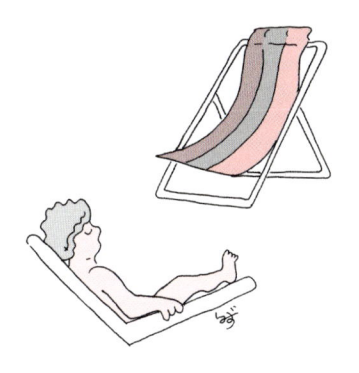

1 患者さんはビーチ・チェア体位にし，肩の後方に穴を開け，関節鏡を挿入する．

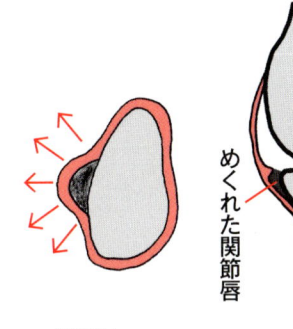

2 関節唇がめくれた受け皿（グレノイド）．

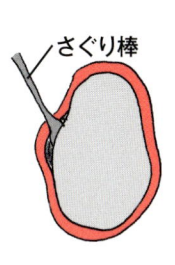

めくれた関節唇

3 関節唇をよく観察する．

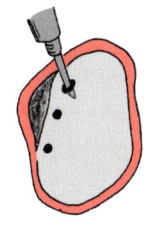

さぐり棒

4 骨に穴を開ける．

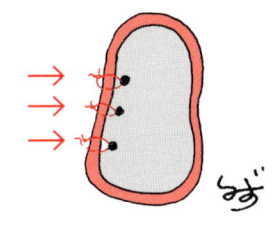

5 糸を骨に通し，関節唇にも通して，むすんで手術終了！
スーチャー・アンカー†を打ち込み，糸をむすんでもよい．

†MEMO スーチャー・アンカー
1990年頃から，スーチャー・アンカー（アンカー＝錨の意味）といって，お尻に糸がついている金属がつかわれるようになった．

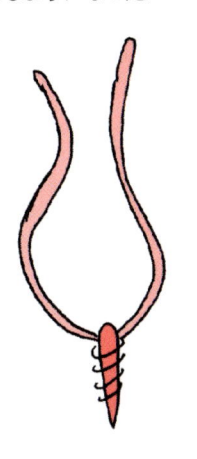

01 肩の脱臼　235

第9章 肩

冷夜里「ところで，肩鎖関節脱臼というのもあるとききましたが．」
那須野「どこですか？ それは？」
江良井「肩関節とは別に，鎖骨と肩甲骨のあいだに関節があるんじゃ．肩甲骨の2つのでっぱり（肩峰と烏口突起）と鎖骨をつなぎとめるいろいろな靭帯があるんじゃが，それが切れると，鎖骨がはねあがってしまうわけじゃ．」

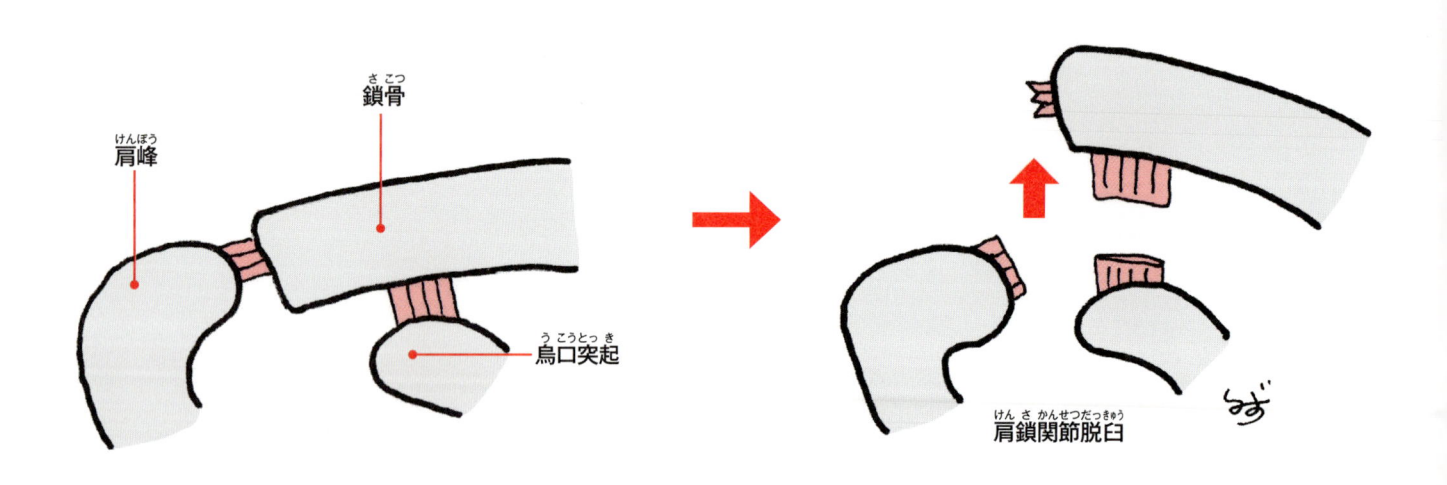

肩峰／鎖骨／烏口突起　→　肩鎖関節脱臼

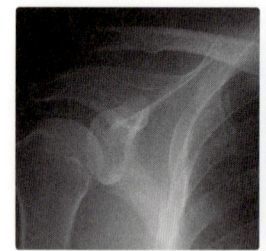

肩鎖関節脱臼 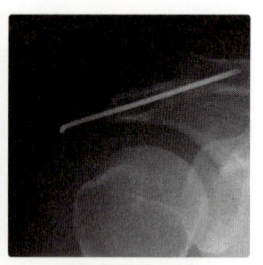　　フェミスター法

はねあがりを治す
肩鎖関節脱臼の手術

- はねあがった鎖骨をつなげる方法として，①キルシュナー鋼線をつかった方法（フェミスター法），②烏口肩峰靭帯を骨をつけたまま移動させる方法（ウェーバー法）などがある．

冷夜里「靭帯が一寸めんどくさいなあ．」
江良井「おなじ骨をつなぐ，烏口肩峰靭帯がいちばんやられにくい．」
那須野「影響をうけんというわけだわ．」
冷夜里「あいかわらず，ギャグもウケんなあ．」

肩関節周囲炎，腱板損傷
いわゆる五十肩など

第9章 肩
02

四十肩，五十肩という言葉でわかるように，肩の痛みは中高年から増えてくる．だが，ひとくちに肩の痛みといっても，腱鞘炎だったり，石がたまったり，筋肉がすりきれたり……と原因はさまざまだ．

那須野「脱臼はケガでおきますよね．でも，ケガをしていないのに，肩が痛くなったり，肩があがらなくなる患者さんがいます．これはいったい……．」

江良井「いわゆる四十肩，五十肩というやつじゃね．整形外科では，肩関節周囲炎というんじゃ．」

那須野「周囲炎？」

冷夜里「アイマイな名前ですねえ．」

江良井「病気が多彩で，いろんなものをひっくるめていってるから，やむをえん．」

冷夜里「自然に治ることも多いらしいですね．」

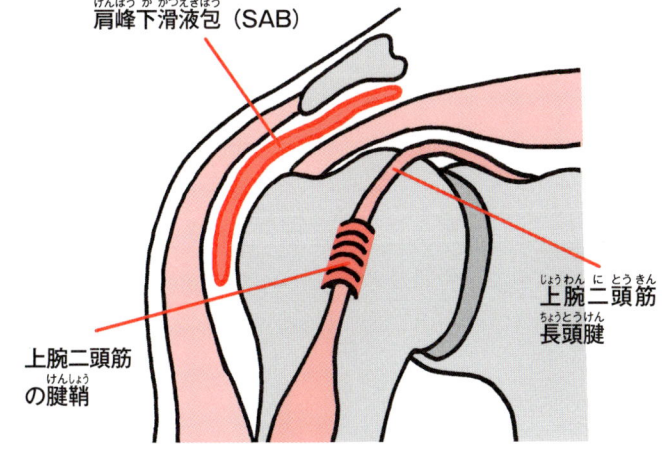

肩峰下滑液包（SAB）
上腕二頭筋長頭腱
上腕二頭筋の腱鞘

肩関節周囲炎

- フローズン（凍結）肩，五十肩などともいう．
- 症状は，肩が痛い（とくに夜），肩が固くなる（動かない）．
- 中年以降，50代に多い．
- ①滑液包（肩峰下）でおきる炎症，
  ②関節のふくろでおきる炎症，
  ③上腕二頭筋の腱鞘でおきる炎症，
  など肩関節の周囲の炎症，また老化などが原因となる．
- X線画像は正常像が多い．
- ときに，石がたまることがあり（石灰沈着性筋炎），激しい痛みを出す．

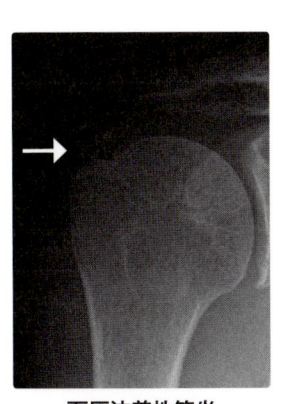

石灰沈着性筋炎

02 肩関節周囲炎，腱板損傷 237

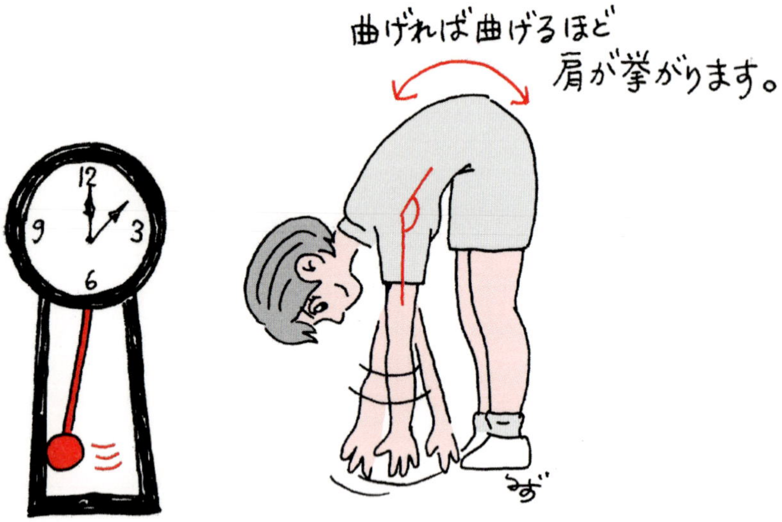

第9章 肩

安静から振り子へ
肩関節周囲炎の治療

- 急性期は，三角巾（きん）やストッキネットなどで固定し安静にする．
- だが，肩は放置すると，固くなる（拘縮（こうしゅく））．
- 関節が固くならぬよう，振り子運動（腰をくの字に折り曲げ，ぶらさげた腕を重力のちからで楽に動かす）などをおこなう．

曲げれば曲げるほど肩が挙がります．

腱板損傷

那須野「近所のオジイサン，動く（固くはならない）けど，肩が痛むといいます．これって，やっぱり，肩関節周囲炎ですか？」

江良井「腕はあがる？」

那須野「あがるんだけど，ひっかかるような音がするって．」

江良井「それは，たぶんインピンジメントしとるんじゃな．」

冷夜里「イ，インポ……イジメ？」

江良井「衝突という意味じゃよ．」

那須野「何も彼と衝突なんかありませんよ．」

江良井「わかっとるわ！　アホ．その患者さんは，たぶん肩を動かす筋肉がすりきれている．」

那須野「ケガしていないと言っていますが．」

江良井「中高年になると，とくに転倒しなくても，すりきれてしまうんじゃよ．」

4つの筋からなる
腱板のしくみ

- 肩は，表面にある筋肉と，内側にある筋肉によっておおわれている（アウター・マッスル，インナー・マッスルとよぶ）．
- 内側にある筋（**棘上筋**，**棘下筋**，**小円筋**，**肩甲下筋**の4つ）は集まって板のようになっており，これを**腱板**という（まあ，筋板でもいいと思うが）．
- いちばん損傷を受けやすいのは，棘上筋だ．
- 腱板は英語でカフスという．袖口，つまりシャツの手首に近い折り返し部分（カフス・ボタンのカフス）だ．あのシャツの帯のように肩を補強しているわけだ．

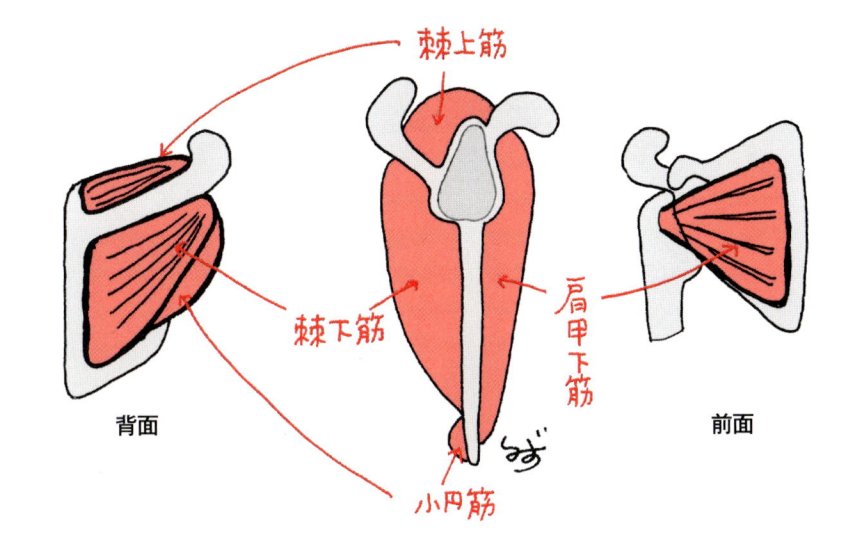

棘上筋 / 棘下筋 / 肩甲下筋 / 小円筋

背面　　前面

肩峰と上腕骨にはさまれる・すりきれる
腱板損傷

- 肩を外転させたときに，腱板は，肩峰と上腕骨のすき間にはさまれる（インピンジメントされる）．
- 中高年以降，弱くなった腱板は，だんだんすりきれてしまうのだ．
- 腕を横にあげていくと，肩のあたり（外転60〜120°）で，痛みが増す．これをペインフルアークという．
- 完全断裂だと，腕があがらなくなる（落ちてしまう）．
- X線画像では，肩峰と上腕骨のすき間がせまい．
- 筋肉の断裂は，MRIで診断する．

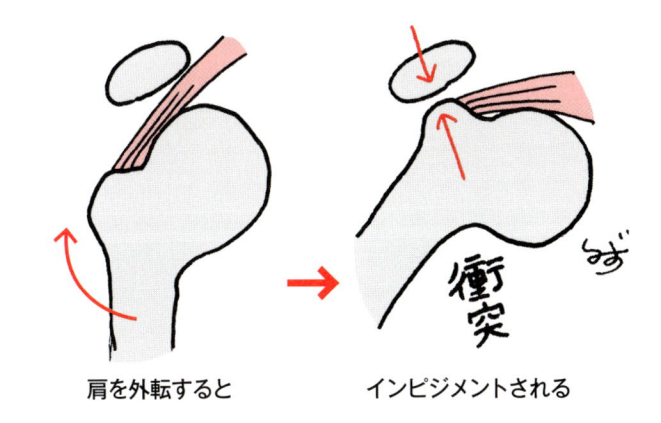

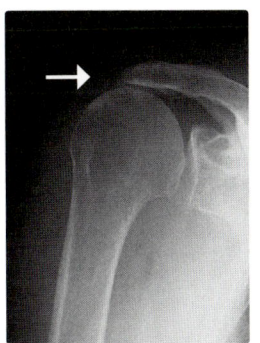

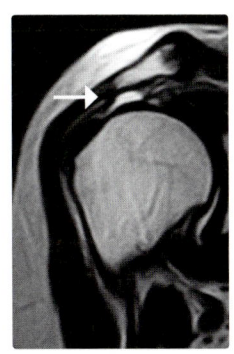

肩を外転すると　　インピジメントされる（衝突）

腱板損傷（X線像，すき間がせまい！）　　（MRI．腱板が切れている）

02　肩関節周囲炎，腱板損傷

第9章

肩

おもに保存療法
腱板損傷の治療

- 保存治療で多くは治る.
  - 60歳以下, 活動性の高い患者さんには, 手術をすすめる.
  - いくつかあるが, 代表的なものは,
    - **肩峰形成術** 肩峰の下をけずり, インピンジメントをとりのぞく.
    - **腱板修復術** 切れた腱板を引き出し, 前進させて, 上腕骨に埋めこむマクローリン法など.
  - いずれも, 関節鏡をみながらおこなうことが多い.

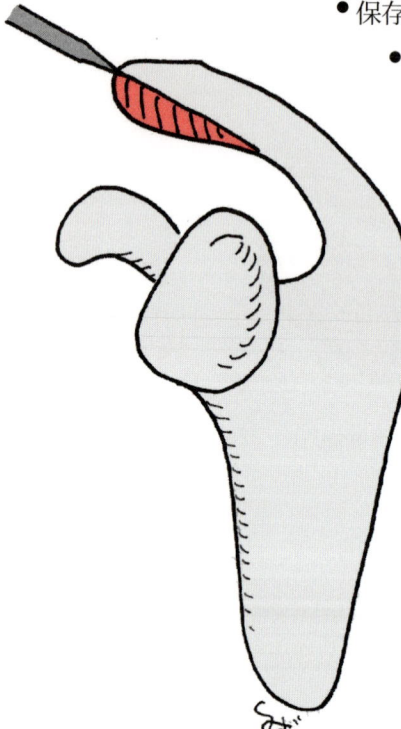

マクローリン法

肩峰形成術

那須野「(めずらしく解剖図をみながら)腱板って, おいしそうだわ.」
冷夜里「どうして?」
那須野「肩甲骨がウシの頭だとするでしょ. すると腱板はさしずめ, ウシのほほ肉ってわけ.」
冷夜里「この食いしんぼめ.」
江良井「もうコジツケでもなんでも, 勉強してくれりゃア, いいよ.」
冷夜里「ようし, 肩のちからを抜こうっと.」
那須野「きれいにまとめましたね.」

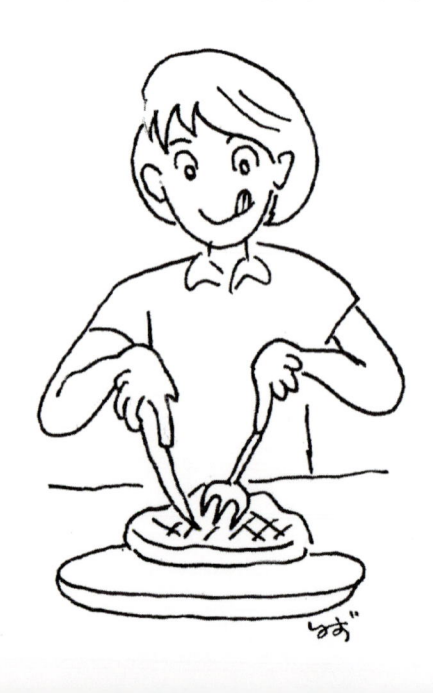

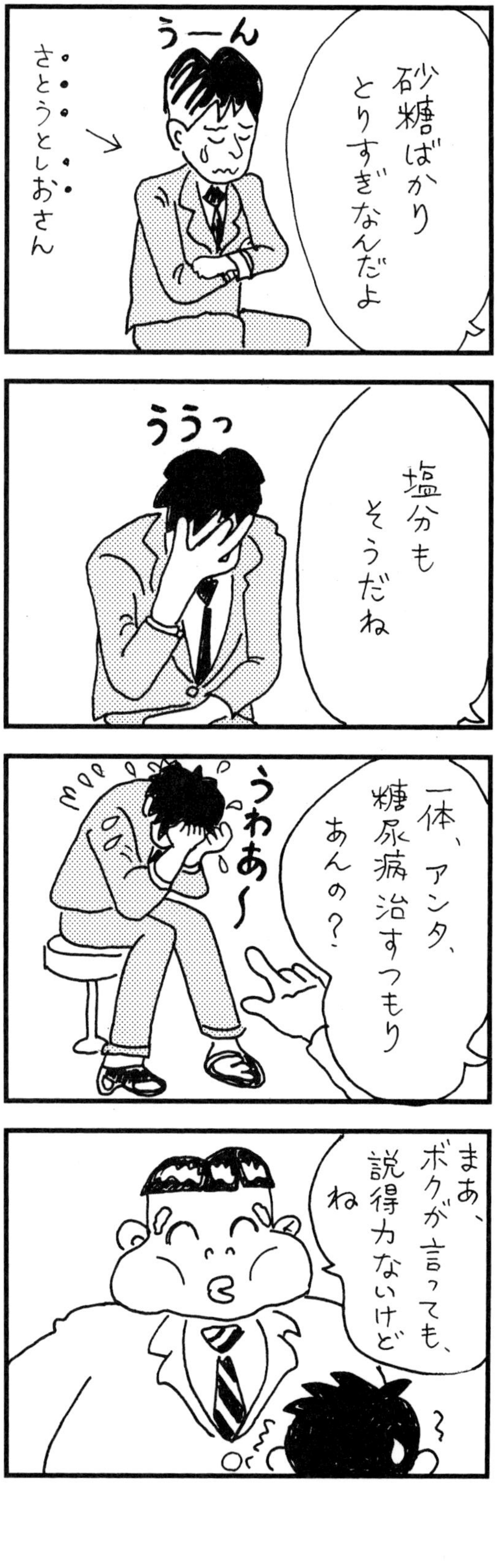
砂糖ばかりとりすぎなんだよ
うーん
さとうとしおさん
塩分もそうだね
ううっ
一体、アンタ、糖尿病治すつもりあんの？
うわあ～
まあ、ボクが言っても、説得力ないけどね

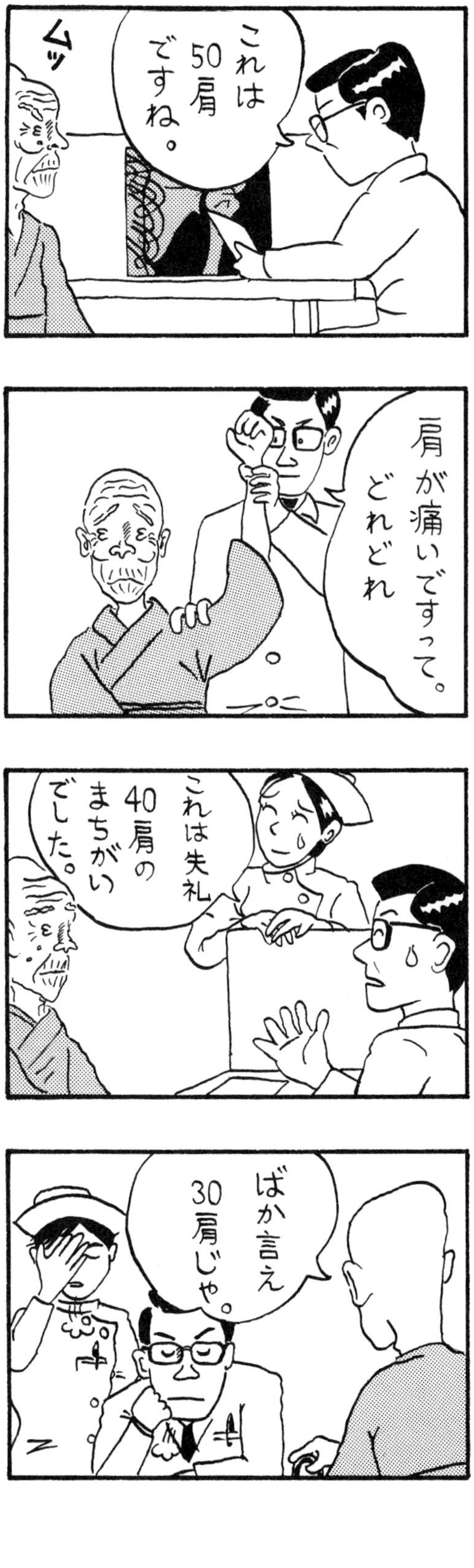
これは50肩ですね。
ムッ
肩が痛いですって。どれどれ
これは失礼40肩のまちがいでした。
ばか言え30肩じゃ。

コラム 11

リハビリ

冷夜里 「リハビリテーションという言葉は，病院では日常語になっていますね．」

那須野 「高齢で，言葉もおぼつかないおじいさん，おばあさんも，リハビリという単語をしっかりつかうもんね．」

江良井 「わしは，**整形外科の治療＝診断×手術×リハビリ**，と考えておる．たし算じゃなく，かけ算というところがミソだな．つまり，手術が100でも，リハビリが0だと，0になってしまうわけじゃ．医者は，手術だけやってればいいというもんじゃない．リハビリと二人三脚であることを常に忘れてはいかんと思うんじゃ．」

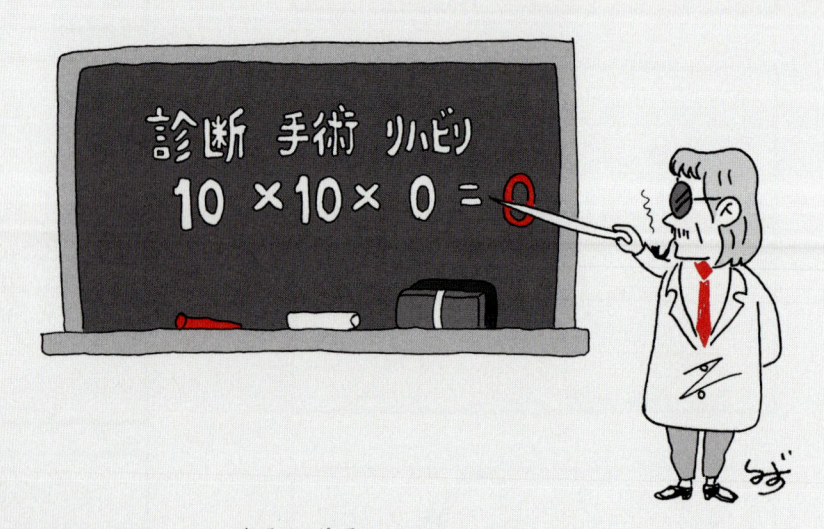

那須野 「ところで，センセイ，OT，PTってなんですか？」

江良井 「OTは作業療法士．PTは理学療法士だよ．」

那須野 「…….（なんのこっちゃ？　という顔）」

江良井 「ビミョウにちがうんじゃ．PTは寝起き，歩行などの基本的な動作をあつかう．OTは着衣，洗顔，食事などADLに直結した動作をあつかうんだ．」

那須野 「ますますわからなくなりました．」

江良井 「これならどうじゃ？　患者さんをトイレに連れていくまでがPT，用足しを手伝うのがOTじゃ．」

冷＆那 「わかりやすい！」

冷夜里 「いったいどっちが主流なんでしょう？」

江良井 「数は，どちらかというと，PTのほうが多いね．でもどっちも大事じゃな．」

冷夜里 「OTがいる病院のほうが少ないのか．」

江良井 「そう．たとえば，脳卒中や手の専門病院だね．」

冷夜里 「なるほど．」

† MEMO
- OT：occupational therapist，作業療法士
- PT：physical therapist，理学療法士

江良井「ついでにいうと，脳卒中のリハビリは質的，整形外科のリハビリは量的じゃな．」
那須野「またむずかしいことを．」
江良井「脳卒中の患者さんは，筋肉があっても，まひや緊張のためうまく動かせないわけ．だから質を向上させることが大切だ．それに対して，整形外科の患者さんには，角度とか筋力とか，そういう数字（量）をアップしていかなければならない．」
那須野「リハビリと一言にいってもいろいろあるんですね．」
江良井「でも，お年寄りはみんなリハビリが大好きだ．失われた能力を回復してゆくのは，楽しいし，すばらしいことだよ．」

冷夜里「リハビリに，もし**欠点**や**問題点**があるとしたらなんですか？」
江良井「事故がおきることがある．」
冷夜里「事故？」
那須野「それはこわいですね．」
江良井「お年寄りには危険がいっぱいだし，術後の患者さんは，まだ体力が回復していないというおそれもある．リハビリをやりすぎて，腱が切れちゃうとか，手術で治した関節がまた脱臼しちゃうとか，荷重が早すぎるとか，いきなり起立性低血圧になって倒れちゃうとか……．」
那須野「どうすればいいでしょう？」
江良井「結局，医者やナース，作業療法士，理学療法士のみんなが，連携を密にするしかない．」
冷夜里「それが，いちばん大切なことなんですね．」

那須野「先生，わたしさっきのかけ算にちょっと不満があるんですけど．」
江良井「なにか？」
那須野「×**看護**，が抜けています．」
江良井「あ，ごめん．忘れてた．でも，まだ君たちじゃだめだね．」
那須野「どうしてですか？」
江良井「0と0だろ．」
冷＆那「それがなにか？」
江良井「0と0は，たし算でもかけ算でも0じゃから．」
冷＆那（がくっ）

コラム11　リハビリ　243

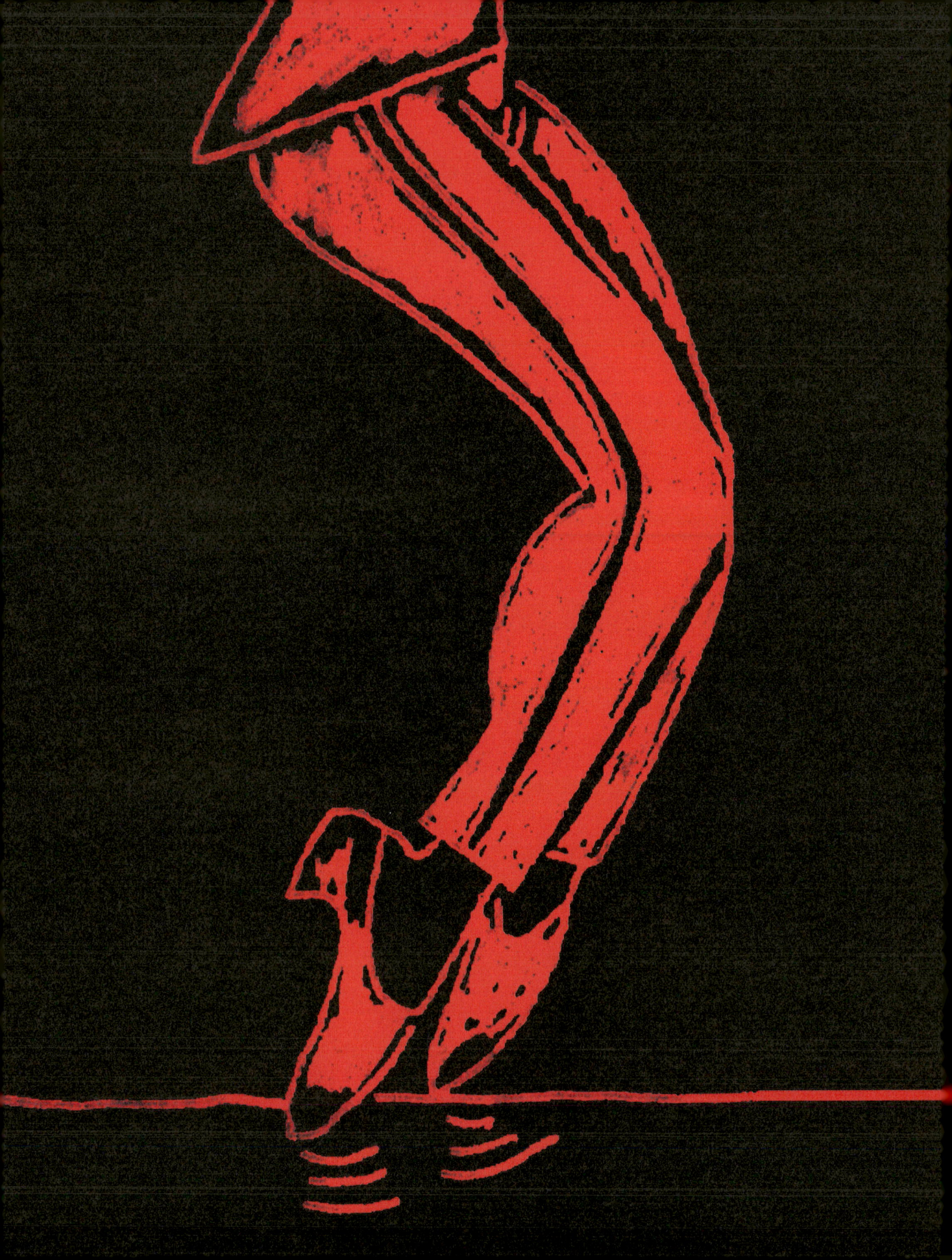

足の骨は，いっけん，手の骨とにているが，2本足歩行をする要（かなめ）として，とても強いつくりになっている．足関節は，木造建築にもつかわれるほぞ穴とほぞつぎの形をし，足の骨は，横からみるとアーチをつくって体重をささえている．

第10章

足

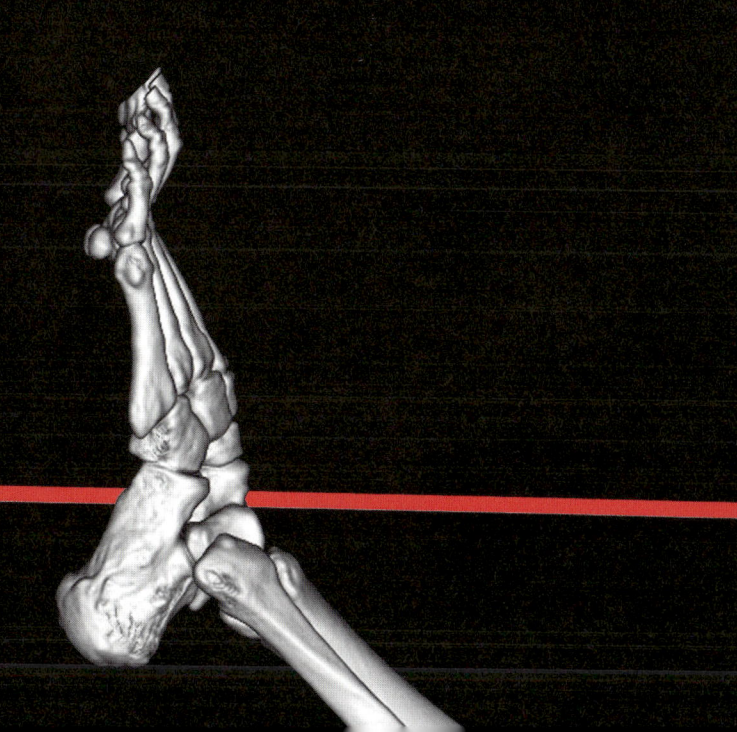

Map of Anatomy

よくつかう，だから頑丈
足の解剖

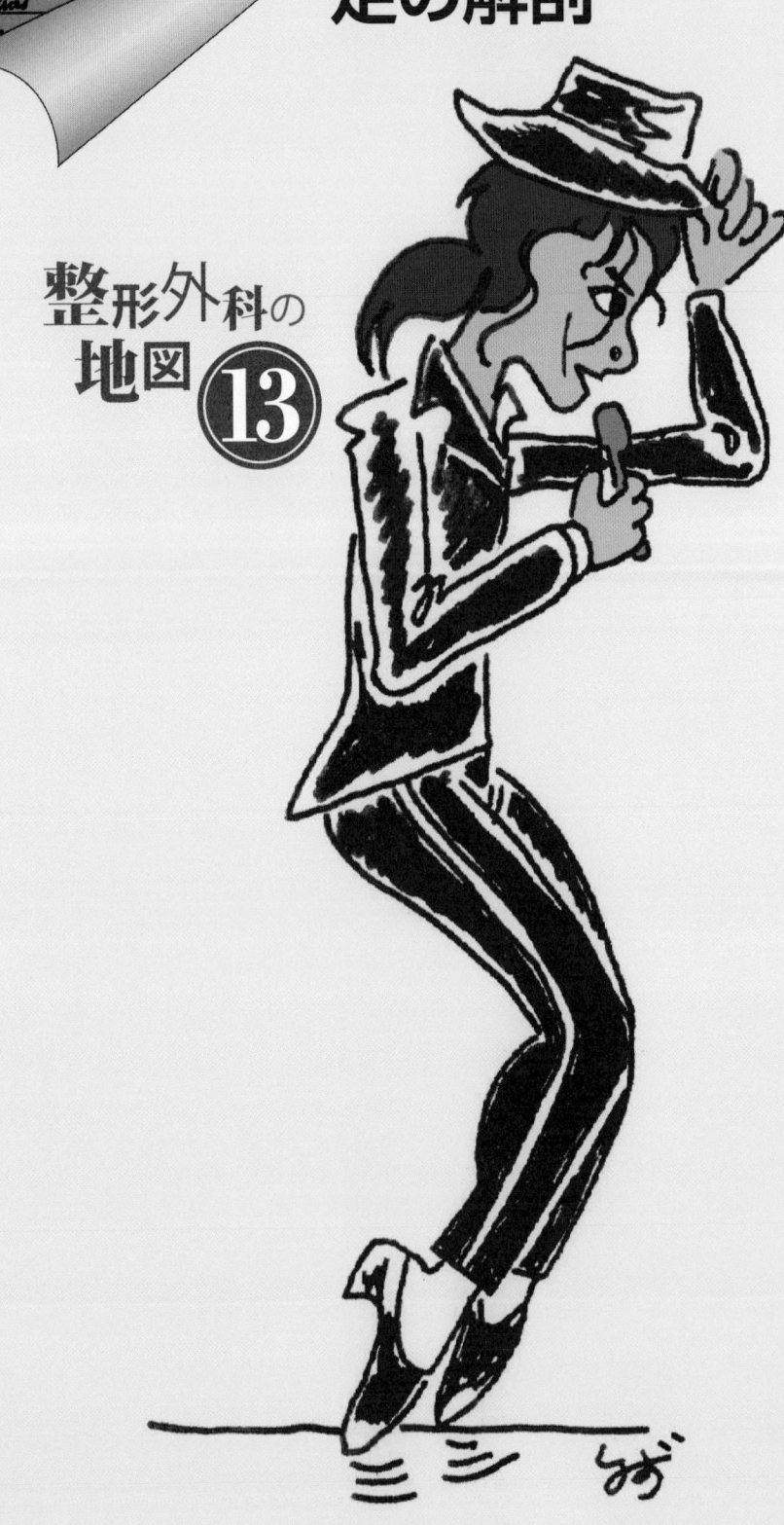

整形外科の地図 ⑬

冷夜里「足って優秀だと思いませんか．ハイハイしていた赤ちゃんが，いったん立つと，もう絶対だっこを嫌がるんだよ．あれをみていると，ああやっぱり2本足動物なんだ，足は偉大だなあって感心する．」

那須野「バレリーナなんて，トウ・シューズの先ッポだけで立つんですものね．」

江良井「たしかに，足はスグレモノかもしれん．膝（ひざ）や股関節（こかんせつ）があれだけ傷（いた）んでくるのに，変形性足関節症なんて，ほとんどきかんしのう．」

冷夜里「きっと何か秘密があるにチガイない．」

優秀なアシの秘密 その1
足の基本的な構造

- 足は，長い骨（趾骨，中足骨）と，そのねもとにある足根骨，さらにかかとの骨（踵骨），その上に乗っかる骨（距骨）からなる．
- ゆびの漢字は，"指"ではなく，"趾"をつかう．
- 足の裏はアーチになって，体重をうまく分散させている．（土ふまずとはよくいったものだ）
- タテとヨコのアーチがある．

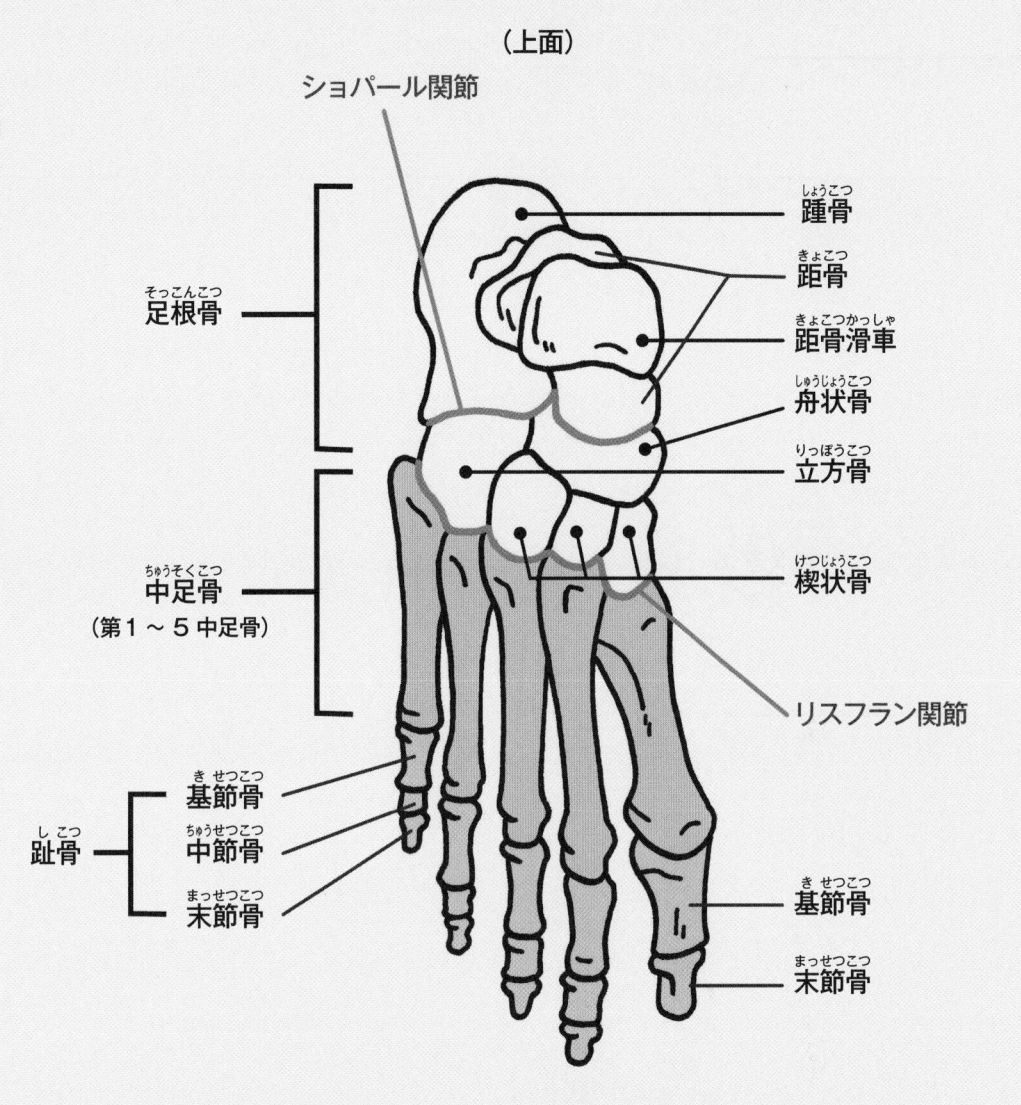

（上面）

- ショパール関節
- 踵骨
- 距骨
- 距骨滑車
- 舟状骨
- 立方骨
- 楔状骨
- リスフラン関節
- 足根骨
- 中足骨（第1～5中足骨）
- 基節骨
- 中節骨
- 末節骨
- 趾骨
- 基節骨
- 末節骨

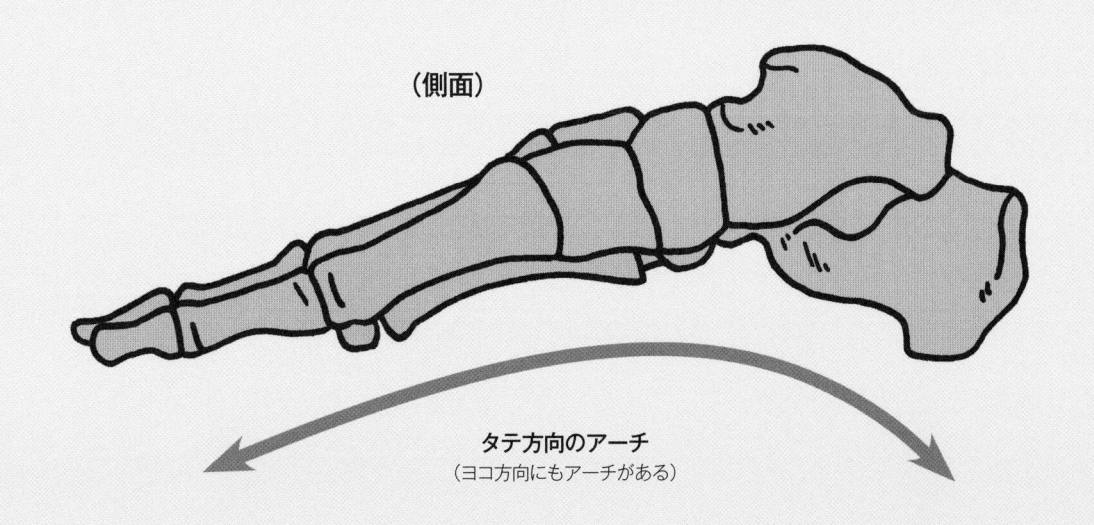

（側面）

タテ方向のアーチ
（ヨコ方向にもアーチがある）

整形外科の地図 13 足の解剖

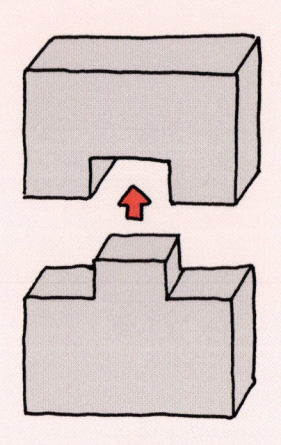

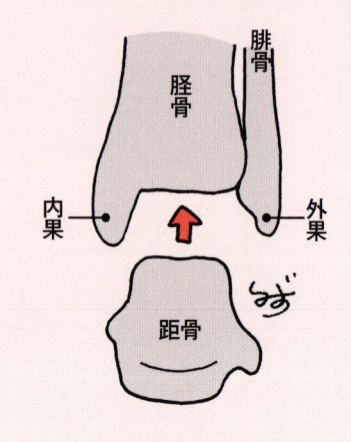

優秀なアシの秘密 その2
足の関節
- 足関節は，**距骨**と，**脛骨**，**腓骨**からなる．
- 脛骨と腓骨のすき間（ほぞ穴）にできたくぼみに，距骨がはまりこみ（ほぞつぎ），きわめて安定したかたちとなっている．
- 脛骨の下のでっぱりを**内果**
  腓骨の下のでっぱりを**外果**
  とよぶ．
- 外果のほうが下にある．
- だから，ねんざで内がえし（外を下にひねる）のほうが切れやすいのだ．

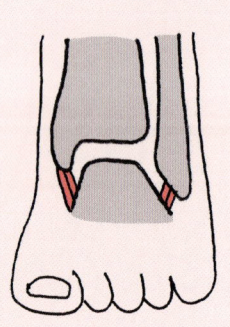

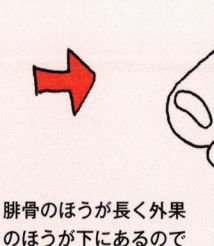

腓骨のほうが長く外果のほうが下にあるので切れやすい

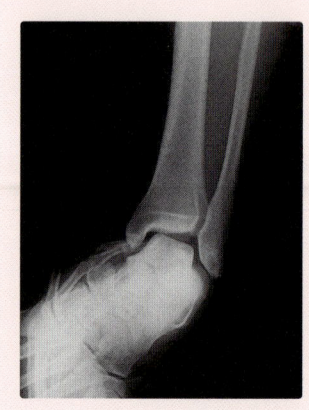

優秀なアシの秘密 その3
足の靭帯
- たくさんの靭帯が，足と足関節を補強している．
- **距腓靭帯**（外側）がいちばん切れやすい．
- **脛腓靭帯**（正中）が切れると，脛骨と腓骨が離れてしまう．

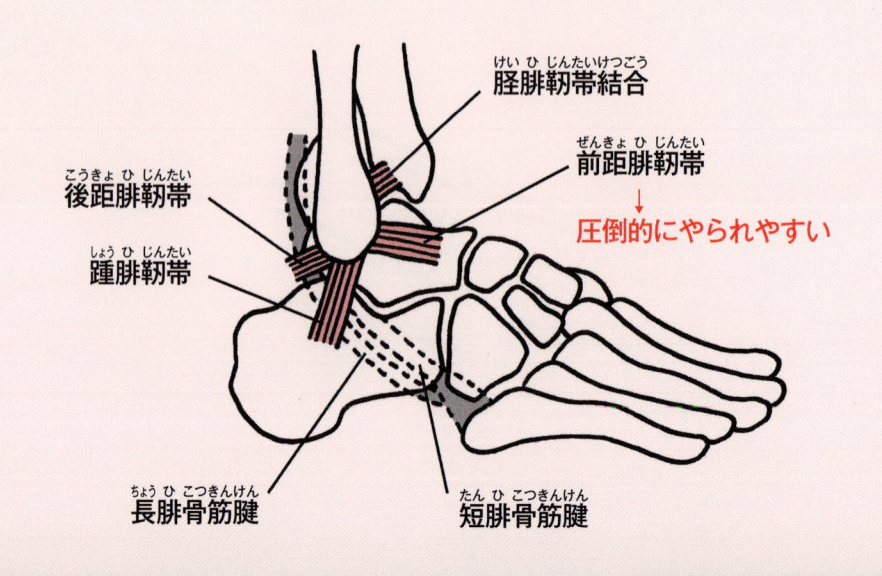

脛腓靭帯結合
後距腓靭帯
前距腓靭帯 → **圧倒的にやられやすい**
踵腓靭帯
長腓骨筋腱
短腓骨筋腱

おまけ
いろいろな足のかたち

- 足は多くの骨が組み合わさり，多くの靱帯が絡まり，すこぶるフクザツなかたちをしている．そのぶん変形もいろいろだ．これらは単独ではなく，合併することも少なくない．

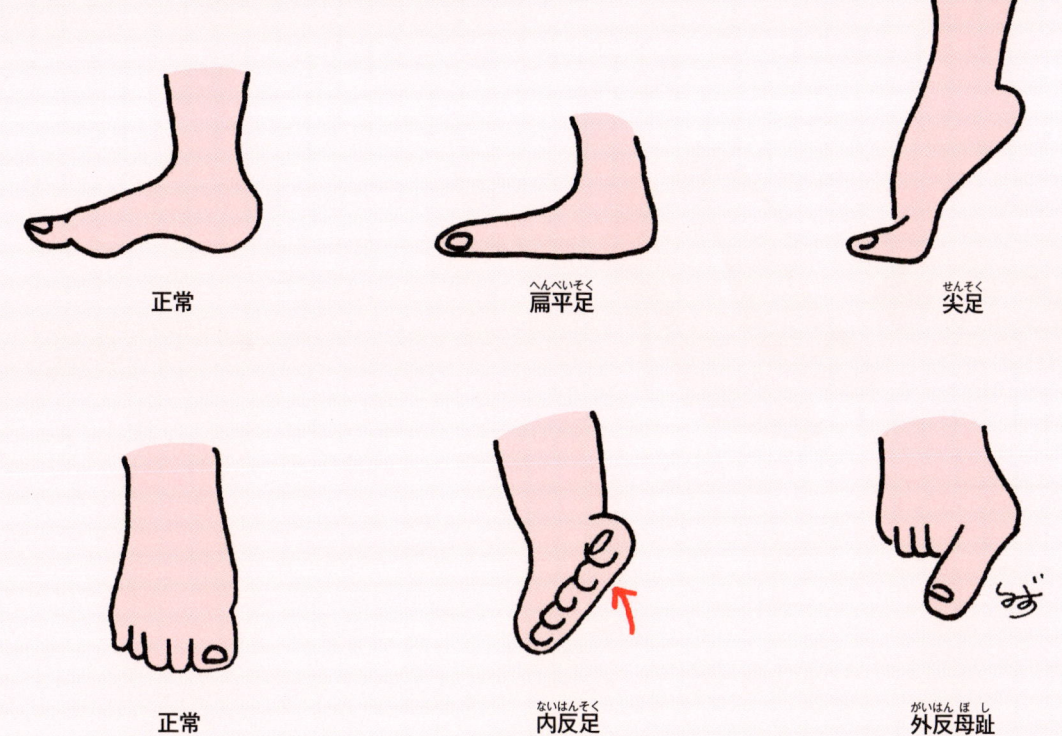

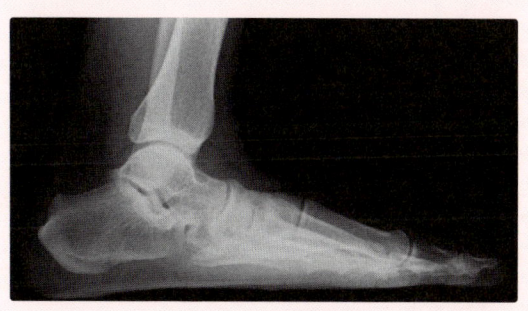

正常　　　扁平足　　　尖足

正常　　　内反足　　　外反母趾

アーチのない扁平足

第10章 足

01

くの字にふくらむ
外反母趾

足の親指のつけねが，「く」の字にふくらむ変形が，外反母趾である．女性に多く，ハイ・ヒールなども原因のひとつといわれている．みためだけでなく，痛みや腫れで悩む患者さんが多い．手術の方法は百花繚乱だ．

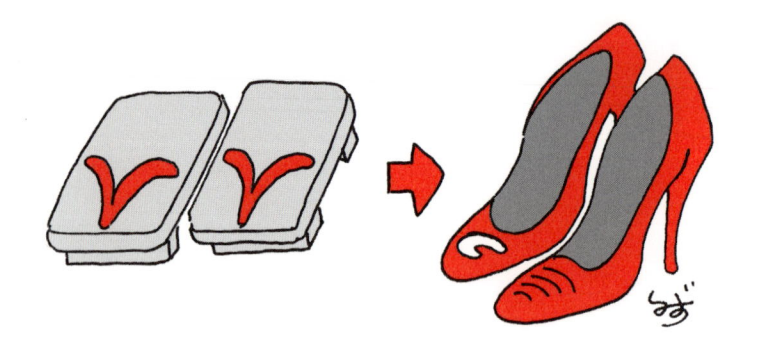

那須野「ハイヒールをはく女性に多い変形ですね．」
冷夜里「たしかに，男の外反母趾って，あんまりきかないなあ．」
江良井「もともと日本人には少なかったんじゃ．生活スタイルが洋式になってから増えた病気じゃね．」
那須野「ゲタ骨折から，ハイヒールの外反母趾へ，というわけね．」
冷夜里「ところで，これは美容（コスメティック）の病気ですか？」
江良井「いや．ただの変形じゃない．母趾のつけねが赤く腫れたり，足の底にタコができたりする，つらい病気じゃ．」
那須野「膝とか，足とか．女性って，ホント大変だわ．」

外を向いてしまう

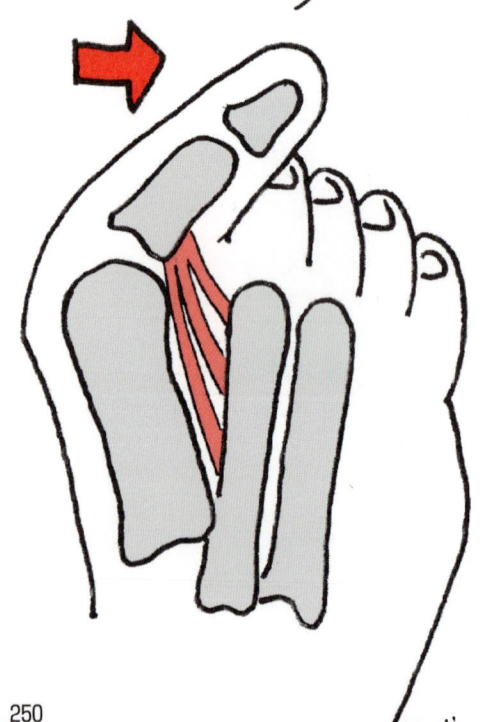

そもそも
外反母趾とは

- 外反母趾は足の母趾が外側に向く変形だ．
- 手ではないので，母指とかくのはマチガイ．
- 圧倒的に女性に多い．
- 第二次大戦後，患者が増加した．ハイヒール，体重増加，筋力低下も要因とされるが，ほんとうの原因はよくわかっていない．
- つけねのふくろ（滑液包）が，炎症をおこして，赤く腫れる．これをバニオンという．
- 足の裏（第2，第3趾の中足骨）にタコができる．
- 足のアーチが小さくなる（扁平足）．

画像でみる
外反母趾の診断
- 中足骨の角度が大きくなる（第1・2中足骨間角）．
- 第1中足骨と，親指の角度が大きくなる（外反母趾角）．

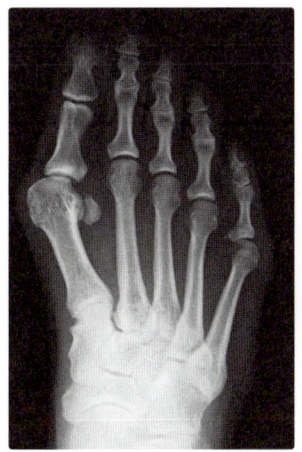

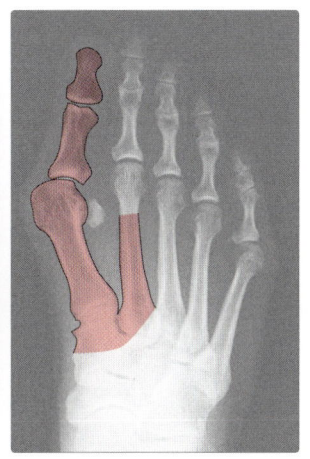

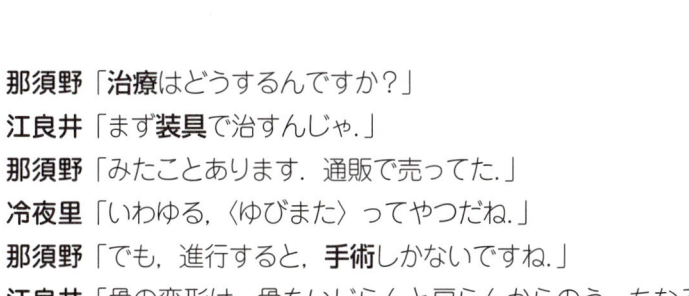

①外反母趾角（HV角）

②第1・2中足骨間角（M1/2角）

那須野「**治療**はどうするんですか？」
江良井「まず**装具**で治すんじゃ．」
那須野「みたことあります．通販で売ってた．」
冷夜里「いわゆる，〈ゆびまた〉ってやつだね．」
那須野「でも，進行すると，**手術**しかないですね．」
江良井「骨の変形は，骨をいじらんと戻らんからのう．ちなみに手術の種類はい――っぱいある．100種類以上といわれているぞ．腱を動かすもの（マクブライド法），中足骨を切るもの（ミッチェル法，ホーマン法，マン法，DLMO法），基節骨を切るもの（ケーラー法），人工関節（スワンソン法）などが報告されているよ．ここでは，代表的な手術法として，**マン法**を紹介しよう．」

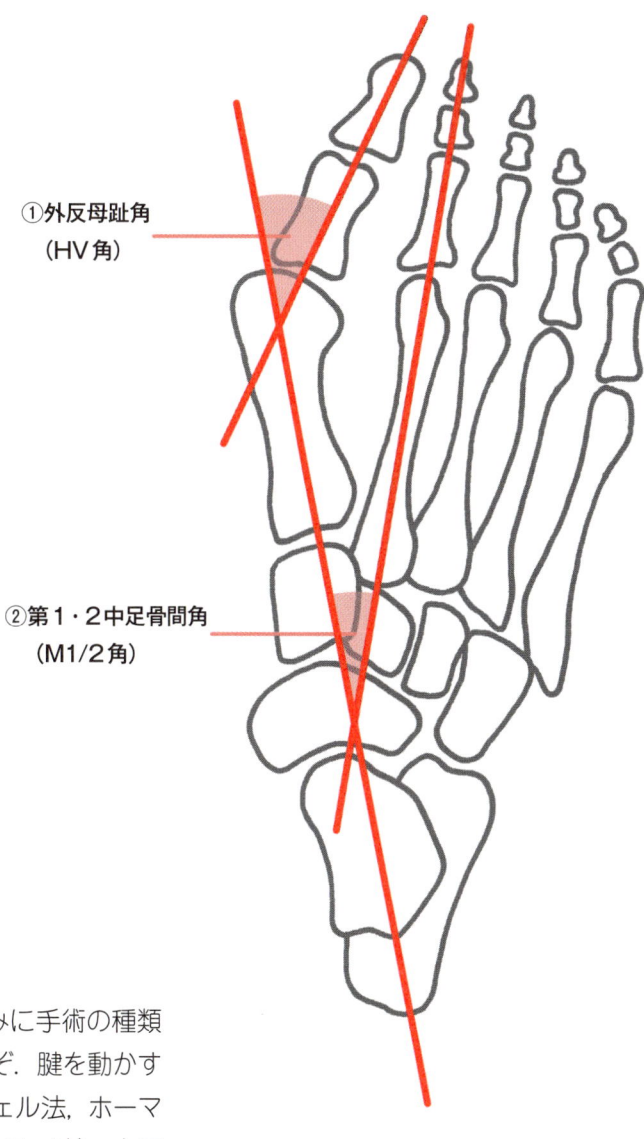

第10章 足

外反母趾の治療（マン法）

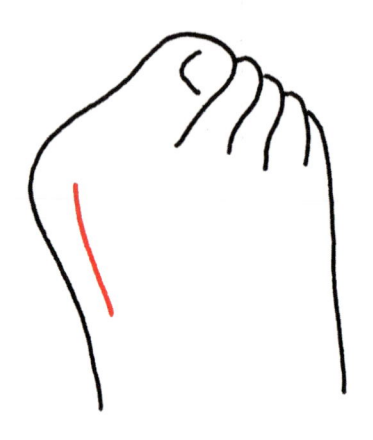

1 まず母趾のヒフを切る．

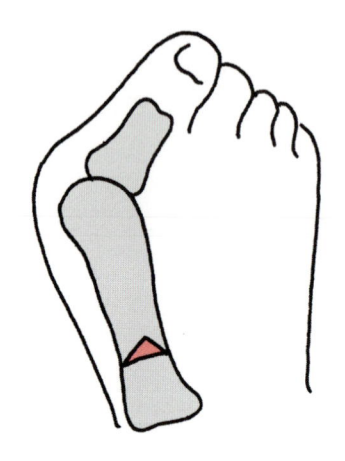

2 第1中足骨を出し，三角形に切る．

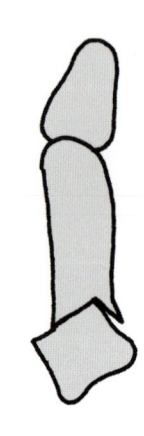

3 骨を動かして，変形を治し，

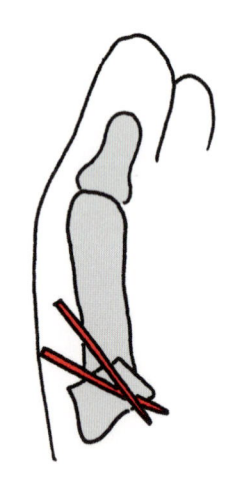

4 骨をピンで固定する．

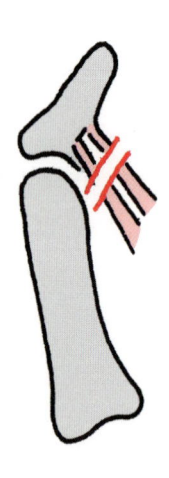

5 母趾を引っぱる筋肉を切り，つっぱりをなくす．

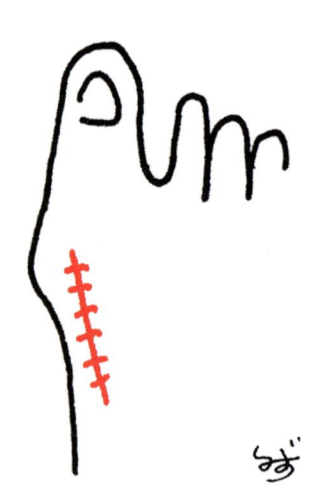

6 手術終了！

冷夜里「ところで女性って，ハイヒールに足をつめてまでして，どうしてこうも足を小さくしたいのかねえ．」

江良井「中国の纏足（てんそく）も，ザンコクな習慣じゃな．美への執念たるや，イヤハヤなんとも……．」

冷夜里「女ってワガママだよな．バストは大きくなりたい．そのくせ，ヒップは小さいほうがいい．意味がわからない．」

江良井「シリ滅裂（めつれつ）じゃ！」

那須野「でも，わたし，ハイヒールははかないと決めてます．」

冷夜里「どうして？」

那須野「とんがって歩きにくいし，病院だと汚れるし．それに，そもそも，ナースには必要ないわ．」

冷夜里「まあ，ナースという職業は，どうしても，足が太くなるよね．」

那須野「ダイコン足や，サリーちゃん足は，いやだなあ……．」

江良井「たしかに，足の太さと，仕事の出来（デキ）には，有意な相関関係があるな．」

冷夜里「足が太くて，出来（デキ）の悪いナースも，ときどきいるけどね．」

那須野「何か言いました？」

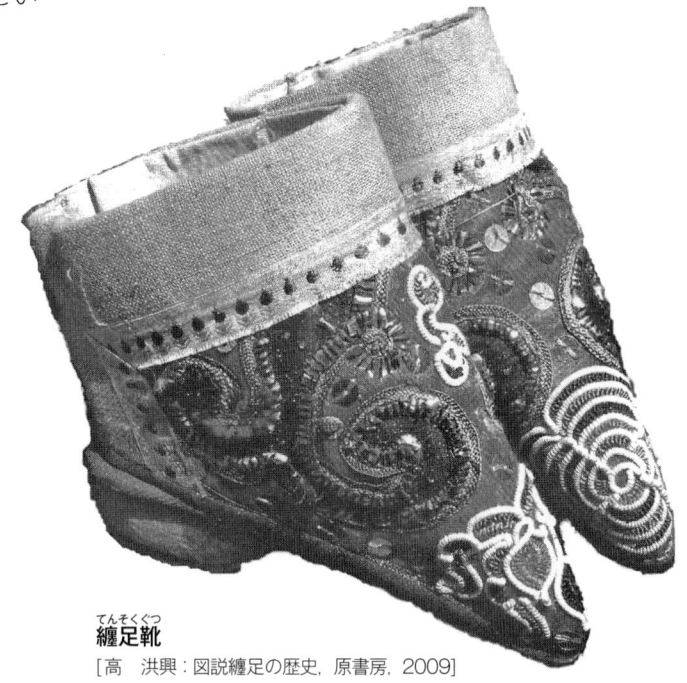

纏足靴（てんそくぐつ）
［高　洪興：図説纏足の歴史，原書房，2009］

第10章 足

02

人体のなかでもっとも太い腱が切れる
アキレス腱断裂

ギリシャ神話の英雄から名前がつけられたアキレス腱は，ヒトでいちばん大きく，強い腱だ．秋の運動会シーズンや，ママさんバレー，フットサルの試合で，この腱を切って病院にかつぎこまれる患者さんは少なくない．

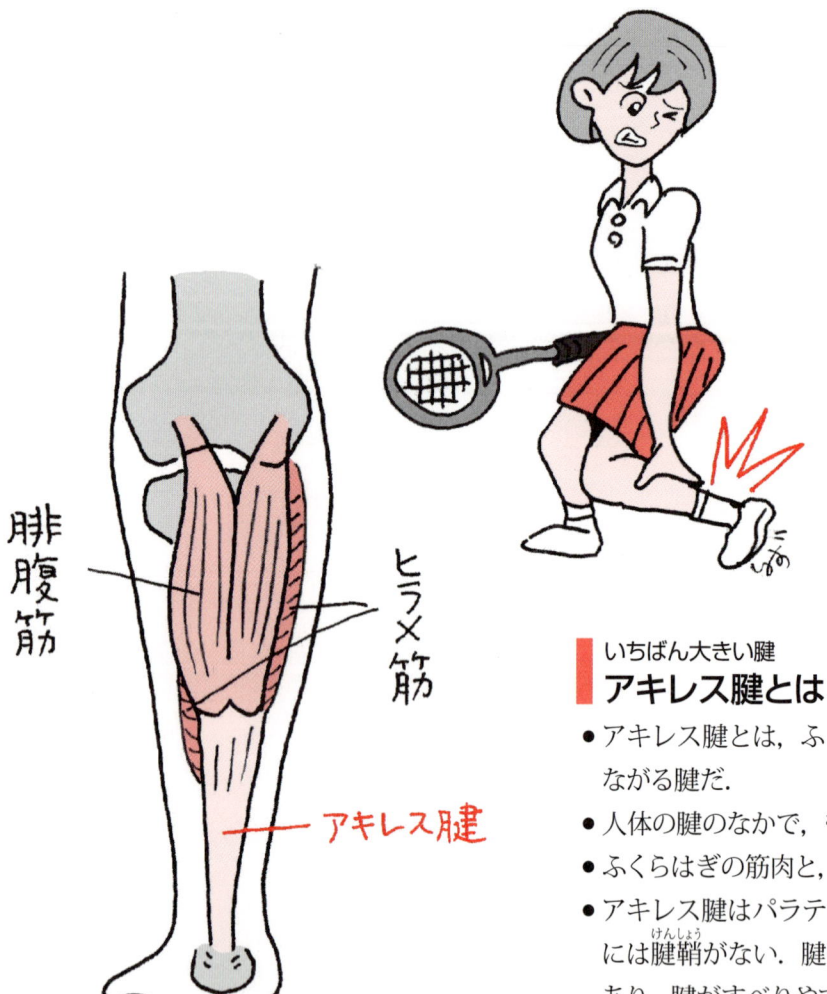

那須野「あ，いたああああ！」
江良井「どうした？ いきなり眉をゆがめて？」
那須野「さっきから，アキレス腱のところが痛いんです．」
江良井「どれどれ．」（足にふれてみる）
那須野「きっと，切れてるわ，どうしよう．」
江良井「（ホッとした声で）これは，虫刺されじゃ．」
冷夜里「アキレタ．」
那須野「何よ．」（激怒する）
冷夜里「あ，キレた．」

腓腹筋
ヒラメ筋
アキレス腱

いちばん大きい腱
アキレス腱とは

- アキレス腱とは，ふくらはぎの筋肉（ヒラメ筋，腓腹筋）からつながる腱だ．
- 人体の腱のなかで，もっとも太い．
- ふくらはぎの筋肉と，かかとの骨（踵骨）をつないでいる．
- アキレス腱はパラテノンという組織に包まれている．アキレス腱には腱鞘がない．腱そのものの膜とパラテノンのすき間に液体があり，腱がすべりやすくなっている．

ふくらはぎをつかむと……
トンプソン・テスト
通常は底屈するが……

受傷時の衝撃が大きい
アキレス腱断裂の症状と検査

- 受傷時，「後ろから強く蹴られた」，「音がした」，と感じることが多い．
- 歩くことはできるが，走りにくく，つま先立ちができなくなる．

- 正常では，ふくらはぎをつかむと，足が底屈する．アキレス腱が切れると，つかんでも動かなくなる（トンプソン・テスト陽性）．

アキレス腱断裂の保存療法

- アキレス腱はつきやすい．したがって，保存療法（ギプス療法）の成績も良い．

- ギプスを巻くときは，アキレス腱を押しつけて寄せる肢位（バレリーナが，トウ・シューズを床に垂直にして踊るときのようなポーズ）で巻く．
- ただし，固定は長くなる（数週間）．
- 足底に重ねた板をすこしずつ引き抜いて，かかとを90°に近づけていく装具をつかう方法もある．

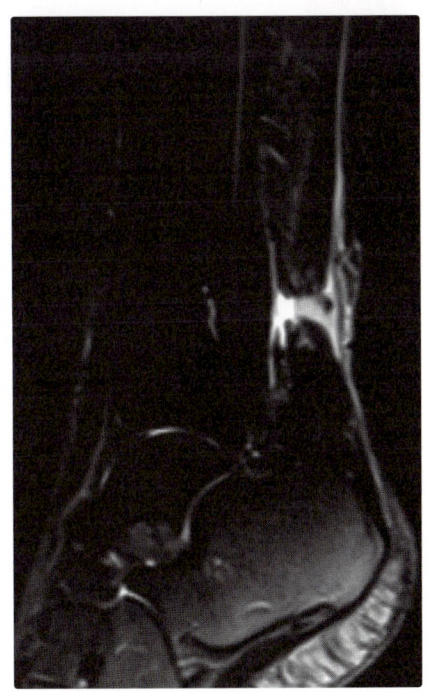

アキレス腱断裂のMRI

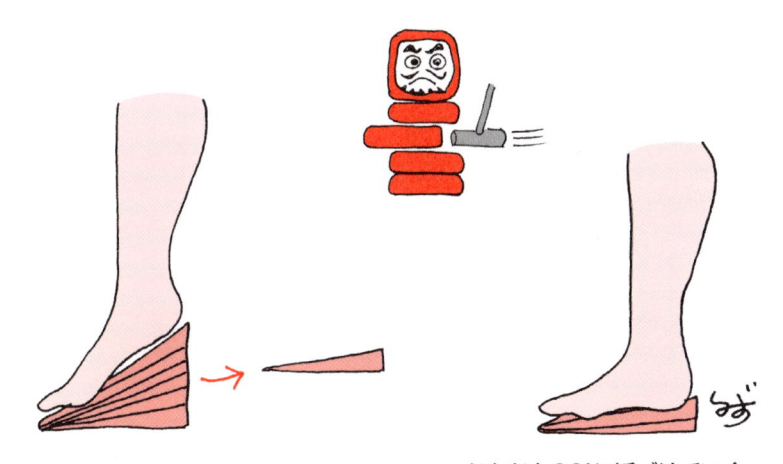

だんだん90°に近づけていく

那須野「**ギプス**ですけど，これけっこうきつくないですか？」
江良井「我慢するしかない．そもそも，ギプスというのは，くさい！ かゆい！ うざい！ もんなのじゃ．」
冷夜里「**手術**はどうなんでしょう？」
江良井「手術後だって，ギプスは巻くよ．保存療法と手術，どちらがイイかは，実は結論が出ておらん．手術は，スポーツの復帰までや，ギプス固定の時間を短くできるが，入院せねばならんし，医療費も高くなるしのう．」

第10章　足

アキレス腱断裂の手術

● アキレス腱のヌい方は，いろいろある．キルヒメイヤー法，ツゲ法……　これらは，もちろん手の腱をヌう手術方法でもある．

■ 腱縫合術の術式
キルヒメイヤー法

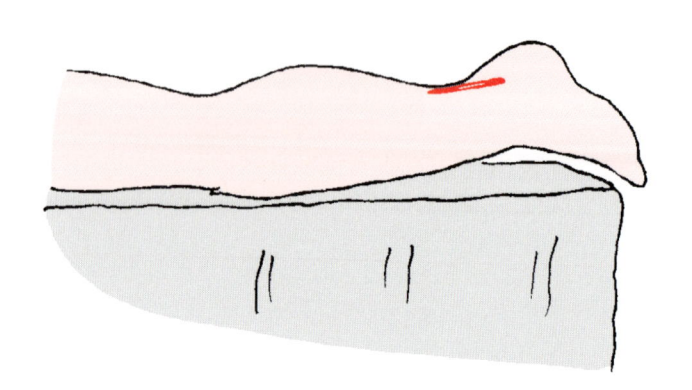

パラテノン

1 患者をうつぶせにして，ふくらはぎからかかとにかけてのヒフを切る．

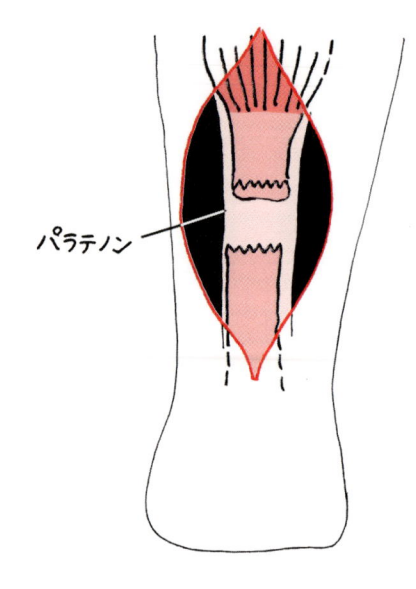

2 筋膜，パラテノンを切り分け，アキレス腱を出す．ふつう，モップがちぎれたようにバサバサに切れていて，完全に断裂している場合が多い．

結ぶ

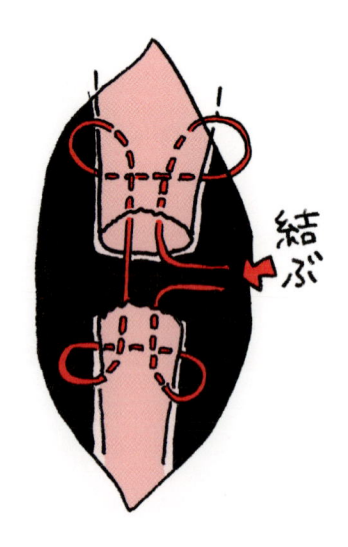

3 糸を，残りのアキレス腱にそれぞれ通す．

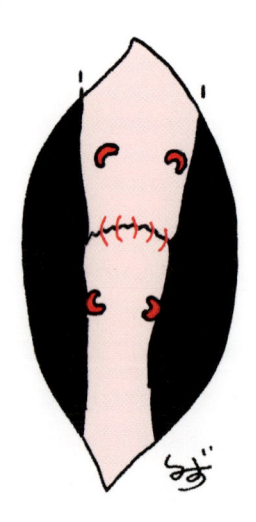

4 その糸をむすぶ（パラテノンもヌい寄せておく）．

256

那須野「なぜ，アキレス腱ていうのかしら．」
冷夜里「さあ．きっと，アキレスというひとが傷めたんじゃないか．」
那須野「アキレスさま（うっとりと）．きっとイケメンで，イケ筋の若者だわ．」
冷夜里「そのアキレスさんがここを射貫かれて命を落とした逸話から，ヒトの弱点といわれるんですね†．」
江良井「でも，わしは首をかしげてしまうんじゃ．」
那須野「なぜですか．」
江良井「なぜって，アキレス腱はとても治りやすい場所なんじゃよ．」
冷夜里「たしかに，ギプスでも治るんだものね．」
江良井「わしに言わせてもらえば，アキレス腱よりも，ちょうど反対側にある脛（すね）のほうが弱点だと思う．」
冷夜里「たしかに．だれでも一度は経験したことがあるよ．ここを固いモノにぶつけたときの痛さといったら！」
那須野「弁慶の泣き所という言葉もありますね．」
江良井「それに何より，親御さんの年齢に達した方にとって，脛（すね）はとても弱いところじゃろう．」
冷夜里「親に？」
江良井「最近の若者は甘っちょろい．いい年こいて親に金をせびることを，親の脛（すね）をかじるというんじゃ！」

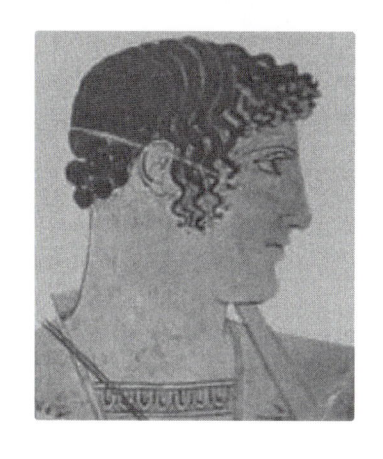

†MEMO **アキレス腱の名前** ●アキレスは，ギリシャ神話に出てくる英雄だ．彼の母が，神の川にアキレスの全身を浸し，肉体を不死身にしようとしたが，つかんでいたかかとだけが水にぬれなかった．結局，アキレスは，かかとを弓で射貫かれ，死んだ．この伝説から，アキレス腱は"致命的な弱点"をあらわす言葉となった．

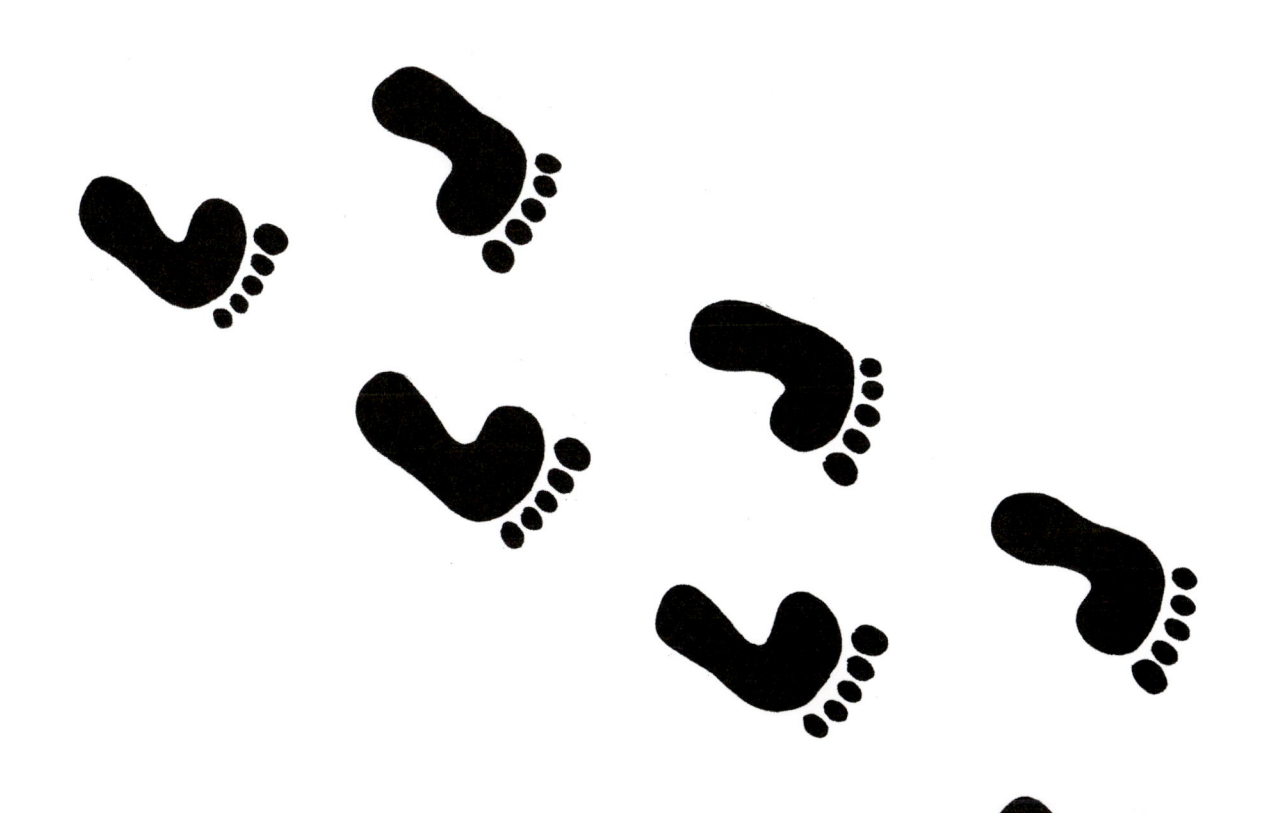

第10章 足

03

切らなければならない理由はさまざま
足の切断術

切断手術の原因には，ケガ，腫瘍（しゅよう），感染，糖尿病，血液の循環障害，先天性（せんてんせい）の病気などがある．最近は，高齢者の切断が増えている．

那須野「手術室のナースの話では，整形外科の医者って，ノコギリで骨を切断するそうですね．」

江良井「できれば，やりたくない手術じゃ．切断は切ない手術なんじゃ．」

那須野「やむをえず足を切断しなくちゃならない患者さんは，ほんとうにお気の毒ですね．」

江良井「だから最後の手段といっていい．」

冷夜里「でも，アスリートのなかには，義足（ぎそく）でハードルをとんだり，幅跳びをしたりする選手もいるんですよね．」

江良井「たしかに，破壊的だけど，建設的な手術といえるかもしれないね．」

義足のアスリート・佐藤真海選手．骨肉腫を発症し右下腿を切断するが，治療とリハビリをへて陸上競技の選手になる．アテネ，北京，ロンドンの3度のパラリンピックに出場した．［写真：北村大樹／アフロスポーツ］

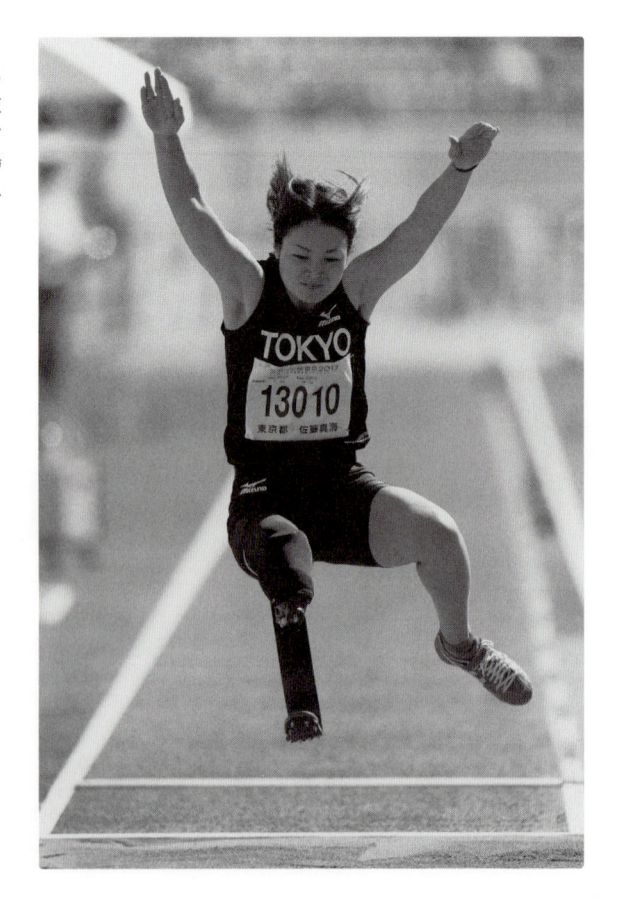

つまり壊死した組織
切断術の適応

- 血行が途絶えて，組織が死んでしまうことを**壊死**という．
- 糖尿病や，感染，やけど，動脈血栓，凍傷といった病気で，足が壊死になることが多い．壊死におちいったヒフは黒くなり，ミイラ化する．
- いちど壊死した組織は，もとには戻らない．
- 治療としては，壊死したところをとりのぞく，つまり，切るしかない．
- ダメになった部分を残せば，全身状態が悪化し，敗血症，腎不全など，命に危険が及ぶこともある．

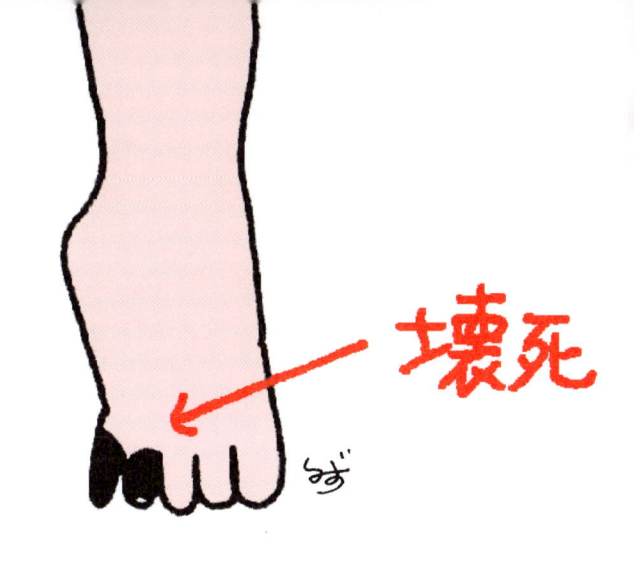

壊死

血流の残りぐあいで決める
どこで切るか？

- 足が壊死した場合，ふつうは，その部分より，多めに切り落とす．
- **AK**はabove knee．膝の上で切る．大腿切断だ．
- **BK**はbelow knee．膝の下で切る．下腿切断だ．
- 血流がどのくらい生きているかによって，切る長さを決める．
- 血管造影，MRIアンギオグラフィー，CTアンギオグラフィー，ドップラーなどが血流をはかるのに有効な検査だ．
- 膝の裏を走る血管（膝窩動脈）がつまると，BKでも絶望的だ（切った部分が，また壊死になる）．

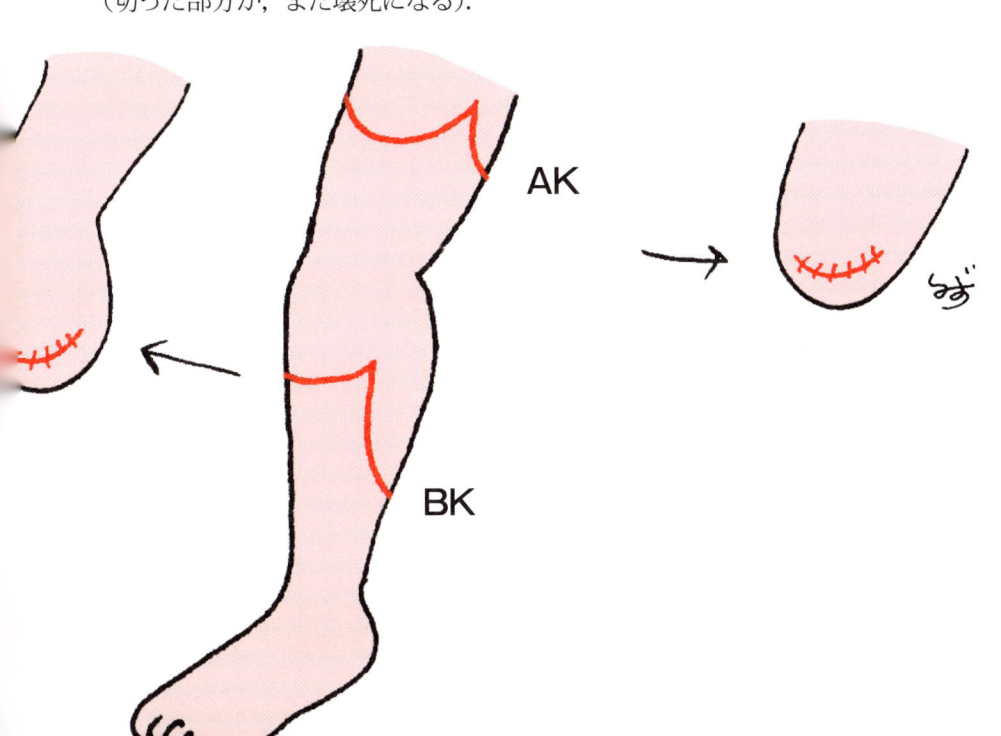

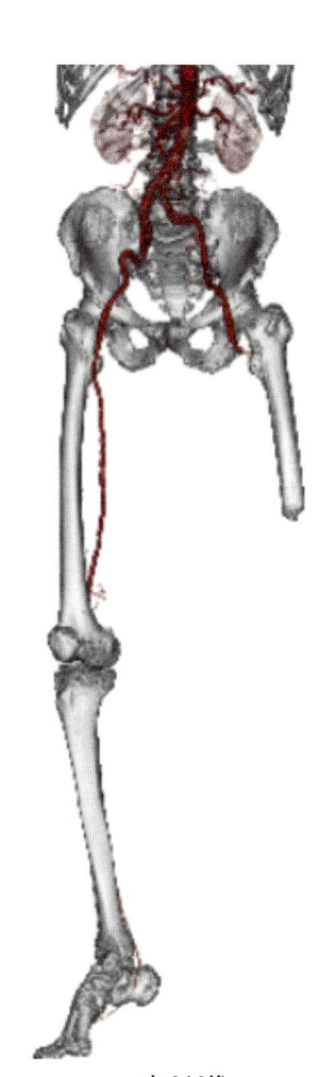

AK
BK

左AK後
CTアンギオグラフィー．血行がふとももの つけねで途切れている．

03 足の切断術　259

第10章　足

膝の上で切る
大腿切断AKの術式

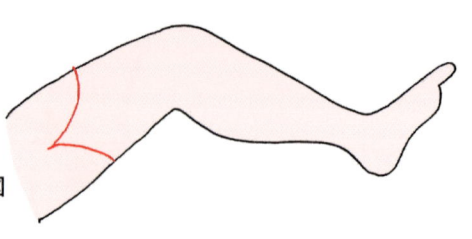

1 前方と後方のヒフを図のように切る.

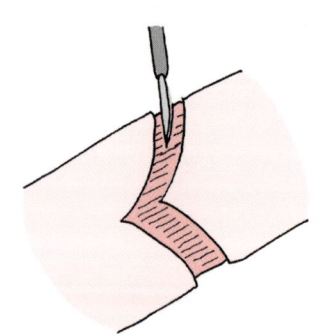

2 筋肉を切っていく.

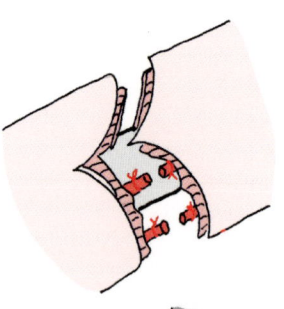

3 とちゅうで横切る血管は，糸でむすんだり，電気メスで凝固して，切る．とちゅうで横切る神経も，できるだけ短く切る．

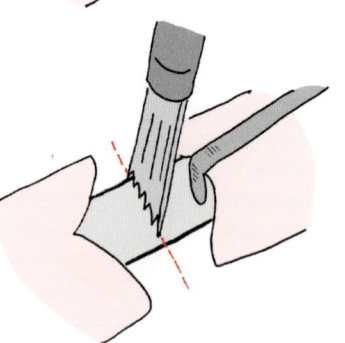

4 骨をノコギリで切断する．

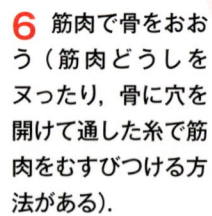

5 切断した状態

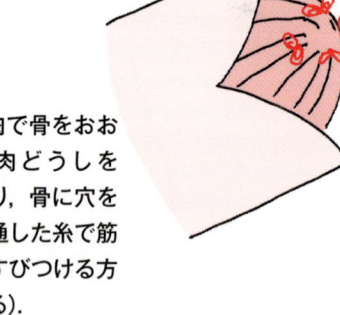

6 筋肉で骨をおおう（筋肉どうしをヌったり，骨に穴を開けて通した糸で筋肉をむすびつける方法がある）．

7 ヒフをヌう（前方と後方をあわせる）．

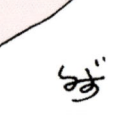

那須野「手術のあとはどんな点に注意したらいいですか？」
江良井「まず，**感染**に注意が必要だね．切断するヒフは，もともと血流が悪く，キズがつきにくいし，糖尿病なら，なおさら感染に弱い．」
那須野「ちがう場所のひふをヌい寄せるのは，バランスも悪そうだわ．」
冷夜里「切った足は，どうするのですか？」
江良井「埋葬することもある．病院で処理するかどうか，あらかじめ家族に確認したほうがいいね．」
江良井「**透析**をしている患者さんは，体重が変わるから，足の重さを測定しないといけない．」
冷夜里「なるほど．」
江良井「あと，術後に，**幻肢痛**がおきることがある．これは，切断したあと，いままであった足の先が痛むように感じる，という不思議な現象だ．」
那須野「なんだか神秘的ですね．」
江良井「**切断術**は，ほかにもいろいろな種類があるから，いちおうまとめておこう．」

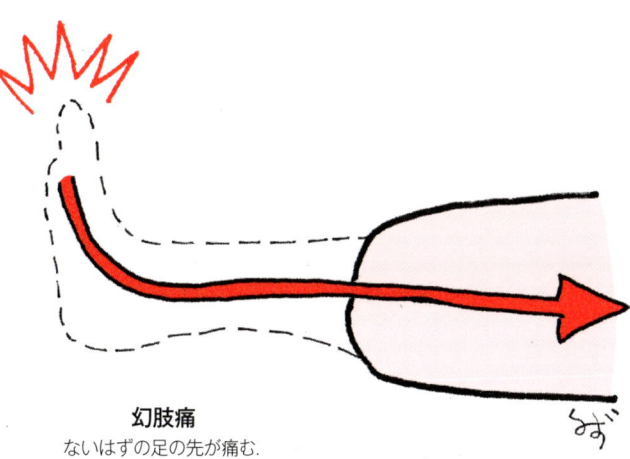

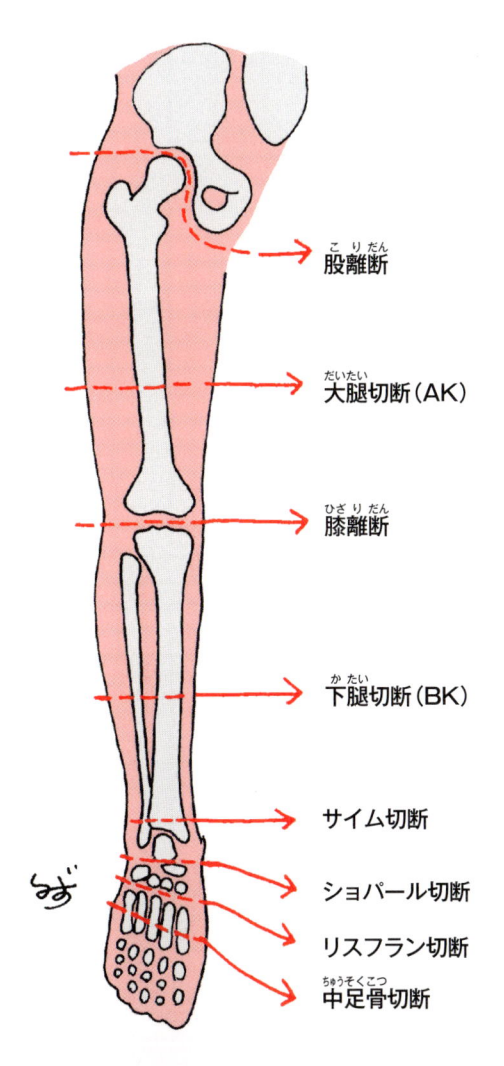

幻肢痛
ないはずの足の先が痛む．

- 股離断 (こりだん)
- 大腿切断（AK）(だいたい)
- 膝離断 (ひざりだん)
- 下腿切断（BK）(かたい)
- サイム切断
- ショパール切断
- リスフラン切断
- 中足骨切断 (ちゅうそくこつ)

03 足の切断術

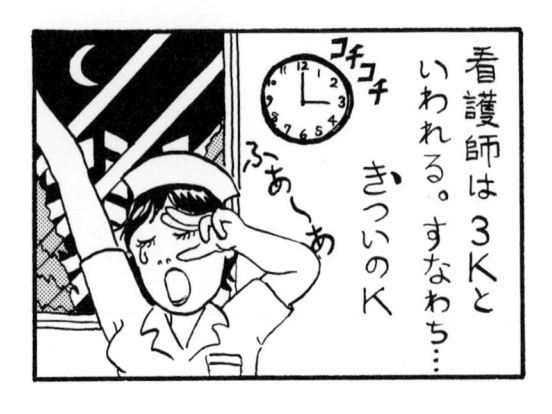

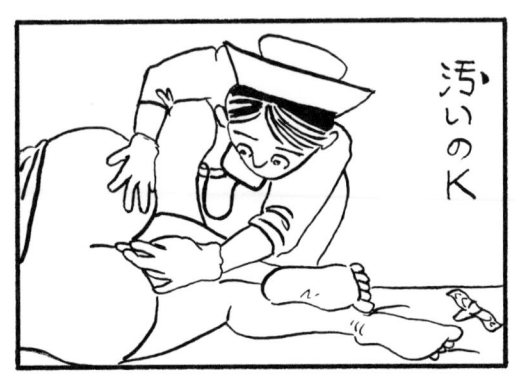

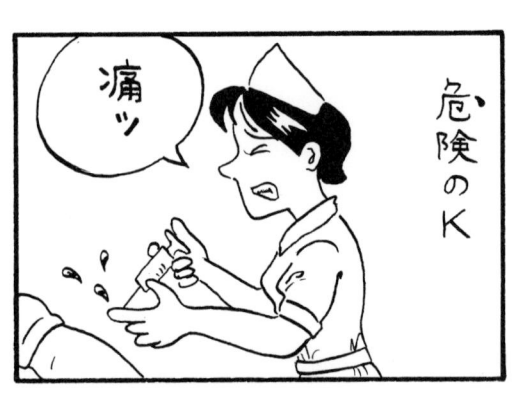

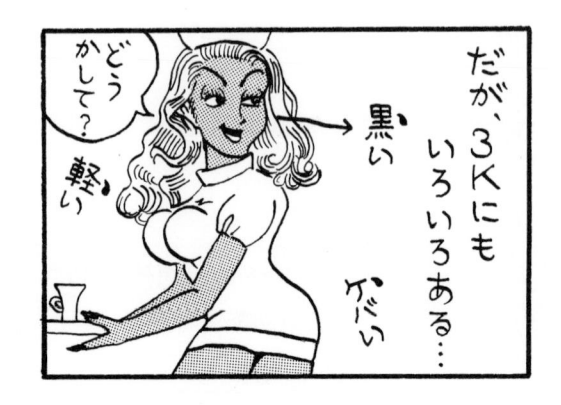

コチコチ ふぁ〜あ	看護師は3Kといわれる。すなわち… きついのK

	汚いのK

| 痛ッ | 危険のK |

| どうかして？ 黒い 軽い ヤバい | だが、3Kにもいろいろある… |

コラム 12　ナースの3K

冷夜里「最近，病院を舞台にしたテレビや映画が多いね．」

江良井「フン．ドラマのネタがないと，動物ものか，病気ものに走るんじゃよ．」

冷夜里「ドラマに登場するナースは，たいてい，パリパリのきれいな白衣を着て，化粧もばっちり，青年医者や患者と恋愛ばかりしているね．」

江良井「そうじゃ，始終（しょっちゅう），屋上でキスしとる．そんなヒマあったら，はたらけ！と言いたい．」

那須野「そもそも，あんなゴミひとつない，高級マンションのような病室はないし．」

冷夜里「現実離れした世界だよね．」

那須野「ナースという仕事は，3Kといわれます．きつい，汚い，危険．その現実が描かれていないような……」

冷夜里「3Kどころか9Kという言葉もあるよ．
　　　　化粧がのらない，
　　　　婚期がおそい，
　　　　休暇がとれない，
　　　　給料が安い，
　　　　規則がキビシイ，
　　　　薬にたよる．」

江良井「白衣の天使にしては，ストレスのたまる，タフな仕事じゃ．」

那須野「どんなエラい政治家も，悪人も，医者にみはなされた患者も，家族に煙（けむ）たがられる患者もナースが面倒をみるのよ．お医者さんだって，さいごはナースが面倒をみるんですからね．」

江良井「大変だから，天使のほほえみも消えていくのかなあ．戴帽式（たいぼうしき）のころの看護学生は，みなホントに，ピュアで心やさしい乙女（おとめ）なのに．だんだんたくましくなるね（涙）．この本の著者がひそかに名づけた，だめナースの9Kを紹介しておこう．
　　　　食いしん坊，
　　　　気が強い，
　　　　後輩をいじめる，
　　　　口答えする，
　　　　向上心がない，
　　　　コールに応答しない，
　　　　黒い（日焼け），
　　　　ケバイ，
　　　　軽い，
こういうナースにならないでほしいね．」

付録1 ナースを困らせる 手術の落とし穴

整形外科は外科である．したがって手術が本分といっていい．ただし，整形外科の治療は手術室だけでおこなわれるのではない．外来（＝手術前），病棟（＝手術後）においても，注意を怠ってはいけない．もちろん，手術だけうまくいっても，けっして成功とはいえないのである．

江良井「手術は，入院患者さんにとって，いちばんのイベントだ．」
冷夜里「もちろんです．」
江良井「でも，手術は入院期間のうち，たった1日．」
那須野「そうそう．医者は手術してハイ終わり，かもしれないけど，ナースはそれ以降の面倒をみなくちゃならないって，プリセプターもプリプリ怒ってました．」
江良井「では，この本のしめくくりに，患者さんを，というより，ナースを困らせる，思わぬ落し穴について，学ぶことにしよう．」

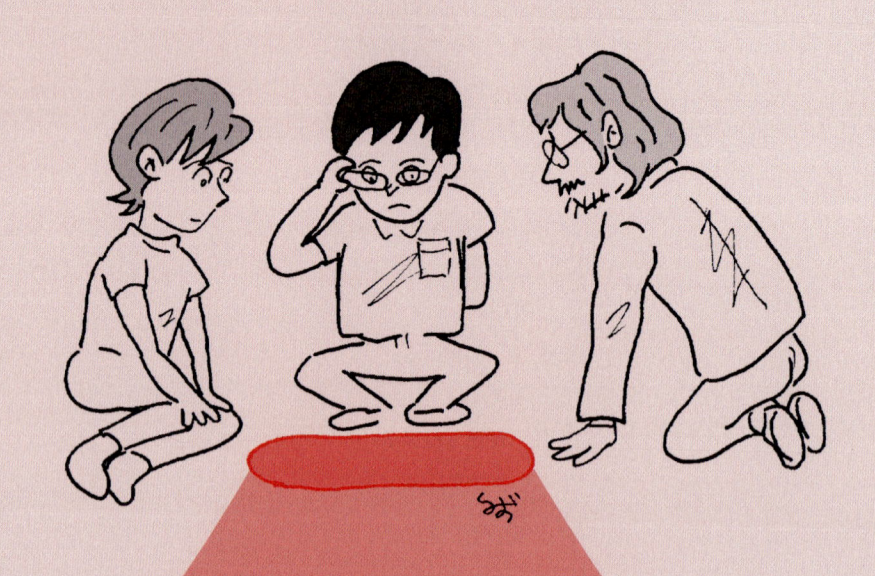

手術前の落とし穴

合併症
- 高齢者は，合併症を全員もっていると考えるべきだ．

糖尿病
- キズが感染しやすい．
- 血栓がつまりやすい．
- 糖尿病のくすりが，検査のくすり（造影剤）とあわないことがある．
- 糖尿病には症状が少ない．だから放置して無治療の患者も多い．
- HbA1cの値をチェックする．整形では採血しないことも．
- 尿検査でわかる場合がある（尿糖）．
- 食事をカロリー制限食（1,500kcal）にする．

高血圧
- 手術という侵襲で，いつもよりさらに血糖・血圧はあがる．
- 脊椎の手術では，わざと低血圧にすることがあるが，術後はまた戻さなければならない．

肺
- 肺機能検査が異常（たとえば努力性肺活量FVCが1L以下など）だと，手術が終わっても抜管困難になることがある．
- 呼吸訓練，吸引などが必要だ．

腎
- 術後，腎不全になることがある．
- 造影剤がつかえないことがある．

心
- 不整脈（心房細動や狭心症，心筋梗塞）をチェックする．
- 術後，点滴をじゃぶじゃぶいれすぎると心不全になる．

患者の家族
- 患者さんが全然手術をしたくないのに家族だけが強く希望したり，その逆のケースもある．
- 家にペットや別の病人がいるため，早く帰りたい．また逆に長く入院したい．こうした家族の事情をつかむのも重要だ．

くすり
- おじいさん，おばあさんは，くすりの名を忘れていたり，ナースに教えてくれない場合もある．
- 最近はジェネリック医薬品†もどんどん登場している．
  †ジェネリック医薬品：開発メーカーが出したあとに発売されるくすり．ゾロゾロ出てくるので「ゾロ」ともいう．

抗血栓薬
- 休薬が必要だ．
- 出血しやすくなる．手術が危険．検査が危険．麻酔が危険．
- 他の科で入院前から，服んでいる患者も多い（狭心症や脳梗塞で，血をサラサラにする目的で）．

おもな抗血栓薬

パナルジン®（抗血小板）	サノフィ
プラビックス®（抗血小板）	サノフィ
アスピリン®（抗血小板）	バイエル薬品
プレタール®	大塚製薬
アンプラーグ®	田辺三菱製薬
バファリン®	ブリストルマイヤーズ
ドルナー®	アステラス製薬
エパデール®	持田製薬
オパルモン®	小野薬品工業
ワーファリン®	エーザイ

ステロイド
- 糖尿病やリウマチでつかう．
- 抗炎症作用が強く魔法のくすりといえるが，以下の副作用がある．感染，骨粗しょう症，消化性潰瘍，糖尿病の悪化，

動脈硬化，精神障害．
- 脊髄損傷の治療にステロイドパルス療法がある．これは，短期間に大量のステロイドを投与するもので，副作用にはとくに注意が必要だ（胃薬をいっしょに投与するなど）．
- また長期間服用していると，体内でステロイドをつくる副腎の機能が低下し（つくらなくてもよくなるため），急にやめると深刻なステロイド不足となり危険な状態になる．

エヌセイド
- 痛いと処方されるので，ホトンドの整形外科患者が服む．
- 胃潰瘍から，消化管出血をおこすことがある．
- 無症状で経過中，とつぜん吐血なんてこともある．
- それでなくても，入院はストレスがかかるので胃が荒れる．

*NSAIDs：nonsteroidal anti-inflammatory drugs

けん引
- 指の動きや位置，ヒフの色などをチェックしなければならない．
- けん引の状態を保つ．たとえばおもりが床についてしまうと，引っぱりが弱くなる．
- ワイヤー刺入部が感染することがある．
- すねの前に馬蹄がぶつかると，褥瘡（床ずれ）になる．
- 骨をワイヤーが貫通していないと，患者さんは激烈に痛がる．

腓骨神経まひ
- 腓骨の膝側（腓骨頭）のすぐ下を腓骨神経が走っている．
- ギプスなどでここが圧迫されると，足があがらなくなる（下垂足）．
- 足が外旋したままけん引をすると，腓骨神経まひになりやすい．
- 腓骨頭のまわりをあけるよう，ギプスを切ったり，枕で浮かせたり，足を内旋させたりする必要がある．

キズの状態
- 清潔に保たなければならない．
- ギプスをとったら，ヒフに水疱（水ぶくれ）ができていて手術延期になることも．

手術後の落とし穴

ドレーン
- キズを閉じたあとも，ヒフのなかではまだ出血している．
- これを抜かないで血がたまると，固まった血（血腫）が神経を圧迫したり，バイキンが繁殖する棲み処になってしまう．
- したがって，キズにチューブを入れっぱなしにし，陰圧にして，引き続ける必要がある．数日後，排液が少なくなったところで抜く．
- ただ，脊椎の手術などで，ドレーンのなかが血ではなく透明な水になったら，早く抜かなくてはいけない．
- 手術中，漏れた髄液がもしチューブを通り，外と交通してしまうと（これを髄液瘻という），感染して髄膜炎が発生するおそれがあるからだ．

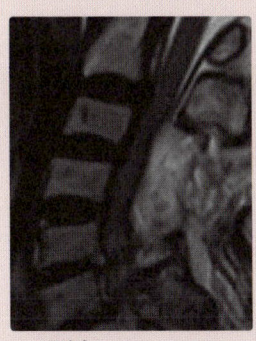

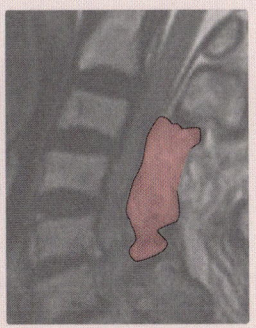

椎弓を開いた部分に血がたまり，脊髄を圧迫．

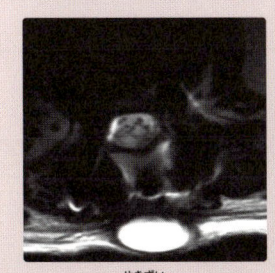

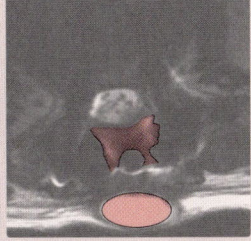

脊髄から水がもれてヒフの下に．

キズの感染
- 感染は古今東西もっともありふれた合併症だ．
- 糖尿病の患者は感染のリスクが高い．
- 血液検査（白血球，CRP）よりも発熱の型に注意が必要．
- 消毒よりも，キズの観察が大切だ．
- ヒフから奥へとひろがり，骨髄炎になると大変だ（骨には抗菌薬が届きにくい）．
- MRSAのような治りにくい感染も増えている．
- ナース・キャップも，感染のリスクが高いという理由で廃止されつつある．

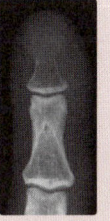

骨髄炎で指の末節骨が消失！

髄膜炎
- 脊髄から脳に感染が及ぶと，意識がなくなるなど，危険だ．
- キーワードは，発熱と頭痛だ．
- 髄液検査をおこなう．
- 細菌の感染を疑ったら，至急，抗菌薬を大量に投与する（髄液に移行しやすいくすりをつかう．クラフォラン® やロセフィン® など）．

血栓
- 急死することもある，もっともおそろしい合併症だ．
- 下肢の静脈にできた血栓がはがれて，肺の大血管などをつまらせる（肺は肺血栓，脳ならば脳血栓だ）．
- ヤッカイなのは，画像検査でみつけにくいという点だ．
- 血のカタマリなんてX線でもうつらない（肺シンチグラフィーはすぐできない）．
- まず病気を疑うことが重要．
- 血液のDダイマーの値をチェックする．
- ちなみに，飛行機のいわゆるエコノミー症候群もおなじ病気だ（手術のベッドは飛行機のなかと似ている．寝たきり

＝足を動かさない，食欲がない＝水をとらない）．
- 画像検査（MRアンギオグラフィーなど）ではがれそうな血栓をみつけたら，あらかじめ，大静脈にフィルター（血栓をキャッチする網）を留置することがある．
- はがれそうな血栓のあるとき，マッサージなどは禁止だ．

拘縮
- 関節は動かさないと硬くなる．
- たとえば，ギプスで長く固定していると，骨折がついても，関節が動かなくなってしまうことがある．
- できるだけ早く，動かしはじめるようにする．

萎縮
- 脳梗塞や脊髄まひにならなくても，動かさないでいると筋肉がやせてくる（廃用性萎縮）．
- 荷重しないでいると，骨も骨粗しょう症のようにスカスカになる．

床ずれ
- 仙骨部，かかとなど骨がでっぱっているところにできやすい．
- ただしくは褥瘡という．英語ではベッドソア，プレッシャーソアという．
- 体位変換，ヒフのマッサージや刺激といった予防が大切だ．
- 栄養状態が悪いと，どんどん悪化する．

認知症
- スパゲッティー状態で，天井をみていると，幻覚がでてくる（集中治療室の患者に多い）．
- 高齢者の患者（とくに頚椎の術後）は，できるだけ早くベッドから離床させなくてはいけない．

全身の感染

肺炎
- 実は高齢者の入院患者の死因の1位は肺炎だ．
- ベッドをおこした体位にする．
- 誤嚥性の肺炎がありうるので，食事のさいは注意が必要だ．

尿路感染
- 高齢者の感染は，肺かおしっこが多い．
- おしっこが汚くなる．
- 尿カテーテルを長く入れっぱなしにしていると危険だ．

那須野 「どれも気が抜けないわ．」
江良井 「手術も危険じゃが，**手術の前後だって事故はおきる**．このことを忘れてはイカン．」
冷夜里 「サッカーだって，気を抜くと，ロス・タイムに失点しますしね．」
那須野 「こういう落し穴をさけるにはどうしたら？」
江良井 「異変をみつけたら，ひとりで悩まず，まず，だれかに報告することじゃ．」
冷夜里 「そうか．ホウ・レン・ソウ（報告・連絡・相談）ですね．」
江良井 「ナースは，ドクターにはない，モニタリングという機能をもっている．たとえ治せなくても，いつも，病気をみつける努力をしなければならない．」
那須野 「でも，事故をおこしたらって，考えると，自信を失っちゃうな．」
江良井 「ひとにミスはつきものじゃ．国家試験に100点とるひとはいない．みな，まちがいをおかすんじゃよ．」
冷&那 「ぼくたちみたいな馬鹿(バカ)でも？」
江良井 「わしは，ナースというのは，少々，馬鹿(バカ)なほうがいいんじゃないかと思うんじゃ．」
冷&那 「そんな馬鹿(バカ)な話って．」
江良井 「なまじ，学校の成績が良くて，知識もありすぎ，要領もいい，そういう学生は，けっこう最低のナースになるんじゃよ．すこし，不器用で，ひかえめで，勉強しなくちゃといつも反省し，患者さんに愛情をもって接する，そんなナースこそ，真の整形外科ガールといえるんじゃないかな．」
冷&那 「がんばります．」

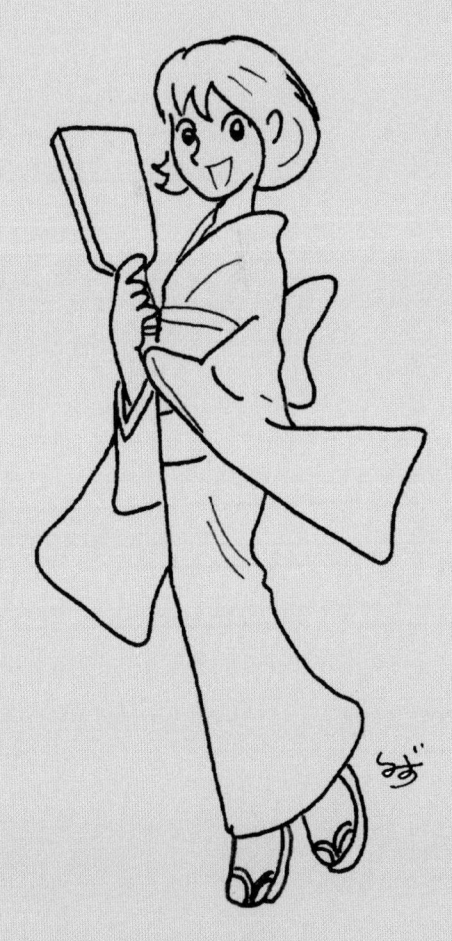

付録1　手術の落とし穴　269

コラム 13

術後の熱

那須野「入院すると，よくお熱をはかりますよね．」
江良井「やむをえん．熱型はたいせつな情報なのじゃ．とくに手術のあとは，熱の変化をきちんとみないといかん．」
那須野「どうしてですか？」
江良井「感染のサインだからじゃ．」
冷夜里「だから，眠くて，放っておいてほしいのに，たたきおこされるのかぁ．」
江良井「ここで実際のカルテをみてみるとしよう．」
冷夜里「黒の太いヨコ線が37℃，つまり平熱のラインですね．」
江良井「**1人めの患者さん**をみよ．術後，高熱が出たが，だんだんピークが下がっておるのがわかるじゃろう．」
那須野「ホント，きれいに解熱してゆくわ．」

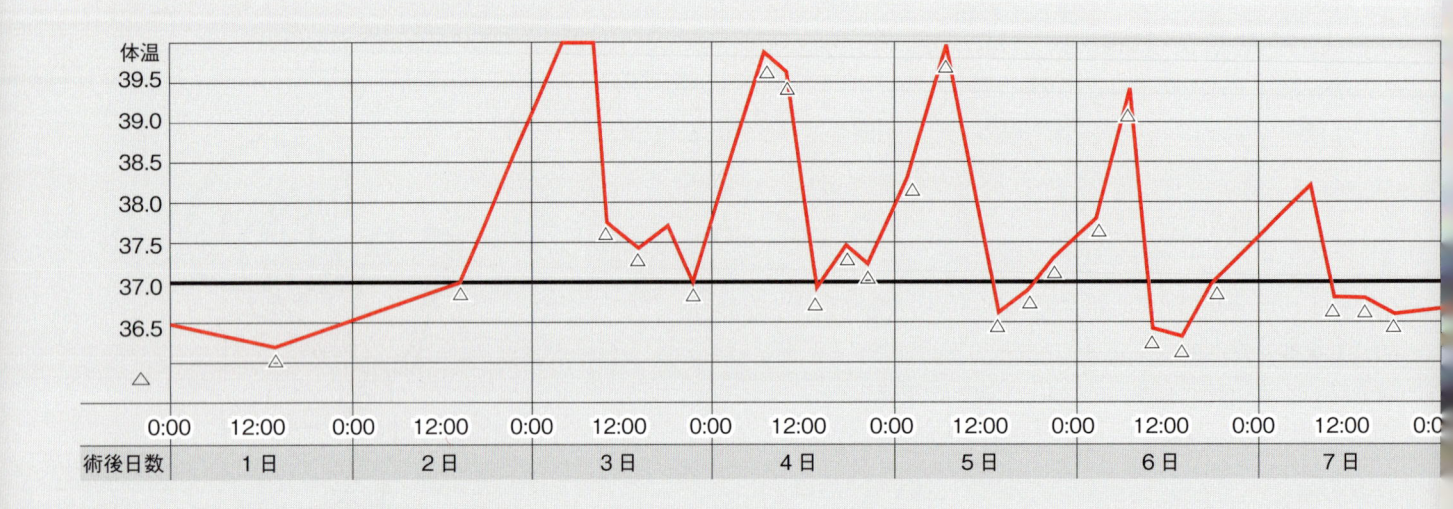

江良井「ところが，**2人めの患者さん**の経過はどうじゃ？」
冷夜里「術後3日目まで順調にピークが下がっていますが……．」
那須野「あらら，数日後，急に高熱が！」
冷夜里「しかも，ピークが下がらない．」
江良井「この患者さんは，術後の感染が疑われたため，緊急で再手術になった．でも，早くみつけたので，ぶじに治ったのじゃ．」

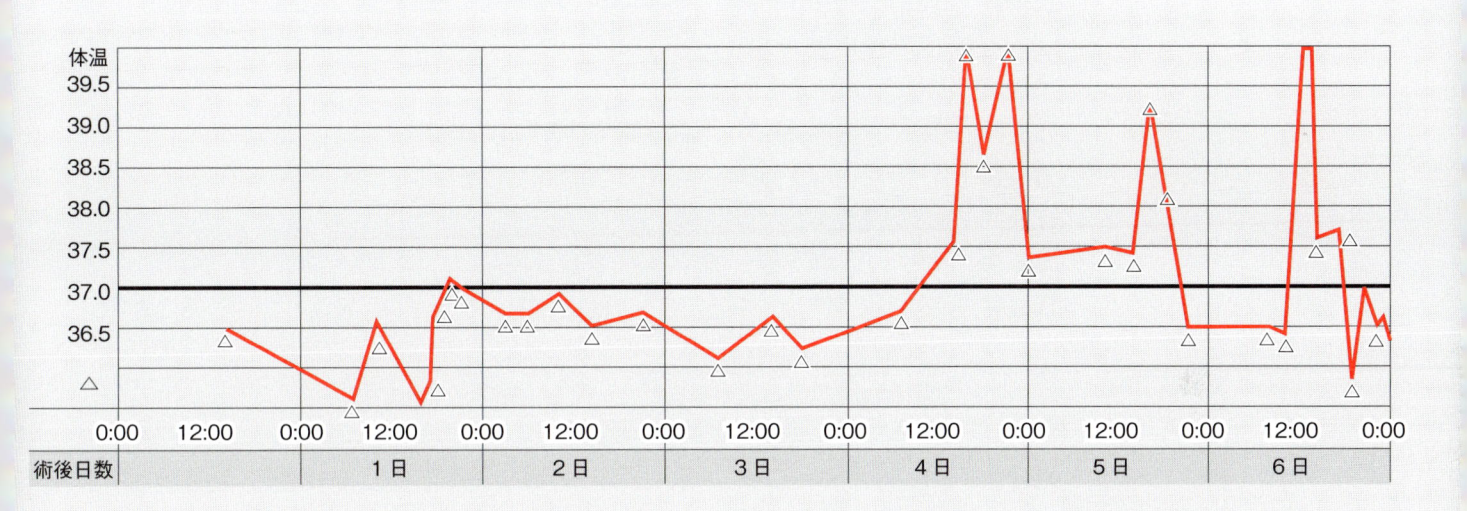

江良井「整形外科の手術は，金属をつかうことが多い．ウミで汚れたら金属まで抜かなければならん．それだけは避けたいんじゃ．」
冷夜里「だから感染の徴候を，一刻も早く発見しなければならないんですね．」
那須野「こんど入院するときは，よろこんで腕をさしだします！」

コラム 14

整形外科ガールの休息

江良井「ところで，おまえさんがた，休日は何しとるんじゃ？　デートかね？」
那須野「寝てます．疲れてるし．」
冷夜里「勉強です．叱られるのイヤなんで．」
江良井「けっこうまじめなんじゃな．でも，遊ぶときは遊んだほうがいい．」
那須野「たしかに（ちから強くうなずく）．プライベートが充実していないと，いい仕事(パフォーマンス)だってできないわ！」
冷夜里「よおし．戸外(おもて)で汗を流すぞ！」
江良井「そこで，君らにおススメの映画や読書なんじゃが．」
冷&那「（ガクッとして）室内(インドア)じゃないですかっ！」
江良井「医学の話なんかどうじゃな．」
冷&那「（ガクッとして）暗いじゃないですかっ！」
江良井「（エヘンと気をとりなおして）むかしはな，戦争とか，貧乏とか，嫁姑(よめしゅうとめ)とか，暗い，冷たい，重い，おいしいネタがいろいろあった．ところが，その手のテーマがいまは廃(すた)れてしまったんじゃ．でも，病気や命というのは，だれにとっても永久不滅のテーマといっていい．」
冷夜里「たしか，シャーロック・ホームズの作者も，鉄腕アトムの作者も，お医者さんでしたね．」
江良井「コーヒー・ブレイクに，ナースの皆さんが息抜きできる医学にちなんだ作品をぜひ語ろうと思う！」

『白い巨塔』山崎豊子（新潮文庫）

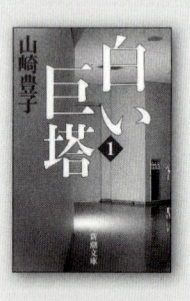

冷夜里「ゆうめいなところからきましたね．」
江良井「いまでこそ大学の医局は崩壊(ほうかい)したけれど，むかしはジュラシック・パークみたいな場所じゃった．」
冷夜里「白じゃなくて，黒い巨塔ですね．」
江良井「猟銃(りょうじゅう)自殺した田宮二郎さんが主役を演じる映画もおすすめじゃ．」

『わたしが・棄てた・女』遠藤周作（講談社文庫）

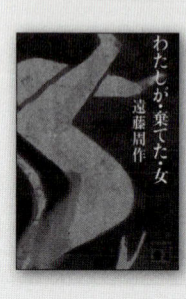

那須野「クリスチャンの作家ですね．」
江良井「マジメな純文学が多いんじゃが，わしは，この小説を推す．」
冷夜里「たしか，文芸雑誌じゃなく，女性雑誌に連載されたんですよね．」
那須野「最初はふざけた話かと思ったけど，読んだあとに，世界がさーっと洗われたようになりました．」
江良井「隠れたロング・セラーじゃ．ぜひ読んで欲しいね．」

『おおきな木』シェル・シルヴァスタイン （篠崎書林）

冷夜里「これ．子どもむけの絵本じゃないですか．」
那須野「でも，すごく考えさせられたわ．人生について．」
江良井「子どもだけじゃなく，一生読みつづけたい恐るべき童話じゃよ．」
冷夜里「作者の顔も恐るべしなのが一寸(ちょっと)気になりますけど．（笑）」
江良井「村上春樹の訳は直訳すぎて味気(あじけ)ないので，ぜひ旧版のほんだきんいちろう訳で．」

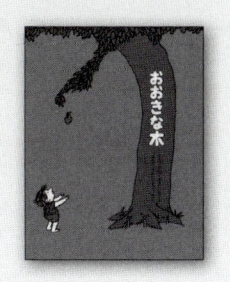

『蠅』ジョルジュ・ランジュラン （早川書房）

冷夜里「科学者の生んだ悲劇．ラストは，なんともいえなくなりますね．」
江良井「二十世紀でもっとも戦慄すべき短編といわれるね．」
那須野「映画はグロテスクなホラーだったけど，小説はホント切ないです．（クシュン）」

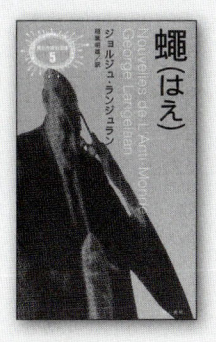

『七階』ディーノ・ブッツァーティ
（光文社古典新訳文庫「神を見た犬」に収録）

冷夜里「あまり知られていないイタリアの作家ですね．」
江良井「ヘンテコな作品ばかり書くひとじゃ．イタリアのカフカともよばれているね．」
那須野「ヘンテコな病院に，ある男が入院．7階から6階，5階，だんだん下に降りていくと……これもラストが皮肉だわあ．」

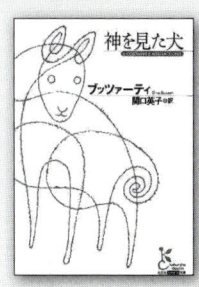

『死の淵より』高見　順 （講談社文芸文庫）

那須野「食道がんで入院した作家の詩集ですね．」
江良井「いちばん感動したのは，入院する朝の詩じゃろう．」
冷夜里「そう．こんなに美しい朝の描写をボクは読んだことがないよ．」

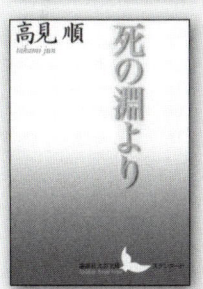

『今夜，すべてのバーで』中島らも （講談社文庫）

冷夜里「もともとすごい秀才なんですよね，この作者．でも酒とドラッグで風変わりな人生がはじまった．」
江良井「こんな風変わりな作家はもう出ないんじゃないかなあ．」
那須野「けっきょく階段から落ちて夭折(わかじに)してしまったんですね．（合掌）」
江良井「これは，ご自身のアルコール中毒小説じゃ．」
那須野「最高にイイ医者が登場します．こんな人物が現実いればいいのになあ．」

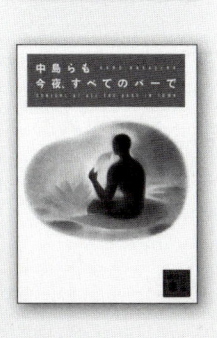

コラム14　整形外科ガールの休息　273

冷夜里「どれもみんな重すぎるよ．エンターテインメントとかないかなあ．できれば映画とか．」

那須野「どうしても重くなっちゃうんでしょうね．先生，肩のちからを抜いた，おもしろい作品をお願いします．」

『コーマ』(アメリカ映画, 1978年)

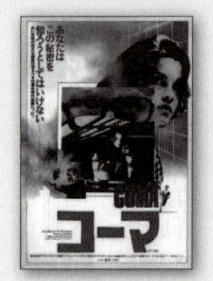

江良井「これなんかどうかな．主人公がたった一人で病院の悪とたちむかうというストーリー．」

那須野「しかも，女医！」

冷夜里「全米でベストセラーになった．作者は眼科医だそうですね．」

那須野「女医さんが夜の病院を逃げ回るときのスリルも，ハラハラどきどき！」

冷夜里「ありえないけど，ありえそうなお話です．」

『ヒポクラテスたち』(日本映画, 1980年)

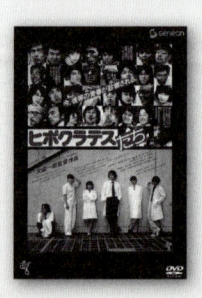

那須野「へえ．こんな映画があったんだ．」

冷夜里「医学生の青春を描いたものですね．ノンポリとか活動家とか時代は古いけど．」

那須野「お医者さんもふつうの人間だなあということがよくわかります．」

江良井「実際には，ふつうじゃない人間が多いので困るんじゃがのう．」

『ブラジルから来た少年』(アメリカ映画, 1978年)

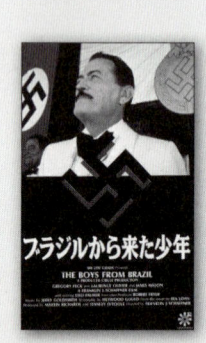

江良井「世界中でなんの変哲もない老人たちがつぎつぎ殺される．その理由とは？」

冷夜里「びーっくりしました．この衝撃的な理由は絶対にわからないですね．」

那須野「『ローマの休日』の新聞記者がこんな悪人役に（涙）．でも，おもしろかったわあ．」

江良井「おもしろさでは，だれもこの作家にかなわないじゃろう．文庫だけど，だれもが途中だまされる『死の接吻』とか，ホラーだけど『ローズマリーの赤ちゃん』（ともにハヤカワ文庫）も，休息の友にオススメじゃよ．」

274

『声』清水健太郎 (彩図社)

江良井「さいごのさいごに，ぜんぜん売れずに絶版になった短編集があるんじゃが……．」

冷夜里「これは売れないだろう．」

那須野「これはだめよ．」

江良井「まあなあ，でも作者に頼まれたんじょよ．図書館か，古本屋でもいい．もしもみかけたら流し読みだけでもぜひお願いしますってさ．」

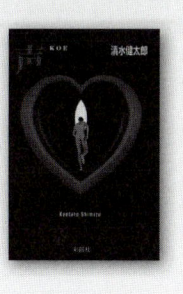

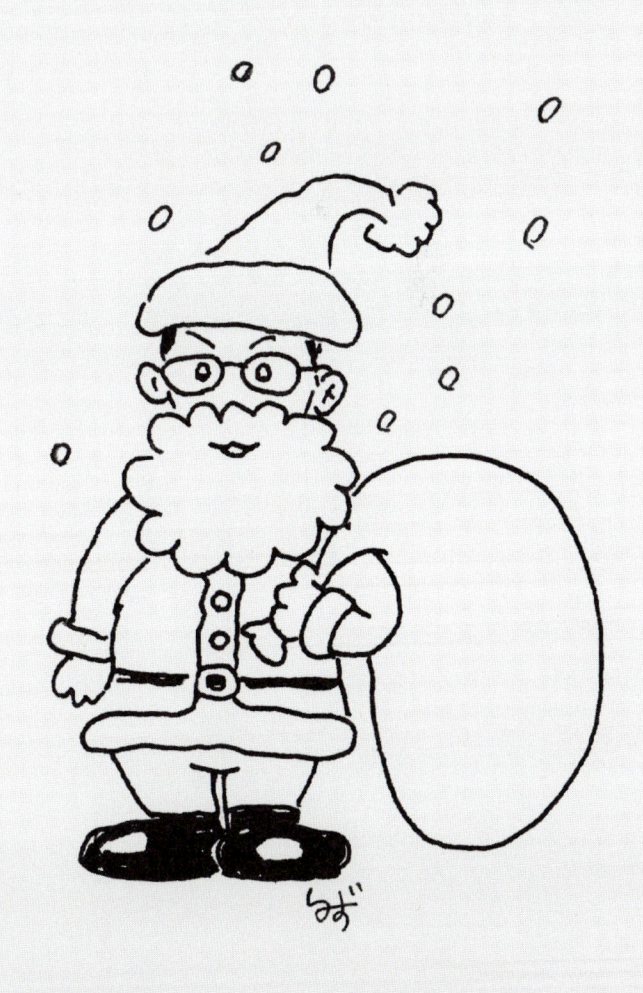

付録2 整形外科でよく耳にする 横文字辞典

ナースという職業は，それはそれは言葉をたくさん覚えなくてはイケナイ．学生時代につめこんだ知識だけでもお腹いっぱいのところへ，さらに，くすり，点滴，医療器械，病気，さらに自分とはなんの関係もない変な外国人……ゴッタ煮のような名前が，次から次，暴風雨のように登場してくる．そこで，整形外科の日常でよく耳にする言葉をまとめてみました．ナントカ短い言葉で表現し，アイウエオ順に列べてあります．VはめんどうなのでBに統一，日本語もしれっと混ざっています．嗚呼！それにしても，英，独，日，仏，ラテン，……すさまじい言葉の洪水．もしかして医学は文系！？

ア行

アイテル	うみ．[例] キズからアイテルが出た
アキシアール	輪切り
アトロフィ	萎縮
アナトミカル	解剖の
アバルジョン	剥離骨折
アプリヘンジョン	ストレスをかけると不安定になるテスト（膝のお皿の脱臼などで）
アライメント	配列．[例] このセボネのアライメントは逆だ
アルトロ	関節鏡
アルフェンス	アルミニウムの板にスポンジを貼りつけたあて木．指の骨折につかう
アンギオ	血管造影
アンキローシス	強直
アングル	角度
アントンセン	かかとの骨のX線の撮り方
アンプタ	切断術
イアトロジェニック	医原性
イーコリ	大腸菌
イシアス	坐骨神経痛
インジャリー	ケガ
インスタビリティー	不安定，ぐらぐら
インスツルメンテーション	道具，手術の器械
インディケーション	適応
インフェクション	感染
インフォームドコンセント	医者が十分に情報を伝え患者が同意すること
インプラント	移植したもの，手術で体内に残してくるもの，つまり金属
ウーンド	キズ
エピカテ	硬膜外チューブ．術後に痛み止めを持続的に注入したりする
エピドラ	硬膜外ブロック
エムアール	MRI検査．Mはマグネット（磁石）のM
エムアールさん	製薬会社の医薬情報担当者
エント	退院
オーベン	先輩の医者

カ行

カイコウイ	開口位写真．上位頚椎は口を開けないとX線にうつらない
カイホーシス	後わん症
カウダール	尾側の．コーダルが正しい発音
カットアウト	スクリューが骨をつらぬいてしまうこと
カルカネウス	かかとの骨
カルチ	がん
ギビングウェイ	膝くずれ
ギプス	石膏．ギプスはドイツ語，英語ではプラスターという
キャスト	石膏でないものはほんとうはギプスとよんではいけない．cast＝鋳型
キャンセラス	海綿骨（骨の内側のやわらかい部分）
キョクマ	局所麻酔
キルシュナー	手術でやたらつかうピン．ドイツの外科医の名前が由来
クケツ	駆血．つけねをしばって血を止めること
クラーゲ	うったえ
クラウディケーション	跛行
クラビクル	鎖骨．[例] クラビクル・バンド

276

クラムジーゲイト	巧緻運動障害(こうち)　歩行．［例］gait disturbance＝歩行障害	シュガートング	ギプスシーネのあて方．角砂糖をつまむトングみたいに巻く．タン（舌）は誤り	ダイナミック	動的．整形外科では動かしてX線写真を撮影することが多い
ケッチン	赤血球沈降速度	シュルンぺル	小さくなる	タナオチ	脛骨高原骨折
ケモテラ	化学療法	ジョイント	関節	タヒる	頻脈になる
コアグル	血液が凝固する	シリンダーキャスト	ギプスのひとつ	ダルペイン	鈍痛
コウマクガイ	硬膜外ブロック	シンドローム	症候群	タンツェン	跳動．［例］パテラタンツェン
コーティカル	皮質骨（骨の外側の硬い部分）	スウェリング	腫れ		
コクサルジー	股関節が痛い	スーチャー	糸でヌうこと	ツーク	引き寄せ締結法
ゴナルジー	膝が痛い	スーパイン	あおむけ	ツッカー	ブドウ糖
コメディカル	医者以外の医療スタッフ	スカー	手術の傷跡	ツモール	腫瘍．［例］ツモール・マーカー
コロナール	冠状面の	スカフォイド	舟状骨		
コンダイル	顆	スコピー	内視鏡	ディアベ	糖尿病
コントラインディケーション	適応外	スコリオーシス	側わん症	ティーケイン	T字杖
コントラクチャー	拘縮．関節が動かなくなること	ステノーシス	脊柱管狭窄症	ディーダイマー	血栓症で上昇する物質
コンドロ○○	軟骨の○○	ステルベン	死亡	ディスコ	椎間板造影
コンプレッション	圧迫する	ストッキネット	ギプスの下巻きにつかう長い靴下	ディスタール	遠位
		ストレプトコッカス	レンサ球菌	ディストラクション	伸ばす
サ行		スナッピング	弾発現象．ばね指で指がひっかかること	ディスロケーション	脱臼
ザー	くも膜下出血	スパイン	脊椎	デーゼ	固定術
サイアティカ	坐骨神経痛	ズブアラ	くも膜下出血	テーハー	胸椎の．［例］テーハー10番が折れてるよ
サイノバイティス	滑膜炎	セッシ	鑷子，ピンセット		
サギング	後十字靭帯損傷で脛骨が後方に落ちこむテスト	ゼプティック	化膿性	テーベー	結核
		センコダツ	先天性股関節脱臼	デクビ	床ずれ，褥瘡
ザクラール	仙骨の	ゼンマ	全身麻酔	デグロービング	手袋が脱げるように皮膚がはがれる損傷．ローラーやベルトに巻きこまれておきる
サジタール	タテ切り	ソラコ	胸椎の		
サブタネウス	皮下	ソルターハリス	小児骨端線損傷のゆうめいな分類		
シーネ	添え木のこと．シーネはドイツ語．英語ではスプリントという			デニスブラウン	内反足の装具
		タ行		デブリ	汚れた組織をとりのぞく処置デブリードマン
シスト	水のたまったふくろ．嚢胞	ターニケット	空気止血帯		
ジノベク	滑膜切除手術	ターミナル	末期の	デブリス	破片．正しくはデブリー．発音まちがいが多い
シャーレ	平らな皿．ドイツ語	ダーメン	腰のやわらかいコルセット．ドイツ語で女性のこと		
シャウカステン	X線画像を読影する板			デメンツ	ボケ
		タールス	距骨（かかとの骨のうえに乗っかっている）	デュラ	硬膜
シャフト	骨幹部＝骨の真ん中			デュラパン	硬膜を破ること
				テレスコーピング	手術後，骨やスク

付録2　横文字辞典　277

	リューがスライドしてくること（テレスコープ＝望遠鏡の筒）	バースト	粉砕骨折		り
		ハーベー	ヘモグロビン	ヒュメラル	上腕骨の
テンションバンドワイアリング	手術．鋼線締結法．引き寄せ締結法	バイタルサイン	体温，脈，呼吸，血圧のこと．［例］「早くバイタルとって！」	ピロリン	偽痛風で上昇する
				ヒンケン	跛行，びっこ
テンセカンド	巧緻運動障害のテスト．10秒でグーパーが何回できるか？	ハイティビアール	高位脛骨骨切り術	ファセット	脊椎の椎間関節
		バイポーラ	人工骨頭の上にカップがかぶせてある構造．ポーラ・スター＝北極星	ファッシア	筋膜
				ファットパッドサイン	肘関節内骨折による血腫があると脂肪がもちあがるサイン
テンダネス	圧痛．［例］CVAテンダネス＝腎臓の石で痛む				
		バケットハンドル	半月板断裂のひとつ	ファベラ	膝の後ろにある種子骨
		パソ	病理		
テンドン	腱	バタードチャイルド	親に虐待される子ども	ファンクショナルブレース	機能的装具．上腕骨骨折でよくつかう．
トラクション	けん引				
ドルザール	背側の	バックアウト	スクリューが後ろに抜けてくること	フィブラ	腓骨
トレンデンブルグ	変形性股関節症で，骨盤がかたむく現象			フィラデルフィア	頚の装具
		パッシブ	他動で動かす	フィンガートラップ	指を引っぱる網のような道具．橈骨骨折につかう
		バディテーピング	となりの指と一緒に巻くテーピング．buddy＝仲間		
ナ行				フィンケルシュタイン	テスト．ドゥ・ケルバン病．手首を尺屈させると痛む
ナート	糸でヌう	パテラ	膝蓋骨．膝のお皿		
ナチュラルコース	患者をさいごにただみとること	バトック	殿部	フェネストレーション	手術．開窓術
		バビンスキー	病的反射．とがった棒で足の裏をひっかく．くすぐったい検査	フェモラール	大腿骨
ナックルキャスト	指の骨折を固定するギプス．ナックル＝指の関節			プスアル	偽関節
				プソアス	腸腰筋．［例］プソアス・シャドウが左右非対称だ
ナルベ	瘢痕	パラプレジア	対まひ		
ニー	膝関節	パラメディカル	医者以外の医療スタッフ	フュージョン	固定術
ネーベン	後輩の医者			フラクチャー	骨折
ネクローシス	壊死．［例］指がネクッてきた．	バロットメント	跳動．［例］パテラバロットメント	フラブム	黄色靭帯．脊髄の背側を走る⇔腹側は後縦靭帯
ネズミ	関節内遊離体．プロ野球選手がよく手術でとる	ハンギングキャスト	首からのつりさげギプス．上腕骨骨折につかわれる		
				フランケル	脊髄損傷の重傷度分類．完全まひはA
ノウセキ	濃厚赤血球	ピアノキイ	肩鎖関節の脱臼で，鎖骨の端がはねあがる現象	プリセプター	先輩のナース
ノックペイン	たたくと痛む			プリセプティー	後輩のナース
ノンウェイト	荷重禁止			フルウェイト	全荷重
ノンユニオン	偽関節	ピオ	緑膿菌．ピオシアニンという色素を出すので	ブレース	装具．［例］ニー・ブレース，ミルウォーキー・ブレース，SOMIブレース
ハ行					
		ビス	ネジ		
バーサイティス	滑液包炎	ビスホスホネート	骨粗しょう症のくす	プレート	血小板

278

プンク	注射で水を抜くこと
ペイン	痛み
ベーラー	かかとの骨がつぶれた角度
ベンチ	たこいぼ．胼胝と書く
ホーマンズ	足首を動かすと，ふくらはぎに痛みが出るテスト
ボーン	骨
ボーンブルーズ	骨挫傷(ざしょう)
ポローゼ	骨粗しょう症．［例］ポローゼが強い

マ行

マッスル	筋肉
マルク	骨髄穿刺
マンマ	乳房
ミエロ	脊髄造影
ミエロパチー	脊髄症状
ムンテラ	患者や家族に手術や病状を話す
メタ	転移．［例］「この影はメタじゃないの？」
メデファセ	開窓術
メニスクス	半月板
メニセク	半月板を切る手術

ラ行・ワ行

ラウエン	X線写真で股関節の側面をとるときのポーズ．ラウエン・シュタイン肢位
ラグスクリュー	芯棒(しんぼう)
ラシ	釘(くぎ)
ラセーグ	腰椎椎間板ヘルニアの膝を上げるテスト
ラディアール	橈骨の
ラディエーション	放射線
ラディキュロパチー	神経根症

ラミネク	椎弓切除術．［例］ひとつ上もラミネクしておくか．
リーメン	リーメンビューゲル．赤ちゃんの股関節脱臼につかう装具
リガメント	靭帯
リコール	髄液
リビジョン	再手術
ルースニング	ゆるむこと
ルート	脊椎の神経根．［例］神経根ブロック＝ルートブロック
ルネート	月状骨
ルンバーゴ	腰痛
ルンバール	腰椎麻酔
レポ	脱臼を戻すこと．［例］レポしたらうまく戻りました
ローテーション	回旋
ロルドーシス	前わん
ワイセ	白血球

骨折編

ガレアッチ骨折	手，橈骨の骨幹部骨折＋尺骨頭の脱臼
ゲタ骨折	足，第5中足骨
コレス骨折	手，橈骨，遠位端
ジェファーソン骨折	脊椎，第1頚椎＝イカリングのところ
ショーファー骨折	手，橈骨，遠位端
ジョーンズ骨折	足，第5中足骨
スゴン骨折	膝，脛骨近位の剥離骨折．膝の前十字靭帯損傷でおきやすい
スミス骨折	手，橈骨，遠位端
チャンス骨折	脊椎，水平に折れた骨折
チロー骨折	足，脛骨，外側，ソルター・ハリスIII型，小児
トリプレーン骨折	足，脛骨，3つに折れる，三平面骨折，小児
バートン骨折	手，橈骨，遠位端
ハングマン骨折	脊椎，第2頚椎，絞首刑に多い
プラトー骨折	膝，脛骨，関節内骨折，たな落ち骨折
プラフォンド骨折	足，脛骨，関節内骨折，Plafondはフランス語で天蓋，ピロン骨折
ベネット骨折	手，第1指の中手骨，脱臼骨折
ボクサー骨折	足，第5指の中手骨
マルゲーニュ骨折	骨盤の骨折，骨折線が垂直に走るもの
マレットフィンガー	手，指の基節骨，槌(つち)指(ゆび)
モンテジア骨折	手，尺骨の骨幹部骨折＋橈骨頭の脱臼
ローランド骨折	手，第1指の中手骨，脱臼骨折

病気編

○○オーマ	○○腫瘍
エンコンドローマ	内軟骨腫．指に多い
ザルコーマ	骨肉腫
ニューリノーマ	神経鞘腫
ヘマトーマ	（術後の）血腫．血のかたまり
ミエローマ	骨髄腫
メニンジオーマ	髄膜腫
リポーマ	脂肪腫．脂肪のかたまり
リンフォーマ	リンパ腫
オスオドントイデウム	頚，第2頚椎の歯突起が割れている
オスグッド	膝，膝の下（脛骨粗面）がでっぱる．Osgood-Schlatter病
キーガン	脊椎，手や肩の筋肉がやせてくる
キーンベック	手，月状骨の壊死
ギヨン	手，ギヨン管症候群．豆状骨と有鉤骨のトンネルに尺骨神経がはさまれる
グロムス	腫瘍，爪の良性腫瘍
ケーラー	足，舟状骨の骨端症．5歳ぐらいの男の子
シャルコー	全身，痛くない関節症．梅毒など
シュプレンゲル	肩，肩甲骨が高い
ショイエルマン	脊椎，背中が丸くなる
スティル	全身，小児のリウマチ
ズデック	骨，骨萎縮
ステナー	手，親指の靭帯のきれはしが筋肉にはさまれてしまう
セーバー	足，踵骨の骨端が硬化する病気．10代の男の子
ディセカンス	膝，離断性骨軟骨炎．軟骨がはがれる
デュプイトラン	手，手のひらが厚くなり，指が曲がる（手掌腱膜の拘縮）
ドゥケルバン	手，手首の腱鞘炎
パンコースト	腫瘍，肺の上部にできたがん
フォルクマン	手，前腕が，血行障害で動かなくなる（拘縮）．予後は最悪
ブシャール	手，指の第2関節の変形
フライバーグ	足，中足骨の骨端症．10代の女の子
ブラント	膝，O脚になる
ベイカー	腫瘍，膝の裏にたまった水
ヘバーデン	手，指の第1関節の変形
ペルテス	股，大腿骨頭の壊死
マルファン	全身，高身長，くも指
モートン	足，第3，第4の趾のあいだにできる神経腫
モルキオ	全身，先天性の小人症
ロコモ	全身，ロコモティブ・シンドローム．運動器がおとろえると寝たきりになる

略語編

A	動脈
ACL	前十字靭帯
ADS	テスト．膝の前方引きだし
ADL	日常生活の動作 activities of daily living
AK	ふとももで切断すること
AO（アーオー）	1958年にできた世界的な骨折治療研究グループ
ASO	閉塞性動脈硬化症
ATR	アキレス腱反射
BG	上腕二頭筋の腱鞘炎が生じる骨の溝
BK	脛で切断すること
BKP	風船で骨をふくらませ，セメントで固定する手術
BP	骨粗しょう症の薬ビスホスホネート
BP	血圧
BS	血糖
CBT	脊椎のスクリューを斜めに打つ方法
C.C.	主訴
CCP	リウマチで陽性になる自己抗体抗CCP抗体
CHS	手術．大腿骨転子部骨折のヒップ・スクリュー
CI	脳梗塞
CKD	慢性腎臓病
CP	脳性まひ
CPA	心肺停止
CPM	持続的他動運動
CPPD	ピロリン酸カルシウ

	ム．偽痛風になる原因	GCT	腫瘍，巨細胞腫（骨腫瘍）	MP	指の第3の関節
CRP	炎症で上昇するタンパク質	GP	握力 grip power	MRSA	メチシリン耐性黄色ブドウ球菌
CRPS	神経の持続的な痛み	HbA1c	グリコヘモグロビン．糖尿病のコントロールの指標	MS	神経，多発性硬化症
CSF	脳脊髄液			N	神経．［例］ナーバスな人＝神経質な人
CSM	頚椎症性脊髄症			NASCIS（ナスキス）	ステロイド大量療法
CTM	脊髄造影後のCT検査	IC	患者や家族に手術や病状を話す	NPO	禁食
CVAテンダネス	尿路結石のとき，腰背部をたたくと痛みが出る	i.m.	筋肉注射	NSAIDs（エヌセイド）	痛み，解熱のくすり．非ステロイド性抗炎症薬
		I/R	内旋		
		i.v.	静脈注射	NWP	荷重禁止！
DOA	病院到着時死亡 dead on arrival	JOA	日本整形外科学会，略して日整会	OA	変形性関節症
DIC	播種性血管内凝固			O.B.	正常
DIP	指の第1関節	JOAスコア	日整会の機能判定基準．ちなみに頚椎17点，腰椎29点満点（なぜか素数！）	OPLL	後縦靱帯骨化症
DISH	脊椎，骨どうしがくっつく（ASHともいう）			ORIF（オリフ）	観血的整復固定術
DISI（ディジー）	手根背屈変形			OT	リハビリの作業療法士さん
DM	糖尿病				
DMARDs（ディーマーズ）	リウマチのくすり	JRA	若者の関節リウマチ	OYL	黄色靱帯骨化症
DNR	心停止になっても蘇生措置しない Do not resuscitate	LBP	腰痛 low back pain	PCL	後十字靱帯
		LCC	先天性股関節脱臼	PE	肺塞栓
DRUJ	手関節の遠位橈尺関節	LCS	腰部脊柱管狭窄症	PF	膝のお皿の裏の関節
		LDH	椎間板ヘルニア	PH	既往歴
DTR	深部腱反射	LK	肺がん．骨への転移が多い	P.H.	既往歴
DVT	深部静脈血栓			P.I.	現病歴
		LLB	膝上の装具．L＝long	PIP	指の第2関節
ECG	心電図			PL	長掌筋．移植につかわれる
EDB	硬膜外ブロック				
EKG（エーカーゲー）	心電図	MCL	膝の内側の靱帯	PLF	手術，後側方固定術
EMG	筋電図	MI	心筋梗塞	PLIF（プリフ）	後方進入椎体間固定術
E/R	外旋	MIPO（ミポ）	皮膚を小さく切る骨折の手術法		
				P.O.	経口的に
FFD	体を折り曲げたとき，指と床までの距離	MIS	最小侵襲の．minimally invasive	p.o.d.	術後何日目
		MK	胃がん	PT	リハビリの理学療法士さん
FNST	腰椎椎間板ヘルニア（上位）テスト	MMK	乳がん．マンマ・カルチ		
FWB	全荷重			PTB	膝から下には体重がかからない装具．下腿骨折につかう
Fx	骨折	MMT	徒手筋力テスト manual muscle testing		

PTR	膝蓋腱反射．脚気(かっけ)検査	TKA	人工膝関節置換術
PTTD	足，足が外反してくる	TLIF（ティーリフ）	腰椎後方固定術のひとつ
PVS	腫瘍，色素性絨毛結節性滑膜炎．出血する	Tx	治療
PWB	パーシャルウェイト．部分荷重	UKA	片方だけのTKA
		V	静脈
QOL	生活の質 quality of life.［例］患者のQOLを第一に考えよう	VAS（バス）	バス・スケール．痛みをはかるものさし
		W/C	車椅子（トイレじゃないよ！）
RA	関節リウマチ	YAM	若年者の骨密度 young adult mean
Rf	リウマチ因子（血液検査）		
RI	シンチ		
RICE（ライス）	急性外傷でとるべき4つの処置．安静（rest），冷やす（ice），圧迫（compression），挙上（elevation）．		
ROM	関節可動域 range of motion		
Rp	処方		
SAB	肩に注射するところ 肩峰下滑液包		
SLAP	肩，上方関節唇損傷		
SLB	膝下の装具		
SLR	腰椎椎間板ヘルニアの足をあげるテスト		
SMD	足の長さ		
SSI	手術部位感染 surgical site infection		
TA	脛の筋肉，椎間板ヘルニアで筋力をみる		
TFCC	手首の軟骨障害		
THA	人工股関節置換術		

索引

あ
アウトサイド-イン　164
アキシアール像　90
アキレス腱断裂　254
足　245
　　——いろいろなかたち　249
　　——壊死　259
　　——解剖　246
　　——関節　13, **248**
　　——骨折　43
　　——靱帯　248
　　——切断術　258, 261
圧迫骨折　**16**, 129, 142
あて木　38

い
石黒法　41
萎縮　268
異所性骨化　46
インサイド-アウト　164
インストゥルメンテーション　134
インピンジメント　239

う・え
ウェーバー法　236
ウォルフの応変則　21
烏口突起　14, **232**, 236
エヌセイドの注意点　266
エバンスの分類　58
エンダー・ピン　66
エンドボタン法　154
円板状半月　158

お
横骨折　17
黄色靱帯骨化症　128
オーバー・ヘッドけん引　184

か
ガーディ結節　15
ガーデンの分類　57
外果　15, 248
開窓術　119
外側上顆　14
外側側副靱帯　149
介達けん引　30
　　——合併症　32
外転枕　68
外反母趾　249
外反骨切り　188
開放骨折　18
顆間隆起　15
かぎづめ手　208
仮骨　47
　　——延長法　52
下垂手　209
肩（関節）　12, **231**
　　——周囲炎と治療　237
　　——脱臼と整復　233
下腿骨　15
　　——近位骨折　42
　　——骨幹部骨折　43
下腿切断　259, 261
滑車　224
滑膜　77
　　——炎　77
　　——切除　81
間欠性跛行　115
観血的整復固定術　**37**, 61
寛骨臼回転骨切り　188
関節液　170
関節外骨折　18
関節鏡　160
　　——しくみ・術式　161
関節固定　81
関節内骨折　18

関節包　54
関節リウマチ　75
　　——手術　81
　　——診断基準　78
　　——治療　81
　　——手の変形　79
感染　190, 267, 268, 270
陥没骨折　**16**, 42
ガンマー・ネイル　64

き
キアリ　188
偽関節　45
基節骨　195, 247
キルヒメイヤー法　215, **256**
ギプス　**24**, 255
　　——合併症　28
　　——種類　24
　　——巻き方　25
脚延長　53
キャスト　25
臼蓋　180
急性塑性変形　20
胸骨　12
鏡視下ラブ法　108
強直　77
胸椎　86
棘下筋　239
棘上筋　239
距骨　13, 247, 248
　　——滑車　247
距腓靱帯　248
ギヨン管　200
　　——症候群　208
亀裂骨折　17
緊急手術の適応　18
キング法　210

く

釘　38
くすりの注意点　265
屈筋腱　212
首のかたち　87
くも膜　91
　　──下腔　91
クライナート法　216
グレノイド　232

け

脛骨　13, 15, 148, 248
　　──神経　95
　　──粗面　15
頚神経　88
頚体角　180
頚椎　86
脛腓靱帯　248
経皮的髄核摘出術　110
経皮的整復固定術　37
楔状骨　247
血栓　267
血流障害の5つのP　28
ケロイド　160
けん引　29
　　──合併症　32
　　──種類　33
　　──注意点　266
肩甲下筋　239
肩甲骨　12, 14, **232**
肩鎖関節脱臼　236
幻肢痛　261
腱鞘　217
　　──炎　217
腱断裂の手術　215
腱板　239
　　──修復術　240
　　──損傷　237
肩峰　14, **232**, 236
　　──下滑液包　232, **237**
　　──形成術　240

こ

高位脛骨骨切り術　176
行軍骨折　19
高血圧　265
抗血栓薬の注意点　265
高原骨折　16, 42
後骨間神経まひ　209
後十字靱帯　149
後縦靱帯骨化症　128
拘縮　268
後側方固定
　　──術式　135
硬膜　91
絞扼神経障害　96
後わん症　87
股関節　13, **179**
　　──解剖　180
　　──手術の進入法　187
　　──骨切り術　188
五十肩　237
骨萎縮　45
骨移動　53
骨芽細胞　140
骨棘　169, 181
骨硬化　169, 181
骨髄炎　267
骨折　16
　　──合併症　45
　　──手術　35
　　──保存療法　24
骨粗しょう症　139
　　──治療薬　143
骨端線　20
骨頭栄養血管　54
骨頭壊死　54
骨囊胞　169, 181
骨盤　15, 180
コッヘル法　234
骨密度　141
固定　37
股離断　261

コレス骨折　196
コンパートメント症候群　18

さ

最小侵襲　37
　　──プレート固定　49
サイム切断　261
作業療法士　242
鎖骨　12, 236
　　──骨折　40
坐骨神経　95
　　──痛　103
サザン・アプローチ　187
サジタール像　88
猿手　207
三角巾　28

し

シーネ　26
ジェネリック医薬品　265
指骨　194
趾骨　247
膝蓋骨　13, 148
　　──骨折　43
シャーレ　26
尺側偏位　80
斜骨折　17
ジャコビー線　123
尺骨　13, 14, **194**, 196, 224
　　──茎状突起　14
尺骨神経　95, **198**
　　──支配する筋肉　203
　　──支配するヒフ　201, **208**
　　──まひと手術　206, 208, 210
手根管　200
　　──開放術　210
　　──周囲の解剖　210
　　──症候群　207
手根骨　194
手術後の落とし穴　267
手術前の落とし穴　265

出血　190
術後の熱　270
除圧術　118
ショイファー骨折　196
小円筋　239
踵骨　13, 247
　　――骨折　42
小転子　15, **54**
小頭　14, 224
消毒　53
小児の骨折　20
　　――けん引　34
踵腓靭帯　248
上腕骨　12, 14, 224, 232
　　――遠位骨折　40
　　――外顆骨折　227
　　――顆上骨折　227
　　――滑車　14
　　――近位（端）骨折　40, 142
　　――骨幹部骨折　40
　　――骨端線離開　227
上腕二頭筋長頭腱炎　218, 237
上腕二頭筋の腱鞘　237
褥瘡　268
ショパール関節　247
　　――切断　261
伸筋腱　212
　　――走行　213
　　――断裂　80
神経根　92
　　――造影　124
神経鞘腫　128
神経縫合　211
人工関節　189
　　――感染　190
　　――置換術　81
人工股関節置換術　185
人工骨頭置換術　67
人工骨頭と人工関節のちがい　185
人工膝関節置換術　173
　　――, 単顆型　175
新生児検診　184

靭帯　157
　　――解剖　148
　　――切れた場合の予後　151
　　――再建術　152

す

髄液　91
髄核摘出術　101
髄膜炎　267
髄膜腫　128
スーチャー・アンカー　235
スティムソン法　234
ステロイドの注意点　171, **265**
ストッキネット・ヴェルポー　27
すべり症　129
スミス骨折　196
スワン・ネック変形　79

せ

整形外科とは　5
正中神経　95, **198**
　　――支配する筋肉　202
　　――支配するヒフ　201, **207**
　　――まひと手術　206, 210
整復　29, **37**
脊髄　88
　　――腫瘍　128
　　――造影　122
　　――損傷　18, **125**
　　――ヒフ表面支配　98
脊柱管　90
　　――拡大術　119
　　――狭窄症　**114**, 123, 128

脊椎　85
　　――解剖　86
　　――, ギューギューの病気　128
　　――, ぐらぐらの病気　129
　　――, 後方固定　133
　　――固定術　130
　　――腫瘍　129
　　――, 前方固定　136
　　――, タテ切り解剖　88
　　――, ヨコ切り解剖　90
石灰沈着性筋炎　237
仙骨　12, 86
　　――神経　88
前骨間神経まひ　207
前十字靭帯　149
　　――再建術　153
　　――損傷　150
舟状骨　247
　　――骨折　41
尖足　249
仙腸関節　12
先天性股関節脱臼　183
前捻角　180
前方移行術　210
前方固定法の術式　137
せん妄　268
前腕骨の骨折　40

そ

創外固定　50
添え木　26
側わん症　87
足根骨　247
ソルター　188
ソルター・ハリスの分類　21

た

大結節　14
第3骨片　17

大腿骨　13, 15, 54, 148, 180
　──，がん患者　19
　──，筋萎縮性側索硬化症　19
　──近位部の解剖　54
　──頚部　15, **54**
　　　（☞「大腿骨頚部骨折」も参照）
　──骨幹部骨折　42
　──骨頭　54
　──切断術　260
　──つける手術　61
　──頭　15
　──とりかえる手術　67
　──内側骨折と外側骨折　**56**, 60
大腿骨頚部骨折　**55**, 142
　──患者の注意点　59
　──後療法　69
　──手術　60
　──分類　57
大腿神経　95
　──痛　103
大腿切断　259
大腿二頭筋　152
大転子　15, 54
脱臼　23
　──，先天性股関節　183
　──予防　68
たな落ち骨折　16, 42
短腓骨筋腱　248

ち

恥骨　13
遅発性尺骨神経まひ　208, 225
チャイニーズ・フィンガー・トラップ
　　197
中手骨　194
　──骨折　41
中枢神経　89
中節骨　195, 247
中足骨　247
　──切断　261
肘頭　14, 224
肘内障　228

肘部管　200
　──症候群　208
腸骨　13
　──棘　15
　──稜　15
長腓骨筋腱　248
長母指伸筋　213
直達けん引　30
　──合併症　32

つ

椎間板　100
　──造影　124
椎間板ヘルニア　**100**, 128
　──好発部位　101
　──ＣＴ像　123
　──姿勢による負担の変化　105
　──手術　106
椎弓　91
　──形成術　119, 121
　──根　91, **134**
　──切除術　119
椎体間固定
　──術式　135
つき指　41
ツゲ法　215
槌指　41

て

手　193
　──解剖　194
　──関節　13, **195**
　──筋肉　202
　──屈筋腱　214
　──首の骨折　41
　──伸筋腱　213
　──断面　213
　──骨　194
　──末梢神経　198
　──リハビリテーション　216
ティネル・サイン　206

テニス肘　226
　──治療バンド　227
デルマトーム　98
転子部　54
転倒・転落　55

と

ドゥ・ケルバン病　218
橈骨　13, 14, **194**, 224
　──遠位端骨折　41, 142, 196
　──頭　14, 224
　──徒手整復法　197
橈骨神経　95, **198**
　──支配する筋肉　202
　──支配するヒフ　201, **209**
　──まひ　206, 209
糖尿病　265
床ずれ　268
ドレーンの注意点　267
トンプソン・テスト　254

な

内果　15, 248
内側側副靭帯　149
内反足　249
内反骨切り　188
内腕上顆　14
軟骨　158

に・ね

尿路感染　268
認知症　268
ネイル　38
ねじ　38

は

バートン骨折　196
ハーバート・スクリュー　41
肺炎　268
ハイ・ティビアール　176
剥離骨折　17
破骨細胞　140

発育性股関節形成不全☞先天性股関節
　　脱臼　183
薄筋　152, 153
バニオン　250
ばね指　218, **219**
　　──手術　219
馬尾神経　89
ハムストリング　152
パラテノン　256
破裂骨折　128, 142
ハロー・ベスト　33
バンカート損傷　233
バンカート法　235
半月板　158
　　──血行　164
　　──切除術　162
　　──損傷　159
　　──縫合術　163
半腱様筋　152, 153
ハンソン・ピン　66
反復性肩関節脱臼　233
　　──手術　235
半膜様筋　152

ひ

引き寄せ締結法　43
腓骨　13, 15, 248
　　──神経　95
　　──神経まひ　96, 266
　　──頭　15
尾骨　86
　　──神経　88
膝（関節）　13, **147**
　　──お皿　148
　　──靱帯　149
　　──不幸な三徴候　151
　　──離断　261

肘（関節）　12, **223**
　　──解剖　224
　　──屈曲・伸展　225
　　──脱臼　227
　　──内反・外反　225
　　──, ネズミ　226
非ステロイド性抗炎症薬の注意点　266
ヒップ・スクリュー　62
腓腹筋　254
ヒポクラテス法　234
美容外科　8
病的骨折　19
ヒラメ筋　254
ヒル・サックス損傷　233
疲労骨折　19
ピン　38

ふ

ファット・パッド・サイン　228
ファレン・テスト　207
フェミニスター法　236
ブライアントけん引　34
プラスチック・ボウイング　20
プラトー骨折　42
ブリストウ法　235
プル・アウト法　215
プレート　38
フローセのトンネル　200
フロマン徴候　208
粉砕骨折　17
分離症　129
分離すべり症　129

へ

ペインフルアーク　239
ペディクル　91, **134**
　　──スクリュー　134
ヘルニア☞椎間板ヘルニア
変形性股関節症　181
　　──手術　185

変形性膝関節症　168
　　──手術　172
　　──足底板　171
　　──保存治療　171
変形癒合　46
ペンバートン　188
扁平足　249

ほ

棒　38
保存療法　24
ボタン・ホール変形　79

ま・み

マクローリン法　240
末梢神経　89, **198**
　　──手術　210
　　──診断法　206
　　──不全断裂と完全断裂　211
末節骨　195, 247
　　──骨折　41
マン法　252
ミエログラフィー　122
ミクリッツ線　148

や・ゆ

野球肘　226
薬剤の注意点　265
指の腱
　　──, 屈筋腱　214
　　──, 腱鞘の構造　219
　　──先の伸筋腱　213
　　──, 伸筋腱　213

よ

腰神経　88
腰椎　86
腰部脊柱管狭窄症☞脊柱管狭窄症

ら

らせん骨折　17
ラッセルけん引　34

ラブ法　106
　──，後療法　109

り・る

リーメンビューゲル　184
リウマチ☞関節リウマチ
理学療法士　242
リスター結節　213
リスフラン関節　247
　──切断　261
立方骨　247
リハビリテーション　242
　──，手　216
リモデリング　21
ルート☞神経根

ろ・わ

ロッキング・プレート　49
ワイヤー　38
若木骨折　20
鷲手　208
ワトソン・ジョーンズ　187

欧文

ACL（anterior cruciate ligament）　149
AO（Arbeitsgemeinschaft für Osteosynthesefragen）　48
AK（above knee）切断☞大腿切断
BK（below knee）切断☞下腿切断
BTB（bone-patellar tendon-bone graft）法　152, **155**
　──，STG法とのちがい　155
CCHS（cannulated cancellous hip screw）　66
CM（carpometacarpal）関節　195
DAA（direct anterior approach）　187
DIP（distal interphalangeal）関節　195
FTA（femorotibial angle）角　148
high tibial osteotomy　176
IP（interpharangeal）関節　195
King法　210
LCL（lateral collateral ligament）　149
Love法☞ラブ法
MCL（medial collateral ligament）　149
MIPO（minimally invasive plate osteosynthesis）　49
MP（metacarpophalangeal）関節　195
NSAIDs（nonsteroidal anti-inflammatory drugs）　266
ORIF（open reduction and internal fixation）　37
OT（occupational therapist）　242
PCL（posterior cruciate ligament）　149
PIP（proximal interphalangeal）関節　195
PLF（posterolateral fusion）　133
　──術式　135
PLIF（posterior lumbar interbody fusion）　133
　──術式　135
PT（physical therapist）　242
RAO（rotational acetabular osteotomy）　188
SAB（subacromial bursa）　237
SLR（straight leg raise）テスト　104
Smith-Petersen　187
southern approach　187
STG（semitendinosus and gracilis tendons）法　152, **153**
　──，BTB法とのちがい　155
THA（total hip arthroplasty）　185
TKA（total knee arthroplasty）　173
TLIF（transforaminal lumbar interbody fusion）　133
UKA（unicompartmental knee arthroplasty）　175
Watson-Jones　187
Wolffの応変則　21

さいごに

　まえがきでもふれましたが，この本は出版まで四年もかかる難産でした．

　また南江堂は，日本で五指にはいる伝統ある出版社だそうで，あまりふざけた内容は如何なものか，という無言の圧力のなか，どうにか刊行にこぎつけることができました．

　担当の梶村野歩雄さんは，ナマケモノの作者を数年間，叱咤激励し，引っぱっていってくれました．作者得意の下品なギャグが殁（ボツ）にならなかったのも，手にとりやすい本が仕上がったのも，みな梶村さんの尽力であります．佐野厚生総合病院のスタッフ，とくに吉川寿一先生，清水国章先生，東京と栃木を何度も往復してくれた岩井隆昌氏にも，この場を借りて感謝いたします．

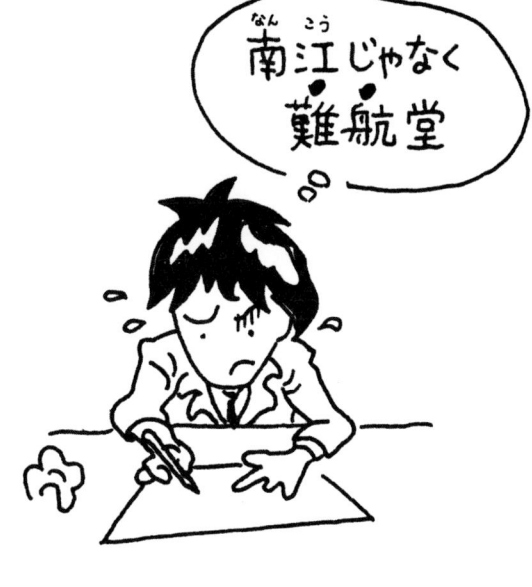

清水健太郎

おしまい

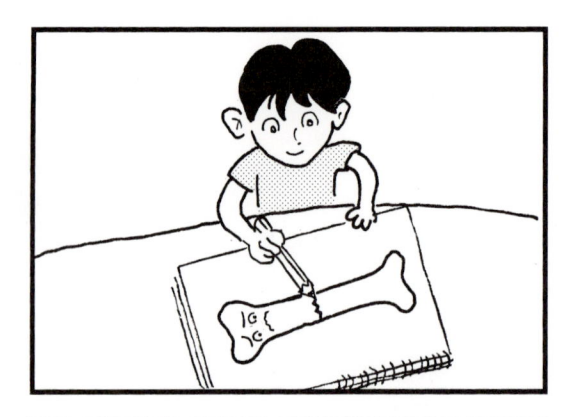

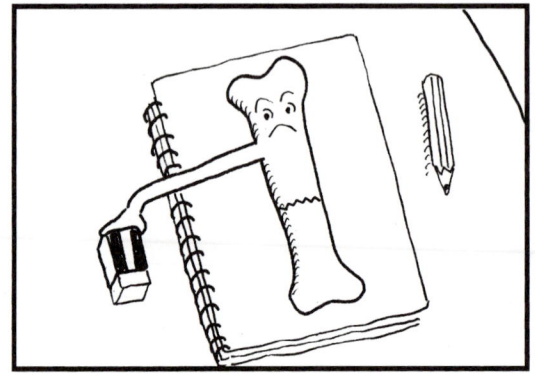

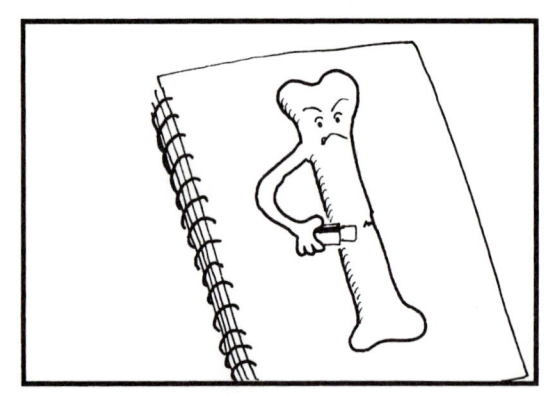

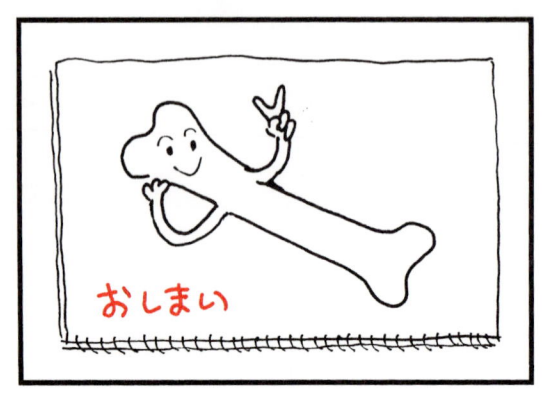

著者紹介

清水　健太郎　しみず　けんたろう

医学博士
佐野厚生総合病院・脊椎センター長

1991 年	慶応義塾大学医学部卒業
2014 年	慶応義塾大学医学部客員講師
1989 年	小説「夕立」を三田文学に発表
2001 年	小説「くすり指」を小説新潮に発表（同作は，編集部より「冒頭からラストまで余分な箇所が一切ない秀作」と評された）
2005 年	米国 CSRS 学会 Basic Science Research 賞（1st）受賞 イラストレーターとしての活動も多い．
2017 年	慶応義塾大学医学部客員准教授 日本整形外科学会代議員

整形外科ガール　ケアにいかす解剖・疾患・手術

2014 年 2 月 5 日　第 1 刷発行　　著　者　清水健太郎
2021 年 6 月 20 日　第 8 刷発行　　発行者　小立鉦彦
　　　　　　　　　　　　　　　　　　発行所　株式会社　南　江　堂
　　　　　　　　　　　　　　　　　　〒113-8410　東京都文京区本郷三丁目42番6号
　　　　　　　　　　　　　　　　　　☎（出版）03-3811-7189　（営業）03-3811-7239
　　　　　　　　　　　　　　　　　　ホームページ http://www.nankodo.co.jp/
　　　　　　　　　　　　　　　　　　振替口座 00120-1-149

印刷・製本　三美印刷
協力　レディバード
装丁　まつむらあきひろ

ⓒNankodo Co., Ltd., 2014

定価は表紙に表示してあります．
落丁・乱丁の場合はお取り替えいたします．

Printed and Bound in Japan
ISBN 978-4-524-26386-8

本書の無断複写を禁じます．
JCOPY〈出版者著作権管理機構　委託出版物〉
本書の無断複写は，著作権法上での例外を除き，禁じられています．複写される場合は，そのつど事前に，出版者著作権管理機構（TEL 03-5244-5088, FAX 03-5244-5089, e-mail: info@jcopy.or.jp）の許諾を得てください．

本書をスキャン，デジタルデータ化するなどの複製を無許諾で行う行為は，著作権法上での限られた例外（「私的使用のための複製」など）を除き禁じられています．大学，病院，企業などにおいて，内部的に業務上使用する目的で上記の行為を行うことは私的使用には該当せず違法です．また私的使用のためであっても，代行業者等の第三者に依頼して上記の行為を行うことは違法です．

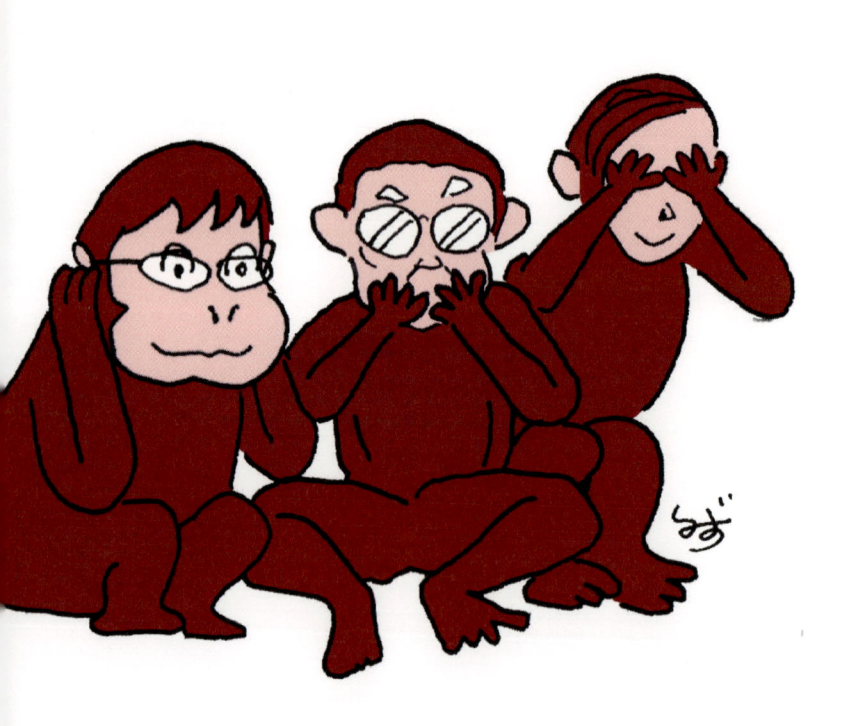